Der Fettschalter

Der Fettschalter

Fettleibigkeit neu denken, verstehen und bekämpfen

Richard J. Johnson

Übersetzt von
Karl-Otmar Stenger, Hamburg

Mit einem Vorwort von
Gerd Glaeske, Bremen

Hachinger Verlagsgesellschaft

Dr. Karl-Otmar Stenger
Krohnskamp 85
22301 Hamburg
otmar.stenger@t-online.de

Haftungsausschluss: Dieses Buch wurde sorgfältig erarbeitet. Dennoch übernehmen Autor und Verlag keine Haftung für die Richtigkeit von Angaben und Empfehlungen sowie für eventuelle Druckfehler. Bei Beschwerden und Erkrankungen ist unbedingt ärztlicher Rat einzuholen.

In Co-Produktion mit
Dustri-Verlag Dr. Karl Feistle GmbH & Co. KG
Bajuwarenring 4, 82041 Oberhaching

Satz und Layout Innenteil: Dustri-Verlag Dr. Karl Feistle GmbH & Co. KG, Oberhaching

Dustri-Verlag Dr. Karl Feistle
ISBN 978-3-87185-497-2

Hachinger-Verlagsgesellschaft
ISBN 978-3-944291-17-8
ISBN 978-3-944291-18-5 (PDF)

Inhalt

Vorwort zur deutschen Ausgabe

Deutschland wird dicker und kränker – eine wirksame Prävention ist überfällig

Von Prof. Dr. rer. nat. Gerd Glaeske*

Das Robert-Koch-Institut hat uns allen im Jahre 2012 einen Spiegel vorgehalten: In diesem Jahr wurde die „Studie zur Gesundheit Erwachsener in Deutschland (DEGS)" vorgestellt – mit beunruhigenden Ergebnissen. Kurz zusammengefasst: Zivilisationskrankheiten nehmen zu, Adipositas und Diabetes sind auf dem Vormarsch.

Zwischen den Jahren 2008 und 2011 waren für mehr als 8.000 Erwachsene im Alter von 18 bis 79 Jahren Daten zu ihrem Gesundheitszustand erhoben worden, zum großen Teil Personen, die schon bei früheren Befragungen ihre Daten angegeben hatten. Auf diese Weise ließen sich Vergleiche ziehen und Entwicklungen beobachten. Ein Ergebnis: Die adipösen Menschen in Deutschland werden noch dicker. Mehr als zwei Drittel der Männer im Alter zwischen 18 und 79 Jahren, nämlich 67,1%, sind übergewichtig, bei den Frauen sind es 53% – diese Personen weisen einen Body-Mass-Index (BMI) von über 25 auf. Ansteigend ist aber auch die Anzahl der adipösen Menschen, die einen BMI von über 30 haben (BMI = Gewicht in kg dividiert durch die Größe in Meter zum Quadrat). Eine Person mit einem BMI von über 30 wäre z.B. 100 kg schwer bei einer Größe von 1,78 m. Vor allem Männer wurden adipöser, hatten also einen BMI von über 30: Vor zehn Jahren waren es noch 18,9%, heute sind es 23,3%. Bei den Frauen hat sich der Wert dagegen nur leicht erhöht – von 22,5% auf 23,9%, bei einem Teil der Frauen sank die Häufigkeit von Übergewicht sogar in den Altersgruppen 35 – 44 und 55 – 69 Jahren. Insgesamt haben aber fast ein Viertel der deutschen Bevölkerung ein

*Gesundheitswissenschaftler im Zentrum für Sozialpolitik (ZeS), Universität Bremen

deutliches Übergewicht – die Menschen mit einem niedrigen sozioökonomischen Status übrigens häufiger als die aus der Mittel- und Oberschicht.

Warum sind diese Ergebnisse so besorgniserregend? Mit der Adipositas, also mit einem BMI von über 30, wächst das Risiko für Diabetes mellitus Typ 2 (früher auch, wenn auch fälschlich, als „Altersdiabetes" bezeichnet), für Herz-Kreislauf-Krankheiten und auch für bestimmte Krebsarten, unter anderem für Kolon-, Pankreas-, Nieren-, Brust- und Gebärmutterhalskrebs. Auf Grund dieser Risiken sinkt auch die Lebenserwartung und liegt niedriger als bei den Normalgewichtigen. Bei Menschen mit einer Präadipositas (BMI 25 – 30) sind diese Risiken allerdings weniger gut belegt.

Wir nähern uns mit diesen Ergebnissen den Verhältnissen in den USA an – dort und auf einigen Inseln im Pazifik ist derzeit der höchste Anteil an übergewichtigen und adipösen Menschen zu verzeichnen. Es kann daher nicht erstaunen, dass insbesondere in den USA Gesundheitswissenschaftler und Ärzte nach den Ursachen für diese Entwicklung suchen und Vorschläge für Veränderungen machen. Die Erfahrungen vieler Menschen, die ihr Übergewicht allein mit Hilfe von Diäten oder veränderten Ernährungsgewohnheiten los werden wollen, sind leider nicht besonders ermutigend – viele Menschen verlieren zwar kurzfristig Gewicht, nehmen aber bald wieder zu. Vor allem dieser Aspekt hat Richard J. Johnson bewogen, das Buch „The Fat Switch" zu schreiben, das Sie nun in deutscher Übersetzung lesen können. Darin geht er auf neue Studienergebnisse ein, die erklären können, warum es so schwierig ist, den „Schalter zum Übergewicht" umzulegen und mit bestimmten Veränderungen in der Ernährung ein Normalgewicht erreichen zu können. Er belässt es aber nicht dabei, zu beschreiben, warum sich der Erfolg, dauerhaft abzunehmen, nicht einstellt, er gibt auch eine ganze Reihe von nützlichen Hinweisen, wie man sein Leben und seine Ernährung im Alltag umstellen kann, um zum Ziel zu kommen, das eine bessere Gesundheit verspricht.

Dabei kommt besonders der Zucker ins Visier der Wissenschaft – und nicht irgendein Zucker, sondern Fruktose. Dieser Zucker ist in gebundener Form zur Hälfte Bestandteil des Tafelzuckers, befindet sich aber auch in vielen Fertigprodukten wie süssen Getränken, Fertiggerichten u.a. in freier Form neben Glukose als Fruktose-Glukose-Sirup oder Glukose-Fruktose-Sirup, weil er offenbar kostengünstiger ist als andere Zuckerarten. Über einen längeren Zeitraum in zu reichlichen Mengen verzehrt kann Fruktose zum Übergewicht beitragen; denn sie beeinträchtigt die Wirkung der

Hormone Insulin und Leptin auf den Stoffwechsel (Insulin- und Leptin-Resistenz) und lässt das Gefühl, satt zu sein, nicht aufkommen.

Natürlich kann der Fruktosekonsum nicht ganz unterbunden werden, schließlich enthält auch Obst diesen Zucker und frisches, nicht überreifes Obst hat daneben viele gesunde Inhaltsstoffe. Weltweit ist aber der Konsum von Zucker weiter steigend, was die Weltgesundheitsorganisation (WHO; http://www.who.int/iris/handle/10665/149782) dazu veranlasste, ihre Leitlinien aus dem Jahre 2003 in diesem Jahr zu aktualisieren. Die alten Leitlinien wurden im Wesentlichen nicht geändert, sondern konkretisiert. Jetzt wird noch intensiver betont, dass jeder Einzelne seiner Gesundheit am besten dient, wenn er seinen Zuckerkonsum auf 5% seiner täglichen Kalorienzufuhr beschränkt. Das entspricht genau der Empfehlung, die der Autor dieses Buches Richard J. Johnson ausgesprochen hat: Beschränkung der Zufuhr von Zucker auf 15 bis 20 g (entsprechend 8 bis 10g Fruktose) pro Tag. Die WHO machte außerdem massiven Widerständen seitens der Zuckerindustrie (http://www.thelancet.com/pdfs/journals/landia/PIIS2213-8587%2815%2900102-3.pdf) ausgesetzt deutlich, dass sie ihre Leitlinien nicht ständig ändern und denjenigen, die für die Gesundheit der Bürger eines Landes Verantwortung tragen, keine Argumente für das Beibehalten der geübten Praxis liefern will, auf das Ergreifen wirksamer Maßnahmen zu verzichten.

Erklärungen sind dazu da, verstanden zu werden, um auch persönliche Konsequenzen daraus ableiten zu können. Das vorliegende Buch liefert diesen Mix aus wissenschaftlichen Erkenntnissen und Hinweisen für den Alltag. Es soll Lust und Laune auf gesundheitsbewusstes Verhalten machen, um für sich die Initiative ergreifen zu können, einem weiteren Anstieg von Übergewicht und Adipositas und all den damit verbunden Krankheiten vorzubeugen. Wir wollen schließlich alle gesund alt werden, tun wir etwas dafür. Dieses Buch kann uns dabei helfen, zumindest über den Weg dahin nachzudenken.

Vorworte zur Originalausgabe

Aus dem Blickwinkel des Laien Herausforderung Fettleibigkeit – woher kommt sie, wie läßt sie sich bekämpfen? Drei Aspekte

von Joseph Mercola*

Fett als Überlebensstrategie

Es ist kein Geheimnis, dass zwei Drittel der Bevölkerung in der westlichen Kultur Probleme mit ihrer Gewichtskontrolle haben. Dafür hat es viele Erklärungsversuche gegeben. Wäre es nicht erstrebenswert, eine wissenschaftliche Erklärung dafür zu finden, warum das geschieht, und wie man diese Erkenntnisse anwenden kann, um die eigene Gesundheit zu fördern?

Es scheint, dass die Antwort auf die Frage nach der steigenden Tendenz hin zur Gewichtszunahme im Spannungsfeld zwischen der Suche nach ausreichender Nahrung zum Überleben und unserem heutigen Nahrungsüberangebot im Industriezeitalter liegt. Sich mit ausreichend Fett zu versorgen ist nicht nur eine Überlebensstrategie für Menschen seit Millennien, sondern auch etwas, was für alle Tiere gilt. So überleben sie und bereiten sich auf eine Periode mit Nahrungsmittelknappheit vor. Eine typische Jahreszeit ist der Winter, es werden größere Fettreserven aufgrund von Nahrungsmittelmangels verbraucht.

Dick zu sein war der Schlüssel zum Überleben. Das ist so für viele Tiere zu bestimmten Jahreszeiten. Tierarten, die ihre Fähigkeit verbessern konnten, sich mit Fett zu versorgen, hatten die beste Chance, eine Hungersnot zu überleben. Im letzten Jahrhundert gab es jedoch eine Entwicklung, die zu einem Überfluss an Nahrungsmitteln hauptsächlich in westlichen Kulturen führte. Die weitgehende Beseiti-

*Autor und Herausgeber (www.mercola.com), Schaumburg, IL, USA

gung des Hungerns und der Bedrohung durch Hungersnot ist die Ursache dafür, dass Gene, die zuvor dazu dienten, das Überleben der Art zu gewährleisten, jetzt unserer Gesundheit schaden.

Den meisten Menschen ist jetzt klar, dass es beim Gewichtsmanagement nicht darauf ankommt, ein ideales Körpergewicht anzustreben, sondern eher eine ideale Körperzusammensetzung oder einen idealen Prozentsatz des Körperfetts zu erreichen. Man kann weit mehr als das Idealgewicht wiegen, wie z.B. ein Bodybuilder oder ein Berufsfootballspieler, und sehr gesund sein, wenn der Körperfettanteil sehr niedrig und der Anteil von Skelett und Muskulatur an der Körpermasse hoch ist.

Dr. Johnson gibt uns überzeugende empirische und anekdotische Bestätigungen dafür, dass die aktuelle Epidemie der Fettleibigkeit etwas mit der Aktivierung dieses uralten Fettschalters zu tun hat, der eigentlich zum Schutz da war. Er hat sorgfältig zahlreiche Versuche in seinem Forschungslabor vorgenommen, die das Vorhandensein des für das Anschalten dieses biochemischen Schutzmechanismus verantwortlichen Schalters dokumentieren. Er konnte diese Forschungsergebnisse in einigen der bedeutendsten medizinischen und wissenschaftlichen Zeitschriften der Welt veröffentlichen. So kann er eine umfangreiche Bibliographie dieser und anderer Veröffentlichungen in diesem Buch vorweisen. Außerdem hat er einen leicht lesbaren Stil. Der Autor bemüht sich um das unparteiische und objektive Beobachten, vereinnahmt Sie nicht für seine Sicht der Dinge, zeigt Ihnen vielmehr die gesicherten Erkenntnisse auf und unterstützt Sie bei Ihrer Urteilsbildung.

Die Rolle der Fettleibigkeit in der Geschichte

Dr. Johnson hat sich auch ausführlich mit der historischen Literatur befasst, um ein solides Verständnis für das Entstehen der Fettleibigkeit über die letzten Jahrhunderte und die sie fördernden historischen Rahmenbedingungen zu erlangen. Daraus erwächst eine wichtige Erkenntnis, die der lang gehegten Auffassung widerspricht, dass Übergewicht lediglich etwas mit „Überernährung" und dem Missverhältnis von Kalorienzufuhr und -verbrauch bei körperlicher Arbeit zu tun hat. Daher rührt auch z.T. das Verdammen von Nahrungsfett, weil es verglichen mit Eiweiß und Kohlenhydraten eine gut doppelt so hohe Kaloriendichte hat.

Der Fettschalter

Dr. Johnson erklärt auf klare und ausführliche Weise, wie dieser ursprüngliche Fettschalter funktioniert und wie man ihn ganz einfach mittels einer Blutuntersuchung wie z.B. auf Harnsäure kontrollieren kann. Interessanterweise hatte er herausgefunden, dass man untergewichtig sein und eine erhöhte Harnsäurekonzentration im Blut haben kann und trotzdem ein erhebliches Risiko in sich trägt, Fettleibigkeit, Bluthochdruck, Fettleber und metabolisches Syndrom zu entwickeln.

Die „Hauptenergiewährung" im menschlichen Körper, die den meisten Stoffwechselreaktionen als Brennstoff dient, ist ATP (Adenosin Triphosphat), welches energiereiches Phosphat bereitstellt. ATP wird hauptsächlich innerhalb von Körperzellen in Zellorganellen, den Mitochondrien, erzeugt. Interessanterweise ist ATP struktureller Bestandteil der RNS. Ein wichtiges Abbauprodukt dieser Nukleinsäuren ist Harnsäure. Die erhöhte Harnsäurekonzentration im Blut hat eine sehr starke hemmende Wirkung auf die Funktion der Mitochondrien, d.h. die Produktion von ATP wird heruntergefahren. Das ist einer der Gründe, warum Leuten mit erhöhter Harnsäurekonzentration im Blut merklich weniger Energie zur Verfügung steht.

Harnsäure ist nicht nur ein Abfallprodukt, wahrscheinlich hat sie auch eine sehr starke biologische Signalwirkung auf die Zellphysiologie: Insulin- und Leptinresistenz werden größer. Für ein hungerndes Tier ist dieser Umstand von Vorteil, weil er dazu beiträgt, die Fettreserven aufzufüllen. Ist man jedoch schon übergewichtig, ist das überhaupt nicht nützlich, weil es dazu führt, noch dicker zu werden.

Der Mensch hat vor langer Zeit die Fähigkeit verloren, selbst Vitamin C zu erzeugen. Daher ist es so wichtig, es mit der Nahrung und/oder per Nahrungsergänzungsmittel aufzunehmen. Interessanterweise verbesserte sich durch den Verlust der Fähigkeit, Vitamin C selbst zu erzeugen, unsere Fähigkeit, selbst Fett zu synthetisieren und uns damit zu versorgen. Historisch gesehen gab das den Menschen einen starken Überlebensvorteil. Da jetzt Nahrungsmittel überall verfügbar sind, ist das zu einem ernst zu nehmenden Nachteil geworden, der zu einem höheren Anteil der Bevölkerung mit Fettleibigkeit und chronischen Erkrankungen geführt hat.

Ein Enzym, das manchen Menschen fehlt, ist die Fruktokinase. Menschen, bei denen eine Mutation zum Verlust der Aktivität dieses Enzyms geführt hat, werden nicht dick. Das bestätigt das Konzept von Dr. Johnson und rechtfertigt diätetische Versuche, dieses Fettakkumulation fördernde Enzym in seiner Aktivität zu beeinflussen.

Wenn Sie verstehen möchten, wie man sein Körpergewicht optimiert, lesen Sie dieses faszinierende Buch

In diesem Buch wird gezeigt, welch starken Einfluss Darmbakterien auf den Fettschalter haben. Außerdem wird im Detail dargestellt, welch krank machenden Einfluss Zucker auf Darmzellen hat, die für unvollständig verdaute Nahrungsmittelpartikeln durchlässig werden. So können diese in den Blutstrom gelangen und zur Entstehung von Nahrungsmittelallergien und anderen chronischen Erkrankung beizutragen.

Dr. Johnson hat Diäten sorgfältig analysiert und mehrere Nahrungsmittel gefunden, die den Schalter aktivieren. Wenn Sie sehr schlank sind oder ein paar Wochen Winterschlaf planen würden, wären diese Nahrungsmittel für Sie nützlich. Aber für die große Mehrheit der Bevölkerung gilt, dass sie bestimmte Nahrungsmittel solange meiden sollte, bis die Körperzusammensetzung optimiert ist. *Der Fettschalter* gibt Ihnen eine ausführliche Anleitung für diese Strategie.

Hier finden Sie Zugang zu Ergebnissen der Spitzenforschung, die zu Strategien führten, gänzlich unverarbeitete Nahrungsmittel zu essen und naturnah zu leben und zu arbeiten, was die maximale Ausnutzung des genetischen Potenzials ermöglicht, um ein langes Leben in Gesundheit zu führen. Ich bin überzeugt, dass es beste Chancen gibt, die Lebenserwartung über 75 Jahre hinaus zu erhöhen und den Altersprozess zu verlangsamen, wenn man den Fettschalter optimiert.

Wenn Sie Ihre Körperzusammensetzung optimieren wollen und sich für Forschungsergebnisse interessieren, die Ihnen helfen könnten, das umzusetzen, empfehle ich Ihnen, *Der Fettschalter* zu lesen. Es ist ein faszinierendes Buch, das man wie einen spannenden Krimi ohne Unterbrechung bis zum Ende lesen muss. Haben Sie dieses Buch gelesen, wissen Sie mehr über das komplizierte Geheimnis der Gewichtszunahme.

Aus dem Blickwinkel eines Arztes

von Richard I. Glassock*

Bilder und Symbole spielen eine wichtige Rolle bei der menschlichen Kommunikation. In seinem herausragenden Werk verwendet Dr. Richard J. Johnson diese Hilfsmittel, um den Leser auf die Natur des Prozesses aufmerksam zu machen, der der Ablagerung und Auflösung von Fettdepots zugrunde liegt. Nach Dr. Johnson hat der Wechsel von der Fetteinlagerung und der damit verbundenen Fettleibigkeit zur Verwertung des Fettes beim Hungern seinen Ursprung in der Evolution, der Migration unserer Vorfahren, dem Klimawandel und Mutationen von wichtigen Enzymen, die verantwortlich für die Produktion von Harnsäure und Askorbinsäure (Vitamin C) sind. Diese weit zurückliegenden Ereignisse, die das Überleben begünstigten, indem sie in Zeiten des Überflusses die Speicherung von Kalorien als Fett für Zeiten der Hungersnot ermöglichten, haben den modernen Menschen für Maßlosigkeit beim Umgang mit heute üblichen, meist künstlichen Nahrungsmittelbestandteilen anfällig gemacht. Diese schädlichen und unnatürlichen Nahrungsmittel, hauptsächlich Tafelzucker und Fruktose, begünstigen die Schalterstellung AN (Fettakkumulation) mehr als die Stellung AUS (Lipolyse) und fördern so die Anhäufung von Kalorien in Form von Fett in Fettzellen (Adipozyten). Obwohl der Fettschalter an einen Lichtschalter denken lässt, den wir in unseren Wohnungen und Büros finden, ist er eher mit einem Dimmer zu vergleichen, wenn man die jeweils unterschiedlichen Einflüsse der aktuellen Umwelt und Bedingungen innerhalb der Zelle betrachtet (besonders in der Umgebung von Mitochondrien, den Energiemaschinen, die zellsymbiotische Parasiten vor Jahrmillionen erwarben).

Neue Denkansätze

*Emeritierter Medizin-Professor der David Geffen Fakultät für Medizin an der UCLA, Los Angeles, CA, USA

Diese bemerkenswerte Entdeckung stellt die herkömmliche Auffassung auf den Kopf, dass Fett-Akkumulation (Fettleibigkeit) einfach eine Unausgewogenheit von Energiezufuhr und -abfuhr ist (zu viel Nahrungszufuhr, zu wenig körperliche Aktivität). Ein neues Paradigma bildet sich heraus, das sich weniger an der Schuld von Unersättlichkeit kombiniert mit Bewegungsarmut orientiert, sondern optimistisch auf Beeinflussbarkeit der „Epidemie“

der Fettleibigkeit und seine üblen Auswirkungen auf die Gesellschaft und ihre Menschen ausgelegt ist. Diejenigen von uns, die fettleibig sind, essen mehr wegen eines fehlerhaften Schalters (oder Dimmers) und trainieren weniger wegen zu geringer Energieerzeugung. Die zentralen Rollen von Fruktose in der Ernährung (oder unter bestimmten Umständen in der Leber aus Glukose gebildet) und Harnsäure bei der Beeinflussung des Fettschalters (oder Dimmers) in den Mitochondrien (die Energiefabrik der Zelle), sind in die Biologie der einzelnen Fettzelle und des Organismus als Ganzes in eine Reihe von logischen Schritten integriert. Die experimentellen Daten und Hinweise aus Beobachtungen, die dieses neue Paradigma von Fettakkumulation und Abbau stützen, sind außerordentlich umfangreich, man sollte sich jedoch hüten, sie als endgültige Lösung eines alten Geheimnisses zu bezeichnen. Im 18. Jahrhundert hatte der schottische Philosoph David Hume gewarnt, dass *die Wahrheit* durch den Vortrag von Tatsachen niemals erreicht werden kann, die mittels induktiven Denkens auf Beobachtungen zurückzuführen sind. Im 20. Jahrhunderts stellte der Philosoph Karl Popper außerdem fest, dass wahre Wissenschaft durch Widerlegbarkeit gekennzeichnet ist. So muß das von Dr. Johnson vorgestellte neue Paradigma gegen Experimente, die die Grundlagen der „Fettschalter-Hypothese" widerlegen, Stand halten, bevor es als neue Lehrmeinung Akzeptanz findet.

Konsequenzen aus der Epidemie der Fettleibigkeit

Das sorgfältig ausgearbeitete Konzept der *Fettschalter-Hypothese* bietet aufregende neue Aussichten auf die Kontrolle der der „Schwarzen Pest" ähnelnden Epidemie der Fettleibigkeit, die die ganze Welt erfasst. Man muß sich Gedanken machen, wie die knappen Mittel für die Behandlung eines Leidens, das gut zu kontrollieren wäre, aufgebracht werden können. Denken Sie an die Möglichkeit, Verpackungen von bearbeiteten Nahrungsmitteln mit Fruktose oder Tafelzucker als Inhaltsstoffe zu kennzeichnen; denken Sie über Warnhinweise auf Produktverpackungen nach, in denen große Anteile von Glukose-Fruktose-Sirup enthalten ist; denken Sie an die Fähigkeit neuer Arzneimittel, die Konzentration von Harnsäure intrazellulär deutlich zu senken und/oder die Stellung des Fettschalters zu beeinflussen; denken Sie an eine Kostform, die natürliche Lebensmittel beinhaltet, die Energie liefern ohne die Akkumulation von Fett zu fördern. Pharmazeutische Arzneimittelentwicklung, Gewichtsabnahmeprogramme, Sporthallen und Fitness-Studios, Handel mit Nahrungsergänzungsmitteln, Bekleidungshandel, psychologische Behandlung bei Essstörungen und viele andere Ansatzpunkte könnten sich dramatisch wandeln. Solche wohl durchdachten Überlegungen bedeuten, dass die Geißel Fettleibigkeit überwunden wird und das Buch von Dr. Johnson den Weg zum Erfolg weisen kann. Vielleicht sind diese Überlegungen zu umfassend und nur in Umrissen erkennbar. Die im *Fettschalter* dargestellten Argumente überzeugen, und die Eckpunkte sind zu bedeutend, um ignoriert zu werden. Die Umwandlung in eine Welt ohne Fettleibigkeit hat fast zu gewaltige Auswirkungen, um darüber nachzusinnen. Sie sind aber auch so ermutigend, um sie nicht beiseite zu schieben.

Einsichten, Meinungen, keine Schuldgefühlen und Hoffnung – Aussichten für den interessierten Leser

Der *Fettschalter* ist ein Buch, das es wert ist, in ihm immer wieder nachzulesen. Den Laien kann die Biologie beeindrucken oder sogar einschüchtern, die Art der Darstellung überzeugt jedoch. Beispielsweise hätte Darwin außerordentliches Gefallen darin gefunden, sein „Überleben des Stärksten" (survival of the fittest) in „Überleben des Fettesten" (survival of the fattest) umbenannt zu sehen. Dickens und sein Joe der „fette Junge" in *Posthume Aufzeichnungen der Pickwickier* hätten größere Einblicke in die Zustandsbeschreibung der „Stattlichkeit" ermöglicht. Zusammenfassend wird *Der Fettschalter* erhellen, vorgefasste Meinung verändern, auf Schuldzuweisung verzichten und den an Fettleibigkeit Leidenden Hoffnung bringen und ebenso denjenigen, die sie zurecht fürchten. Wenn man zielgerichtet handelt, besteht schließlich die Aussicht, dass sich die mit der Evolution zusammenhängende Geißel der Fettleibigkeit unter Kontrolle bringen läßt.

Aus dem Blickwinkel des Entwicklungsbiologen

von Steven A. Benner*

In der Biologie nach Darwin ist unstrittig, dass wir Menschen das Ergebnis von vier Milliarden Jahren Evolution sind. Es ist jedoch schwierig, Auswirkungen dieser Tatsache auf die tägliche medizinische Praxis zu finden.

Unsere Gene geben nur einen Teil der Geschichte wieder

Im Gegensatz dazu hat die Chemie in der biomedizinischen Forschung im letzten Jahrhundert als Quelle des Fortschritts der Medizin über die Naturgeschichte triumphiert. Am Ende des 20. Jahrhunderts hatten Forscher den Stoffwechsel auf dem Niveau einzelner Moleküle beschrieben, indem sie die dreidimensionale molekulare Struktur bestimmter Enzyme bestimmten, die jeden Stoffwechselschritt katalysieren, und Computersimulationen des gesamten Prozesses durchführten. Die Steuerung des Stoffwechsels, des Wachstums und der Entwicklung war über komplizierte Stoffwechselwege verfolgt worden. Viele seiner Defekte werden jetzt einzelnen Mutationen spezifischer DNS-Moleküle individueller Zelltypen zugeschrieben.

Über die DNS wissen wir jetzt nahezu alles, zumindest für diejenigen von uns, die sich ihr Genom sequenzieren ließen. Die Sequenzierung des menschlichen Erbgutes wurde von vielen als „Heiliger Gral" der Genetik angesehen, der Endpunkt im Verständnis der Chemie des Kerns der menschlichen Biologie. Für die genannten Menschen können wir mit hoher Genauigkeit sagen, wo jedes Kohlenstoff-, Phosphor-, Sauerstoff-, Stickstoff- und Wasserstoffatom in den Molekülen liegt, die sie ihren Kindern vererben werden.

Und doch fehlt noch etwas. Erstens, trotz des ganzen Meinungsstreits in Zusammenhang mit dem Gesundheitswesen im Laufe der letzten wenigen Jahre, ist unserer Gesundheit durch die Art der Krankenversicherung, die wir bezahlen, im Wesentlichen nicht langfristig gesichert.

Unsere individuelle Gesundheit ist hauptsächlich von unserem Lebensstil abhängig: ob wir Raucher oder Nichtraucher sind, ob wir uns vernünftig körperlich belasten oder

*Gründer der Foundation for Applied Molecular Evolution (www.ffame.org), Gainesville, FL und Firebird Biomolecular Sciences LLC (www.firebirdbio.com), Alachua, FL, USA

nicht. Es ist jetzt klar, daß unsere Essensgewohnheiten bestimmen, wie oft und warum wir unseren Arzt aufsuchen.

Wieder wird das Problem auf molekularer Ebene analysiert. Nach einer Reihe von Labortests werden wir von unserem Arzt erfahren, welche Konzentrationen von Cholesterin, Glukose, Fette, Harnstoff in wenigen Millilitern unseres Bluts gefunden werden. Einige Werte sind gut, einige schlecht. Und nicht nur ohne Cholesterin, sondern auch ohne Glukose im Blut können wir nicht leben.

Welcher Wert ist gemessen worden? Ist das Ergebnis gut oder schlecht? Und warum ist er so? Für jede Aufschlüsselung der menschlichen Biologie bis hin zu seiner zugrunde liegenden Chemie und für alle Anstrengungen der Systembiologen mittels Computermodellen das „System" komplett wieder zusammenzufügen, ist Chemie außerstande, die Frage nach dem *„Warum?"* zu beantworten.

Diese Aussage bezieht sich auf eine Bemerkung von Carl Woese, dass der „befremdliche Anspruch einiger führender Molekularbiologen in der Welt, dass das menschliche Erbgut der „Heilige Gral" der Biologie ist, ein atemberaubendes Beispiel für eine Biologie ist, die keine echte Vision hat, die sie leitet". Erstaunlicherweise ist Woese ein Chemiker. In den 1960er Jahren befasste er sich mit der Chemie der RNS-Moleküle und erkannte, dass das Leben auf der Erde vor mehr als drei Milliarden Jahren entstanden ist. Vielleicht bedurfte es eines Chemikers, um zu erkennen, dass die Chemie unfähig ist, die Biologie zu beschreiben.

Die Bedeutung der Naturgeschichte für die Medizin von heute

Vielleicht muss es einen Arzt geben, der Naturgeschichte als ein Schlüsselelement der Medizin begreift. Rick Johnson ist ein solcher Arzt, der sich einen großen Teil seines Berufslebens auf Nierenerkrankungen konzentrierte. Jedoch hat dieser Schwerpunkt seines Schaffens ihn nicht davon abgehalten, der Medizin ein Leitbild anzubieten. Dieses Buch demonstriert auf überzeugende Weise, dass Naturgeschichte für die Medizin *wirklich* von Bedeutung ist. Meine Medizin. Ihre Medizin.

Vor vierzig Millionen Jahren, im Eozän, herrschte auf der Landmasse der Erde meist ein tropisches Klima. Blühende und fruchttragende Bäume mit ihren ausladenden Zweigen hatten Nadelbäume und Farne des Juras ersetzt. Diese luden unsere Vorfahren, die Primaten, und die überlebenden Dinosaurier (jetzt werden sie „Vögel" genannt) ein, über dem Waldboden zu wohnen, Schutz im Geäst der Bäume zu suchen und sich von saftigen Früchten zu ernähren. Nach Dan Prothero's Beschreibung war die Erde auf den meisten Kontinenten warm, ohne Eis und mit milden Wintern wie in Florida, ein Garten Eden.

Die Kontinentaldrift sorgte dafür, dass es nicht es so blieb. Die Antarktis trieb weg von Südamerika. Die Drake-Straße öffnete sich und ließ einen neuen Meeresstrom um den antarktischen Kontinent fließen. Dadurch wurde er von Luftströmen isoliert, die Hitze vom Äquator bis zum Südpol gebracht hatten. Die Antarktis vereiste. Obwohl die Details nicht völlig klar sind, folgte daraus wahrscheinlich, dass der weiße antarktische Kontinent Sonnenenergie in den Weltraum abstrahlte, was zum weiteren Abkühlen der Erde führte. Die großen Savannen der großen Kontinente wurden Grasland. Die Kontinentaldrift ließ auch Panama einige Millionen Jahre später entstehen. Diese Landbrücke verband Nord- und Südamerika und trennte zwei große Ozeane, den Pazifik und den Atlantik, die erste derartigen Trennung während einer Milliarde Jahre.

Obwohl Paläoklimaforscher nicht genug wissen, um die Physik der Erde im Modell genau nachzuvollziehen, scheint es so zu sein, dass solche Ereignisse die als die Eiszeit bekannte Klimakatastrophe in Gang setzen. Gletscher dehnten sich z.B. bis nach New York City aus und zogen sich dann immer wieder abhängig von der Höhe globaler Temperaturen, die wild schwankten, zurück. Bemitleiden Sie unsere armen Vorfahren, die Primaten. Durch ein Ereignis biblischen Ausmaßes wurden wir aus dem Eden des Eozän in das Fegefeuer des Pleistozän geworfen. Ein Millenium lang konnten wir den Nektar tropischer Bäume genießen. Im Folgenden zog es uns gen Süden, um zu überleben und Bäume zu finden, die die globale Abkühlung überlebt hatten. So lernten wir Menschen laufen und jagen. Das war aber nicht ausreichend auf einer Erde mit ständigen Klimaveränderungen. Eine Woche lang konnten wir das Fett eines Mammuts verzehren, den unser Stamm erlegt hatte. Einen Monat später wären wir schon fast verhungert.

Die Klimaschwankungen der Eiszeit folgten zu schnell aufeinander um Prozesse natürlicher Auslese „anzuhalten“. Der Klimawandel bietet sicher einen Vorteil für die richtigen Arten von Mutanten. Aber mit dem Kommen und Gehen von Gletschern innerhalb eines Millenniums hatte die Evolution nie Zeit, um sich zu erholen; sie konnte kein optimales Resultat liefern. Höchstens eine Art wird für die Anpassungsfähigkeit ausgewählt. Die menschliche Kultur bietet genau das. Heute passen wir uns nicht an sich ändernde

Bedingungen an, indem wir mutierte Kinder zur Welt bringen, sondern indem wir Werkzeuge, Kleidung und Schutz schaffen, die wir unseren Kindern nicht über Vererbung, sondern durch Ausbildung weitergeben.

Zivilisation, Kultur und heutige Anpassung bei Veränderungen

Bis vor kurzem ist kulturelle Anpassung ein nur schwaches Werkzeug gewesen, um sich an sich ändernde Bedingungen anzupassen. Deshalb passte sich das menschliche Erbgut an, um die Entbehrung zu beherrschen, die auf eine Änderung folgt, und sich mit Fett in guten Zeiten zu versorgen, um auf schlechte Zeiten vorbereitet zu sein. Unsere Instinkte beinhalten ein bestimmtes Verlangennach spezifische Arten von Nahrung, zu denen wir bald den Zugang verlieren könnten. Kulturelle Normen bilden sich heraus, die unter anderem Fettleibigkeit positiv bewerten.

Dann kam, worauf Dr. Johnson hinweist, die fortgeschrittene Zivilisation. Zivilisation überlagert unser genetisches Erbe, das uns auf Mangel vorbereitet sowie uns Salz und Süßigkeiten begehren lässt. Seit der industriellen Revolution haben wir die Gelegenheit gehabt, Zivilisation anzuwenden, um unseren Sehnsüchten nachzugeben, jedoch ohne begleitend Hungersnot zu erleben.

In unserer Ignoranz gegenüber unserer Naturgeschichte findet Dr. Johnson die Wurzeln vieler Erkrankungen in heutiger Zeit. Fettleibigkeit, Hypertonie und Diabetes sind einige davon. Aber Dr. Johnson begnügt sich nicht damit. Er stellt die Verbindung her von diesen natürlichen historischen Einblicken zurück zur jahrhundertealten Tradition der Chemie in der Medizin. Er identifiziert einige der Moleküle (Harnsäure, Fruktose, Vitamin C), deren Stoffwechsel sich mit dem Wandel in der Umwelt geändert hat. Er stellt chemische Mechanismen vor, die Signalwirkung für die Reaktion des Organismus haben, und wie sie heute zu weltweiten Epidemien führen.

Ein großartiger Lesestoff.

Einleitung

Auf der Suche nach dem Sparsamkeitsgen

Der Entwicklungsbiologe Jared Diamond, hat die traurige Geschichte, wie Diabetes mellitus ins Land Nauru einfiel , recherchiert [1]. Die Insel Nauru liegt im Pazifischen Ozean und ist eines der kleinsten Länder der Welt. Andere Inseln sind von ihr hunderte Meilen entfernt, daher war sie erst vor einigen Jahrhunderten von Mikronesiern auf dem Seeweg mit Booten kommend besiedelt worden. Auf der kleinen Insel mit nur 20 Quadratkilometer Grundfläche ernährten sich die Bewohner vom Fischfang, von den Früchten des Brotbaumes, Kokosnüssen, Strandmandeln, Papaya und vom Weißkopfnoddi *(Anous minutus)*. Die Menschen lebten genügsam und mussten immer wieder hungern. Die Insel war bis Anfang des 19. Jahrhunderts vom Rest der Welt isoliert, bis Europäer am Strand landeten. Anfangs war die Anzahl der Europäer gering. 1906 begann dann aber eine Einwanderungswelle, nachdem man reiche Phosphatvorkommen auf der Insel entdeckt hatte. 1922 hatte ein großer Investor den Nauruanern Lizenzgebühren zur Nutzung ihres Grundbesitzes gezahlt. Die Nauruaner wurden plötzlich wohlhabend und konnten sich westliche Nahrungsmittel leisten, die mit Schiffen geliefert wurden. Eines der Lieblingsnahrungsmittel war Zucker. Wie man berichtete, war 1927 der durchschnittliche Verzehr von Zucker ein Pfund pro Tag.

Die Nauruaner, die immer wieder hatten hungern müssen, sahen Fettleibigkeit als erstrebenswert an. Dicke Frauen galten als attraktiv. Mit dem neuen Reichtum nahm auch die Fettleibigkeit in einem Ausmaß zu, wie sie dort nie zuvor zu beobachten war. Diabetes mellitus trat zum ersten Mal auf. Der erste Fall wurde 1925 und der zweite 1934 festgestellt. Während des Zweiten Weltkriegs kam die Insel unter die Kontrolle der Japaner und der Verbrauch von Zucker fiel. Von der eingeborenen Bevölkerung wurden viele auf die Insel Truk umgesiedelt, wo Proviant rationiert war. Sie mussten sogar hungern. Mit dem Kriegsende kehrten Nauruaner nach Nauru zurück. 1968 kassierten sie Lizenzgebühren in Höhe von $ 37.500 pro Person und Jahr und konnten so ihre Vorliebe für Zucker und westliche Nahrungsmittel wieder befriedigen. Mit wachsendem Reichtum konnten sie Arbeiter anstellen, die die Arbeit in den Gruben verrichten mussten. Sie selbst übernahmen immer mehr eine sitzende Tätigkeit. Autos wurden eingeführt, sodass die Menschen damit auch die geringste Entfernung auf ihrer kleinen Insel zurücklegen konnten. Fettleibigkeit und Diabetes wurden häufiger. Noch heute, nachdem die Phosphat-Vorkommen erschöpft sind und bei einer instabilen Wirtschaftslage, haben die Nauruaner ihre zweifelhafte Spitzenposition beibehalten, das dickste Volk auf der Erde zu sein: Über 90% der Erwachsenen sind übergewichtig oder fettleibig und über ein Drittel hat Diabetes.

Leider ist die Geschichte der Nauruaner nicht einzigartig. Dramatische Zunahme von Fettleibigkeit und Diabetes sind nach Übernahme des westlichen Lebensstils immer wieder zu beobachten. Beispiele dafür sind die Maori in Neuseeland und die australischen Ureinwohner. Das ist bei der eigenen Bevölkerung nicht viel anders. Heute kommt Fettleibigkeit bei allen Völkern, besonders bei der Jugend, vor, ob sie nun in Tibet, der Mongolei oder am Amazonas leben. Wo auch immer man den westlichen Lebensstil übernommen hat, nehmen Fettleibigkeit und Diabetes zu.

1961 schlug der Anthropologe James Neel vor, die weltweite Ausbreitung der Fettleibigkeit und der Diabetes mellitus auf die Anwesenheit von „Sparsamkeitsgenen" zurückzuführen, die wir in unserer Vergangenheit erwarben. Gemäß dieser Theorie konzentrierte sich die frühe Menschheit darauf, genügend Lebensmittel zum Überleben zu bevorraten, um Perioden der Hungersnot durchstehen zu können. Einerseits war die Bevorratung von Lebensmitteln nützlich, andererseits die menschliche Fähigkeit, Fettreserven anzulegen. Neel trug seine Vorstellung vor, dass während Hungerperioden jene Personen mit größerer Wahrscheinlichkeit überleben würden, die Gene trugen, die die Anhäufung von Fett begünstigten. Auf diese Gene hätten dann nachfolgende Generationen verzichten können. Mit der Zeit würden in der Bevölkerung diese „Sparsamkeitsgene" angereichert, die das Überleben während einer Hungersnot maximie-

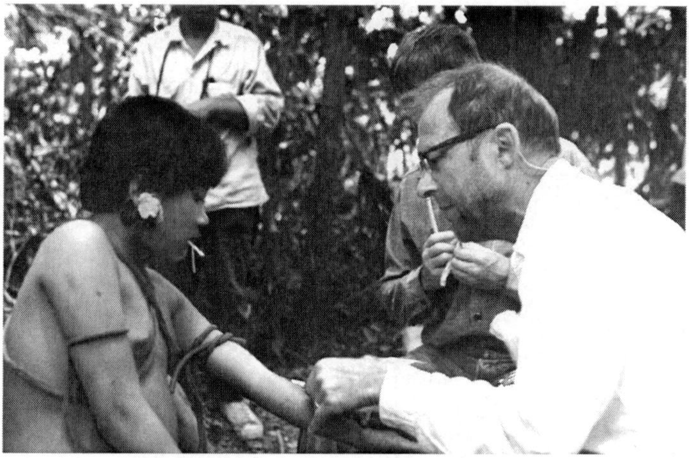

Abb. 1. James Neel und die „Thrifty Gene" Hypothese.
James Neel war ein berühmter Anthropologe, der 1962 die Hypothese vom Sparsamkeitsgen vorstellte und 2010 den Theodore E. Woodward-Preis erhielt. Hier sieht man ihn bei einer seiner Expeditionen nach Süd-Venezuela, wo er sich wissenschaftlich mit den Yanomami-Indianern beschäftigt. Aus: Trans Am Clin Climatol Assoc. 2010; 121: 295-305. Mit Genehmigung der American Clinical and Climatological Association.

ren würden. Wenn jedoch Nahrung reichlich vorhanden sei, würde sich der ursprünglich vorteilhafte Effekt in sein Gegenteil verkehren. Diese Sparsamkeitsgene hätten dann eine negative Wirkung. Die Gefahr der Entstehung von Fettleibigkeit und Diabetes mellitus würde zunehmen [2, 3].

Die Suche nach den Sparsamkeitsgenen ist in mehr als 50 Jahren kaum vorangekommen. Einige bezweifeln sogar ihre Existenz. Heute betrachten viele Gesundheitsbehörden das Problem der Fettleibigkeit als einfaches Bilanzproblem: Wir essen zu viel und betätigen uns zu wenig körperlich. So wird in vielen Büchern, die sich mit Fettleibigkeit befassen, der Rat erteilt, das Verhalten zu ändern, eine kluge Nahrungsmittelauswahl zu treffen, übermäßigen Fernsehkonsum zu unterlassen und ein tägliches körperliches Übungsprogramm zu absolvieren.

Andere konzentrieren sich auf psychologische Probleme, solche wie die Abhängigkeit von Nahrungsmitteln aufzubrechen, das Schuldgefühl des Verprassens von Lebensmitteln, einfach gesagt, mit dem Verlangen nach besonders kalorienhaltigen, aber gehaltlosen Nahrungsmitteln umzugehen. Wieder andere Bücher handeln von Fettleibigkeit als einer Krankheit, die mit einem breiten Spektrum an Gesundheitsproblemen von der Fettleber bis zu Bluthochdruck und Herzerkrankungen einhergehen. Es gibt dann noch Behandlungspläne im Übermaß, die vom Kalorienzählen, über Modifikation körperlicher Aktivität und von Verhalten bis hin zur Anwendung schnell einsetzender Empfehlungen reichen, wie Mode-Diäten, Kräuterheilmitteln, und sogar Abführmitteln und Klistieren. Leider ist keiner dieser Ansätze befriedigend effektiv, was die Beeinflussung von Fettleibigkeit und Diabetes mellitus betrifft. Es sieht so aus, dass wir nicht wüssten, was zu tun sei, um diese Epidemie zu stoppen.

In diesem Buch kommen wir auf die Hypothese von Neel und die Welt der Entwicklungsbiologie zurück. Wir zeigen, dass der Prozess, Fett zu speichern und insulinresistent zu werden, beim Menschen nicht ungewöhnlich ist, sondern etwas, was alle Tiere gelernt haben, um überleben zu können. Noch wichtiger ist, dass die meisten Tiere eine Existenzform entwickelt haben, die sie periodisch fettleibig werden lässt, wobei sie sich bei Zeiten auf einen Zeitraum vorbereiten, von dem sie wissen, dass Nahrung nicht verfügbar ist. Säugetiere und Reptilien nehmen vor dem Winterschlaf zu, der Lungenfisch nimmt zu, bevor er sich im Schlamm vergräbt, um die Dürreperiode im Sommer zu überleben, der Grauwal nimmt zu, bevor er die Arktis verlässt, um sich vor Niederkalifornien zu paaren, und viele Zugvögel nehmen vor langen Flügen über Kontinente zu. Sogar Insekten werden dick, bevor sie sich verpuppen und sich in Kokons einspinnen. Viele dieser Tiere werden nicht nur dick, sondern auch insulinresistent. Zwischen Mensch und Tier ist der große Unterschied, dass die Fettleibigkeit beim Tier in freier Wildbahn nur vorübergehend und streng reguliert ist und das Körpergewicht zum Normalzustand zurückkehrt, sobald es am Ziel der Wanderung angelangt ist oder der Winter vorbei ist. Im Gegensatz dazu werden Menschen anscheinend unreguliert und unkontrolliert dicker und dicker. Warum geschieht das?

Um dieses Paradoxon aufzulösen, sollten wir erforschen, wie Tiere Fett verstoffwechseln, und erkennen, dass die Tiere einen biochemischen „Schalter" verwenden, um das zu ermöglichen. Diesen „Fettschalter" gibt es in den Energiefabriken der Zelle, den Mitochondrien, d.h. wenn dieser Schalter angeschaltet ist, speichern die Tiere einen großen Teil der Nahrungsenergie in Form von Fett. Die relative Minderung der Produktion von Bewegungsenergie stimuliert das Gehirn und veranlasst das Tier, mehr zu essen. Diese herabgesetzte Produktion von Energie bewirkt beim Menschen, dass er es vorzieht, sitzen zu bleiben. Ist der Schalter angeschaltet, isst der Mensch tatsächlich mehr, als nötig. Er betätigt sich weniger körperlich und speichert somit mehr Fett. Ist der Fettschalter angeschaltet, ist es nicht eine Folgeerscheinung unserer Kultur, größere Portionen auf den Teller zu tun und mehr zu essen. Vielmehr fordern wir größere Portionen, seitdem wir die Kontrolle über unseren Appetit verloren haben. Wir betätigen uns nicht deshalb weniger, weil die TV-Shows so gut sind und das Internet unwiderstehlich interessant ist, wir haben vielmehr weniger Energie, um körperlich aktiv zu sein. Das soll die Effekte von Kampagnen und kulturellen Angeboten, Bewegung bei Fettleibigkeit zu fördern, nicht schmälern; das primäre Problem scheint aber zu sein, dass es biologisch bedingt und nicht kulturell bedingt ist. Mit anderen Worten die westliche Kultur ist eine Antwort auf unsere körperlichen Bedürfnisse bei angeschaltetem Schalter und nicht umgekehrt.

Die Speicherung von Fett wird reguliert. Sie wird gleichsam an- und ausgeschaltet.

Nachdem wir einen Fettschalter identifiziert haben, der die Umwandlung von mager nach fettleibig und umgekehrt bei Tieren bewirkt, sind wir in der Lage, die Veränderung ihrer Gene zu identifizieren, die die Fähigkeit maximiert, dick zu werden. Was vielleicht noch wichtiger ist, die Entdeckung des Fettschalters erlaubt uns, eine klare Vorstellung davon zu entwickeln, wie der Schalter beim Menschen unter den gegebenen Umständen aktiviert wird und weshalb wir so leicht fettleibig werden. In diesem Buch werden wir zeigen, dass dieser Stoffwechselweg aktiviert wird, wenn es zur Aufnahme von Zucker kommt, und in einem kleineren Ausmaß infolge der Aufnahme anderer Nahrungsmittel wie Bier. Unsere Empfänglichkeit dick zu werden, liegt einerseits daran, wie der Schalter aktiviert wird, und anderseits an spezifischen Mutationen, die der Mensch während Hungerperioden in seiner Geschichte erworben hat, die ihn für die Akkkumulation von Fett aus diesen Nahrungsmitteln sensibel machten. Eine der wichtigen Veränderungen hängt mit dem Anstieg des Harnsäure-Blutspiegels zusammen. Während eine weithin bekannte Folge davon die als Gicht bekannte Form der Arthritis ist, kann Harnsäure auch zur Entstehung von Bluthochdruck beitragen und die Effekte von Zucker bei der Akkumulation von Fett verstärken.

Viele von uns haben den „Fettschalter" unbewusst aktiviert, um dick zu werden.

Erkenntnisse über die Ursachen der Fettleibigkeit eröffnen neue Möglichkeiten, Fettleibigkeit und seine Komplikationen zu verhindern und zu behandeln. Tiere haben bereits erkannt, wie sie den Schalter anschalten müssen, um dick zu werden, und wie sie den Schalter abschalten müssen, um mager zu werden. Auf der Basis neuerer Studien schlagen wir vielfältige Behandlungsformen vor, die das Ziel haben, diesen Schalter umzulegen. Obwohl man häufig gesagt hat, dass Fettleibigkeit behandelt, aber nie geheilt werden kann, weisen unsere Studien mit Nachdruck darauf hin, dass das nicht stimmt. Tatsächlich sind Heilmittel in greifbarer Nähe. Wir werden diese neuartigen Therapien besprechen, die wohl in ein paar Jahren in die Klinik eingeführt werden und die eine hohe Chance bieten, Fettleibigkeit zu heilen.

Prolog

Die größte Epidemie in der Geschichte

Die meisten Epidemien beruhen auf Infektionen, die sich in einer Bevölkerung ausbreiten und innerhalb von Tagen bis Wochen zum Tode führen. Die größte Epidemie ist jedoch keine ansteckende Krankheit im herkömmlichen Sinn. Sie tötet im Laufe von Jahrzehnten und ist mitten unter uns. Schauen Sie in Ihren Spiegel; es könnte sein, dass Sie bereits „infiziert" sind.

Epidemien erschrecken die Öffentlichkeit und demütigen die Ärzte. Denken Sie an AIDS, eine Krankheit, die bis vor 30 Jahren unbekannt war. Im April 1981 stellte Sandra Ford, eine technische Angestellte, die für die Centers for Disease Control (CDC) in Atlanta arbeitet, eine ungewöhnliche hohe Nachfrage nach Pentamidin seitens der Ärzte fest. Pentamidin ist ein Medikament zur Behandlung von *pneumocystis carinii*-Infektion, einem seltenen Typ der Lungenentzündung, die normalerweise Patienten trifft, deren Immunsystem geschwächt ist z.B. im Rahmen einer Krebstherapie oder Immunsuppression nach Nierentransplantation. In den Fällen, in denen Pentamidin verordnet worden war, waren die Personen junge Männer, die zuvor gesund gewesen waren. Sandra Ford war besorgt und alarmierte ihre Vorgesetzten, was zu einer Untersuchung durch den CDC führte, die auf das Erkennen der neuartigen Krankheit hinauslief.

AIDS beruht auf der Ansteckung mit zwei verschiedenen Viren, HIV1 und/oder HIV2. Molekularbiologen konnten zeigen, dass HIV1 ursprünglich von Schimpansen stammt und wahrscheinlich in den 1920er-Jahren auf die menschliche Bevölkerung in Zentralafrika übertragen wurde. Der erste gesicherte Fall wurde in historischen Proben aus dem Jahr 1959 im Kongo identifiziert. HIV2 stammt auch von Primaten, den Russmangaben (*Cercocebus atys*). Wahrscheinlich wurde es in den 1940er Jahren in Westafrika auf Menschen übertragen. Der erste dokumentierte Fall einer HIV2 Infektion kam 1966 in Guinea-Bissau vor. Schon früh breitete sich HIV1 in Haiti aus, größtenteils weil viele Haitianer in Zentralafrika gearbeitet hatten. HIV1 breitete sich aber auch in den meisten größeren Städten der Welt und auch in Zentral-Afrika und südlich der Sahara aus. Heute gibt es dort 33 Millionen Träger von HIV, das entspricht 20% der Erwachsenen südlich der Sahara.

Anfangs war AIDS 7 bis 10 Jahre nach Ansteckung mit dem Virus mit größter Wahrscheinlichkeit tödlich. Mit neueren antiviralen Therapien hat die Überlebenswahrscheinlichkeit um 20 oder mehr Jahre zugenommen, obwohl die Behandlung lebenslänglich und teuer (über $ 600.000 auf die Lebenszeit berechnet) ist. Leider erhält nur eine Minderheit von AIDS-Kranken, die eine antivirale Therapie benötigten, diese tatsächlich. Heute sind mehr als 25 Millionen Menschen an dieser Infektion gestorben, und die Epidemie ist noch nicht besiegt.

Die Grippeepidemie von 1918 in Spanien

Obwohl die AIDS-Epidemie als die schlimmste Epidemie aller Zeiten gilt, gab es eine andere Epidemie im frühen zwanzigsten Jahrhundert, die ebenfalls verheerend war. Allgemein wird sie die spanische Grippepandemie von 1918 genannt. Sie begann wahrscheinlich in einer ländlichen Gemeinde im Haskell County im südwestlichen US-Bundesstaat Kansas mit einer Bevölkerung von weniger als 2000 Menschen in einem Gebiet von 1500 km^2 [4]. Es handelte sich um eine landwirtschaftlich geprägte Gemeinde, in der man Vieh, Schweine und Hühner hielt und Getreide anbaute. Es war ein ruhiger Landstrich bis Januar 1918, als der Landarzt Dr. Loring Miner Patienten mit einer besonders schweren Form der Grippe zu Gesicht bekam. Die Symptome waren hohes Fieber, Schüttelfrost, Kopfweh und Husten, häufig mit schwerer Erschöpfung einhergehend. Eine eigenartige lavendelblaue Verfärbung der Lippen und Enden der Extremitäten (Lippen- und Akrozyanose) war gepaart mit dem krampfartigen Abhusten von schaumig rosafarbenem Auswurf. Mehrere Patienten starben. Dr. Miner erkannte, dass es sich um einen Ausbruch einer Epidemie handelte und alarmierte Experten des nationalen Gesundheitswesens.

Soldaten waren im benachbarten Fort Riley angesteckt worden. Im Rahmen der Bereitstellung amerikanischer

Truppen im Ersten Weltkrieg wurde die Infektion wahrscheinlich so nach Frankreich verschleppt. Die Seuche breitete sich schnell in Europa und dann weltweit aus, welche auch Asien, Afrika und sogar die Arktis erfasste. Die meisten Todesfälle traten 1918 zwischen September und Dezember auf. Am Ende der Pandemie waren zwischen 3 und 6% der Weltbevölkerung gestorben, das entspricht 40 bis 50 Millionen Personen. Im Vergleich dazu starben insgesamt 16 Millionen Soldaten und Bürger im Ersten Weltkrieg.

Die Pest

Während sowohl AIDS als auch die spanische Grippepandemie von 1918 im letzten Jahrhundert wüteten, gab es wenige Epidemien, die schrecklicher waren und mehr Tote forderten als die Pest. Sie wird durch das Bakterium *Yersinia pestis* verursacht und durch Flöhe übertragen. Ursprünglich war diese Infektion auf bestimmte Gebiete Zentralasiens, so eine Region um den See Issyk-kul in der Nähe der Tien Shan Bergkette, beschränkt, die China von den großen russischen Steppen abgrenzt. Hier war das Ausbreitungsgebiet der Bobak-Murmeltiere *(Marmota bobak)*.

Während des frühen 14. Jahrhunderts wurde diese Infektionserkrankung auf Menschen übertragen. Der See Issykkul war ein bevorzugter Rastplatz an der Seidenstrasse, einem Haupthandelsweg zwischen Europa und China. Das Murmeltier wurde erst während einer Hungersnot zu einem wichtigen Nahrungsmittel. Man kann davon ausgehen, daß von Murmeltieren angesteckte Flöhe Menschen direkt angesteckt haben. Dann kann die Pest auch auf Ratten *(Rattus rattus)* übertragen worden sein, die die Händler begleiteten.

Mit dem Pesterreger infizierte Personen entwickelten schmerzhafte Schwellungen der Lymphknoten in der Leiste, der Achselhöhle und am Hals. Vor dem Aufbrechen erreichten sie rasch zunehmend die Größe eines Hühnereies. Neben den Schwellungen war der Erkrankte von Fieber geplagt, er war bettlägerig, ihm schwanden die Kräfte, sein Körper verfärbte sich blau. Der Tod kam gewöhnlich innerhalb einer Woche. Die Pest überlebten nur wenige.

Eine große Anzahl von Pesttodesfällen wurde 1336 zuerst im Gebiet des Issyk-kul Sees festgestellt. Um 1347 wurde über die ersten Fälle in Konstantinopel (jetzt Istanbul) berichtet. Schnell breitete sich die Infektion aus. Europa wurde zwischen 1347 und 1349 heimgesucht, wo sie mehr als ein Drittel der Bevölkerung tötete. Einige Städte wie Venedig und Paris verloren mehr als Hälfte ihrer Einwohner. Die Pest breitete sich auch in China und Indien aus. Um 1350 war die Pandemie vorbei. Sie hatte 45 Millionen Menschen getötet, 20 Millionen in Europa und 25 Millionen in China und Indien.

Die größte aller Epidemien

Die Pest könnte unter den Gesichtspunkten Geschwindigkeit der Verbreitung und Todesrate in der Bevölkerung als die schlimmste Pandemie aller Zeiten betrachtet werden. Wie bei AIDS und der spanischen Grippe führte jede Epidemie zu 20 bis 45 Millionen Todesfällen innerhalb von Tagen (Pest), Tagen bis Wochen (spanische Grippe) oder Jahren bis Jahrzehnten (HIV). Die Auswirkungen dieser Pandemien waren gewaltig.

Im *„Fettschalter"* besprechen wir eine andere Pandemie, die langsamer mit höherem Schadenspotential fortschreitet und zum Tode von mehr als 100 Millionen Personen führt. Auch wenn ihr kein infektiöses Agens zugrunde liegt, breitet sie sich doch bisher unkontrolliert weltweit aus.

Grob gesehen ist die Epidemie der Fettleibigkeit seit ca. 40 Jahren aktiv. Wir werden jedoch zeigen, dass ihre Wurzeln weiter zurück reichen und im 17. Jahrhundert in England und Holland ihren Anfang genommen haben. Vor dieser Zeit war Fettleibigkeit selten und betraf weniger als 5% der erwachsenen Bevölkerung. Heute ist mehr als 1 Milliarde Menschen in der Welt übergewichtig, davon sind 300 Millionen Menschen fettleibig [5]. Zwei Drittel der Bevölkerung der USA sind übergewichtig. Die höchste Rate der Fettleibigkeit [6, 7] findet man in Staaten auf Pazifischen Inseln und am Persischen Golf. Die Vereinigten

Tab. 1. Die großen Pandemien der Geschichte.

	Pest	Spanische Grippe	AIDS	Fettleibigkeit
Ursprung	Asien	USA	Afrika	England
Dauer	Tage	Wochen	Jahre	Jahrzehnte
Quelle	Bakterien	Viren	Viren	Ernährung
Todesursache	Sepsis	Pneumonie	Infektion	Herzerkrankung
Tote (Millionen)	45	40	25	100

Staaten folgen dicht auf. Auf der Pazifischen Insel Nauru sind 94% der Bevölkerung übergewichtig.

Fettleibigkeit hat mehr Leben gekostet als alle Epidemien zuvor. Anders als andere Epidemien, die innerhalb von Tagen (Pest), Wochen (Grippe) oder Jahren (AIDS) töteten, tötet Fettleibigkeit im Laufe von Jahrzehnten.

Obwohl einige Menschen Fettleibigkeit nicht als Krankheit ansehen, hat sie doch ein höheres Sterberisiko, wie seit Anfang des letzten Jahrhunderts aus Daten der Lebensversicherer hervorgeht [8]. Fettleibigkeit vergrößert das Risiko des frühen Todes für 50-jährige Menschen um das Zwei- bis Dreifache [9]. Fettleibigkeit vergrößert auch die Gefahr, an anderen Krankheiten zu erkranken, wie Diabetes mellitus Typ 2 (DM2), Bluthochdruck, Fettleber, Schlaganfall und Herzerkrankung. Fettleibigkeit wird auch mit einer gesteigerten Gefahr der Krebserkrankungen, einschließlich die der Brustdrüsen, des Dickdarms, der Vorsteherdrüse, des Endometrium, der Nieren und der Gallenblase, in Verbindung gebracht.

Während der Fettleibigkeit direkt ungefähr 300.000 Todesfälle pro Jahr zuzuschreiben sind, eskaliert die Sterblichkeit in Verbindung mit anderen Erkrankungen. Heute gibt es weltweit 220 Millionen Menschen mit Diabetes mellitus. 2005 starben allein mehr als 1 Million Menschenan mit dieser Krankheit verbundenen Komplikationen. Hypertonie wird größtenteils durch Fettleibigkeit bedingt und ist die primäre Ursache von Herzinsuffizienz und Schlaganfall. Bluthochdruck und Diabetes mellitus sind auch die zwei häufigsten Gründe für eine chronische Nierenerkrankung.

Fettleibigkeit ist kostspielig. In den Vereinigten Staaten werden etwa 100 Milliarden Dollar pro Jahr für Fettlei-

Tab. 2. Weltweite Prävalenz von Übergewicht und Fettleibigkeit.

Persischer Golf (Kuwait, Katar, Dubai, Saudi-Arabien)	61 – 74%
USA	66 – 70%
Mexiko	68%
Europa (Großbritannien, Deutschland)	60 – 64%
Südamerika (Argentinien, Chile, Venezuela, Peru)	60 – 69%
Südafrika	50%
Nordafrika	30 – 50%
Indien	30 – 35%
China	20 – 25%
Zentralafrika	10 – 20%

bigkeit ausgegeben [10, 11]. Betrachtet man die Rolle der Fettleibigkeit in einem anderen Zusammenhang und berechnet man sowohl die direkten Kosten für das Gesundheitswesen als auch die Kosten des Verlusts an Produktivität, eskalieren die Kosten. In den Vereinigten Staaten belaufen sich allein die indirekten und direkten Gesamtkosten für Herzerkrankungen auf $ 170 Milliarden, für Hypertonie auf $ 312 Milliarden, für DM2 auf $ 132 Milliarden, für Schlaganfall auf $ 36 Milliarden und für chronische Nierenerkrankungen auf mehr als $ 16 Milliarden [12].

Die Epidemie der Fettleibigkeit tötet Millionen von Menschen. Erstaunlicherweise steht der gegenwärtigen besorgniserregenden Erscheinung die Erfahrung aus der Geschichte entgegen, dass Fettleibigkeit eine größere Chance zum Überleben bot. Wie bereits in der Einleitung erwähnt, vertrat der Anthropologe James Neel die Auffassung, dass es das „Sparsamkeitsgen" gebe, das die Menschheit erworben habe, um in der Vergangenheit eine Hungersnot überleben zu können, welches aber jetzt zur Entwicklung des Diabetes mellitus prädisponiere [3]. Neel wusste jedoch nicht, welches Gen das ist oder wie es diese Epidemie verursacht hat. In diesem Buch präsentieren wir eine Erklärung dafür, wie Vererbung und Umwelt eine unheilige Allianz eingegangen sind, um zerstörerische Kräfte zu entfesseln: Diabetes mellitus und Herzerkrankung.

Abschnitt 1
Warum dick sein einmal vorteilhaft war

Kapitel 1
Das Überleben des Dicksten

The principle of preservation, or survival of the fittest, I have called Natural Selection.

Charles Darwin, *On the Origin of Species,* 1859 [1]

Woran lässt Sie das Wort „Überleben" denken? Wie Sie einen langweiligen Vortrag, einen schrecklichen Stau im Straßenverkehr oder einen weiteren Arbeitstag „überlebt" haben? Oder vielleicht lässt Sie „Überleben" beim Fernsehen an junge, gesunde und gut aussehende Menschen denken, die am Strand in Badeanzügen Wettkämpfe austragen? Für die meisten von uns gilt, dass wir nicht täglich an unser persönliches Überleben denken. Für die meisten Arten im Tierreich, wo das Leben den Grundsätzen folgt, die Charles Darwin vor mehr als hundert Jahren erkannt hat, trifft das nicht zu. Für die meisten Tiere stellt jeder Tag von neuem einen Überlebenskampf dar.

Es gibt unglaubliche Beispiele für Bedingungen, unter denen Überleben möglich ist. Primitive bakterienartige Organismen, die *Archaeae* können in Thermalwasserschloten am Grund des Ozeans oder in Fumarolen oder Geysiren leben. Der Pompejiwurm (*Alvinella pompejana),* der seinen Namen von der berühmten durch einen Ausbruch des Vesuv verschütteten Stadt in Italien bekam, kann bei Temperaturen am Siedepunkt leben. Im Gegensatz dazu leben in Sibirien Eiskriechtiere *(Grylloblattidae),* flügellose Insekten, die Gletscher von organischem Material reinigen. Der einfache Waldfrosch oder Eisfrosch *(Rana sylvatica)* ist eines der interessantesten Tiere. Jedes Jahr, wenn der Winter kommt, gefriert er zu einem Eisklumpen und taut im Frühling wieder auf. Tiere, die unter außerordentlichen Bedingungen leben können, werden Extremophile genannt. Extremophile sind so interessant, weil man von ihnen etwas über das Überleben unter außergewöhnlichen Bedingungen erfährt.

Sich Gedanken über Tiere, die in extremen Umgebungen überleben, zu machen ist interessant. Ein übergeordnetes fundamentales Überlebensprinzip ist es, eine Strategie gegen Hunger zu entwickeln. So haben alle Arten Mechanismen entwickelt, Energie zu speichern, was sie bei Nahrungsmittelknappheit schützen kann. Für Tiere ist Fett die Hauptform der gespeicherten Energie. Es wird in Energie umgewandelt, wenn es nicht genug Nahrung gibt. Alle Tiere können Fett speichern, ob es nun ein überwinternder Bär, ein Wal, ein Zugvogel oder ein Insekt ist, das sich auf die Verpuppung vorbereitet. Die Fähigkeit, Fett anzusammeln, ist für das Überleben von entscheidender Bedeutung. Je mehr Fett sie speichern können, desto länger können sie in Hungerszeiten überleben. Ohne Nahrung können fette Ratten zum Beispiel viel länger leben als dünne Ratten. Während Darwin den Grundsatz vom Überleben des Stärkeren herausstellte, gibt es somit ein ebenso wichtiges Konzept: *Das Überleben des Fettesten.*

Einer der interessantesten Aspekte dabei ist, dass der Prozess, Fett zu speichern, um sich vor einer Hungersnot zu schützen, nach einem Plan abläuft. Das 13-streifige, am Boden lebende Hörnchen (*Ictidomys tridecemlineatus*) verdoppelt im Spätsommer in Vorbereitung auf den Winterschlaf jeden Tag den Inhalt seines Fettspeichers. Der Kaiserpinguin verdoppelt für den bitter kalten antarktischen Winter eben-

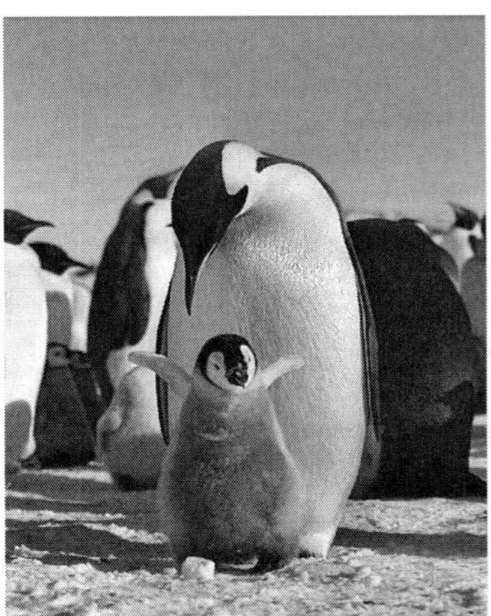

Abb. 2. Fettleibigkeit und der Kaiserpinguin. Der männliche Kaiserpinguin vermehrt sein Körperfett während des antarktischen Sommers um das Doppelte, indem er reichlich Tintenfische und Fische frisst. Er marschiert dann landeinwärts, wo er das von seiner Partnerin gelegte Ei ausbrütet. Während dieser Zeit (ca. 4 Monate) kann der Pinguin ohne Nahrung überleben. Das Foto zeigt einen Kaiserpinguin mit seinem Küken. Beide legen in Vorbereitung auf den Winter Fettspeicher an. Copyright Guillaume Dargaud.

falls seine Fettmasse zu seinem Schutz und zum Wärmen seines Eis. Die Pfuhlschnepfe *(limosa lapponica)* vergrößert ihre Fettvorräte in ihrer Leber und im Blut, bevor sie Tausende von Meilen bis zu ihrem Winterquartier im Süden zurücklegt. Der Grauwal (*Eschrichtius robustus*) vergrößert seine Speckschicht in der Arktis und fastet dann während seiner langen Wanderung an die kalifornische Küste. Bei allen diesen Tieren sind die Zeiten der Gewichtszunahme (Speicherung von Fett) und Gewichtsabnahme (Verbrennen von Fett) regelmäßig und vorhersehbar.

Ein wichtiger Aspekt ist außerdem, dass die Zunahme der Fettmasse bei vielen Tieren *nicht nur geplant, sondern auch streng geregelt* ist. Dies wurde von mehreren Forschern gezeigt. Richard Keesey und seine Kollegen konnten speziell zeigen, dass Tiere ihr Gewicht langfristig mit geringen Abweichungen von bis zu 0,5% halten [2, 3]. Die Zwangsernährung einer Ratte zum Zweck der Gewichtszunahme führt tatsächlich nicht nachhaltig zur Zunahme des Körpergewichts. Vielmehr nimmt die Ratte danach schnell wieder ab und kehrt zuzu ihrem Normalgewicht zurück. Entsprechend nimmt die Ratte nach einer Hungerperiode an Gewicht zu, sobald sie Futter bekommt. Interessanterweise hat die Ratte beiden Fällen zwar nicht das Ausgangsgewicht erreicht, sondern das Gewicht, das sie ohne Zwangsernährung oder Fasten gehabt hätte. Anders ausgedrückt, die Ratte erreicht das ihrem Alter und der Jahreszeit entsprechende Gewicht!

Das gilt auch für überwinternde Tiere oder Vögel, die sich auf einen Flug über große Entfernungen vorbereiten. Zum Beispiel wird die Gartengrasmücke (*Sylvia borin*), die jeden Winter nach Süden zieht, normalerweise vom Sommer bis zum Spätherbst in Vorbereitung auf ihren langen Flug dick.

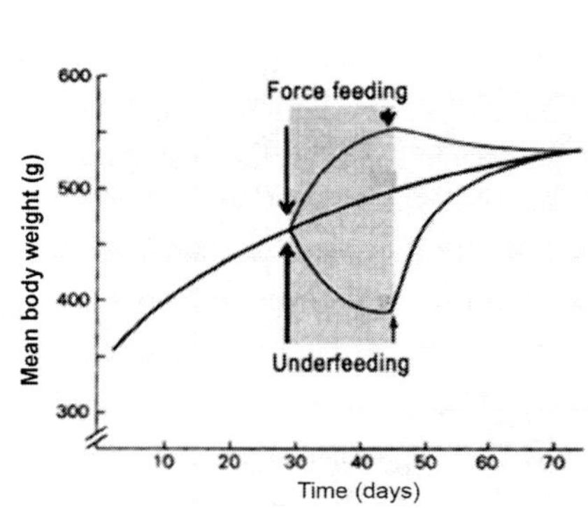

Abb. 3. Das Körpergewicht unterliegt einer strengen Regulierung.
Wenn man Ratten über 15 Tage zwangsernährt, nehmen sie schnell an Gewicht zu. Wenn man dann aber damit aufhört, erreichen sie zügig ihr altersspezifisches Normalgewicht wieder. Wenn man Ratten andererseits Nahrung vorenthält, verlieren sie an Gewicht. Nach dem Ende des Fastens erreichen sie aber ihr Zielgewicht wieder. Adaptiert von Keesy RE, modifiziert von Bessesen DH; Physiol Behavior 2011; 104: 599-607; mit Genehmigung von Elsevier.

Fastet sie aber in der Zeit, in der sie eigentlich Fett speichern müsste, verliert sie an Gewicht. Sobald sie das Fasten aufgibt, holt sie bei der Fettspeicherung auf und erreicht in Vorbereitung auf den langen Flug ihr geplantes Gewicht [4]. Das gleiche Phänomen konnte auch bei überwinternden Säugetieren gezeigt werden [5].

Bestimmungsgemäße Gewichtszunahme: Viele Wildtiere haben gelernt, bestimmungsgemäß fett zu werden. Sie speichern Fett in Fettgewebe, Leber und Blutkreislauf, um sich auf Notzeiten vorzubereiten. Dieser Vorgang ist programmiert und streng reguliert.

Noch viel interessanter ist, dass Tiere, die sich im Fastenmodus befinden, vorhandene Nahrung nicht fressen [5]. Zum Beispiel sitzt das Bankivahuhn (*gallus gallus*), ein Huhn, das vor dem Nisten dick wird, 20 Tage auf seinem Gelege und verlässt das Nest in dieser Zeit höchstens für 20 Minuten pro Tag, um ein wenig zu fressen. Während des Nistens verliert das Huhn 10 bis 20% seines Gewichts. Auch wenn Nahrung neben das Nest gelegt wird, sodass es beim Nisten fressen könnte, wird es nicht bedeutend mehr fressen [5]. Mit anderen Worten, das Huhn folgt einem inneren Programm, das spezifische Perioden von Zu- und Abnahme des Gewichts beinhaltet.

Dieser Appetitmangel kann auch bei überwinternden Säugetieren beobachtet werden. Wenn Tiere überwintern, fressen sie nicht und fallen in einen tiefen Schlaf (Starre). Dabei fällt ihre Körpertemperatur und ihr gesamter Stoffwechsel ist verlangsamt. Während dieser Zeit wandeln diese Tiere Fett in Energie um, damit der Körper normal funktionieren kann. Indem sie ihren Stoffwechsel verlangsamen, können sie ihren Energieverbrauch auf ein Maß minimieren, das die Aufrechterhaltung der wichtigsten Körperfunktionen wie Kreislauf und Atmung ermöglicht. Auf diese Weise kann das Tier lange ohne Nahrungsaufnahme auskommen.

Ein interessanter Aspekt des Winterschlafs ist, dass die Tiere häufig die Nahrungsmittelaufnahme einstellen und ihre Stoffwechselaktivität senken, <u>bevor</u> sie tatsächlich zu schlafen beginnen und ihre Körpertemperatur senken [5, 6, 7, 8]. Das bedeutet, dass etwas in ihrem Körper „ausgelöst" wird, das das Tier daran erinnert, dass es Zeit ist, von Fettspeicherung auf Fettverbrennung umzuschalten. Dieser Vorgang kann sich buchstäblich über Nacht abspielen.

Auch das Gegenteil trifft zu. Tiere können von Fettverbrennung auf Fettspeicherung umschalten. Dieser Prozess ist ebenso streng geregelt.

Es scheint, dass alle Tiere „Zielwerte“ für ihr Gewicht festgelegt haben und diese abhängig von der Verfügbarkeit von Nahrungsmitteln regulieren können. Meist wissen die Tiere vorzeitig, wann sie in Vorbereitung auf den Winter, das Nisten oder das Zurücklegen langer Entfernungen Fett speichern müssen. Insekten speichern als Larven Fett in ihren Fettzellen um sich zu verpuppen. In ihren Kokons müssen sie ohne Nahrung und Flüssigkeit leben. Unter einigen Umständen kann die Fettspeicherung außerplanmäßig ausgelöst werden. Eine plötzliche Klimaänderung kann Insekten, z.B. Stechmücken (*Culicidae*) dazu veranlassen, in die „Diapause“ einzutreten, in der sie plötzlich Fett in Vorbereitung auf eine ungünstige Wetteränderung speichern [9]. Diese Überlebensmechanismen sind allen Arten angeboren. Tatsächlich haben sogar Pflanzen Mechanismen entwickelt, Nährstoffe zu speichern, um lange Winter zu überleben.

Wenn das Körpergewicht so streng geregelt wird, was ist dann mit uns geschehen? Warum hat sich die Fettleibigkeit weltweit sprunghaft ausgebreitet? Warum werden auch unsere Haustiere fett? Und wenn das Speichern von Fett gut ist, warum sterben fettleibige Menschen so früh an Krankheiten wie Fettleber, Diabetes mellitus, Bluthochdruck und Nierenerkrankungen?

Wenn das Körpergewicht so streng geregelt wird, was ist dann mit uns geschehen? Warum sind mehr als zwei Drittel unserer Bevölkerung übergewichtig oder fettleibig?

Kapitel 2
Dick sein hat einen Nutzen

Dick werden zu können, ist ein Schlüssel zum Überleben. Alle Tiere haben das gelernt, um Perioden der Nahrungsmittelknappheit überstehen zu können. Je nach Spezies werden verschiedene Strategien angewandt.

In meiner Kindheit las mir meine Mutter aus Aesops Fabeln die Geschichte des Grashüpfers und der Ameise vor. Den ganzen Sommer lang singt, tanzt und spielt der Grashüpfer und die Ameisen huschen herum, um Nahrung zu ihrem Nest zu bringen. Der Grashüpfer macht sich über die Ameisen lustig, weil sie arbeiten und keinen Spaß haben und den Sommer nicht genießen. Mit dem ersten Frost ziehen sich die Ameisen in ihr Haus mit reichlich Vorrat zurück. Der Grashüpfer ist nun ohne Nahrung alleine, und obwohl er viel größer und stärker ist, überlebt er den Winteranfang nicht.

Nahrungsvorräte anzulegen, kann von Vorteil sein. Tiere (auch Grashüpfer) wissen das und werden häufig planmäßig und hochgradig reguliert fett. Wie wir in den folgenden Kapiteln sehen werden, bedeutet Gewichtszunahme nicht einfach nur mehr essen und Gewichtsabnahme nicht einfach weniger essen. Wäre es so einfach, könnte man Fettleibigkeit leicht heilen. Vielmehr aktivieren Tiere einen „Stoffwechselschalter", was zur Gewichtszunahme führt. Schalten sie den Schalter aus, nehmen sie ab. Bei fettleibigen Menschen ist der Fettschalter angeschaltet. Wenn er in dieser Position bleibt, führt das jedoch zu Diabetes.

Um zu verstehen, wie dieser Schalter funktioniert, und warum bei vielen Menschen der Schalter immer angeschaltet ist, muß man einige Aspekte der Fettleibigkeit bei Tieren näher betrachten.

Wo lagern Tiere das Fett ab?

Die meisten Tiere speichern Fett ähnlich wie die Menschen in speziellen Fettzellen (Adipozyten), die man im subkutanen Gewebe der Haut und im Bauchraum findet. Manche Tiere, besonders die Vögel, speichern Fett in ihrer Leber. Der Kolibri (*Trochilidae*) trinkt im Laufe des Tages so viel Nektar, dass seine Leber vom Fett bis zum Abend sahnig weiß wird [10]. Viele Tiere speichern Fett in ihrem Blut in Form von Triglyzeriden. Das Serum des Minkwals (*Balaenoptera acutorostrata*) ist ist in der Freßsaison trüb [11]. Die Symptome mit Bauchfett, Fettleber und erhöhtem Triglyzeridspiegel (HyperT) ähneln denen bei fettleibigen Menschen.

Manche Tiere speichern Fett an ungewöhnlichen Stellen, was für sie spezielle Vorteile haben kann. Der wasserspeichernde Wüstenfrosch (*Cyclorana platycephalus*), der in der großen Sandwüste im Westen Australiens lebt kann große Mengen Wasser speichern, was ihm das Überleben bei Trockenheit ermöglicht. Fett speichert er als Polster in seinen Füßen. Sie schwellen in der Zeit, in der es reichlich Nahrung (vorwiegend Insekten) gibt, an. Die gesamte Masse der Fettpolster kann bis zu einem Fünftel des Gesamtgewichts des Frosches ausmachen. Die Füße sind ein idealer Platz für die Fettspeicherung. Sie schützt den Frosch vor der Hitze des Sandes; im subkutanen Gewebe würde ihn Fett beim Atmen behindern, da der Frosch teilweise durch seine Haut atmet. Bei Dürre verkriecht sich der Frosch im Sand und zehrt von seinen Fett- und Wasservorräten. Außerdem verlangsamt er seine Herz- und Atemfrequenz, um seinen Energiebedarf zu verringern. So kann ein Frosch *Jahre* ohne Nahrung überleben. Dies hängt jedoch davon ab, wieviel Fett er gespeichert hat. Nur 10% der Frösche überleben eine 5 Jahre anhaltenden Dürre. Das gelingt nur den fettesten, die 20% ihrer Körpermasse als Fett in ihren Polstern gespeichert haben. Die anderen 90% werden in dieser Zeit sterben [12]. Fette Füße sind für diesen Frosch überlebenswichtig.

Eidechsen (*Lacertidae*) speichern Fett in ihren Schwänzen. Es ist dort günstig für sie gelagert, weil sie ihr Fett umherschleppen können, ohne es tragen zu müssen. Sie verwenden den Shwanz auch, um ihr Gleichgewicht zu halten, um sich zu verteidigen oder Raubtiere zu erschrecken. Die Bedeutung des Gleichgewichts kann auch als Erklärung dafür dienen, warum ein Känguru (*Macropodidae*) Fett hauptsächlich im Schwanz speichert [13]. Manche Tiere, wie z.B. Pferde, speichern Fett im Nackenbereich, vielleicht deshalb, weil es im Bauch beim Laufen hinderlich wäre. Der Wal lagert einen Teil seines Fetts in seiner Speckschicht, was ihn gegen die Kälte der arktischen See isoliert. Fett hilft Walen auch bei der Kommunikation. Sie haben außen keine Ohren und das Fettpolster zwischen Oberkiefer und Mittelohr dient als Verstärker für Schallwellen. Der männliche Gorilla (*Gorilla*) speichert Fett fast genauso wie Menschen. Ein wenig Fett lagert er in einer „Kappe" oben auf dem Kopf, was ihn attraktiv für ein Weibchen macht [13].

Wie die meisten Tiere speichern Menschen Fett hauptsächlich in speziellen Fettzellen (Adipozyten) im subkutanen Gewebe und im Bauchraum. Menschen können wie die meisten Tiere auch eine Fettleber und eine HyperT entwickeln. Zwischen Mann und Frau gibt es einige bedeutende Unterschiede in der Fettverteilung. Frauen speichern z.B. mehr Fett in den Oberschenkeln und im glutealen Bereich. In einigen Ethnien, wie den San (Buschmännern) und Khoikhoi (Hottentotten) im südlichen Afrika, kann die gluteale Anhäufung von Fett ein Ausmaß annehmen, das man Steatopygie nennt. Die Steatopygie galt als ein Zeichen der Schönheit, sowie als Fettspeicher für Zeiten des Nahrungsmangels [13, 14]. Bei Frauen lagert sich Fett im Gegensatz zu Männern um die Achillessehnen herum ab [13].

Wie viel Fett soll es sein: Je mehr, desto besser!

Die gespeicherte Fettmasse kann ein sehr unterschiedliches Ausmaß annehmen. Lachse (*Salmonidae*) hören auf zu fressen, wenn sie vom Ozean in die Süßwasserströme wandern, um zu laichen. Während der Wanderung zehren sie von ihren Fettreserven und verlieren bis zum Erreichen der Laichplätze 60 – 80% ihrer Fettmasse [15]. Je fetter sie sind, desto länger können sie wandern. So legen Rotlachse (*oncorhynchus nerka*) im Fraser River in Britisch Kolumbien 1.300 km zurück [16]. Wenn die Fettreserven verbraucht sind, verendet der Fisch.

Manche Tiere können, auf ihr Körpergewicht bezogen, enorm viel Fett speichern. Kleine Säugetiere wie die Wüstenrennmaus (*Psammomys obesus*) und der Tenrek (*Tenrec ecaudatus*, Igel aus Madagaskar) können unglaublich dick werden. Die westliche Hüpfmaus (*Zapus princeps*) kann zum Beispiel bis zu 80% ihres Trockengewichts als Fett speichern [17].

Ein wichtiger, seit langem bekannter Grundsatz ist: je größer ein Tier ist, desto mehr Fett bezogen auf seinen Energiebedarf kann es speichern [18]. Das kommt daher, dass sich der Energiebedarf mehr auf die Körperoberfläche bezieht und der Energiespeicher mehr auf das Körpervolumen. Wenn also die Körpergröße zunimmt, nimmt das Körpervolumen mehr als die Körperoberfläche zu. Das erkannte der Göttinger Wissenschaftler Carl Georg Lucas Christian Bergmann 1847 als Gesetzmäßigkeit: mit zunehmender geographischer Breite nimmt die Körpergröße zu (Bergmann'sche Regel) [19]. Offensichtlich wächst der Bedarf an Fettreserven bei kühlerem Klima und längeren Wintern [20]. Nach dieser Regel lebt der Kaiserpinguin (*Aptenodytes forsteri*). Dieser kann ein Körpergewicht von bis zu 37 kg erreichen. Dagegen ist der Galapagos-Pinguin (*Spheniscus mendicu-*

lus), der am Äquator lebt, viel kleiner und nur bis zu 2,5 kg schwer. So ist auch erklärt, warum Walrösser (*Mirounga angustirostris*), die 1.500 kg wiegen, 60 Tage fasten können, und Seehunde (*Phoca vitulina*), die 110 kg wiegen, nur 19 Tage ohne Nahrung auskommen [21].

Wale sind die größten Säugetiere der Welt. Sie speichern riesige Fettvorräte. Während der langen Sommertage nimmt der Grauwal (*Eschrichtius robustus*) in der Beringsee an der nördlichen kanadischen Küste eine Tonne schalenloser, garnelenartiger Krebstierchen (Krill oder Amphipoden) pro Tag auf und wird so äußerst fett. Im Oktober ziehen die Wale 8.000 bis 11.000 km in die seichten Buchten von Baja California im Westen Mexicos, wo sie sich fortpflanzen und Nachwuchs bekommen. Während der 6-monatigen Reise zur mexikanischen Küste und zurück fasten die Wale. Sie können dabei bis zu 30% ihres Körpergewichts verlieren. Besonders viel Gewicht verlieren die laktierenden Muttertiere [5, 22]. Je kürzer die Futtersaison ist, desto größer wird der Wal, weil er sich dann auf eine längere Fastenzeit vorbereiten muß [22].

Dass eine korpulentere Körperform mit der Fähigkeit zusammenhängt, eine längere Hungersnot überleben zu können, könnte für den Menschen wichtig sein. Tatsächlich gab es im Verlauf der Evolution der Primaten einen kontinuierlichen Zuwachs an Körpergröße. Das führte vom frühen Menschenaffen (*proconsul africanus*, geschätztes Körpergewicht 20 kg) zu *australeopithecus, homo erectus* und schließlich zum Menschen. Im Einklang mit dem Entwicklungsdruck stand die Speicherung von Fett, die bei Hungersnöten schützen konnte. Will man viel Fett speichern, ist es gut, groß zu sein, um mehr davon tragen zu können. Da erzähle ich Ihnen nichts Neues: 5 kg Fett zu verstecken ist für einen großen Mann leichter, als für eine zierliche Frau.

Mehr als Fett: die Bedeutung des abnehmenden Energiebedarfs

Um eine Hungersnot überleben zu können, sind Fettvorräte von Vorteil. Dann muß man auch seine körperliche Aktivität zu reduzieren. Zur Erinnerung, Nahrung wird im Körper in Energie umgewandelt. Sie wird verwendet, um den täglichen Bedarf für die unbewußte energetische Grundversorgung von Herz-Kreislauf, Atmung und Verdauung zu bewältigen. Ein anderer Teil der Energie wird für bewusste körperliche Aktivitäten verwendet. Die „Stoffwechselrate" eines Organismus bestimmt den täglichen Nahrungsbedarf.

Die körperliche Aktivität und die Reduktion des Stoffwechsels ist entscheidend, um möglichst große Fettspeicher aufrechterhalten zu können.

Der Bedarf an Energie, entweder aus der Nahrung oder dem gespeicherten Fett, ist von der gesamten Stoffwechselrate abhängig. Zum Beispiel benötigen kaltblütige Reptilien, wie die Suppenschildkröte (*Chelonia mydas*), wenig Energie zum Überleben. Dieses großartige Wesen kann 140 cm lang, bis 300 kg schwer und 80 Jahre alt werden. Jedes Jahr weidet diese Schildkröte in den Seegraswiesen vor Brasilien, um Fett zu speichern, bevor sie zu einer unglaublich langen Reise (2.200 km) über den Atlantik zur Insel Ascension aufbricht, einer vulkanischen und kaum bewachsenen Insel mitten im Südatlantik. Ohne Nahrungsaufnahme erreicht sie bei einer konstanten Geschwindigkeit von 2.6 km pro Stunde in 37 Tagen die Insel Ascension. Hier paart sie sich. Das Weibchen legt bis zu drei Gelege von jeweils etwa 120 Eiern. Die Schildkröten bleiben etwa 2 Monate auf der Insel Ascension und kehren dann nach Brasilien zurück. Während der ganzen, etwa 140 – 145 Tage dauernden Reise fressen sie nur sehr wenig und zehren von ihren Fettreserven [21]. Weil sie Kaltblüter sind, haben sie niedrigere Stoffwechselraten als Säugetiere oder Vögel und verlieren durchschnittlich nur 19% ihres Körpergewichts. Das ist verglichen mit ähnlich großen Säugetieren (wie Seehunden) ein geringer Gewichtsverlust [22]. Tatsächlich verbraucht ein Warmblüter 12-mal mehr Energie als ein Kaltblüter [23]. Einige Reptilien konservieren ihre Energie noch effektiver. Zum Beispiel verbraucht eine kalifornische Gopherschildkröte (*Gopherus agassizii*) in einem Jahr so viel Energie, wie ein ähnlich großes Säugetier in 3,5 Tagen [24].

Den höchsten Energieverbrauch haben Vögel und Insekten. Vögel verbrauchen 20-mal mehr Energie als Reptilien gleicher Größe. Insekten verbrauchen sogar noch mehr [23]. Die Arbeiten von Dr. T. Weis-Fogh über die Wüstenheuschrecke (*Schistocerca gregaria*) aus den frühen 1950er Jahre sind ein ausgezeichnetes Beispiel [25]. Er importierte die Wüstenheuschrecke nach Dänemark und studierte sie dann über viele Monate sorgfältig in seinem Laboratorium. Unter anderem präparierte er ihre Beine und tauchte ihre Enden in Wachs, damit sie nicht springen und ihre Flügel nicht verletzen konnten. Außerdem setzte er die Heuschrecken auf ein Karussell, sodass er bei ihnen die Geschwindigkeiten messen konnte. Auf der Basis seiner Messergebnisse konnte er berechnen, dass jede Heuschrecke das 1,5- bis 3-fache ihres Körpergewichts fressen muss, bevor sie zu einem langen Flug aufbrechen kann. Er berechnete sogar, dass ein großer Schwarm afrikanischer Wüstenheuschrecken, der ein Gewicht von 15.000 Tonnen hat, pro Tag gleichviel Gewicht zu sich nimmt wie 1,5 Millionen Menschen.

Die Heuschreckenschwärme brechen meist 2 – 3 Stunden nach Sonnenaufgang auf und fliegen normalerweise 6 – 8 Stunden. Während des Fluges decken sie mehr als 85% ihres Energiebedarfs aus Fett. Während der größte Teil der Schwärme nur 8 Stunden fliegt, gibt es Beispiele von Schwärmen, die mehr als 24 Stunden flogen. Ein Schwarm legte sogar eindrucksvolle 1.000 km vom südlichen Marokko bis nach Portugal zurück. Ausgehend von den Berechnungen von Weis-Fogh ist in dieser Situation die Größe des Fettspeichers von entscheidender Bedeutung. Bei den Heuschrecken mit einem Körperfettanteil von 10% reichten die Reserven für ungefähr 12 Stunden, wohingegen es bei denjenigen mit 15% Fettanteil für 20 und mehr Stunden reichte. Für solch eine Reise hätten viele nicht genug Reserven gehabt und wären ins Mittelmeer gestürzt [25].

Der erhebliche Unterschied im Stoffwechsel von kaltblütigen Reptilien und Vögeln kann für das Aussterben der Dinosaurier vor etwa 65,5 Millionen Jahren im Anschluss an den Meteoriteneinschlag und die Bildung des Chicxulub-Kraters nördlich der mexikanischen Halbinsel Yucatan von Bedeutung sein [26]. Nachdem Staub und Asche in die Atmosphäre geschleudert wurde, wurde die Sonneneinstrahlung schwächer und das Weltklima kühlte ab. Die Entdeckung, dass Dinosaurier Warmblüter waren [27], lässt den Schluss zu, dass sie aufgrund ihrer Größe eine relativ hohe Stoffwechselrate hatten. Das könnte erklären, warum diese Tiere im Gegensatz zu kaltblütigen Reptilien und kleineren warmblütigen Säugetieren nicht überleben konnten.

Winterschlaf

Der Winterschlaf ist eine sehr wirksame Methoden der Energieeinsparung. Wenn ein Tier sich in einen tiefen Schlafzustand begibt, senkt es gleichzeitig seine Körpertemperatur und verlangsamt die energetischen Stoffwechselprozesse – auch als Torpor bezeichnet (*lat.* Todesschlaf, komaähnlicher Tiefschlaf [AdÜ])). So verlangsamt das arktische Erdhörnchen (*Spermophilus parryii*) seine Herzfrequenz im Winterschlaf auf 6 Schläge pro Minute, seine Atemfrequenz auf 5 pro Minute und seine Körpertemperatur auf das Niveau der Umgebung [28]. Im Winterschlaf verlangsamt sich bei Tieren alles und das Niveau der Stoffwechselaktivität verringert sich auf 1 bis 5% des Normalen. Damit benötigt das Gewebe des Tieres weniger Kalorien für seine Funktion. Dieses Tier kann so 6 oder mehr Monate Winterschlaf halten.

Die Voraussetzung für einen Winterschlaf ist nicht, dass es Winter ist. An einigen Orten gibt es ihn im Sommer bei ziemlich hohen Temperaturen (Sommerwinterschlaf, auch Estivation genannt). Der westliche Fettschwanzmaki (*Cheirogaleus medius*) hält in kleinen Baumhöhlen bis zu 6 Monate Dauerschlaf [29]. Ein noch besseres Beispiel ist der afrikanische Lungenfisch (*Protopterus*). Dieser sehr primitive Fisch kann über die Lungen und durch die Kiemen atmen. Er lebt in Süßwasserseen und Sümpfen in Afrika. Im Sommer trocknen viele dieser Seen aus. Es bleiben Schlammlöcher mit wenig Wasser. Um überleben zu können, frisst der Fisch sich Fettreserven an, gräbt sich dann in den Schlamm ein und formt ein kegelförmiges Loch, durch das er atmen kann. Um ein feuchtes Milieu zu erhalten, bedeckt er seine Haut mit Schleim. Er minimiert seinen Energieverbrauch soweit, dass seine Stoffwechselrate nur noch ein 50stel beträgt. Er verharrt in einem leichten Schlaf (eine Art Torpor) und zehrt von seinem Fett. Hat er genügend Fettreserven, kann er bis zur nächsten Regenzeit überleben.

Einige Tiere senken ihre Stoffwechselaktivität „nach Bedarf". Zum Beispiel trinkt der Kolibri den ganzen Tag lang viel Nektar (Zucker in flüssiger Form), der in der Leber und an anderen Stellen in Fett umgewandelt wird. Er hat eine äußerst hohe Stoffwechselrate (die höchste aller Vögel). Seine Herzfrequenz beträgt 1.200 Schläge pro Minute. Daher verbrennt er nachts, während er schläft, viel von seinem Fett. Es kann vorkommen, dass er bereits den größten Teil seines Fetts vor dem Morgengrauen verbrannt hat. Dann sinkt seine Stoffwechselrate spontan auf 3 bis 10% der Ausgangssituation er wieder anfangen kann, Nektar zu trinken [30].

Bis jetzt muß der Eindruck entstanden sein, daß Bewegungsarmut, ein dicker Bauch, eine Fettleber und HyperT von Vorteil ist. Das ist natürlich nicht der Fall. Der starke Druck der Evolution auf alle Lebewesen ließ sie lernen, wie man Fett speichert. Der Vergleich der Fettleibigkeit zwischen wilden Tieren und Insekten mit Menschen ist in Ordnung. Doch Menschen werden nicht nur einfach dick, sie bekommen auch Diabetes und andere Krankheiten. Warum bekommen wilde Tiere nicht auch Prädiabetes oder sogar Diabetes mellitus?

Kapitel 3
Wenn Fett gut ist, warum werden wir zu Diabetikern?

Tiere bereiten sich auf eine Hungersnot vor, indem sie nicht nur Fett speichern, sondern auch insulinresistent oder prädiabetisch werden. Insulinresistenz ist ein weiterer Weg, den Tiere gehen, um sich vor dem Verhungern zu schützen.

Schließlich ist Fett nicht alles. Die Menschen werden zwar immer dicker, was sicher nicht gut ist, aber es ist nicht das Fett, über das sich Ärzte Sorgen machen. Zu viel Fett geht häufig mit Diabetes mellitus, Bluthochdruck und Leber-, Nieren- und Herzleiden einher. Fettleibige Menschen sind im Allgemeinen prädiabetisch, sie zeigen Anzeichen der Insulinresistenz. Insulin ist ein Schlüsselhormon, das beim Essen von der Bauchspeicheldrüse in die Blutbahn abgegeben wird. Dort lenkt es die Glukose in die Körperzelen, wo dann Energie erzeigt wird. In vielen Geweben findet man Insulinrezeproren, so in Fett- (Adipozyten), Muskel- und Leberzellen. Bei dicken Menschen werden die Gewebe häufig insulinresistent mit der Folge, daß der Glukosespiegel im Blut im Anschluss an eine Mahlzeit länger als normal erhöht bleibt. Als Reaktion auf einen erhöhten Glukosespiegel (erhöhter Blutzucker, HyperG) sollte die Bauchspeicheldrüse mehr Insulin ausschütten. Anfangs gelingt es auch, den Glukoseblutspiegel zu normalisieren. Das hat aber einen erhöhten Insulinblutspiegel zur Folge. Leider nimmt die Insulinresistenz immer weiter zu. Die Inselzellen der Bauchspeicheldrüse veröden und produzieren immer weniger Insulin. Der Glukoseblutspiegel bleibt schließlich ständig erhöht, auch wenn keine Nahrung zugeführt wird. Als Ergebnis des fortschreitenden Widerstandes des Gewebes auf Insulin (Insulinresistenz) ist die betreffende Person jetzt diabetisch. Bei ihr liegt ein Diabetes mellitus Typ 2 (DM2) vor. Im Gegensatz dazu ist beim Diabetes mellitus Typ 1 die Zerstörung der Insulin produzierenden Beta-Zellen in der Bauchspeicheldrüse die Ursache.

Früher, als Fettleibigkeit selten war, war die klinische Diagnose von Diabetes mellitus Typ 1 oder Typ 2 relativ einfach. Personen mit Diabetes mellitus Typ 1 waren typischerweise dünn und Typ 2-Diabetiker gewöhnlich übergewichtig oder fettleibig. Diese Art der Diagnose eines der beiden Diabetes-Typen geht auf die Studien des französischen Arztes Etienne

Lancereaux (1829 – 1910) im späten 19. Jahrhundert zurück [31]. Er unterschied die „magere Zuckerkrankheit" (*diabète maigre*) von der „fetten Zuckerkrankheit" (*diabète gras*). Leider sind heute so viele Menschen übergewichtig, dass die Unterscheidungsmerkmale mittlerweile ihre Gültigkeit verloren haben.

Die Identifizierung von Prädiabetes bei einer fettleibigen Person wurde erst im 20. Jahrhundert möglich. Prädiabetes und Insulinresistenz sind nicht einfach gleichzusetzen. Vielmehr zeigen Menschen mit Prädiabetes häufig die Konstellation mehrerer Symptome wie abdominelle Fettleibigkeit, Fettleber, erhöhte Blutfette (in erster Linie Triglyzeride), Verminderung des „guten" Cholesterins (HDL Cholesterin) und Bluthochdruck. Das häufige Zusammentreffen dieser Symptome führte zur Anerkennung als eigenständiges klinisches Syndrom [32]. Dieses „metabolische Syndrom" wurde zuerst vom schwedischen Arzt Eskil Kylin in den 1920er Jahren [33], und später durch H. Haller [34], P. Singer [35] und G.B. Phillips [36] in den 1970er Jahren, beschrieben. Hohen Bekanntheitsgrad erlangte es aber erst nach der Veröffentlichung einer Arbeit durch Gerald Reaven in den späten 1980er Jahren [37]. Heute erfüllen mehr als 25% der amerikanischen Erwachsenen die Kriterien des metabolischen Syndroms (MetS) [38].

Insulinresistenz ist eine Komponente der Fettspeicherung

Sie mögen denken, Insulinresistenz sei etwas Unnormales. Das ist es aber nicht. Insulinresistenz hat sich für Tiere als ein Schlüssel zum Überleben erwiesen, etwa so wichtig, wie das Speichern von Fett. Tiere, die sich auf Nahrungsmittelknappheit einrichten, werden nicht nur dick, sondern auch insulinresistent. Zum Beispiel werden Murmeltiere und Erdhörnchen dick und insulinresistent, wenn sie sich auf den Winterschlaf vorbereiten [6, 39]. Der Weidenlaub-

Tab. 3. Das metabolische Syndrom nach der Definition des „Adult Treatment Panel III" des „National Cholesterol Education Program" (NCEP-ATPIII).

1. Abdominelle Fettleibigkeit: Hüftumfang (> 102 cm bei Männern, > 88 cm bei Frauen)
2. Triglyzeridkonzentration im Blut > 150 mg/dl
3. HDL-Cholesterin-Konz. im Blut (< 40 mg/dl bei Männern, < 50 mg/dl bei Frauen)
4. Blutdruck ≥130 mmHg systolisch, ≥ 85 mmHg diastolisch
5. Nüchternblutzucker ≥ 110 mg/dl

Sind mindestens 3 der 5 Kriterien erfüllt, liegt ein metabolisches Syndrom vor.

sänger (*Phylloscopus collybita*) verdoppelt sein Körpergewicht, indem er Fett im Bauch, in der Leber und im Blut speichert, bevor er über die Sahara in sein Winterquartier im subtropischen Afrika zieht [4]. Er wird auch insulinresistent. Die Wüstenrennmaus (*Psammomys obesus*), oder auch fette Sandratte genannt, hat gelernt, fettleibig zu werden, um in der ägyptischen Wüste überleben zu können. Wenn man ihr im Labor regelmäßig Futter gibt, entwickelt sie schnell Diabetes mellitus. Das weist darauf hin, dass sie in natürlicher Umgebung schon ein prädiabetisches Stadium erreicht hatte [40].

Manche Tiere werden schon diabetisch, während sie Fett speichern. Der Kolibri lebt vom Nektar der Blüten, einer ungefähr 40%igen Zuckerlösung (Saccharose). Innerhalb von 12 Stunden können diese Vögel bis zum 4-fachen ihres Körpergewichts an Nektar trinken. Während Kolibris normalerweise nur 2 bis 8 g wiegen und ungefähr einen Fettanteil von 21% haben, kann dieser Anteil auf 40% nach der Nahrungsaufnahme anwachsen. Während des Tages kann die Leber ihren Fettgehalt verdoppeln und sahnig weiß aussehen. Damit haben sie die fetteste Leber aller Vögel [10]. Die normale Blutglukosekonzentration ist beim Kolibri 3-mal so hoch wie beim Menschen (300 mg/dl). Nach der Nahrungsaufnahme kann sie auf 700 mg/dl ansteigen [30]. Für diese Vögel ist es vor dem Flug in den Süden wichtig, ihren Blutzucker erhöhen und Fett speichern zu können. Manche Kolibris fliegen zum Überwintern über den Golf von Mexiko und legen dabei ca. 1.000 km zurück. Wegen seiner außergewöhnlich hohe Stoffwechselrate verbraucht ein Kolibri während des Fluges schnell seine Glukose- und Fettvorräte. Seine Herzfrequenz beträgt 1.200 Schläge pro Minute, seine Atemfrequenz 250 pro Minute und seine Körpertemperatur 39 °C. Da er Glukose und Fett so schnell verbrennt, entwickelt der Kolibri auch keine nennenswerten diabetischen Komplikationen.

Das großartigste Beispiel stellt der Waldfrosch, auch Eisfrosch genannt, (*Rana sylvatica*), der in Kanada und den nördlichen Vereinigten Staaten lebt, dar. Dieser Frosch lernte nie, sich einzugraben, daher musste er etwas entwickeln, was ihm das Überleben in kalten Wintern ermöglicht. Als Vorbereitung auf den Winter speichert er riesige Mengen Glukose in polymerer Form als Glykogen in der Leber. Ist der Winter da, gibt er beträchtliche Mengen von Glukose in sein Blut ab und gefriert dann. Obwohl 65 – 70% seines Gewebes gefroren sind, bleibt er mit einer Herzfrequenz von nur einigen Schlägen pro Minute am Leben. Das Blut gefriert fast, die hohe Glukosekonzentration (mehr als 3.000 mg/dl oder das 30-fache der Konzentration beim Menschen) wirkt wie ein Frostschutzmittel. Da das hohe Glukoseniveaun auch als Nährstoff dient, ist der Frosch eine Ausnahme in der Tierwelt, da er nicht von gespeichertem Fett abhängig ist. Weil sein Stoffwechsel so verlangsamt ist, ermöglicht ihm die Glukose im Blut das Überleben [41].

Das metabolische Syndrom sollte in das Fettspeicherungs-Syndrom umbenannt werden. Es ist kein anomaler Vorgang; Tiere entwickeln dieses Syndrom zweckmäßigerweise, es ermöglicht ihnen, Hungerszeiten zu überleben.

Insulinresistenz ermöglicht das Überleben

Wenn Insulin für den Transport von Glukose in die Zelle von Bedeutung ist, wie kann dann Insulinresistenz für das Überleben eines Tieres wichtig sein? Die Antwort ist, dass nicht alle Organe insulinresistent sind. Insbesondere das Gehirn braucht kein Insulin für die Aufnahme von Glukose. So kann die Zelle Glukose auch bei Insulinresistenz als Energiequelle nutzen. Das ist besonders wichtig, weil Gehirnzellen kein Fett verstoffwechseln können. Im Gegensatz dazu können Gewebe wie die Skelettmuskulatur Fett als Energiequelle nutzen. Wenn diese Gewebe insulinresistent sind, verwenden sie Fett als ihre primäre Energiequelle. So bleibt die Glukose im Blut für den Gehirnstoffwechsel übrig.

Insulinresistenz sichert daher die Versorgung des Gehirns mit Glukose. Fastet ein Tier über einen längeren Zeitraum, muss es einen anderen Weg geben, das Gehirn mit Energie zu versorgen. Bevor wir auf diesen anderen Mechanismus näher eingehen, sollten wir eine Frage erörtern, die Sie sich wohl bisher nicht gestellt haben: Warum kann ein Mensch nicht Winterschlaf halten?

Kapitel 4
Fett, Winterschlaf und Schönheit

Fettvorräte sind in der Schwangerschaft wichtig, denn Nahrungsmittelmangel kann auf den Verlust des Kindes hinauslaufen. Früher wünschten sich Männer, dass ihre junge Frau dick sei, damit die Schwangerschaft erfolgreich ist.

Eine Erörterung der Fettleibigkeit bei Tieren ist unvollständig, ohne die Beziehung der Fettleibigkeit zur Schwangerschaft zu erwähnen. Tiere müssen auf sich und ihre Jungen achten, sie müssen das Überleben in der Tragezeit und während der Aufzucht absichern.

Kleine und große Tiere nutzen dafür verschiedene Strategien. Größere Tiere können mehr Fett speichern als kleine. Das hilft ihnen, längere Hungerperioden zu überleben. Bei einer Trächtigkeit haben größere Tiere Nachteile. Die Dauer der Trächtigkeit hängt mit der Körpergröße zusammen. Zum Beispiel dauert die Tragezeit bei der Maus 18 – 19 Tage, beim Hamster 15 – 18 Tage und beim Erdhörnchen und Backenhörnchen 30 – 40 Tage. Hingegen beträgt sie bei Robben und Seelöwen 350 Tage, beim Nashorn 450 Tage, beim Elefanten 616 Tage und beim Pottwal 480 – 590 Tage. Beim Menschen beträgt die Schwangerschaft ungefähr 266 Tage (38 Wochen), was etwa der bei großen Menschenaffen entspricht. Bei Schimpansen beträgt sie 237 Tage, bei Gorillas 257 Tage und bei Orang-Utans 260 Tage. Größere Tiere können mehr Fett tragen, sie müssen aber eine Trächtigkeit aufrechterhalten können, wenn die Nahrungsmittel knapp sind. Im Gegensatz dazu können kleinere Tiere das Ende des Winters abwarten, um sich dann zu paaren und Nachwuchs zu zeugen. Bei solch kurzer Dauer der Trächtigkeit können kleinere Tiere ihre Jungen noch im Sommer, wenn es reichlich Nahrung gibt, zur Welt bringen. Die Jungen sind dann bestens vorbereitet, wenn Herbst und Winter kommen.

Da kleine Säugetiere eine Trächtigkeit nicht im Winter austragen müssen, haben sie den Vorteil und die Fähigkeit, Winterschlaf zu halten. Wie bereits besprochen, ist tiefer Winterschlaf, bei dem die Stoffwechselaktivität deutlich absinkt (1 – 5% der basalen Stoffwechselaktivität), nicht mit einer Trächtigkeit vereinbar. Ein Fötus muss aktiv wachsen können. Daher können nur kleine Säugetiere (mit weniger als 9 kg Körpergewicht), die mit einer Trächtigkeit auf den Frühling warten können, wahre Winterschläfer sein [18]. Das ist der Grund, warum Menschen keinen Winterschlaf halten. Andernfalls könnten sie eine Schwangerschaft nicht erfolgreich abschließen. Wie verhält es sich aber mit Bären? Sie sind keine Winterschläfer im engeren Sinne, denn sie senken weder ihre Körpertemperatur in die Nähe des Gefrierpunktes noch verringern sie ihre Herzfrequenz in einen kaum wahrnehmbaren Bereich. Vielmehr verharren sie in einem leichten Torpor und sind leicht erweckbar. Ihre Körpertemperatur senken sie nur auf 30 – 36 °C. In dieser Zeit fällt ihre Stoffwechselrate auf 20 – 50% vom Ausgangswert. Die Urinausscheidung, Stuhlentleerung und Nahrungsaufnahme stellen sie für 3 – 6 Monate ein [42]. Da sie ihre Stoffwechselrate im Winter nicht drastisch reduzieren, können sie auch im Winter trächtig sein [42].

Die meisten großen Tiere vermeiden es, bei Nahrungsmittelknappheit zu gebären. Es kann zum Problem werden, wenn ein Tier mit einer langen Tragezeit im Frühling trächtig wird. Folglich kann die Geburt erst im Winter stattfinden, wenn die Nahrungsmittel knapp werden. Einige Tiere haben einen Weg gefunden, die Schwangerschaft hinauszuzögern. Beim Reh hat sich solch eine Methode entwickelt. Im Juli findet die Begattung statt. Das befruchtete Ei bleibt jedoch für mehrere Monate unbefestigt in der Gebärmutter liegen und zehrt vom eigenen Fett im Ei. Im Dezember oder Januar nistet sich das Ei in die Gebärmutterwand ein, wo die normalen Prozesse einsetzen, die zur Entwicklung der Plazenta und zum Wachsen des Fötus führen. Indem sich die Implantation des Eis beim Reh verzögert, verhindert es eine Geburt des Jungen schon im Winter. Die Verzögerung der Ei-Implantation ist auch bei anderen Tieren bekannt, zum Beispiel von Bären, Kängurus, Dachsen und Kegelrobben (*Halichoerus grypus*).

Viele Tiere halten ihre Fettspeicher aufrecht, um ihre Jungen füttern zu können, ohne sie alleine zu lassen und der Gefahr durch Raubtiere auszusetzen. Für weibliche Tiere ist es besonders wichtig, genug Fett zu speichern, weil sich durch die Produktion der fettreichen Muttermilch die Speicher rasch entleeren. Zum Beispiel bleiben weibliche Seebären (*Callorhinus ursinus*) die Woche nach der Geburt an Land und fasten, während sie ihre Jungen säugen [43]. Manche Vögel, wie Tauben und Kaiserpinguine füttern ihre Jungen, indem sie eine Art Milch (Kropfmilch), die aus fettreichem Gewebe besteht, aus einer Aussackung der Speiseröhre hochwürgen. So müssen sie das Nest nicht zur Futterbeschaffung verlassen.

Manche Tiere haben ungewöhnliche Methoden entwickelt, Eier oder Jungen zu schützen, was bei den Elterntieren auch mit Fasten verbunden ist. Der afrikanische Skalar (*Pte-*

rophyllum scalare), ein schöner, in tropischen Fischaquarien häufig gehaltener Fisch, nimmt für 3 bis 5 Wochen, während er die Eier in seinem Maul ausbrütet, keine Nahrung zu sich [5]. Gleiches gilt für den Arowana (*Osteoglossum bicirrhosum*) aus Südostasien. Nach dem Schlüpfen können sich die Jungfische sicher in das Maul ihrer Mutter zurückziehen, wenn sie erschreckt werden oder sich bedroht fühlen. So ähnlich verhält es sich beim Nilkrokodil (*Crocodylus niloticus*). Dieses fastet während der Nistperiode und trägt seine Jungen noch bis zu 3 Monate in seinem Maul [5].

Ein besonders interessantes Tier war der Magenbrüterfrosch (*Rheobatrachus*) aus Queensland, Australien. Dieser Frosch lebte in den Regenwäldern und schützte seine Eier, indem er sie in seinen Magen schluckte. Die Eier gaben eine Substanz ab (Prostaglandin E), die die Säureproduktion der Magenschleimhaut blockierte. Damit konnten sich die Eier an die Magenwand anheften. War die Brut als Kaulquappen ins Freie geschwommen, konnte der Mutter-Frosch wieder Nahrung zu sich nehmen. Leider wurde der letzte Magenbrüterfrosch zu Beginn der 1980er Jahre gesehen. Er gilt seit 1983 als ausgestorben. Forscher der Universität von New South Wales versuchen, ihn im Rahmen des Lazarus-Projekts wiederzubeleben.

Menschen, Fett und Fortpflanzung

Genug Fett gespeichert zu haben, ist für die menschliche Fortpflanzung, und besonders für die Frau von großer Bedeutung [13]. Zum Beispiel ist das Einsetzen der Regelblutung abhängig von den Fettvorräten. Eine Abnahme des Körpergewichts um 10 – 15% kann dazu führen, dass sie aussetzt [13, 44, 45]. Nach R.E. Frisch und J.W. McArthur benötigt ein 18-jähriges Mädchen einen Körperfettanteil von ungefähr 17 kg, um einen normalen Menstruationszyklus aufrechterhalten zu können [46]. Daher sind Menstruationen bei Magersucht unregelmäßig oder nicht vorhanden. Das erklärt auch, warum Marathonläuferinnen und Ballerinas oft unregelmäßige Monatsblutungen haben [47]. Einige Autoren sind der Auffassung, dass es daher in den meisten Jäger- und Sammlergesellschaften eine Rollenverteilung gab: Die Männer waren die Jäger. Das ermöglichte den Frauen, ihre Fettspeicher aufrecht zu erhalten und so Schwangerschaften erfolgreich auszutragen.

Das Aufrechterhalten der Fettspeicher während der Schwangerschaft ist wichtig, um dem Fötus genügend Nährstoffe zur Verfügung stellen zu können. Der hohe Energiebedarf in Schwangerschaft und Stillzeit kann bei einer Mutter leicht und schnell zum Verlust der Fettspeicher führen, was sie besonders bei Nahrungsmittelknappheit für Krankheiten anfällig macht [48, 49]. Schwangere Frauen müssen noch besser mit Nahrung versorgt werden als die meisten Tiere, da der Mensch insofern einzigartig ist, als das Neugeborene einen relativ hohen Körperfettanteil hat [50]. Diesen Anteil behält es die frühe Kindheit über [51, 52].

Früher waren den Menschen die Vorteile, genug Fett gespeichert zu haben, um eine Schwangerschaft erfolgreich austragen zu können, wahrscheinlich bewusst. Das kam darin zum Ausdruck, dass Fettleibigkeit als etwas Wünschenswertes angesehen wurde. Sie galt als wichtig für die erfolgreiche Fortpflanzung. Die frühesten Beweise stammen von den Venus-Figurinen, von denen hunderte überall in Europa gefunden wurden. Diese Figurinen wurden vor 20.000 bis 35.000 Jahren hergestellt. Zur gleichen Zeit schuf der frühe Mensch die ersten Kunstwerke in den Höhlen in Südfrankreich. Die Venus-Figurinen, wie die Venus von Gagarino, sind kleine, meist 1 bis 3 cm lange Schnitzereien aus Stein, Elfenbein oder Knochen. Die meisten zeigen den Rumpf und den Kopf äußerst fettleibiger Frauen mit voluminösen hängenden Brüsten. Ähnliche Figurinen aus der neolithischen Periode wurden überall in Kreta, Griechenland und der Türkei gefunden und werden „Mutter-Gottes"-Figuren genannt [53, 54]. In Ägypten wurden künstlerische Darstellungen dicker Frauen aus vordynastischer Zeit gefunden. Sie zeigen Frauen mit massiv verbreiterten Hüften und prallen Oberschenkeln und Gesäßpartien [14].

Die symbolische Bedeutung der Venus- und Mutter-Gottes-Figurinen ist nicht bekannt. Einige haben die Auffassung vertreten, dass es sich um Fruchtbarkeitssymbole handelt und die Figurinen schwangere (und dicke) Frauen zeigen. Andere haben darauf hingewiesen, dass es Symbole der Gesundheit, des Wohlstands und des Glücks sein könnten. Ich selbst neige zu der Vermutung, dass beides richtig ist. Dick zu sein war ein Symbol für Gesundheit und Erfolg und vergrößerte die Wahrscheinlichkeit, eine Schwangerschaft auch in Hungerszeiten auszutragen.

Unsere Vorfahren betrachteten Fruchtbarkeit und Fettleibigkeit als Einheit. Das kann erklären, warum bestimmte Kulturen es für Frauen es als erstrebenswert ansahen, dick zu sein. William Wadd schrieb 1816 in seinem Buch über Fettleibigkeit, dass die jungen Damen in Tunesien sich auf ihre Hochzeit vorbereiten, indem sie ihre Zimmer nicht verlassen und an Körpergewicht zunehmen [55]. Der Forscher John Speke, der entdeckt hatte, dass der Weiße Nil dem

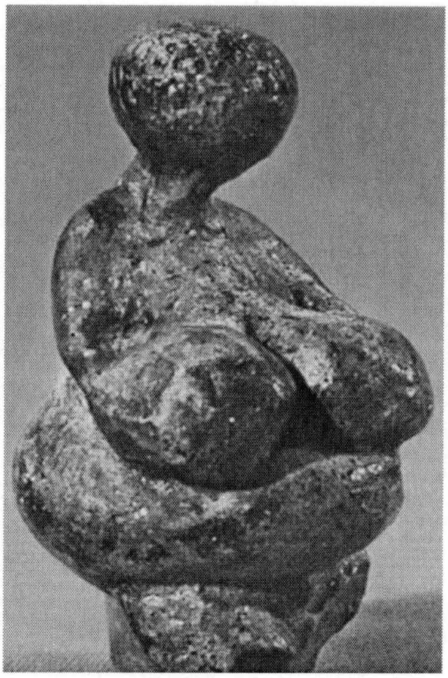

Abb. 4. Die Venus von Gagarino. Gegen Ende der 1920er Jahre wurde eine alte Hausgrube in Gagarino, Ukraine, am Ufer des Don ausgegraben. Hier fand man Knochen eines Nashorns und eines Mammuts, hunderte von Feuersteinwerkzeugen und -klingen, Kunsthandwerk aus Knochen und mehrere Figurinen, einschließlich der 5.8 cm großen Venus, die aus Stein gefertigt ist. Fotografie aus der bebilderten Enzyklopädie der Evolution der Menschheit, J. Jelinek (London: Hamlyn PublishingGroup, 1975). Die Venus von Gagarino; Ukraine, 22.000 Jahre v. Chr.

Viktoriasee entspringt, berichtete, dass König Rümanika von Karague (das Königreich auf der Westseite des Viktoriasees) eine sehr dicke Frau hatte, „deren Fleisch wie ein großer, lose vollgestopfter Pudding herunterhing". Er hatte auch eine Schwägerin, die „eines jener Wunder an Fettleibigkeit sei und sich nur auf allen Vieren fortbewegen konnte" [56]. Fettleibigkeit war derart erwünscht, dass Mitglieder der königlichen Familie gezwungen wurden, dick zu sein. Speke hatte ein 16-jähriges Mädchen, das genötigt wurde, einen Topf voll Milch nach dem anderen auszutrinken, beobachtet. Er schrieb, „die Tochter, ein Mädchen im Alter von 16 Jahren, saß splitternackt vor uns. Ihr Vater hielt sie an, an einem Milchtopf zu saugen, indem er einen Stock in seiner Hand hielt. Dick zu werden ist die erste Pflicht einer modebewussten Frau. Dem muss nötigenfalls mittels eines Stocks Nachdruck verliehen werden... Ihre Art war nett, aber ihr Körper war wie ein Ball geformt" [56].

„Fett zu sein, ist schön". Es sichert auch in Zeiten knapper Nahrungsmittel eine erfolgreiche Schwangerschaft.

Ein Spezialtyp der Fettleibigkeit ist die bemerkenswert große Gesäßpartie (Steatopygie), wie sie bei Khoikhoi (Hottentotten) und San (Buschmänner) Frauen beobachtet wurde, die in den Trockengebieten Südwest-Afrikas leben.

Diese sind durch Peschel als „Fettkissen der Gesäßbacken, die von oben betrachtet stufenartig hervorspringen und dann allmählich mit den Oberschenkeln verschmelzen", beschrieben worden [57]. Über gemäßigtere Formen von Steatopygie wurde auch in den 1800er Jahren bei den im Kongo lebenden Pygmäen und den in Zentralafrika lebenden nilotischen Bongo-Leuten berichtet [14].

Shattock zitierte den britischen Forscher Sir Harry Johnston, der bemerkt hatte, dass die vorspringenden Gesäßbacken von den Männern als Zeichen der Schönheit angesehen wurden, wohingegen Frauen es bei Männern verweichlicht fanden [14]. Darwin zitierte auch den Forscher Richard Burton. Der hatte berichtet, dass somalische Männer ihre Frauen danach erwählten, indem sie sie aufstellten und dann bestimmten, wessen Hinterteil am weitesten nach hinten ragte.

Johnston schrieb, dass Steatopygie eine wichtige Fettquelle für die Frauen war und dass sie bei Hungersnöten dahinschwand [14]. Auch andere kommentierten, dass die Gesäßbacken als Fettspeicher Verwendung fänden und ihre Größe während Zeiten strenger Dürre und Hungersnot deutlich abnehmen würde [57]. Es scheint, dass die Bildung vergrößerter Gesäßbacken eine Entwicklungsanpassung war, die zusätzliche Speicherung von Fett ermöglicht. Dies wurde als Zeichen der Fruchtbarkeit und folglich auch der Attraktivität aufgefasst. Man könnte die Auffassung vertreten, dass die Attraktivität von üppigen „Kurven" bei einer jungen Frau heute im überlieferten Sinn Ausdruck unseres Wunsches ist, daß sie genug Fett gespeichert hat, um eine Schwangerschaft austragen zu können.

Einer der berühmtesten Maler der Geschichte war Peter Paul Rubens (1577 – 1640), ein Flame, dessen Berühmtheit sich darauf gründet, dass er schöne Frauen mit fülliger Figur malte. 1603 reiste er als junger Mann nach Spanien, nachdem dort eine Hungersnot ausgebrochen war (1599 – 1601). Während der folgenden Jahrzehnte breitete sich in Holland Fettleibigkeit aus (siehe spätere Kapitel). Obwohl das spekulativ ist, frage ich mich doch, ob nicht zunächst seine Reise nach Spanien und dann das blühende kulturelle Leben in Holland seinen Blick für Gesundheit und Schönheit geprägt hat.

Um zusammenzufassen: Ein übergeordnetes Prinzip der Evolution ist es, Wege zu entwickeln, um Zeiten der Nahrungsmittelknappheit zu überstehen. Dabei ist es am günstigsten, dick und insulinresistent zu werden und seinen Energiebedarf zu drosseln. Fettreserven sind besonders für eine Mutter wichtig, damit das Neugeborene gedeihen kann. Das

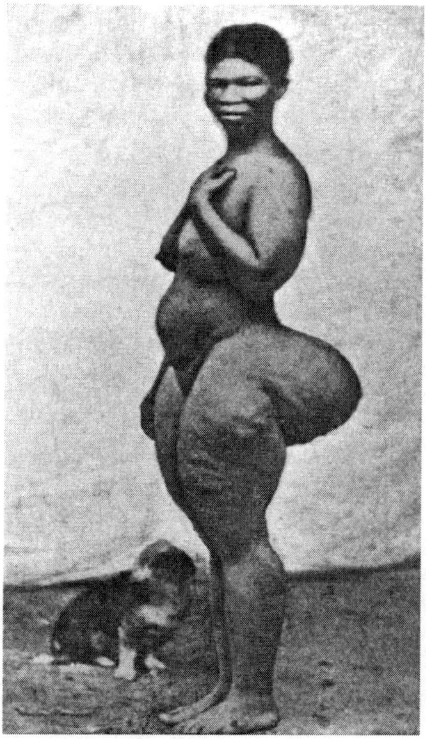

Abb. 5. Steatopygie und Schönheit. Eine Fotographie aus dem 19. Jahrhundert von einer San-Frau mit Steatopygie. Die Speicherung von Fett war erwünscht, damit eine Schwangerschaft sicher abgeschlossen werden konnte. Sie wurde auch als ein Zeichen von Schönheit angesehen. Das Original befindet sich im Museum des Royal College of Surgeons, London. Veröffentlicht von SG Shattock; Proc Royal Soc Med. 1909; 2: 207-270.

ließ frühe Menschen, Fettleibigkeit als etwas Wünschenswertes und als Symbol für Fruchtbarkeit ansehen.

Eine entscheidende Erkenntnis über die Fettleibigkeit beim Tier ist, dass sie in hohem Maße reguliert ist und häufig (jedoch nicht immer) planmäßig eintritt. Das scheint im Widerspruch zu der mangelhaften Regulation des Körpergewichts beim heutigen Menschen zu stehen. Ist das wirklich so? Im nächsten Abschnitt werden wir Fettleibigkeit beim Menschen betrachten und sehen, ob es auch hier Hinweise auf Regulation gibt. Dann werden wir auf unsere Untersuchungen an Tieren zurückkommen, um herauszufinden, wie diese Regulation abläuft und ob in unserer Bevölkerung versehentlich ein „Fettschalter" angeschaltet wurde, was die Ursache dafür wäre, dass wir fett und diabetisch werden.

Kapitel 5 Unterliegt Fettleibigkeit beim Menschen einer Regulation?

Fettleibigkeit kommt nicht daher, dass wir bewusst mehr essen oder uns weniger bewegen, vielmehr aktivieren wir ein „Programm", um dick zu werden. Es steigert Appetit und Nahrungsmittelaufnahme und vermindert Energieproduktion und körperliche Aktivität. Zu viel Nahrung plus zu wenig körperliche Betätigung ist gleich mehr Fett. Man muss das aber anders interpretieren. Fettleibigkeit entsteht nicht durch Gefräßigkeit und Faulheit, sondern weil wir das gleiche Programm aktiviert haben, das die ganze Tierwelt benutzt, um Fett zu speichern.

Wenn heute Wohlstand und Fortschritt dazu geführt haben, Pest und Cholera aus unseren Städten zu verbannen, haben sie wahrscheinlich... die Häufigkeit von Übergewicht vergrößert.
William Wadd, 1816

William Wadd, der Autor des Lehrbuches „*Cursory Remarks an Corpulency or Obesity Considered as a Disease*" aus dem Jahre 1816, schrieb, dass er besorgt sei, dass zu seiner Zeit Faulheit, Schlafsucht und die übermäßige Nahrungszufuhr die Zunahme der Fettleibigkeit verursacht haben. Vor allem führt er das auf die plötzliche Zunahme von Schornsteinen für gewöhnliche Häuser in der Mitte des 16ten Jahrhunderts zurück. Dadurch konnte man kochen und essen, ohne das Haus verlassen zu müssen. Raphael Holinshed, der zur Regierungszeit von Königin Elisabeth lebte, sprach bezüglich des steigenden Wohlstandes von der großen Anzahl der kürzlich errichteten Kamine, während es früher höchstens nur zwei oder drei in den meisten Städten des Hochlands im Königreich gab. In wie weit das Übergewicht mit der Anzahl der Schornsteine Schritt gehalten hat, kann ich nicht sagen; sicher ist, dass Holinshed und seine Zeitgenossen nicht gezählt hatten, wie häufig die Vorderseite des Hauses oder die Fenster herausgerissen werden mussten, um „ein unglückliches Opfer beerdigen zu können, das zu schwer war, um es über die Treppe herunterzutragen" [55, 59].

Dr. Wadd hatte beklagt, dass Fettleibigkeit zunahm, als das Leben durch mit Schornsteinen ausgestatteten Häusern leichter wurde. Heute können wir auch behaupten, dass Fettleibigkeit zumindest teilweise das Ergebnis von Bewe-

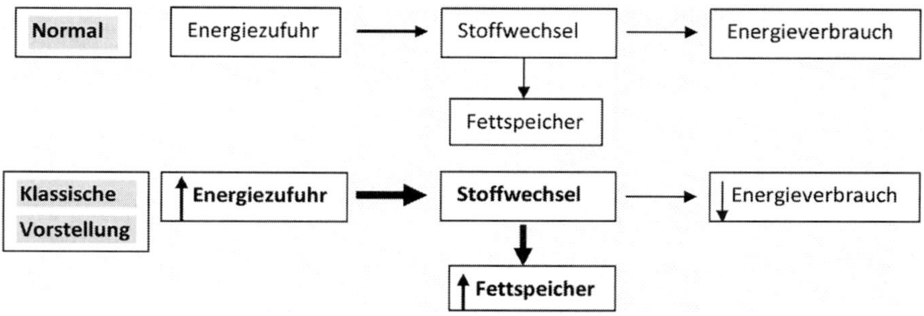

Abb. 6. Fettleibigkeit und das erste Gesetz der Thermodynamik.

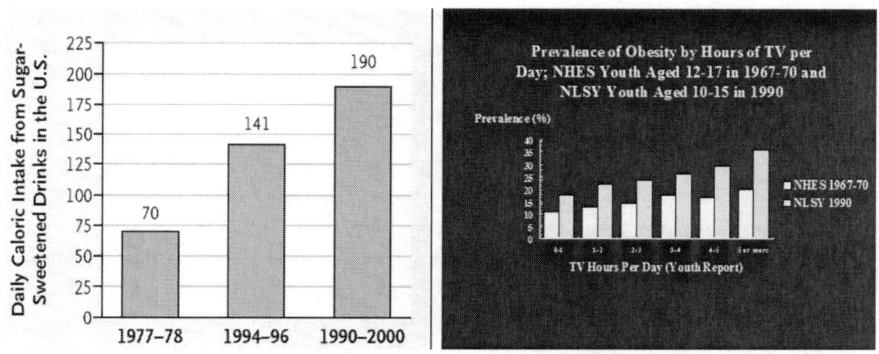

Abb. 7. Fettleibigkeit durch zu viel Essen und zu wenig Bewegung.
Die tägliche Zufuhr von mit Zucker gesüßten Soft Drinks bei US-Amerikanern nahm zwischen 1970 und 2000 zu (linkes Diagramm). Bei einer Untersuchung an 6.671 Heranwachsenden (im Alter von 12 – 17 Jahren) fand man, dass bei ihnen die Zahl der täglich vor dem TV-Gerät zugebrachten Stunden mit der Prävalenz der Fettleibigkeit korrelierte (rechtes Diagramm). Aus Untersuchungen wie dieser könnte man folgern, dass Fettleibigkeit ein Resultat von zu viel Kalorienzufuhr und zu wenig körperlicher Betätigung sei. Linkes Diagramm mit Genehmigung [N Engl J Med 2009; 360: 1805. Rechtes Diagramm mit Daten aus Pediatrics 1985; 75: 807].

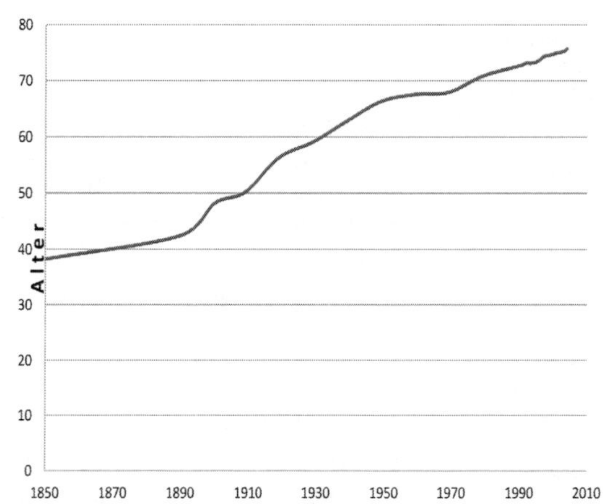

Abb. 8. Lebenserwartung bei weißen Männern in den USA 1850 – 2004.
Quelle: http: //www.infoplease.com/ips/A0005140.html

gungsmangel und übermäßiger Nahrungszufuhr ist. Wie wir weiter unten besprechen werden, beweist gemeinsames Auftreten keinen kausalen Zusammenhang. In diesem Fall ist es nicht ganz so eindeutig.

Fettleibigkeit: zu viel Essen, zu wenig Bewegung

Vereinfacht wird die Energiebilanz häufig mit dem ersten Gesetz der Thermodynamik erklärt. Generell gilt, dass Ein- und Ausfuhr von Energie gleich groß sind. In vielen Fällen wird eine Person, die mehr isst, mehr Energie abgeben können und so im Gleichgewicht bleiben. Verbraucht sie jedoch weniger Energie als sie aufnimmt, wird bei ihr die überschüssige Energie als Fett gespeichert, sie nimmt an Körpergewicht zu.

Nach diesem physikalischen Gesetz der Physik ist die Ursache der Fettleibigkeit, dass wir zu viel Nahrung zu uns nehmen und uns zu wenig bewegen. Es gibt kulturelle, ökonomische und Verhaltensfaktoren, die dieses Konzept stützen. In Fastfood-Restaurants können wir in nur wenigen Minuten gewaltige Mengen an Kalorien zu uns nehmen. Dort gibt es Büfetts, an denen man so viel essen kann, wie man will. Soft Drinks werden in riesigen Bechern ausgeschenkt. Die Nahrungsmittelindustrie fördert diese Ernährungsgewohnheiten. Zum Beispiel wird in einer Studie darüber berichtet, dass ein Kind pro Jahr durchschnittlich bis zu 40.000-mal Nahrungsmittelwerbung im Jahr ansehen muss, wobei es sich zu 72% um Werbung für Fastfood, Süßigkeiten und Getreideprodukte handelt [60].

Fernsehen und die Fernbedienung dazu verleiten uns zur Bewegungsarmut. Das Internet, immer weniger Bewegung im Beruf, der technische Fortschritt, der uns das Leben einfacher machen soll (wie z.B. die Rolltreppe oder das Auto) lassen uns immer fauler werden. Je weniger wir uns bewegen, umso weniger Energie verbrennen wir und desto mehr Energie wird in Fett umgewandelt. In einer Untersuchung an Jugendlichen korrelierte die Zahl der Stunden, die ein Proband vor dem Fernseher saß, eng mit seinem Risiko, fettleibig zu sein [61].

Beim Menschen ist das aber nicht ganz so einfach. Hunde und Katzen als Haustiere können auch fettleibig werden, wobei wahrscheinlich der gleiche Vorgang zugrunde liegt: Übermäßig reichliche Zufuhr von Nahrung und geringere körperliche Anstrengung. Es gibt deutliche Anzeichen, dass Kultur und Verhaltensweisen Fettleibigkeit fördern. Umwelt und die Erbanlagen stützen dieses Verhalten.

Fettleibigkeit: Natürliche Folge besserer Gesundheit?

Das Konzept, daß Fettleibigkeit von der dauernden Verfügbarkeit von Nahrung und dem technischen Fortschritt, der uns das Leben leichter machen soll und zu Bewegungsarmut führt, kann zu dem Gedanken führen, daß Fettleibigkeit eine unerwünschte Konsequenz des Fortschritts ist. Einige Experten vermuten sogar, Fettleibigkeit sei die Folge besserer Gesundheit [62]. Im 19. Jahrhundert war die Lebenserwartung wegen Infektionskrankheiten deutlich kürzer als jetzt. Tuberkulose, Pneumonie, Typhus und Cholera waren häufige Todesursachen, und Streptokokkeninfekte führten zu rheumatischen Herzklappenfehlern. Mit Besserung der hygienischen Bedingungen und dem Einsatz von Antibiotika wurden die Menschen älter. Die durchschnittliche Lebenserwartung stieg in den Vereinigten Staaten von 47 Jahren im Jahre 1900 auf 78 Jahre bei Männern und auf 81 Jahre bei Frauen im Jahre 2004.

Mit besserem Zugang zu Nahrungsmitteln und technischem Fortschritt, der geringere körperliche Anstrengung erfordert, sollten wir erwartungsgemäß fettleibig werden. Wie zukünftige Generationen im Film Wall-E von Disney-Pixar gezeichnet werden, sind Fettleibigkeit und ihre Begleiterscheinungen Folge unseres Erfolgs im Kampf gegen Krankheit und Gebrechen.

Unter diesen Umständen ist Fettleibigkeit die *passive Folge* eines längeren Lebens. Ältere Menschen bewegen sich bei unveränderter oder gesteigerter Zufuhr von Nahrung und reduzierter Stoffwechselaktivität weniger. Folgt man dieser Hypothese, ergibt sich Fettleibigkeit als ein „epidemiologischer Übergang“ von einem kürzeren, durch Infektionserkrankungen geprägten Leben, zu einem längeren Leben mit Krankheiten wie DM2, Herz-Kreislauf-Erkrankungen und Fettleibigkeit.

Die Hypothese, dass Fettleibigkeit eine Erfolgsgeschichte der menschlichen Gesundheit sei, ist nicht haltbar. Fettleibigkeit ist keine passive Folge eines längeren Lebens aufgrund besserer hygienischer Bedingungen und weniger Infektionen. Sie betrifft auch schon Jugendliche und Kinder. Es gab viele kleine Kinder, die keine Tuberkulose oder Typhus im 16. Jahrhundert hatten. Fettleibigkeit war bei ihnen damals eher ungewöhnlich. Sie ist keine gesunde Reaktion und steigert vielmehr aktiv das Risiko zu sterben, weil sie mit Zunahme von DM2 und Herz-Kreislauf-Erkrankungen verbunden ist [63]. Das Risiko, fettleibig zu werden, kann mit längerer Lebensdauer bei besserer öffentlicher Gesundheitsfürsorge und Vermeidung ansteckender Krankheiten zunehmen. Man kann aber sicher auch alt werden, ohne fettleibig zu sein.

Andere Faktoren, die Fettleibigkeit fördern

Eine klassische Ansicht ist, daß unsere Kultur und unser Verhalten für die Fettleibigkeit verantwortlich sind. Sie ist eine Konsequenz des übergroßen Angebots an Nahrungsmitteln und des Bewegungsarmut. Auf einer Europareise Mitte der 80er Jahre gab es dort ein geläufiges Stereotyp von den fetten amerikanischen Touristen, die sich mit Fast Food vollstopfen und sich nicht bewegen. Das Problem war ein miserabler Lebensstil und kein Interesse an einer Veränderung. Es war ein Problem des Verhaltens, der Ökonomie und des fehlenden Antriebs der Amerikaner.

Fettleibigkeit als Ausdrucksform des freien Willens, wurde lang und breit diskutiert. Es stützte sich auf die Erfahrung, dass sich dicke Menschen zu sozialen Netzen zusammenschließen, in denen sie Bestärkung für ihre Verhaltensmuster finden können [64]. Die Regierung scheint das zu unterstützen. In 21 Bundesstaaten der USA gibt es Gesetze, die auf die „persönliche Verantwortung" hinweisen und damit die Fastfood-Ketten und Restaurants vor Ansprüchen aufgrund von Folgeschäden der Fettleibigkeit schützen [65]. Im Kern ist es unsere eigene Verantwortung und nicht die der Gesellschaft, dass wir zu viel essen. Wenn Sie nicht zu viel essen wollen, essen Sie halt nicht so viel!

Ich bin dafür, dass es persönliche Verantwortung bei der Auswahl von Nahrungsmitteln und bei der körperlichen Betätigung geben sollte. Im Laufe des letzten Jahrzehnts haben sich die Hinweise verdichtet, dass fettleibige Personen einen Prozess in Gang bringen, der sie zu viel essen und zu wenig bewegen lässt.

Fettleibigkeit: Zusammenspiel von anomalem Appetit und vermindertem Sättigungsgefühl

Einen Durchbruch, den Grund für Fettleibigkeit zu verstehen brachte Dr. Jeff Friedman und Kollegen, als sie in ihrem Labor den Kontrollmechanismus für Appetit entdeckten. Sobald ein Tier etwas frisst, sendet es ein Signal an das Gehirn, das mitteilt, wenn es „satt" ist („Sattheitssignal"). Wenn dieses Signal kommt, hört das Tier auf, zu fressen. Es gibt also spezifische Mechanismen, die es dem Tier ermöglichen, sein normales Gewicht zu halten.

Friedman konnte zeigen, dass der Schlüssel dieser „Sattheitsantwort" das Hormon Leptin ist. Leptin ist ein Protein, das bei einer Nahrungsaufnahme vom Fettgewebe an das Blut abgegeben und vom Gehirn als Sattheitssignal empfangen wird. Mit einer speziellen Technik konnte Friedman das Leptin-Gen der Maus deaktivieren. Die Maus wurde daraufhin massiv dick, weil die Nahrungsmittelaufnahme jetzt nicht mehr kontrolliert wurde [66].

Nachdem die wegweisende Arbeit von Friedman erschienen war, sind weitere hormonelle Mechanismen (zum Beispiel Insulin aus Inselzellen der Bauchspeicheldrüse und Ghrelin aus der Magenschleimhaut) identifiziert worden, die unsere Nahrungsmittelaufnahme regulieren. Ghrelin hat einige zum Leptin entgegengesetzte Funktionen, d.h. es signalisiert, Nahrung soll aufgenommen werden. Es wird folglich manchmal das Hungerhormon genannt. Zusammen kontrollieren Ghrelin, Leptin und Insulin unseren Appetit. Es ist wirklich schwierig, ein Tier zu mästen, wenn diese hormonellen Systeme normal funktionieren. Diese Signale können allerdings auch ignoriert werden, wenn sich ein Tier anders entscheidet.

Bei dicken Menschen funktionieren diese hormonellen Systeme nicht. Wie Fettleibigkeit zusammen mit Insulinresistenz auftritt, werden dicke Menschen häufig auch gegen Leptin unempfindlich. Da Leptin nach der Nahrungsaufnahme kein effektives Sättigungsgefühl hervorruft, steigen die Leptinwerte zum Ausgleich an, genauso wie das Insulinniveau bei Insulinresistenz ansteigt.

Das hat zu der Erkenntnis geführt, dass Fettleibigkeit nicht einfach nur Folge kultureller Einflüsse und Verhaltensfaktoren ist. Vielmehr ist es das Unvermögen von fettleibigen Menschen, wahrzunehmen, wann ihr Bedarf bei der Nahrungsaufnahme gedeckt ist, um ihre Energiebilanz im Gleichgewicht zu halten. So können sie weiter über ihren Bedarf hinaus essen und anfangen, Fett anzuhäufen. Fettleibigkeit kann deshalb nicht nur als eine Folge unserer westlichen Kultur, sondern auch eines zu Grunde liegenden Mechanismus betrachtet werden, der Einfluss nimmt auf die Regulierung der Sattheit. So kann Fettleibigkeit als eine „Dysregulation" aufgefasst werden, bei der es zu einer Wechselwirkung der Stoffwechselprozesse kommt, die auf das Halten unseres normalen Körpergewichts zielen.

Während Leptinresistenz ein Grund ist, zu viel zu essen, entwickeln viele fettleibige Menschen zusätzlich eine „Fresssucht", besonders gegenüber Süßem („foodaholics") [67]. Diese Fresssucht spielt dann eine Hauptrolle bei der Nahrungsaufnahme und Fettleibigkeit. Wir werden noch besprechen, wie Fresssucht entsteht und wie man sie verhindern oder rückgängig machen kann.

Fettleibigkeit als Folge einer verminderten Fettverbrennung

Es häufen sich die Anzeichen, dass sich fettleibige Menschen nicht deshalb zu wenig körperlich betätigen, weil sie gern vor dem Fernseher sitzen oder am Computer arbeiten, sondern weil es ihnen an Energie mangelt. Bei 192 Schulkindern wurde eine Studie durchgeführt, bei der für 6 Monate für die Hälfte der wöchentliche Fernseh- und Videokonsum von 23 Stunden auf ungefähr 13 Stunden reduziert wurde. Die Ausgangshypothese war, dass das Reduzieren der Zeit vor dem Fernseher auf eine Zunahme der körperlichen Aktivität und Verminderung des Körpergewichts hinauslaufen würde. Jedoch nahm die körperliche Aktivität mit abnehmendem Fernsehkonsum nicht zu, sondern tendenziell ab. Die Gruppe, die weniger Zeit vor dem Fernseher verbrachte, zeigte ein bisschen weniger Gewichtszunahme, als die Kontrollgruppe. Der Effekt war gering und differierte nur um bis zu 1 kg [68].

Warum nimmt die körperliche Aktivität bei Verzicht auf Fernsehkonsum nicht spontan zu? Eine mögliche Erklärung ist, dass eine Person nicht die Energie hat, sich körperlich zu betätigen. Der Körper erzeugt Energie in Form von ATP (Adenosin Triphosphat) in erster Linie aus Kohlenhydraten und Fett. Alle Lebewesen verwenden ATP bei chemischen Reaktionen, die für den Stoffwechsel und das Wachstum notwendig sind. ATP kann als Währung oder Geld angesehen werden, das die Körperzelle tagein, tagaus einsetzt, um zu funktionieren. So wird ein Großteil der Nahrung für die Bildung von ATP verwendet.

Die Fettoxidation oder „das Verbrennen" von Fettsäuren ist beim Erzeugen von ATP sehr wirksam. Dieser Prozess findet in den Mitochondrien statt. Das sind kleine Strukturen (Kraftwerke oder Zellorganellen), die innerhalb einer normalen Zelle liegen. Mitochondrien erzeugen ATP auch aus Produkten des Glukose-Stoffwechsels, selbst wenn das nicht so effizient ist, wie aus der Fett-Oxidation. ATP steuert den Stoffwechsel durch seine Fähigkeit, Phosphatgruppen abzugeben und kann so die Körperzelle gesund und aktiv erhalten.

Fettleibige Menschen und Menschen mit einer Disposition für Fettleibigkeit haben eine Störung der Fettverbrennung [69, 70, 71, 72]. Dieser Defekt geht mit einer Verminderung der Anzahl der Mitochondrien in Skelettmuskelzellen und weißen Blutkörperchen einher [73, 74, 75]. Der ATP-Gehalt ist auch in Leberzellen niedrig [76].

Die relative Unvermögen, Fett zu verbrennen, kann mehrere Folgen haben. Zum Beispiel kann es auf eine ineffiziente Eliminierung von Fett hinauslaufen und dadurch das Anhäufen von Fett begünstigen. Das Unvermögen, genügend ATP zu generieren, läuft auf einen geringen Energievorrat hinaus, was Müdigkeitkeit hervorruft und den Wunsch nach körperlichen Aktivitäten einschränkt. Dicke Menschen sind schneller erschöpft und weniger belastbar [77, 78, 79]. Fettleibige Kinder zeigen leichter Erschöpfung und Müdigkeit [80]. Es überrascht nicht, daß fettleibige Leute, die leicht müde werden, niedrige ATP-Reserven in ihren Muskelzellen haben [81]. Ein niedriger ATP-Bestand in den Leberzellen stimuliert den Appetit [82, 83, 84]. Das ist wahrscheinlich eine Ausgleichsreaktion, denn mehr essen bedeutet, mehr ATP erzeugen. Die Korrektur des geringen Energievorrats führt aber in erster Linie zu weiterem Anstieg des Körpergewichts.

Die mangelhafte Fettverbrennung bleibt bei Menschen, die mittels Diät Gewicht verlieren wollen, bestehen [85]. Das konnte man auch an Labortieren zeigen [86]. So ist auch erklärt, warum die meisten Menschen das erreichte Gewicht nicht halten können und nach ein paar Monaten wieder ihr ursprüngliches Gewicht haben.

Fettleibigkeit unterliegt einer Regulierung

Fettleibigkeit wird durch eine Veränderung im Stoffwechsel hervorgerufen. Leptinresistenz führt zu gesteigerter Nahrungszufuhr und die Blockade der Energieproduktion zu vermehrter Umwandlung von Energie in Fett. Der Hauptgrund, warum wir zu viel essen, ist also nicht, dass wir uns größere Portionen nehmen, sondern dass wir viel mehr Hunger haben und größere Portionen verlangen. Wir sitzen nicht dauernd vor dem Fernseher, weil das Fernsehprogramm so fesselnd ist, sondern weil es uns an Energie mangelt, uns zu bewegen. Das steht im Einklang mit den emotionalen oder verhaltensbedingten Faktoren, die die Fastfoodindustrie, die Werbung oder die technischen Fortschritte ansprechen, und uns ermutigen, mehr zu essen und uns weniger zu bewegen. Das Hauptproblem besteht jedoch darin, dass wir ein „Programm“ in uns aktiviert haben, das uns dick macht.

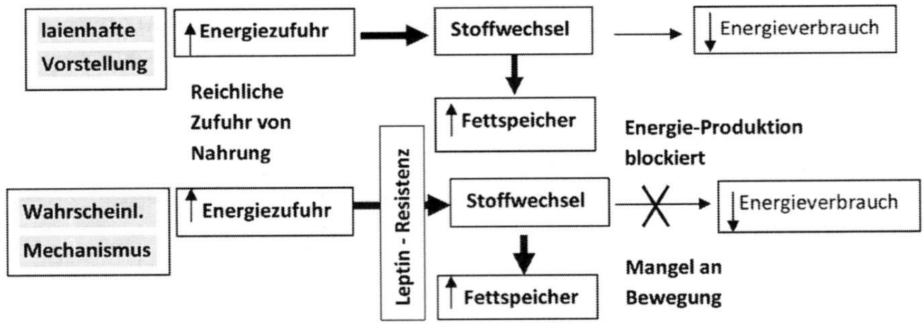

Abb. 9. Fettleibigkeit: Eine Blockade des Stoffwechsels?

Der Hauptgrund, dass wir zu viel essen, ist nicht, dass wir uns größere Portionen nehmen, sondern dass wir viel mehr Hunger haben und größere Portionen verlangen. Wir sitzen nicht dauernd vor dem Fernseher, weil das Fernsehprogramm so fesselnd ist, sondern vielmehr, weil uns die Energie fehlt, uns zu bewegen.

Das erste Gesetz der Thermodynamik gilt unverändert, nur an Ursache und Wirkung wurde etwas geändert. In Kapitel 1 haben wir behandelt, wie streng das Körpergewicht beim Tier geregelt wird und wie die Zwangsernährung mit Stärke das Körpergewicht eines Tieres nur vorübergehend erhöht, weil es immer strebt sein normales Ausgangsgewicht anstrebt. Mit anderen Worten, das Tier kennt seinen Sollwert für das Körpergewicht. Um diesen zu ändern, um größer und fetter sein zu können, muss nur ein Programm aktiviert werden, das Insulin- und Leptinresistenz verursacht, was auf gesteigerte Nahrungsaufnahme, Reduktion der Fettverbrennung und Blockade der Energieproduktion hinausläuft.

Das Aktivieren dieses „Fettschalters" legt die normalen Mechanismen, die das Körpergewicht auf einem Level halten, lahm und führt zur Gewichtszunahme. Solange der Schalter aktiviert bleibt, bleibt das Körpergewicht nicht auf einem Niveau stehen, sondern es wächst an. Im folgenden Kapitel werden wir erfahren, dass das für Tiere der reguläre Weg ist, dick zu werden. Mit anderen Worten, um dick werden zu können, kommt ein Prozeß ins Laufen, der zu Leptinresistenz und geringerem Energieverbrauch führt. Fettleibigkeit beruht nicht auf Fehlregulation. Beim Tier ist es eine hochgradig regulierte Antwort des Stoffwechsels, damit es fett werden kann. Was aktiviert nun den Prozess, der uns fett und träge macht, in uns?

Abschnitt 2
Die Identifizierung des Schalters, der Fettleibigkeit verursacht

Kapitel 6
Die Detektivarbeit, den „Fettschalter“ zu finden

Ein Weg zu verstehen, wie Tiere fett werden, ist, herauszufinden, was Tiere nach einer Hungerperiode unternehmen, um wieder zuzunehmen. Dieser Denkansatz führt zu einer erstaunlichen Einsicht.

Offenbar haben diejenigen von uns, die dick und insulinresistent werden, ein Programm aktiviert, das als Vorbereitung aufzufassen ist, beim Säugetier auf den Winter, beim Zugvogel auf das Zurücklegen großer Entfernungen oder beim Wüstenfrosch auf Wassermangel. Wir speichern alle Fett, aber warum? Was löst in unserem Körper diesen Vorgang aus?

Ein Ansatz, das zu beantworten, ist wahrscheinlich überraschend. Man muss nicht untersuchen, wie ein Tier fett wird, sondern was geschieht, wenn es hungert. Auf das Fasten sind alle Tiere vorbereitet. Sie erleben es von Zeit zu Zeit. Was geschieht mit dem Tier, wenn Nahrungsmangel anhält oder unerwartet eintritt und dazu führt, dass alle Fettreserven aufgebraucht sind? Wir überlegten uns, wenn das vorkommt, müsste das Tier einen beliebigen Mechanismus in Gang setzen, um sein Körpergewicht wiederzuerlangen, und das möglichst schnell. Wenn es solch einen Schalter tatsächlich geben sollte, müsste er zu diesem Zeitpunkt angeschaltet werden, um Fett zu speichern.

Viele unserer Kenntnisse über das Verhungern beruhen auf wegweisenden Arbeiten von George F. Cahill, einem Harvard-Professor, der im Laufe der letzten 50 Jahre viele Forschungsergebnisse zum Thema Verhungern veröffentlichte [1]. Um es kurz zusammenzufassen: Kohlenhydrate, Fette und Proteine sind die drei Hauptnahrungsmittelgruppen. Die ersten beiden sind die primären, die der Speicherung von Energie dienen, wohingegen Proteine dem Muskelaufbau dienen. Beim Verhungern werden zuerst überschüssige Kohlenhydratvorräte verbrannt, dann die Fettvorräte, schließlich werden Muskelproteine abgebaut. Diese Nutzung von Kohlenhydraten, Fett und Proteinen zur Energiegewinnung erfolgt grob eingeteilt in drei Stufen oder Phasen nacheinander.

Stadium 1 des Verhungerns: die Kohlenhydratphase

Die hauptsächlich in der Nahrung enthaltenen Kohlenhydrate sind Stärke und Zucker. Stärke ist aus vielen Molekülen Glukose zusammengesetzt. Die Begriffe „Zucker" und „Saccharose" verwende ich in diesem Buch gleich bedeutend mit Tafelzucker oder Rohrzucker oder Rübenzucker. Er setzt sich aus je einem Molekül Glukose und einem Molekül Fruktose zusammen. Stärke besteht folglich zu 100% aus Glukose, wohingegen Saccharose aus je 50% Glukose und 50% Fruktose bestehet.

Grundsätzlich werden Kohlenhydrate im Körper als Glukose gespeichert. Seine Konzentration im Blut beträgt fast 100 mg pro 100 ml. In der Leber wird es als Glykogen gespeichert. Diese Speicherform beim Tier entspricht Stärke bei Pflanzen. Beide Formen bestehen aus vielen Glukosemolekülen, die miteinander verbunden sind. Glukose, auch manchmal „Blutzucker" genannt, ist eine wichtige Energiequelle für alle Gewebe, aber besonders für das Gehirn. Wie im Kapitel 3 besprochen, kann das Gehirn Fett nicht als Energiequelle nutzen. So ist seine Funktion in besonders hohem Masse auf die Bereitstellung von genügend Glukose angewiesen.

Wenn einem Tier Nahrung vorenthalten wird, zeigt es als sofortige Reaktion die Aufrechterhaltung der Glukosekonzentration im Blut, die dem Gehirn die ausreichende Nährstoffversorgung sichert. Beginnt die Glukosekonzentration im Blut zu sinken, antwortet der Körper darauf mit Senkung der Insulinkonzentration im Blut. Es folgen rasch der Abbau von Glykogen in der Leber und die Abgabe von Glukose in die Blutbahn. So kann dem Gehirn und anderen Geweben die erforderliche Energie zur Verfügung gestellt werden. Am ersten Tag ist die Abnahme des Körpergewichts bedeutend, denn Glykogen ist reich an Masse und mit Wasser beladen. Jedoch ist der Energiegewinn nicht so ergiebig, weil Glykogen bei seiner Verbrennung nur 2 bis 4 Kilokalorien pro Gramm (Kcal/g) liefert [2]. So lange noch Glykogen in der Leber vorhanden ist, wird Fett nur in sehr geringem Ausmaß verbrannt.

Der Glykogenabbau ist die „schnelle Antwort" auf Hungern [3, 4, 5]. Bei Insekten und Vögeln ist der Glykogenvorrat innerhalb von Stunden verbraucht [6]. Bei Säugetieren, wie Ratten und Hunden, reicht der Glykogenvorrat in der Regel für ungefähr 12 bis 24 Stunden. Wenn ein Mensch körperlich arbeitet, reicht der Vorrat für wenige Stunden, ohne körperliche Belastung für ungefähr 12 Stunden [3, 4, 5]. Gewöhnlich baut man über Nacht im Schlaf Glykogenreserven ab [3, 4, 5]. Nach Zufuhr von Kohlenhydraten, wie Zucker und Stärke, kann der Glykogenvorrat schnell wieder aufgebaut werden [7]. Bei fettleibigen Menschen ist der Vorrat an Glykogen in der Leber größer [8].

Der Glykogenabbau ist die „schnelle Reaktion" auf Hungern.

Wir werden die Wichtigkeit dieser Phase besprechen, wenn es in späteren Kapiteln um Strategien geht, Gewicht zu verlieren. Der wichtige Punkt, den man sich merken sollte, ist, dass es kaum möglich ist, Fett zu verbrennen, wenn noch Glykogenvorräte in der Leber gespeichert sind. Das ist auch ein Grund, warum eine kohlenhydratarme („Low Carb"-)Diät zumindest am Anfang wirksam ist, weil sie dazu beiträgt, den Glykogengehalt der Leber niedrig zu halten und die Fettverbrennung zu begünstigen [5].

Stadium 2 des Verhungerns: die Fettphase

Bei Stufe 1 wird täglich der Hauptmechanismus aktiviert, um Energie zwischen den Mahlzeiten zur Verfügung zu stellen. Im Gegensatz dazu ist Stufe 2 erreicht, wenn Energie während eines länger anhaltenden Zeitraums benötigt wird und keine Nahrung zur Aufnahme verfügbar ist. Folglich ist dies die „professionelle" Phase des Hungerns, die vom Tier vorausgeplant ist.

Diese Phase beginnt gewöhnlich nach ungefähr 24 Stunden und ist durch das Verbrennen von Fett charakterisiert. Fett ist als Treibstoff sehr effizient, denn pro Gramm Fett werden 9 Kcal erzeugt. Weil diese Energiequelle so effizient ist, verringert sich das Körpergewicht langsamer. Es fällt mit konstanter Geschwindigkeit.

Diese Phase wird gut vertragen. Die meisten Tiere reduzieren ihre körperliche Tätigkeit, regen sich wenig auf und scheinen sogar entspannt zu sein. Dabei ist der Energiebedarf verringert und die basale Stoffwechselrate (Ruhestoffwechsel) bei geringem Abfall der Körpertemperatur verlangsamt [9, 10]. Wie schon vorher erwähnt, senken manche Tiere ihre Stoffwechselrate sogar deutlich stärker wie Säugetiere im Winterschlaf und Reptilien.

Die Fettverbrennung ist die „professionelle" Reaktion auf Hungern.

Da bei der Fettverbrennung keine Glukose entsteht, muss die Versorgung des Gehirns mit Glukose aus einer anderen Quelle kommen. Anfangs kommt sie vom Muskelabbau. Dabei werden die Aminosäuren der Muskelproteine freigesetzt und in einem chemischen Prozess in Glukose umgewandelt – der Glukoneogenese. Nach ein paar Wochen jedoch schaltet das Gehirn seinen Stoffwechsel von der Verwendung von Glukose als Brennstoff auf Ketosäuren um, die bei der Fettverbrennung erzeugt werden. Das ermöglicht die Muskelmasse zu erhalten.

Anfang des 20. Jahrhunderts beobachtete man Menschen unter Hungerbedingungen. Dabei entdeckte man, dass sich der Zustand von Epileptikern litten, verbesserte, wenn sie freiwillig eine gewisse Zeit hungerten. Nachdem man entdeckt hatte, dass die Gegenwart von Ketosäuren vorteilhaft war, führte man die Low Carb-Diät in die Behandlung ein. Diese Ketose entsteht bei der Fettverbrennung, denn hierbei werden Ketosäuren produziert. Die Low Carb-Diät nennt man daher auch ketotische Diät. Hauptsächlich in den 1960er Jahren setzte man Fasten als Therapie ein, um Fettleibigkeit zu behandeln. Andere Forscher haben die Pubertätsmagersucht (Anorexia nervosa) untersucht, eine psychiatrische Erkrankung, bei der Personen anomale Vorstellungen von ihrer Körperlichkeit entwickeln und die Abnahme ihres Körpergewichts willkürlich herbeiführen. Unter allen diesen Umständen wird diese durch Fettverbrennung charakterisierte Phase gut vertragen. Außerdem vermindern Menschen in dieser Phase ihre Stoffwechselrate, ihr Energieverbrauch sinkt und ihre Fettspeicher reichen so lange wie möglich [10].

Stadium 3 des Verhungerns: die Proteinabbau-Phase

Kein Tier will in diese 3. Stufe geraten, in der die Fettspeicher leer geworden sind. Bei Ratten kommt das vor, wenn bei Ihnen die Körperfettmasse unter 2,5% des Körpergewichts sinkt [11]. Das sollte nie geschehen, und wenn es doch eintritt, ist es für das Tier ein Warnsignal. Um zu überleben, muss das Tier anfangen, sein eigenes Gewebe abzubauen, um Energie zu erzeugen. Je mehr Gewebe abgebaut wird, umso schwächer wird es. Mit dem Verlust der Fettspeicher wird es jetzt wieder insulinresistent. Das trägt dazu bei, die erforderliche Glukosekonzentration im Blut als Brennstoff für das Gehirn aufrechtzuerhalten [12]. Der Zeitpunkt ist von entscheidender Bedeutung. Wenn zum Beispiel das Tier aus dem Winterschlaf erwacht, wird es unruhig. Seine Stoffwechselrate steigt jetzt sogar noch stärker an, als das bei Tieren zu beobachten ist, die nicht fasten. Es geht auf intensive Nahrungssuche, auch wenn es sich dabei in Gefahr begibt und sich Raubtieren als Beute aussetzt. Der Futtersuchtrieb („foraging response", abgeleitet von den militärischen Begriffen „fourage" für Pferdefutter, das herbeizuschaffen ist, oder „Fouragierung" für Plünderung [AdÜ]) dauert solange an, bis das Tier zu schwach wird, um weiterzulaufen. Es kommt an einen Punkt, an dem es komatös wird und stirbt.

Sobald Kohlenhydrat- und Fettspeicher leer sind, baut das Tier sein Protein (hauptsächlich Muskulatur) ab, um überleben zu können. Das Tier ist jetzt verzweifelt und aktiviert Prozesse, die ihm so effektiv wie möglich helfen sollen, an Nahrung zu gelangen und sein Gewicht wieder aufzubauen. Das wird „foraging response" genannt.

Nur selten hat man die Stufe 3 des Hungerns beim Menschen untersuchen können. In einer Studie wurden fünf bewusstlose, fortgeschritten unterernährte Personen mit der Vorgeschichte Pubertätsmagersucht und/oder Depression im Anschluss an die Aufnahme auf einer Intensivstation in einem Krankenhaus in Paris evaluiert. Die Patienten wogen zwischen 25 und 30 kg und hatten einen durchschnittlichen Körpermasseindex (BMI) zwischen 9 und 10 (normal ist 20 – 25) kg/m^2. Im Vergleich zu gesunden Probanden hatten sie weniger als 1% Körperfettmasse, gemessen mittels bioelektrischer Impedanz-Analyse. Obwohl sie bewusstlos waren, fand man bei ihnen eine erhöhte Stoffwechselrate. Es fanden sich keine Fettsäuren im Blut, jedoch Zeichen des Proteinabbaus, was sich aus der Erhöhung der Harnstoff-Stickstoffkonzentration im Urin ableiten ließ. Die Ernährung

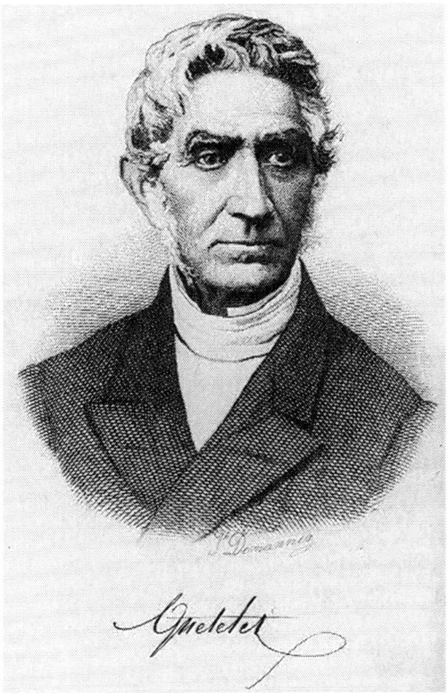

Abb. 10. Ein Maß der Fettleibigkeit.
Das klassische Maß für Fettleibigkeit wurde vom belgischen Astronomen und Statistiker Adolphe Quételet (1796 – 1874) entwickelt. Er führte ein Maß ein, das auf Größe und Gewicht des Körpers einer Person basiert. Der Körpermasseindex (BMI) [kg/m²] = Gewicht [kg] / Größe [m²]. Ein Wert zwischen 20 und 25 wird als Normalgewicht betrachtet, 25 – 30 ist übergewichtig, und >30 ist fettleibig. Für einige Ethnien, wie Asiaten, werden die Grenzwerte für Übergewicht und Fettleibigkeit (z.B. > 24 für Übergewicht und > 27.5 für Fettleibigkeit) niedriger angegeben. Die Abbildung stammt von Joseph-Arnold Demannez und wurde in Annuaire de l'Académie royale de Belgique, 1875, Vol. 41, P. 108, veröffentlicht.

über eine Magensonde wurde versucht. Trotz dieser Bemühungen starb eine der fünf Patienten [10].

Harnsäure, Kortisol und instinktive Futtersuche

Wenn ein Tier überhaupt einen Stoffwechselprozess aktivieren wollte, um an Körpergewicht zu gewinnen, würde es das während der instinktiven Futtersuche tun. In dieser Beziehung ist ein plötzlicher Anstieg des Kortisolspiegels im Blut eines der charakteristischsten Merkmale dieser Phase. Kortisol ist ein Steroidhormon der Nebennierenrinde, das unter Stress erzeugt wird und vielfältige Effekte am Körper ausübt. Einer von ihnen dient dem Proteinabbau und der Freisetzung von Aminosäuren, deren Verstoffwechselung dann Energie liefern kann. Kortisol ist bei Tieren während der Stufe 3 des Hungerns von großer Bedeutung. Wenn bei ihnen die Nebennieren entfernt werden, wird der Proteinabbau blockiert und die Folge davon ist, dass weniger für das Überleben wichtige Energie zur Verfügung steht [13]. Dieses Kortikosteroid hat auch eine Rolle beim Erwachen und der Steigerung der Aktivität eines Tieres, damit es Nahrung finden kann.

Das andere Hauptmerkmal der instinktiven Futtersuche ist eine erhöhte Harnsäurekonzentration im Blut (HyperU). Bei fortgesetztem Fasten werden beim Proteinabbau in den Muskelzellen Aminosäuren freigesetzt, die der Energieerzeugung dienen. Dabei sind die beiden Aminosäuren Glutamin und Glutamat wichtig bei der Synthese von Harnsäure. Beim Muskelabbau werden auch Desoxyribonukleinsäure (DNS) und Ribonukleinsäure (RNS) von den Zellen freigesetzt und dann abgebaut. Das wichtigste Stoffwechselprodukt dabei ist Harnsäure. Die Folge ist somit eine deutliche HyperU [11, 14].

Als Beispiel für die instinktive Futtersuche kann man das Verhalten des Kaiserpinguins ansehen. Während des antarktischen Sommers werden sie durch Fressen von Fisch, Tintenfisch und Krill äußerst dick. In dieser Zeit verdoppeln sie ihr Körpergewicht. Die Pinguine verlassen dann die Küstenregion und marschieren ca. 100 km landeinwärts zu ihrem Brutgebiet auf dem kalten Gletschereis [15]. Während ihres Marsches, der einen Monat dauern kann, fasten sie die ganze Zeit. Sobald sie angekommen sind, legt das Weibchen ein einzelnes Ei. Der männliche Pinguin brütet dann das Ei aus, indem er es zwischen Spitze seiner Flossen und seinem Körper hält. Das Weibchen wandert zum Meer zurück, um für Nahrung zu sorgen. In den nächsten zwei Monaten sitzt der männliche Pinguin ruhig auf dem Ei und fastet die ganze Zeit. Während dieser Zeit ist es für ihn angenehm, von der Verbrennung seines Fetts zu leben. Die Konzentration der Ketone in seinem Blut ist hoch, seine Aktivität ist minimal und es geht ihm gut. Sobald jedoch seine Fettspeicher leer werden, steigt der Kortisolspiegel im Blut an, es kommt zum Proteinabbau und die Konzentration der Harnsäure im Blut steigt um das 10-fache [16]. Der Pinguin wird wach und fängt an, sich mit Lauten bemerkbar zu machen, um seinem Partner zu signalisieren, dass er zurückkehren muss, um zu helfen. Für mehrere Tage können sie dies durchhalten. Gewöhnlich kommt seine Partnerin rechtzeitig an, um das Brutgeschäft zu übernehmen oder das Junge nach dem Schlüpfen zu füttern (mit „Kropfmilch", einem milchigen Brei, den sie aus der Speiseröhre hochwürgt). Wenn das Weibchen allerdings nicht ankommt, verlässt der männliche Pinguin das Ei und geht auf Nahrungssuche [16].

Ein anderes Beispiel ist das der Zugvögel. Einer der bemerkenswertesten Zugvögel ist die Pfuhlschnepfe (*Limosa lapponica*). Sie hält den Weltrekord im Langstreckenflug. Es wurde dokumentiert, dass sie 11.000 km ohne Unterbrechung von Alaska nach Neuseeland geflogen ist! Während des Flugs verbrennen diese Vögel ihre Fettreserven zum Überleben und versuchen ihren Energieverbrauch so gering wie möglich zu halten, indem sie Rückenwind und Luftströmungen ausnutzen [17]. Viele Pfuhlschnepfen pflanzen sich auf der Taimyr-Halbinsel im Nordpolarmeer, im nördlichen Russland, während des Sommers fort und wandern dann 9.000 km nach Westafrika, wo sie im Wattenmeer Mauretaniens den Winter verbringen. Während dieser Wanderung machen sie ungefähr auf halber Strecke bei der holländischen Insel Texel im Wattenmeer Zwischenstation. Gewöhnlich benötigen sie 2,5 Tage für die 4.500 km lange Strecke. Wenn sie angekommen sind, sind sie erschöpft und erholen einen Monat lang. Wenn sie ankommen, haben manche Pfuhlschnepfen noch etwas Fett gespeichert und Ketone in ihrem Blutkreislauf. Die Vögel aber, die ihre Fettvorräte aufgebraucht hatten, haben extreme HyperU [18].

In eine vergleichende Untersuchung hatte man 10 Arten von Zugvögeln (Grasmücken, Turteltauben, Schnäpper, u. a.) einbezogen. Diese Vögel hatte man im Frühling nach einem Flug über eine Entfernung von mindestens 500 km von ihren Überwinterungsplätzen in der Sahara zur Insel Ventotene vor der italienischen Küste gefangen. Wieder zeigte sich ein Zusammenhang zwischen vorhandenem Fettspeicher und Harnsäurekonzentration im Blut. Bei einer Körperfettmasse über 5% war die Harnsäurekonzentration im Blut niedrig. Hingegen gab es Hinweise auf Proteinabbau, wenn die Körperfettmasse unter 5% lag, denn die Harnsäure- und Kortisolkonzentrationen im Blut waren hoch [19].

Ein letztes Beispiel bezieht sich auf den Versuch, die Fortpflanzungsfähigkeit von Zootieren zu stimulieren. Wie wir besprochen hatten, findet die Begattung bei bestimmten Tieren statt, nachdem sie aus dem Winterschlaf erwacht sind. Es ist sehr schwierig, eine Schwangerschaft erfolgreich auszutragen, wenn in der Winterstarre die Körpertemperatur und sein Stoffwechsel abgesunken sind. In Zoos gab es da ein besonderes Problem mit Schlangen. Diese Tiere können überhaupt nicht Winterschlaf halten, wenn Nahrung das ganze Jahr hindurch verfügbar ist. Um dem abzuhelfen, haben Zoologen die Schlangen gezwungen, Winterschlaf zu halten, indem sie die Reptilien für 12 bis 16 Wochen in kalte Räume legten. Nachdem sie wieder aus dem Winterschlaf erwacht waren, kam es häufig zur Paarung. In Studien hat man jedoch zeigen können, dass man manche dieser Tiere den Winterschlaf aufzwingen kann, auch wenn nicht genügend Fett gespeichert ist. Man könnte nun denken, dass sie aufwachen, sobald die Fettreserven erschöpft sind. Jedoch werden manche nicht völlig wach, solange der Raum nicht wieder warm ist. Bei Schlangen kann es so gelegentlich vorkommen, dass sie mit extremer HyperU fast sterben. In manchen Fällen war so viel Harnsäure gebildet worden, dass sich Kristalle in ihren inneren Organen gebildet hatten (auch „Eingeweidegicht" genannt). Schlangen mit Eingeweidegicht sind nicht überlebensfähig [20].

Geben Kortisol und Harnsäure Hinweise dafür, ob ein Tier fett wird?

Anstiege der Konzentrationen von Kortisol und Harnsäure scheinen beide bemerkenswerte Änderungen zu sein, wenn Fettreserven verbraucht sind. Beide treten zusammen mit dem Erwachen des Tieres und seiner sofort einsetzenden Suche nach Nahrung („foraging response") auf. Könnten diese Substanzen Warnsignale sein, die dem Organismus das Überleben ermöglichen, indem die erneute Speicherung von Fett und Glykogen angeregt wird?

Für Kortisol ist das allgemein anerkannt. Das Steroidhormon aus der Nebennierenrinde wird in einer Stresssituation ausgeschüttet. Es zeigt zahlreiche Effekte, die man als Warnsignal deuten kann. Es unterdrückt den Schlaf, steigert den Blutdruck und behindert die Ausscheidung von Kochsalz und Wasser. Das sind alles Eigenschaften, die einem Tier beim Überleben helfen können, wenn seine Versorgung mit Nahrung, Wasser und Kochsalz mangelhaft ist. Gibt man einem Patienten Kortisol über einen längereen Zeitraum oder leidet er an einer Geschwulst der Hirnanhangdrüse, die die Nebennieren zu übermäßiger Sekretion von Kortisol veranlasst (das Krankheitsbild ist bekannt als Cushing Syndrom), dann wird Fett gespeichert. Typisch sind dabei die abdominelle Fettleibigkeit und der klassische „Stiernacken" aus Fett zwischen den Schulterblättern. Bei manchen Menschen findet man viel Fett in der Leber [21]. Außerdem kann man HyperT, Insulinresistenz, arterielle Hypertonie und DM2 finden. Bei einigen Tieren, wie Katzen und Hunden, kann das Cushing Syndrom auch eine Anhäufung von Glykogen in der Leber bewirken [22]. Das kann auch beim Menschen vorkommen, ist aber nicht gesichert.

Kortisol könnte eine treibende Kraft bei der Epidemie der Fettleibigkeit sein. Bei einem durchschnittlich fettleibigen Menschen ist der Kortisolspiegel jedoch nicht erhöht. Wie steht es mit Harnsäure? Wenn die meisten Menschen den Begriff Harnsäure hören, denken sie an das Krankheitsbild Gicht. Gicht ist eine schmerzhafte Form der Arthritis, die in erster Linie das Großzehengrundgelenk entzündlich verändert. Sie kann auch in anderen Gelenken, wie Knien und

Handgelenken, vorkommen. Sie wird durch Harnsäurekristalle verursacht, die sich im Gelenkraum ablagern und eine Entzündung verursachen, die sich als Schwellung, Rötung und Überwärmung des Gelenks äußert, das schmerzhaft und berührungsempfindlich ist. Normalerweise findet man bei Menschen dann auch eine HyperU.

Jedoch sind die meisten Menschen mit Gicht fettleibig, insulinresistent und haben erhöhten Blutdruck. Außerdem findet man üblicherweise HyperU bei Personen mit Fettleibigkeit und Insulinresistenz. Das weiß man seit der Originalveröffentlichung der Untersuchungsergebnisse des Schweden Eskil Kylin im Jahre 1923 [23]. Eine HyperU ist bei diesen Personen obligatorisch, daher meinten viele Fachleute, dies sei als ein Kriterium für das metabolische Syndrom (MetS) aufzufassen. Sogar wenn man schlank ist und völlig gesund zu sein scheint, hat man ein gesteigertes Risiko, Fettleibigkeit, arteriellen Bluthochdruck, Insulinresistenz, Fettleber und das MetS zu entwickeln [24, 25, 26, 27, 28]. Mit anderen Worten, die HyperU ist nicht nur ein gewöhnlicher Befund bei Fettleibigkeit, sie geht ihr vielmehr voraus und sagt sie voraus.

Könnte die Harnsäure den Stoffwechselschalter aktivieren und dafür sorgen, dass man dick wird?

Kapitel 7 Harnsäure signalisiert eine „Energiekrise" und stimuliert das Speichern von Fett

Harnsäure hatte man lange Zeit nur als Ursache von Gicht und Nierensteinen angesehen. Aufgrund neuerer Studien kann sie auch eine Rolle bei der Speicherung von Fett und der Insulinresistenz haben.

Die tödlich ausgehende Liebesgeschichte von Romeo und Julia ist tragisch. Doch nur wenige Geschichten lassen sich mit dem Tanz des Borstenwurms (*Platynereis dumerilii*) um Mitternacht vergleichen. Sechs oder sieben Monate lebt dieser Wurm im seichten Wasser des südlichen Pazifiks und ernährt sich von Algen und anderen Wasserpflanzen. Zur Zeit der Fortpflanzung ist eine Verhaltensänderung zu beobachten Ausgelöst durch eine Änderung eines Hormons aus seinem Gehirn hört er auf, zu fressen. Dann folgt 3 oder 4 Tage später die völlige Zersetzung seines Darms. Da er unfähig ist, etwas zu fressen, verbraucht er seine Fettreserven und sein Harnsäurespiegel steigt an. Seine Augen vergrößern sich und er wechselt seine Hautfarbe von einem unscheinbaren Grau zu einer schön glänzenden Gelbschattierung beim Weibchen und hübschen Karminrot beim Männchen [29]. Beide verlassen ihre Röhren im Meeresboden an einem zauberhaften Abend, eine Woche nach Neumond, um sich um Mitternacht ca. 15 cm unter der Meeresoberfläche zu treffen. Hier bilden sich Schwärme von Männchen und Weibchen. Wenn ein Paar sich findet, setzt er ein Pheromon frei, das das Weibchen zu schnellen tanzenden Bewegungen im Wasser anregt, während Männchen sie eng umringen. Auf dem Höhepunkt der Erregung stößt sie ihre Eier zusammen mit Harnsäure aus. Die Harnsäure wirkt auf Männchen wie ein Aphrodisiakum (oder Pheromon), die daraufhin ihre Spermien ausstoßen. Es folgen die Befruchtung der Eier und bald darauf auch der Tod der Eltern [30].

Dies ist mehr als eine Liebesgeschichte. Sie zeigt, dass Harnsäure nicht einfach nur ein Gradmesser des Hungerns ist, sondern sie hat biologische Funktionen, die am Überleben und an der Fortpflanzung beteiligt sind. Tatsächlich übersteigt die Konzentration der Harnsäure im Ejakulat die der mittleren Harnsäurekonzentration im menschlichen Blut um das 500-fache. Lassen Sie uns dieses Molekül näher betrachten [30].

Harnsäure und die RNS-Welt

Während Kohlenhydrate, Fette und Proteine wichtige Bestandteile der Zellen sind, aus denen sich unsere Körper zusammensetzt, besteht das „Gehirn" der Zelle, der Zellkern, aus Nukleinsäuren. Die Nukleinsäure DNS trägt unsere Erbinformation und die Nukleinsäure RNS ist für die Produktion von Proteinen zuständig. Während DNS heute den größten Teil des Lebendigen bestimmt, wissen diejenigen, die sich für die Ursprünge des Lebens interessieren, dass die frühesten Lebensformen allein auf der RNS-Grundlage existierten, eine „RNS-Welt" genannte Zeit [31]. RNS hat eine spiralförmige Struktur, bestehend aus stickstoffreichen Molekülen (Purine und Pyrimidin-Basen), an die Zucker-Moleküle (Ribose) und Phosphate gebunden sind. Einzigartig an dieser Struktur ist, dass sie sich selbst, wenn auch nicht vollständig, vervielfältigen kann. Da gelegentlich Fehler dabei auftreten, hat sie sich im Laufe der zurückliegenden mehreren Hundertmillionen Jahre entwickelt. Wie wir heute wissen, war sie im Stande, zusätzliche Eigenschaften wie die von DNS, Proteinen, Fetten und Kohlenhydraten zu erlangen, die das Leben ausmachen.

Die RNS-Welt ist lange vorbei, aber manche Produkte von mit RNS zusammenhängenden Molekülen existieren noch heute. Einer der wichtigsten ist ATP, (Adenosin Triphosphat) ein struktureller Teil der RNS. ATP ist die „Energiewährung" der Zelle, die sie zur Erfüllung ihrer Aufgaben benötigt. Grundsätzlich verwenden alle lebenden Organismen es als Energiequelle. Heute wird nur ein kleiner Teil des ATP im Zytoplasma der Zelle erzeugt. Der größte Teil der Energie für die Zelle kommt aus einer speziellen Art von Zellorganellen, den Mitochondrien. In diesen „Energiefabriken" wird ATP gebildet. ATP steuert chemische Reaktionen in der Zelle, wobei es Phosphatgruppen überträgt: Aus ATPwird ADP (Adenosin Diphosphat) und AMP (Adenosin Monophosphat).

Der Wissenschaftler Steven A. Benner hatte angemerkt, dass es einfachere Moleküle gibt, die dem Organismus als Phosphatüberträger dienen könnten, um chemische Reaktionen zu bewerkstelligen [32]. Jedoch zeigt die Tatsache, dass die Fauna in alten Zeiten ATP verwendete, dass es solch eine grundsätzlich wichtige Funktion hat und dass es bis heute für das Leben unverzichtbar ist. Mit anderen Worten, es dient ununterbrochen seit zahlreichen Generationen – seit der RNS-Welt – als Energiequelle der Zelle.

Die Lebewesen mussten in der RNS-Welt Taktiken einsetzen, um Angriffen standzuhalten. Wenn eine frühe RNS-Le-

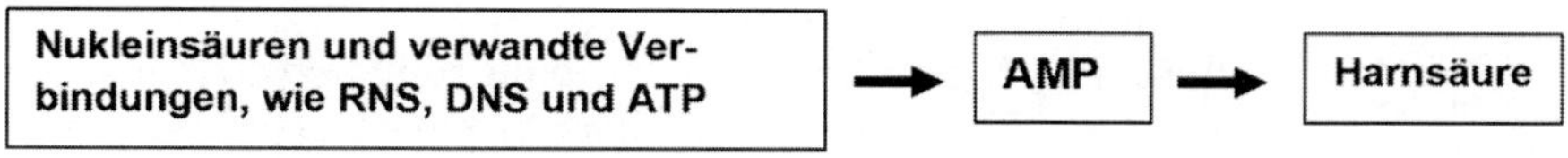

Abb. 11. Harnsäure entsteht beim Abbau von Nukleinsäuren und ATP.

bensform eine Verletzung erlitt, die auf einen strukturellen Schaden hinauslief, was wäre da ein besseres Gefahrensignal für den Organismus als eines seiner eigenen Abbauprodukte? Das Hauptabbauprodukt von Nukleinsäuren ist Harnsäure. Wie wir sehen werden, deuten neuere Studien darauf hin, dass Harnsäure die Funktion eines ernstzunehmenden Warnsignals im Organismus hat. Es signalisiert, dass die alle Zellfunktionen steuernden Nukleinsäuren einem Angriff ausgesetzt sind. Wie ATP ist Harnsäure wahrscheinlich ein Überbleibsel der RNS-Welt und ermöglicht allen lebenden Organismen das Überleben.

Harnsäure – ein Abfallprodukt, das Gicht verursacht

Natürlich weiß kaum ein Arzt etwas über die Liebesgeschichte von *Platynereis,* noch kennt er sich in die RNS-Welt aus. Da Harnsäure beim Abbau von Nukleotiden gebildet wird, halten viele Ärzte Harnsäure für ein Abfallprodukt mit nur geringer biologischer Funktion [33, 34]. Diese Auffassung wird von der Beobachtung gestützt, dass manche Tiere, wie Vögel und Reptilien, Harnsäure als Ausscheidungsprodukt verwenden, um sich von überschüssigem Stickstoff zu befreien. Weil Harnsäure 4 Stickstoffatome pro Molekül hat, ist es im Vergleich mit Harnstoff (2 Stickstoff-Atome pro Molekül) und Ammoniak (1 Stickstoff-Atom pro Molekül) eine effizientere Methode, sich des Stickstoffs zu entledigen. Das erklärt, warum der größte Teil der Süßwasserfische Stickstoff in Form von Ammoniak ausscheidet. Sie haben viel Wasser um sich herum, um ihren Urin verdünnen zu können. Ammoniak kann so nie eine Konzentration im Gewebe erreichen, die es irritiert. Säugetiere, einschließlich die Menschen, hingegen scheiden den größten Teil ihres überflüssigen Stickstoffs als Harnstoff aus. Reptilien und Vögel müssen jedoch mit Wasser sparsam umgehen. Somit scheiden sie ihren Stickstoff als harnsäurereiches Konzentrat aus, das sie in Form von Exkrementen oder Guano abwerfen [33].

Seitdem Harnsäure allgemein als Abfallprodukt angesehen wird, messen sie nur wenige Ärzte bei ihren Patienten [34]. Ihre Sorge gilt in erster Linie der Entstehung von Gicht und Nierensteinen bei HyperU. Wie bereits in den letzten

Kapiteln erwähnt, findet man eine HyperU normalerweise bei fettleibigen Menschen mit eine Fettleber oder Insulinresistenz. Eine Vermutung vieler Wissenschaftler war, dass die HyperU Folge der Fettleibigkeit und der Insulinresistenz sei und keine Rolle bei der Verursachung der Fettleibigkeit spiele [35]. Wir werden sehen, diese Auffassung wird sich wahrscheinlich ändern.

Harnsäure reguliert das Speichern von Fett

Bei den meisten Tieren gibt es eine HyperU, sobald ihr Speicherfett zur Neige geht, und dass es von einer deutlichen Verhaltensänderung begleitet ist, die das Tier zur Futtersuche veranlasst. Folglich könnte dieses Futtersuchverhalten mit der Aktivierung eines „Schalters" zusammenhängen, der dem Tier ermöglicht, wieder Fett zu speichern, und dass Harnsäure eine biologische Rolle haben könnte, diesen Prozess voranzutreiben. Um diese Frage zu klären, unternahm ein Forscherteam, bestehend aus Miguel Lanaspa, Laura Gabriela Sanchez-Lozada und Yuri Sautin, eine Reihe von Experimenten, die einige erschreckende Ergebnisse hatten [36].

Während die Nukleinsäuren im Zellkern als Gehirn aufzufassen sind, sind die Mitochondrien die Energielieferanten der Zelle. Wie eine Fabrik produzieren Mitochondrien ATP, das die chemischen Reaktionen in der Zelle steuert, wobei Wärme (wie bei der Dampferzeugung im Kraftwerk) und Energie erzeugt wird, die uns das Gehen, Essen und Denken ermöglichen. Ohne ATP würde die Zelle still stehen und schließlich zugrunde gehen.

Das Verblüffende war, dass Harnsäure die energieproduzierenden Fabriken in der Zelle direkt beeinflusste [36]. Genauer gesagt, nachdem Miguel Lanaspa und Laura Gabriela die Harnsäurekonzentration innerhalb der Zelle angehoben hatten, konnten sie oxidativen Stress in den Mitochondrien feststellen. Als oxidativen Stress bezeichnet man einen Prozess, in dem Sauerstoff enthaltende Moleküle hochgradig chemisch reaktiv werden und Gewebe schädigen oder in seiner Funktionsfähigkeit verändern. Rauchen erzeugt zum Beispiel oxidativen Stress, der die Lungen schädigt; die ultravioletten Strahlen der Sonne erzeugen Oxidanzien (Ozon), die die Haut schädigen und Sonnenbrand verursachen können. Im genannten Fall verursacht Harnsäure oxidativen Stress in Mitochondrien, wobei ganz bestimmte Enzyme, die an der Energieproduktion beteiligt sind, Schaden nehmen. Bei HyperU verringert sich die Anzahl der Mitochondrien in der Zelle.

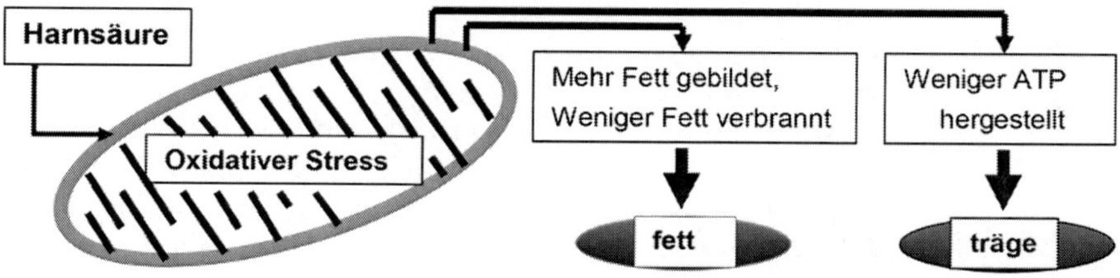

Abb. 12. Harnsäure stimuliert das Speichern von Fett.
Harnsäure wirkt auf Mitochondrien ein, indem sie oxidativen Stress verursacht. Dadurch wird die Fettsynthese angeregt, die Fettoxidation blockiert und die ATP-Produktion vermindert. Der Nettoeffekt ist, daß die Energie aus Nahrung in Fettspeicher umgeleitet wird.

Der Wirkansatz der Harnsäure ist klug gewählt: Der durch Harnsäure verursachte oxidative Stress hemmt ein Enzym und führt zur Anhäufung von Zitrat. Dieses Molekül stimuliert die Fettproduktion. Harnsäure hemmt außerdem ein Enzym, das für das Verbrennen von Fettsäuren erforderlich ist und die Produktion von ATP hemmt. Der Nettoeffekt war die Stimulation der Fettsynthese, die Verminderung der Fettverbrennung und des Energie (ATP)-Produktion. Harnsäure verändert also die Energieerzeugung in den Mitochondrien, um Energie aus der Nahrung statt in ATP in Fett umzuwandeln. Das ist die ideale Voraussetzung für das erneute Speichern von Fett.

Bei einem hungrigen Tier sorgt ein Anstieg der Harnsäure optimal für eine erneute Speicherung von Fett. Unter dem Einfluss einer HyperU wird noch Energie (ATP) aus der Nahrung erzeugt, aber mehr von der in der Nahrung enthaltenen Energie wird als Fett gespeichert. Die erniedrigte Produktion von ATP unter dem Einfluss einer HyperU hat für das Tier den Vorteil, dass es hungrig bleibt. Die Verminderung von ATP signalisiert dem Gehirn, mehr zu fressen [37, 38]. So wird die Nahrungsaufnahme gefördert, mehr ATP erzeugt und gleichzeitig mehr Fett gespeichert.

Harnsäure als Überlebensfaktor

Im letzten Jahrzehnt haben weitere Studien noch andere biologische Rollen der Harnsäure aufgedeckt, die dem Tier kurz vor dem Verhungern nützen könnten. Zum Beispiel kann Harnsäure beim Verursachen der Insulinresistenz eine Rolle spielen. Bei Labortieren verbessert das Senken der Harnsäurekonzentration die Insulinresistenz, das Anheben der Harnsäurekonzentration kann zum Anstieg des Insulinblutspiegels führen, was Insulinresistenz bedeutet [39, 40, 41, 42]. Voruntersuchungen an Menschen weisen auch darauf hin, dass Insulinresistenz gebessert werden kann, wenn die Harnsäure im Blut gesenkt wird [43]. Kürzlich konnte man zeigen, dass oxidativer Stress der Mitochondrien eine wesentliche Rolle bei der Verursachung der Insulinresistenz spielt [44, 45]. Da Harnsäure die Mitochondrien einem oxidativen Stress aussetzt, scheint der Zusammenhang wahrscheinlich, dass HyperU zu Insulinresistenz führt.

Ein Tier muss auch seinen Blutdruck aufrechterhalten, um eine Hungersnot überleben zu können. Anheben der Harnsäurekonzentration bei Labortieren führt zu erhöhtem Blutdruck besonders unter diätetischer Salzrestriktion [46]. Wie man zeigen konnte, war der Anstieg des Blutdrucks durch oxidativen Stress bedingt, der zur Verengung der Blutgefäße führte [47]. Analog zur Insulinresistenz zielt der oxidative Stress wahrscheinlich auf Mitochondrien [48]. Mit der Zeit werden die Nieren durch den Anstieg der Harnsäurekonzentration geringgradig geschädigt, was auf die Retention von Kochsalz hinausläuft und so den Blutdruck steigert [49]. Somit bringt eine HyperU große Überlebensvorteile, sowohl durch einen Blutdruckanstieg als auch durch die Erhöhung der Blutdruckantwort auf die Kochsalzaufnahme. Diese Effekte schützen das Tier vor einem Blutdruckabfall, der infolge mangelhafter Zufuhr von Wasser und Kochsalz eintreten könnte [49].

Ein geschwächtes Tier muss auch seine körpereigene Abwehr steigern, um sich gegen Raubtiere oder Infektionen zu schützen. Harnsäure stimuliert die Freisetzung entzündlicher Proteinen aus den Zellen, so auch die des bekannten C-reaktiven Proteins [50, 51]. Tiere mit HyperU entwickeln unterschwellige Entzündungsreaktionen [39, 52]. Das Immunsystem kann auch durch Harnsäure aktiviert werden. Die Arbeitsgruppe von Ken Rock an der Medizinischen Fakultät der Universität von Massachusetts zeigte, dass beim Sterben von Zellen Harnsäure als Abbauprodukt von Nukleinsäuren freigesetzt wird, die eine lokale Entzündung als Teil der unmittelbaren Abwehrreaktion fördert [53, 54, 55]. Harnsäure erhöht auch die Aktivität der Leukozyten, die im Abwehrkampf gegen Infektion eine wichtige Rolle spielen [56, 57]. So stimuliert Harnsäure die Produktion von Antikörpern durch B-Lymphozyten und aktiviert andere weiße Blutzellen, die T-Lymphozyten, die zusammen einen infektionsbedingten Schaden bereinigen [58, 59, 60]. Bei akuter Malaria spielt die Freisetzung von Harnsäure aus sterbenden Zellen bei der Stimulation der Entzündungsantwort auf Malariaerreger eine wichtige Rolle [61].

Der Anstieg der Harnsäurekonzentration innerhalb der Zelle ist deshalb als Ruf „zu den Waffen“ aufzufassen, um eine

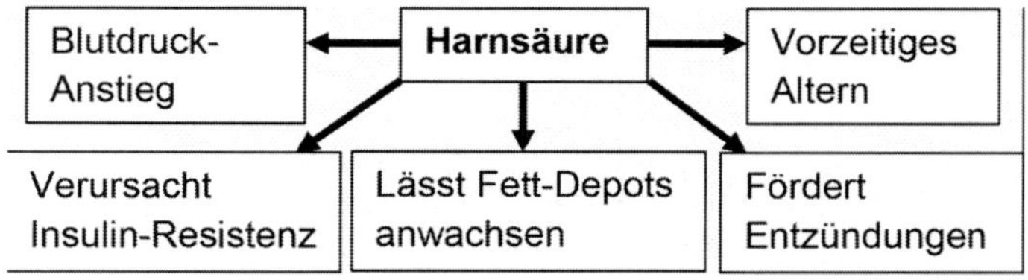

Abb. 13. Harnsäure, ein Überlebensfaktor unter Stressbedingungen. Harnsäure kann eine Schlüsselrolle beim Überleben eines hungernden Tieres spielen. Auf die Ähnlichkeiten zum metabolischen Syndrom sei hingewiesen.

lokale Entzündung und die Immunantwort zu stimulieren und so die Infektion zu bekämpfen. Jedoch muss ein Tier sich auch gegen oxidativen Stress schützen, der durch Toxine oder Krankheitserreger selbst erzeugt wird. In dieser Beziehung wirkt Harnsäure als ein Oxidanz innerhalb der Zelle und als ein Antioxidanz außerhalb der Zelle [62]. Die Fähigkeit der Harnsäure, externen oxidativen Stress zu neutralisieren und gleichzeitig das Immunsystem zu aktivieren, ermöglicht auf doppelte Weise, eine Infektion wirksam zu bekämpfen.

Schließlich ist ein wichtiger Aspekt des Überlebens der „Angriffs- und Fluchtreflex“, mit dem ein Tier seine Reaktionsbereitschaft auf eine Gefahr erhöht. In dieser Beziehung kann Harnsäure als ein Neurostimulanz aufgefasst werden. Der der Struktur nach ähnelt es Koffein [63]. Erzeugt man bei einer Ratte akut eine HyperU, zeigt sie eine gesteigerte körperliche Aktivität. In bestimmten Hirnregionen steigt die Adrenalinkonzentration an. Beides sind erwünschte Reaktionen, wenn ein Tier einer Gefahr ausgesetzt ist [64, 65]. Wie wir später sehen werden, sind die potenziellen Vorteile von Harnsäure für die Hirnfunktion von kurzer Dauer. Dennoch hat ein schneller Anstieg der Harnsäurekonzentration für ein Tier im Überlebenskampf viele potenzielle Vorteile.

Beispiele

Die These, Harnsäure sei einfach nur ein Abfallprodukt des Stoffwechsels, ist nicht mehr haltbar. In vielen Studien an Tieren konnte gezeigt werden, dass Harnsäure wichtige biologische Reaktionen steuert. Denken Sie an den weiblichen Borstenwurm (*Platynereis*), der Harnsäure als Signal ausscheidet, um seine männlichen Artgenossen zum Ausstoßen von Sperma zu veranlassen, damit seine Eier befruchtet werden. Der weibliche Wurm stirbt kurz danach. Harnsäure ist auch für Flusskrebse und Weichtiere wichtig, bei denen sie in Blutzellen an Hämozyanin bindet und so die Abgabe von gebundenem Sauerstoff beeinflusst. Wenn zum Beispiel in stehenden Gewässern der Sauerstoffgehalt niedrig ist, sorgt ein Harnsäureanstieg für die Zunahme der Sauerstofffreisetzung aus dem Blut des Flusskrebses, dadurch steht für das Gewebe mehr Sauerstoff zur Verfügung und er kann so überleben [66, 67]. In bestimmten Bakterien kann Harnsäure die Expression lebenswichtiger Gene bewirken [68, 69, 70].

Harnsäure kann auch an der Stressreaktion von Insekten beteiligt sein. Während es dabei beim Menschen zur Ausschüttung von Adrenalin kommt, setzen Insekten das Hormon Octopamin frei [71]. Der gemeinsame Anstieg sowohl von Octopamin als auch von Harnsäure bei Insekten während einer Stresssituation deutet auf einen Zusammenhang hin. Ein großartiges Beispiel ist der Leuchtkäfer. Er verwendet Octopamin, um Photonen freizusetzen (Biolumineszenz), und Harnsäurekristalle, um das Licht zu streuen [72]. Die Freisetzung von Licht hatte der Leuchtkäfer wahrscheinlich ursprünglich verwendet, um Raubtiere zu verjagen. Mit der Zeit hatte sie sich zu einem Instrument entwickelt, einen Partner anzulocken, um sich mit ihm zu paaren. Der Zusammenhang zwischen Octopamin und Harnsäure ist somit noch besser zu definieren. Interessant ist, dass das Enzym, das Harnsäure erzeugt, auch eine Rolle bei der Umwandlung von Dopamin in Octopamin (sowie Noradrenalin) im Gehirn spielt [73].

Zusammenfassung

Der Harnsäuresanstieg sollte als ein Hilferuf eines Tiers angesehen werden, das hungert oder einer Stresssituation ausgesetzt ist [74]. Harnsäure verursacht in den Energiefabriken, den Mitochondrien, oxidativen Stress und stört den Energiestoffwechsel. Das Ergebnis ist die Zunahme der Fettreserven, die Insulinresistenz, der Anstieg des arteriellen Blutdrucks, eine Entzündungsreaktion und die Aktivierung des Immunsystems. Dieses ähnelt dem, was beim Tier geschieht, bei dem der Schalter aktiviert ist, um möglichst viel Fett zu speichern. Das erinnert auch an das MetS, das man heute bei über einem Viertel der amerikanischen Bevölkerung findet.

Somit werden einige wichtige Fragen aufgeworfen. Wenn Harnsäure an der Speicherung von Fett beteiligt ist, gibt es Hinweise, dass beim Tier die Harnsäurekonzentration, die die Fettleibigkeit streng regelt, einem Zyklus unterliegt? Könnte die Höhe der Harnsäurekonzentration dem Tier als Stoffwechselschalter dazu dienen, dick oder dünn zu werden?

Kapitel 8
Den Fettschalter an- und ausschalten

Das Erdhörnchen, das Winterschlaf hält, belegt die Existenz eines Fettschalters, mit dem sie vom Fettspeichern im Sommer auf Fettverbrennen im Winter umstellen können. Können wir herausfinden, wie dieser Schalter funktioniert?

Wenn es einen Fettschalter gibt, kann man ihn wahrscheinlich am besten in einem Tier nachweisen, das Winterschlaf hält. Viele solcher Säugetiere hatte man schon untersucht, einschließlich der Präriehunde, Murmeltiere, Ziesel, chinesischen Igel (*Erinaceus amurensis*) und syrischen Hamster. Wir haben den 13-Streifen-Ziesel (*Ictidomys tridecemlineatus*) untersucht, der auch als gestreiftes Backenhörnchen bekannt ist. Zufälligerweise ist es Namensvetter von Gophers, der medizinischen Fakultät der Universität Minnesota, meiner Alma Mater.

Die genannten Säugetiere sind richtige Winterschläfer und zeigen ähnliche Verhaltensmuster. Im Sommer und Herbst nehmen sie stark an Gewicht zu. Wenn sie zum Winterschlaf bereit sind, wiegen sie bis zu 50% mehr als im Frühling. Der größte Teil der Gewichtszunahme ist durch Fettspeicherung verursacht. Gegen Ende des Sommers nimmt die basale Stoffwechselrate ab, was bezogen auf ihre Nahrungszufuhr zu einem relativ größeren Zuwachs an Gewicht und Fettreserven führt [75]. In dieser Zeit werden sie auch insulin- und leptinresistent.

Im Spätherbst beginnen die Tiere mit dem Winterschlaf. Dabei sinkt ihre Stoffwechselrate weiter ab. Sie hören auf zu fressen. Innerhalb weniger Stunden sinkt ihre Körpertemperatur und sie schlafen tief ein [76]. Die Körpertemperatur nähert sich dem Gefrierpunkt und erreicht etwa 4 °C. Herz- und Atemfrequenz sind fast nicht mehr wahrnehmbar. Das Tier scheint tot zu sein, es lebt jedoch und überlebt, indem es seine Fettreserven langsam verbrennt.

Diese Winterschläfer bleiben nicht den ganzen Winter im Zustand der Erstarrung und wachen in ziemlich gleichen Zeitabständen auf, dabei steigt ihre Körpertemperatur für 10 bis 12 Stunden an. Der Grund für dieses kurzfristige Erwachen ist nicht bekannt. Es kann aber sein, dass die Tiere dabei ihre Abfallprodukte aus dem Stoffwechsel ausscheiden, da während der tiefen Erstarrung die Nierenfunktion sistiert.

Harnsäure, Winterschlaf und der Fettschalter

Das plötzliche Umschalten von der Speicherung von Fett, Leptin- und Insulinresistenz auf Fettverbrennung ist bei einem fettleibigen Tier durch eine Umstellung im Stoffwechsel bedingt. Der Auslöser hierfür ist unbekannt. Ursprünglich hatte man gedacht, es sei durch Abfall der Außentemperatur und verminderte Verfügbarkeit von Nahrung hervorgerufen. In Studien hatte gezeigt werden können, dass das nicht zutrifft [77]. Wir wissen, dass das Herunterfahren der Stoffwechselaktivität das Ereignis einleitet und das Absinken der Körpertemperatur folgt [76]. Es sieht jedenfalls so aus, als habe man einen Schalter betätigt.

Die Frage bleibt, was verursacht dieses Umschalten? Wir wissen von Experimenten an Labortieren, wie im letzten Kapitel besprochen, dass Harnsäure wohl beteiligt ist, denn sie kann sowohl das Speichern von Fett als auch Insulinresistenz verursachen. Es gibt auch Hinweise in der Literatur, dass Harnsäure für den Winterschlaf wichtig ist. Einige Untersuchungen zeigen, dass die Harnsäurekonzentration gegen Ende des Sommers höher ist. Sie fällt ab, wenn ein Tier den Winterschlaf beginnt, und steigt wieder an, wenn es im Frühling aus dem Winterschlaf erwacht [78, 79, 80, 81].

Es ist jedoch nicht die Harnsäure im Blut, die das Speichern von Fett verursacht, vielmehr ist es die Harnsäurekonzentration *innerhalb* der Zelle. Wir hatten entdeckt, dass Harnsäure Fettspeicherung verursacht, indem sie die Mitochondrien oxidativem Stress aussetzt. Das spielt sich in der Zelle ab. Da Fett hauptsächlich in der Leber sowohl gebildet als auch verbrannt wird, konzentriert sich unsere Aufmerksamkeit auf dieses Organ. Erfreulicherweise gibt es bereits Untersuchungen darüber, dass sowohl der 13-Streifen-Ziesel als auch der arktische Ziesel eine dramatische Abnahme ihrer Harnsäurekonzentrationen in der Leber während des Winterschlafs erfuhren [80, 82]. Der Abfall der Harnsäurekonzentration in der Leber könnte theoretisch als ein Schalter aufgefasst werden, der bei einem Winterschläfer von einer Phase mit Fettspeicherung in eine mit Fettverbrennung umschaltet!

Das vorherige Kapitel handelte davon, dass Harnsäure ein Abbauprodukt von Nukleinsäuren (RNS und DNS, und speziell ATP) ist. Eines der frühen Abbauprodukte ist AMP, ein sehr vielseitiges Molekül, das weiter zu Harnsäure abgebaut, aber auch durch andere Enzyme wiederverwertet werden kann. Wird AMP durch das Enzym AMP-Deaminase, oder kurz AMPD, verstoffwechselt, erniedrigt sich die AMP-Konzentration.

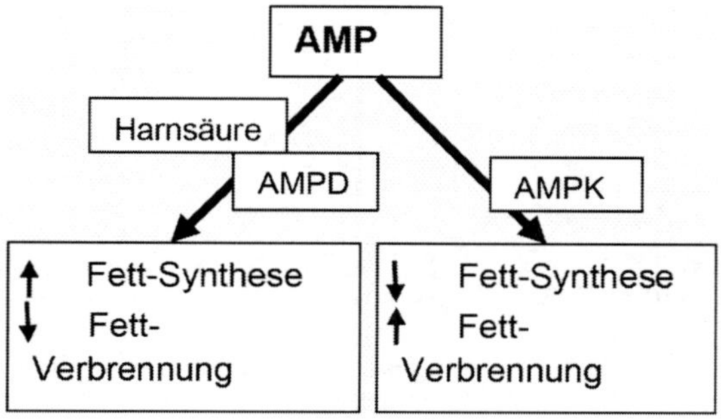

Abb. 14. Der Fettschalter. Der Stoffwechsel von ATP und Nukleinsäuren erzeugt ständig AMP. Wenn es durch die AMP-Deaminase aktiviert ist, kommt es zur Akkumulation von Fett und Insulinresistenz. Wenn AMP durch die AMP-Kinase verbraucht wird, geschieht das Gegenteil. Eines von beiden Enzymen ist jeweils dafür verantwortlich, ob Fett angehäuft oder verbrannt wird.

Nach einigen Zwischenschritten entsteht schließlich Harnsäure. Nach unseren eigenen Daten zu urteilen stimuliert Harnsäure das Speichern von Fett sowohl durch das Fördern der Fettsynthese als auch durch das Blockieren der Fettverbrennung. Wenn jedoch AMP durch das Enzym AMP-Kinase oder AMPK verstoffwechselt wird, geschieht das Gegenteil, die Fettsynthese wird blockiert und die Fettsäureoxidation stimuliert. Daraus ergibt sich die Schlussfolgerung, dass AMP an der „Schaltstelle" sitzt, wo es entweder die Speicherung von Fett (durch AMPD vermittelt) oder die Fettverbrennung (durch AMPK vermittelt) stimuliert. Um die biologische Bedeutung dieses Fettschalters zu prüfen, nahm Miguel Lanaspa von unserer Arbeitsgruppe kultivierte menschliche Leberzellen und veränderte sie genetisch, so dass sie entweder sehr hohe oder sehr niedrige AMPD-Aktivität hatten. Bei hoher AMPD-Aktivität nahm die Harnsäurekonzentration innerhalb der Zellen zu und Fett vermehrte sich wegen der Blockade der Fettsäureoxidation. Außerdem wurde die Aktivität der AMPK gehemmt. Bei niedriger AMPD-Aktivität wurde die Aktivität der AMPK dominant und der Fettgehalt der Leberzellen verringerte sich [83].

Wir kooperierten dann mit Dr. Sandy Martin und ihrem Kollegen Elaine Epperson, weltweit anerkannte Experten auf dem Gebiet der Winterschläfer, speziell der 13-streifigen Ziesel. Sie versorgten uns mit Leberproben, die sie bei diesen Zieseln zu verschiedenen Jahreszeiten gewonnen hatten. Während des Sommers lagerten die Ziesel Fett in ihre Leber ein. Die Fettsynthese war stimuliert und die Fettsäureoxidation niedrig. Die Lebern zeigten hohe AMPD-Aktivität und hohe Harnsäurekonzentrationen, sowie niedrige AMPK-Aktivität. Während des Winterschlafs war das Gegenteil zu beobachten: AMPK-Aktivität und Fettsäureoxidation waren hoch, AMPD-Aktivität und Harnsäurekonzentration niedrig [84].

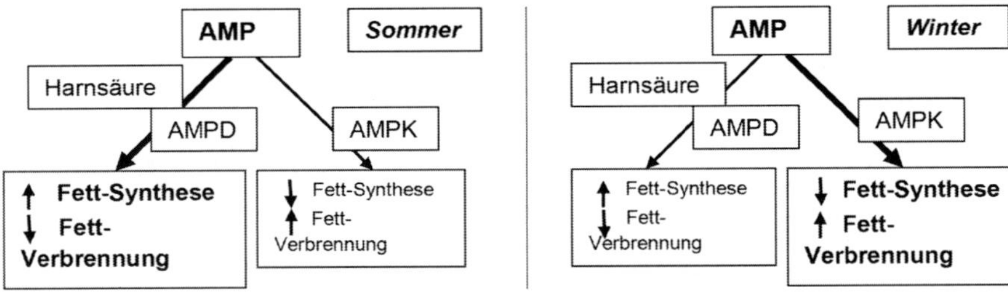

Abb. 15. Die Winterschlaf haltenden Ziesel und der Fettschalter.
Während des Sommers speichern die Ziesel Fett, um sich auf den Winter vorzubereiten. Dabei ist die AMPD-Aktivität hoch. Im Winter schalten sie auf Fettverbrennung um. Dabei ist die AMPK-Aktivität hoch.

An dieser Stelle ist zu betonen, dass nicht sicher ist, dass die Fettspeicherung bei Zieseln durch eine Aktivitätsänderung dieser beiden Enzyme gesteuert wird. Die Daten deuten das jedoch an. Wir wissen auch nicht, ob das ein Fettschalter mit allgemeingültiger Bedeutung ist. Es ist jedoch interessant, dass es einige Parallelen zu anderen Arten, einschließlich Insekten, gibt. Zum Beispiel ist bekannt, dass die Harnsäurekonzentration im Blut von Insekten während des Larvenstadiums hoch ist, wenn sie ihre Fettmasse aktiv vergrößern [85]. Ist die Larve reif, hört sie auf zu fressen und sucht sich einem Platz (Wanderphase) zum Verpuppen. In dieser Zeit wird die Harnsäureproduktion eingestellt und die Harnsäurekonzentration im Blut sinkt. Harnsäure wird in spezialisierten Zellen des Fettkörpers angehäuft [86]. Währen es verpuppt ist, lebt das Insekt von seinen Fettvorräten und die Harnsäurekonzentration im Blut ist (nicht messbar) niedrig. So wie beim Ziesel am Ende des Winterschlafs der Harnsäurespiegel ansteigt, so steigt er auch am Ende des Puppenstadiums an, kurz bevor das ausgewachsene Insekt aus dem Kokon schlüpft [87]. Wenn wir den Fettschalter identifiziert haben, der von Fettspeicherung zu Fettverbrennung umschalten kann, ergeben sich zwei wichtige Fragen: Können Menschen diesen Schalter aktivieren, und wenn ja, wie geschieht das? Dass Menschen diesen Schalter aktivieren können, ist zu vermuten, denn adipöse Menschen mit Diabetes mellitus haben eine niedrige AMPK-Aktivität. Tatsächlich wirkt das am häufigsten eingesetzte orale Antidiabetikum Metformin, indem es AMPD hemmt und AMPK aktiviert [88]. Wenn aber dieser Schalter aktiviert wurde, auf welche Weise könnte das geschehen sein?

Kapitel 9 Fruktose, die Hauptkraft beim Umlegen des Fettschalters

Fruktose, ein Zucker in Früchten, Honig und Tafelzucker, ist das bedeutendste Nahrungsmittel, das Fettspeicherung und Insulinresistenz verursachen kann.

In jedem Frühling gehen tropische Regengüsse nieder, die eine Überschwemmung des Amazonas hervorrufen. Am Anfang des Sommers ist der Wasserstand am höchsten. Der Pegel des Amazonas steigt von 6 auf 18 Meter, 70.000 bis 300.000 km² Regenwald werden überschwemmt [89, 90]. Mit der Flut wandern 200 Fischarten in die Überschwemmungsgebiete, um dort Früchte zu fressen. Hier haben sich die Bäume zeitlich darauf eingestellt und ihre saftigen reifen Früchte ins Wasser fallen lassen, die den Fischen als Nahrungsquelle dienen. Einer der fruchtfressenden Fische ist der schwarze Pacu (*Colossoma macropomum*), der wie ein Piranha aussieht, aber größer und zahnlos ist. Der Pacu frisst so viele Früchte, wie er kann. Das nützt den Obstbäumen. Seine Exkremente enthalten Samen, die so überall im Wald verteilt werden. Der Pacu seinerseits wandelt die süßen Früchte in Fett um, das er als Öl in Leber und Gewebe speichert. Einer Untersuchung zufolge erreicht seine durchschnittliche Körperfettmasse während der Überschwemmung 28% [90]. Sobald die Überschwemmung zurückgeht, kehrt der Pacu in Gebiete mit niedrigem Wasserstand zurück, wo Nahrung knapp ist. Der Pacu bekommt 6 Monate lang nichts zu fressen und überlebt mithilfe seiner Fettreserven. Am Ende der Trockenzeit kann seine Körperfettmasse auf 10% oder weniger zurückgehen. Das wiederholt sich Jahr für Jahr – eine ausgewogene ökologische Bilanz, die sowohl dem Fisch als auch den Bäumen nützt.

Der Pacu frisst süße Früchte, um seinen Fettvorrat zu vergrößern. Wir haben alle gelernt, dass der Verzehr von Früchten gesund ist. Immerhin enthalten sie viele wertvolle Nährstoffe, einschließlich das Antioxidationsmittel Vitamin C, Flavanole, Kalium und Ballaststoffe. Obsttage hatte man sogar empfohlen, um abzunehmen. Es gibt jedoch unterschiedliches Obst. Menschen bevorzugen häufig saures und nur wenig süßes Obst, das nicht ganz reif ist und einen hohen Gehalt an Vitamin C hat. Während das Obst reift, nimmt der Gehalt an Zucker zu und der an Vitamin C ab

[91]. Die meisten Tiere bevorzugen reifes Obst, weil es so leichter zur Bildung von Fett kommt.

Nicht nur der Pacu bevorzugt Früchte, um Fett zu speichern. Um sich auf den Winterschlaf vorzubereiten, vergrößern Bären ihre Fettreserven im Herbst. Am liebsten fressen sie Früchte, die reif sind und einen besonders hohen Zuckergehalt haben [92]. Der Kragenbär (*Ursus thibetanus*) frisst im Herbst häufig riesige Mengen Früchte auf einmal. Der amerikanische Schwarzbär (*Ursus americanus*) verlässt sich gegen Ende des Sommers und im Herbst auf Früchte als Hauptnahrungsquelle, wo sie 38 bis 91% seiner Nahrung ausmachen können [93]. Bei diesen Bären kann also der Anteil der Früchte an der gesamten Nahrungsaufnahme erheblich sein. Zum Beispiel enthielt eine Bärenlosung mehr als 60.000 Samen von Mahonien-Trauben (*Mahonia aquifolium*), das entspricht etwa 10.000 einzelnen Früchten, die der Bär innerhalb von 24 Stunden gefressen hatte [93]. Während die Mahonien-Traube relativ sauer ist, nimmt ihr Zuckeranteil nach dem Frost drastisch zu. Auch Bären, die in warmem Klima leben, fressen Früchte, um eine Trockenzeit überleben zu können. Der Lippenbär (*Melursus ursinus*) aus Indien mag Honig und Früchte. Früchte sind in der Trockenzeit seine Hauptnahrung. Auch der Sonnenbär (*Helarctos malayanus*) aus Borneo frisst gern Früchte und Honig. Diese Bären verlassen einen Obstbaum erst, wenn sie alle Früchte geerntet haben [94]. Gefangene Bären lieben ebenfalls reife Früchte. Viele Fleischfresser, einschließlich Bären, Marder, Waschbären und Füchse, fressen auch Früchte, in erster Linie im Herbst und am Anfang des Winters [95]. Neben dem Anlegen der Fettreserven dient das Fressen von Früchten durch Fleischfresser der Streuung von Samen, ähnlich, wie bei Vögeln und dem Pacu.

Auch Vögel nutzen das Fressen von Früchten zum Aufbau ihrer Fettreserven. Die europäische Gartengrasmücke (*Sylvia borin*), ein Zugvogel, frisst zu Frühlingsbeginn Insekten und im Herbst Früchte. Dies fördert vor dem Flug gen Süden die Speicherung von Fett und die Bildung einer Insulinresistenz [96]. Sobald sie sich hauptsächlich von Früchten ernährt, reduziert die Grasmücke ihre basale Stoffwechselrate um 30% und frisst auch mehr als normal [96].

Orang-Utans sind besonders gierig nach Früchten und legen dafür lange Entfernungen zurück. Wenn sie Früchte finden, fressen sie drauflos, soviel und so schnell sie können. Der Anthropologe Cheryl Knott konnte zeigen, dass dieses Verhalten zur Zunahme der Körperfettmasse führt und den Tieren das Überleben in den darauf folgenden Monaten ermöglicht, wenn es weniger zu fressen gibt [97].

Fruktose als Aktivator des Fettschalters

Alle diese Untersuchungsergebnisse weisen darauf hin, dass es etwas in reifen Früchten gibt, das zur Zunahme der Fettdepots führt. In eigenen Studien konnte gezeigt werden, dass es sich um Fruktose handelt. Fruktose macht den höchsten Zuckeranteil in einer Frucht aus. Im Honig macht sie 40% des Gewichts aus. Eine andere Quelle von Fruktose ist Rohrzucker oder Tafelzucker. Rohrzucker setzt sich aus Fruktose und Glukose zusammen. Beide Zucker sind zu einem Molekül aneinander gebunden, das Saccharose genannt wird. Während Saccharose hauptsächlich aus Zuckerrohr und Zuckerrüben stammt, ist sie auch im Nektar von Blumen, den Insekten und Kolibris trinken, in Säften der Palme und des Ahornbaums, sowie in Sorghum, einem in Westafrika wachsenden Süßgras, zu finden. Eine andere Quelle von Fruktose für Menschen ist „High Fructose Corn-Syrup" (HFCS), der aus Mais enzymatisch gewonnen wird und in etwa aus gleichen Teilen Fruktose und Glukose besteht, wobei beide Moleküle nicht kovalent aneinander gebunden sind.

Für die meisten sind Fruktose und Glukose nahezu gleich. Beide „Einfachzucker" haben ungefähr das gleiche Molekulargewicht und können so verstoffwechselt werden, dass dabei Glykogen und Triglyzeride entstehen. Ein Unterschied besteht darin, dass Glukose hauptsächlich in der Blutbahn zu finden ist und seine Konzentration insulinabhängig geregelt wird. Als Nahrungsquelle werden beide gleich bewertet, jeder Zucker erzeugt etwa 4 Kcal/g. In zahlreichen Studien, insbesondere an Labortieren, konnte jedoch gezeigt werden, dass Fruktose im Vergleich zu Glukose oder Stärke (die aus vielen Glukose-Molekülen besteht) deutlich wirksamer ist, was die Förderung der Fettakkumulation in Blut, Leber und Fettgewebe und die Verursachung der Insulinresistenz betrifft [98, 99, 100]. Das trifft auch dann zu, wenn man Labortiere mit identischen Kalorienmengen füttert [40, 101]. Die mit Fruktose gefütterten Laborratten entwickeln regelmäßig ernstere Symptome des MetS.

Warum unterscheiden sich Glukose und Fruktose in der Stimulation der Fettsynthese? Wenn Glukose verstoffwechselt wird, bleibt die Zelle gesund und die ATP-Konzentration steigt an. Fruktose hat jedoch die einzigartige Eigenschaft, dass in ihrer Gegenwart die ATP-Konzentration innerhalb der Zelle vorübergehend steil abfällt. Es ist schon paradox und ausgesprochen ungewöhnlich, wenn nach Zufuhr von Nahrung der Energievorrat innerhalb der Zelle sinkt. Das ist damit zu erklären, dass das erste Enzym im Fruktosestoffwechsel, die Fruktokinase, beim Verstoffwechseln von

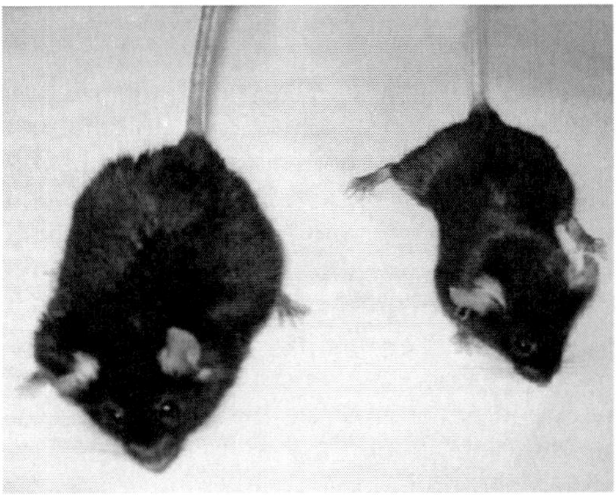

Abb. 16. Fruktose verursacht bei Mäusen Fettleibigkeit. Wenn man Mäusen eine 30%ige wässrige Fruktoselösung zu trinken gibt, werden sie fett, fressen sie mehr, bewegen sie sich weniger und ihre Körperfettmasse nimmt zu. Abbildung: Zwei gleichaltrige Mäuse.

Fruktose ATP verbraucht. Dieser Vorgang geschieht rasend schnell und unkontrolliert. Er erzeugt nicht nur AMP, sondern aktiviert auch AMPD und lässt die Harnsäurekonzentration in der Zelle ansteigen [102].

In mehreren Untersuchungen konnten wir zeigen, dass das der Hauptmechanismus ist, durch den Fruktose die Anhäufung von Fett verursacht. Ähnlich dem, was wir früher beobachten konnten, wurde erkennbar, dass bei diesem Prozess ein Zusammenhang zwischen der Anhäufung von Fett durch die Aktivierung der AMPD, der Bildung von Harnsäure und der Entwicklung von oxidativem Stress besteht. Außerdem konnte Miguel Lanaspa aus unserer Arbeitsgruppe die Anhäufung von Fett als Antwort auf die Gabe von Fruktose größtenteils blockieren, indem er an verschiedenen Stellen den Stoffwechselweg unterband [83, 84]. Mit anderen Worten, wenn er die AMPD-Aktivität oder die intrazelluläre Anhäufung von Harnsäure blockierte, wurde die Fettakkumulation weitgehend verhindert, obwohl Fruktose noch immer verstoffwechselt wurde. Das bedeutet, dass es nicht die Kalorien der Fruktose sind, die die Anhäufung von Fett verursachen, sondern die Aktivierung der AMPD, des Fettschalters.

Abb. 17. Fruktose aktiviert den Fettschalter.
Fruktose aktiviert die AMP-Deaminase, was einen Anstieg der Harnsäurekonzentration im Blut bewirkt und die Mitochondrien einem oxidativen Stress aussetzt. Das führt dazu, dass zugeführte Nahrungsenergie hauptsächlich in Fett umgewandelt wird und sich eine Insulinresistenz entwickelt.

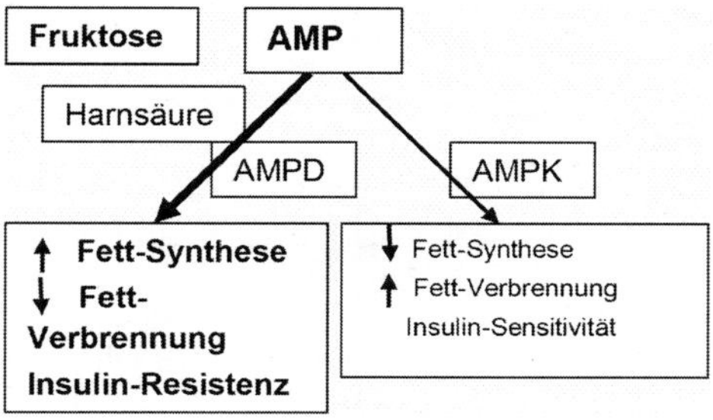

Fruktose ruft alle Symptome des metabolischen Syndroms hervor

Eigene und andere Untersuchungen haben ergeben, dass Fruktose bei Ratten jedes Symptom des MetS hervorruft: Abdominelle Fettleibigkeit, erhöhte Triglyzeride und niedriges HDL-Cholesterin im Blut, erhöhter Blutdruck und Insulinresistenz.

Fruktose stimuliert auch die Nahrungsaufnahme quantitativ. Ein Mechanismus kann auf den süßen Geschmack zurückzuführen sein. Fruktose stimuliert die Ausschüttung von Dopamin im Gehirn, eine Antwort des Genußzentrums. Die wiederholte Zufuhr von Zucker kann bei Ratten Symptome hervorrufen, die eine Abhängigkeit andeuten. Es gibt einige Hinweise, dass Fruktose zu einem Suchtverhalten gegenüber Nahrungsmitteln allgemein führen kann [103]. Das wird Gegenstand der Erörterung in einem späteren Kapitel sein. Der andere Mechanismus, durch den Fruktose die Zufuhr von Nahrungsmitteln steigert, hat etwas mit dem Hormon Leptin zu tun. Es sei daran erinnert, dass Leptin von Fettzellen freigesetzt wird und dem Gehirn signalisiert, das Essen einzustellen. Unglücklicherweise stimulieren fruktosereiche Getränke, wie Untersuchungen der Arbeitsgruppe um Peter Havel gezeigt haben, die Freisetzung von Leptin nicht so effektiv, wie glukosereiche Getränke. Das bedeutet, dass Sattheit weniger deutlich wahrgenommen und mehr Nahrung zugeführt wird [104]. Unsere Arbeitsgruppe fand heraus, daß bei mit Fruktose gefütterte Ratten als Antwort auf Nahrungszufuhr es nicht zur Leptinausschüttung kam und sie auch leptinresistent wurden [105]. Das bedeutet, dass dem Gehirn nicht effektiv signalisiert wird, die Nahrungszufuhr einzustellen, selbst wenn Leptin ausgeschüttet wird. Infolgedessen werden mehr Kalorien als nötig zugeführt.

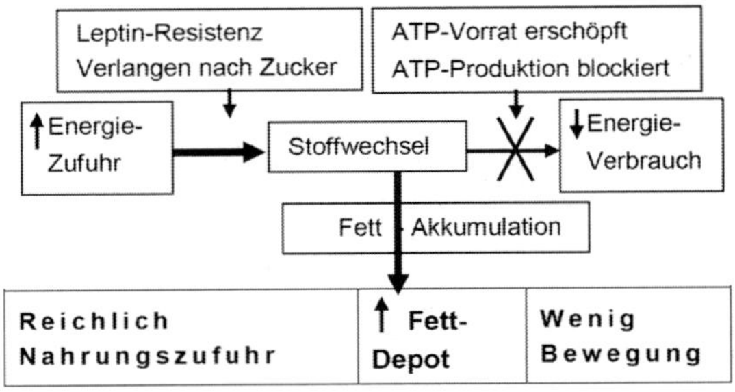

Abb. 18. Fettakkumulation nach Zufuhr von Fruktose und das erste Gesetz der Thermodynamik. Fruktose stimuliert die Akkumulation von Fett und Gewichtsanstieg, indem sie die Zufuhr von Energie fördert und zugeführte Energie hauptsächlich zur Fettsynthese umleitet. So steigt auf ideale Weise die Körperfettmasse an.

Zusammenfassung

Fruktose unterscheidet sich von anderen Nahrungsmitteln dadurch, dass sie den Fettschalter aktiviert, der Nahrung in Fett verwandelt. Ist der Schalter aktiviert, entsteht Fettleibigkeit sowohl wegen der Zunahme der Nahrungsmittelzufuhr als auch wegen der Abnahme der körperlichen Aktivität. Das erste Gesetz der Thermodynamik bleibt gültig. Es besteht jedoch ein Unterschied zur klassischen Denkweise: das Auftreten von Fettleibigkeit als Reaktion auf Zufuhr von Fruktose ist nicht damit erklärt, dass ein Tier beschließt, viel zu fressen oder sich wenig zu bewegen. Vielmehr signalisiert ein eigener Schalter dem Tier, viel zu fressen und sich wenig zu bewegen.

Für ein Tier ist seine Fähigkeit, Fettreserven anhäufen zu können, für sein Überleben von herausragender Bedeutung. Der Fruktosekönig ist der Kolibri, der sich in erster Linie von Nektar ernährt. Wie schon erwähnt, nimmt dieser Vogel so viel Zucker zu sich, dass seine Körperfettmasse auf 40% seines gesamten Körpergewichts anwächst und er die fetteste Leber aller Vögel hat [106, 107]. Er entwickelt auch HyperT und HyperG. Wenn er sich Fett angefressen hat, kann er die 300 km über den Golf von Mexiko ohne Unterbrechung zurücklegen. Wegen seiner bemerkenswert hohen Stoffwechselrate ist es diesem Vogel jedoch leicht möglich, seine Fettpolster wieder loszuwerden. Dieser letzte Punkt wirft eine interessante Frage auf.

Welche Alternative bietet sich Tieren, für die reife Früchte und andere Nahrungsmittel nicht verfügbar sind? Ein möglicher Weg ist, den Effekt des Schalters zu verstärken. Das folgende Kapitel behandelt zwei wichtige Mutationen, die in unserer Vergangenheit auftraten und den Effekt des Schalters bei Nahrungsmittelknappheit verstärken können. Wenn wir etwas über diese Mutationen wissen, können wir auch verstehen, warum wir für Fettleibigkeit und Diabetes mellitus heute so empfänglich sind.

Kapitel 10
Genetische Gründe für Fettleibigkeit

Menschen sind „double knockouts". Ihnen gingen zwei Gene verloren. Das eine Gen kontrolliert den Harnsäurestoffwechsel und das andere die Synthese von Vitamin C. Es ist anzunehmen, dass der Verlust beider Gene erklären kann, warum Menschen relativ leicht fettleibig und diabetisch werden können.

Eigentlich käme man nicht auf den Gedanken, dass die Ursache für die Fettleibigkeit von heute Millionen von Jahren zurückliegt. Die Geschichte der Fettleibigkeit lässt sich bis zum frühen Miozän zurückverfolgen. Funde von frühesten Menschenaffen lassen ihre Existenz bis zu 23 Millionen Jahre zurück datieren. Diese Menschenaffen stellen einen Meilenstein in der Evolution dar. Sie unterscheiden sich von vorher lebenden Affen darin, dass sie keinen Schwanz und größere Schädel hatten, sowie mehr als 10 kg wogen. Sie hatten außerdem breite Schultern, bewegliche Hüften und kräftig greifende Füße. Während ihre Hirnmasse noch gering war (ein Achtel der Größe eines menschlichen Gehirns) sind Menschenaffen, wie *Prokonsul*, doch als ein Fortschritt gegenüber früheren Primaten aufzufassen [108, 109].

Die frühsten Menschenaffen lebten in Ostafrika auf Bäumen und verspeisten reife Früchte. Für sie war es eine ideale Zeit. Im Laufe von 4 bis 5 Millionen Jahren entstanden mindestens 14 neue Arten. Das änderte sich, zunächst kaum spürbar, aber doch bis jetzt wahrnehmbar. Das Klima kühlte sich ab, möglicherweise wegen gesteigerter vulkanischer Aktivität im Rift Valley (ostafrikanischer Grabenbruch, jetzt größte Provinz Kenias [AdÜ]). Das Eis der Polkappen breitete sich aus, der Meeresspiegel fiel und es entstand eine Landbrücke, die den Tieren erlaubte, aus Afrika auszuwandern. Vor ungefähr 16 bis 17 Millionen Jahren zogen viele Tiere, wie die Vorfahren der Giraffen, Rhinozerosse, Elefanten, sowie Schweine, Antilopen und sogar Erdferkel über die Landbrücke [109].

Unter den Neuankömmlingen in Eurasien waren auch Menschenaffen. Anfangs konnten sie das ganze Jahr lang weiterhin reife Früchte fressen. Da sich die Welt weiterhin abkühlte, verschwanden nach und nach die tropischen Regenwälder. Die in Europa lebenden Menschenaffen zogen sich zurück und bildeten isolierte Kolonien, wo sie den Wandel der Umwelt zu überleben versuchten. Da die Tem-

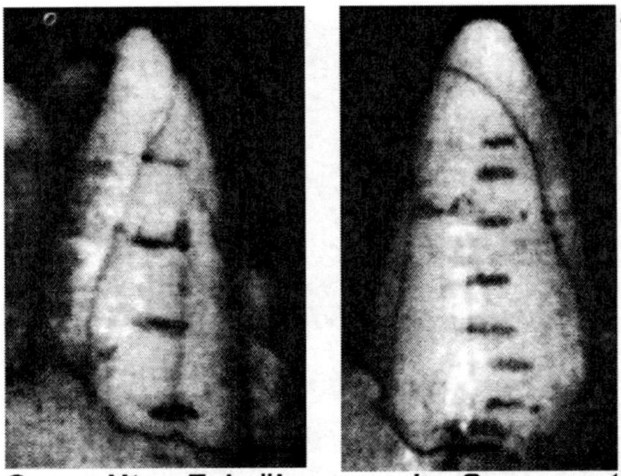

Orang-Utan-Eckzähne aus der Gegenwart mit wiederholender Schmelzhypoplasie

Abb. 19. Hinweise auf Hungersnot bei Affen im Miozän. Hinweise für wiederkehrende Hungersnöte kann man bei Affen anhand der Untersuchung ihrer Eckzähne in der Wachstumsperiode erlangen. Wenn wiederholt Streifen vorhanden sind, ist das ein Zeichen dafür, dass es Hungerperioden gab. Dann konnte sich der Zahnschmelz nicht richtig ausbilden. Skinner benutzte diese Methode, um zu zeigen, dass *Dryopithecus*-Affen aus der Vallès Penedès Senke in Spanien im mittleren Miozän immer wieder an Hunger litten. Abbildung aus Am J Phys Anthrop 2004; 123: 216-235. Mit Genehmigung von John Wiley and Sons

peraturen sanken und sich je nach Jahreszeit unterschieden, fehlten ihnen in den kälteren Monaten die Früchte. Der Anthropologe Mark Skinner fand Indizien, dass Menschenaffen (*Dryopithecus*), die isoliert in einer Kolonie in Valles Penedes, Spanien, lebten, periodisch unter Hunger litten, was er an bestimmten Merkmalen an Zähnen erkannte [110]. Kelley und Mitarbeiter fanden ähnliche Indizien, nämlich von der Jahreszeit geprägte Zahnmuster bei *Kenyapithecus,* einer anderen Menschenaffenart, die zur gleichen Zeit in der Türkei gelebt hatte [111].

Da weniger Früchte vorhanden waren, erweiterten die Primaten ihr Nahrungsmittelspektrum um Ausweichnahrungsmittel wie Wurzeln und Knollen. Das verlangte sowohl kräftigeren Zahnschmelz als auch, die Bäume verlassen und erstmalig „auf Fingergelenken gehen" zu müssen. Längere Entfernungen zurücklegen zu können und Kenntnisse der Daseinsvorsorge zu verbessern wurden für das Überleben entscheidend. Einige Menschenaffen, wie *Dryopithecus,* zeigten Veränderungen an ihrer Wirbelsäule, was ihnen das aufrechte Stehen ermöglichte [112]. Das richtige Gehen (Bipedalismus) kam erst später in der Entwicklung. Trotz dieser Anpassungen verschlechterten sich die Lebensbedingungen, sodass es vor 8 Millionen Jahren keine Menschenaffen mehr in Europa gab [113].

Die zurück-nach-Afrika-Hypothese

Das Verschwinden der Menschenaffen in Europa kann man wie das Ende eines anderen Kapitels in der Evolution der Arten auffassen, wie eine Sackgasse der Biologie. Aber das sieht man jetzt anders. Es gibt Hinweise, dass einigen dieser Menschenaffen vor dem völligen Verschwinden die Rückkehr nach Afrika gelang. Diese Menschenaffen können nun nicht nur die Vorfahren der Schimpansen und Gorillas, sondern auch der Menschheit sein [114]. Peter Andrews, ein Anthropologe des naturgeschichtlichen Museums in London, fand Hinweise, dass solch ein Menschenaffe (*Kenyapithecus*) vor 14 Millionen Jahren nach Afrika zurückgekehrt ist. David Begun, ein anderer bekannter Anthropologe der Universität Toronto wies aufgrund von Skelettfunden darauf hin, dass *Dryopithecus* vielleicht vor 9 oder 10 Millionen Jahren zurück nach Afrika gezogen sein müsse und zum gemeinsamen Ahnen von Menschen und großen Menschenaffen geworden sei [116].

Das „Sparsamkeits-Gen", erworben von hungernden Menschenaffen in Europa

Im ersten Kapitel erwähnten wir die Hypothese des Sparsamkeits-Gens, die vom Anthropologen James Neel Anfang der 1960er Jahre vorgetragen worden war. Neel wies darauf hin, dass unsere Vorfahren während Hungersnöten Gene erworben haben könnten, die die Speicherung von Fett begünstigen würden. Neel betonte, dass es damals ein Überlebensfaktor gewesen sei, während es, sobald Nahrung reichlich vorhanden sei, das Risiko für für Fettleibigkeit und Diabetes vergrößere, [117]. Anfangs fand diese Hypothese viel Beachtung. Dann breitete sich Skepsis aus, da ein Sparsamkeits-Gen nicht zu finden war [118].

Das änderte sich, als der Anthropologe Peter Andrews und ich die Hypothese vertraten, dass solch ein Sparsamkeits-Gen eine Rolle im Überleben von Menschenaffen in Europa während der Mitte des Miozäns gespielt habe [119]. Tatsächlich lag eine Mutation bei Vorfahren der Menschen ungefähr 15 Millionen Jahre zurück, die den Stoffwechselweg der Harnsäure betrifft. Bei den meisten Säugetieren sind Harnsäurekonzentrationen niedrig, weil bei ihnen das Enzym Urikase Harnsäure abbaut und schließlich Allantoin erzeugt. Menschen und alle großen Menschenaffen verloren jedoch die Urikase aufgrund einer Mutation. Daher haben sie auch höhere Harnsäurekonzentrationen im Blut.

Eine der Folgen des Fehlens der Urikase ist, dass die Harnsäureantwort auf Fruktose deutlich ausgeprägter ausfällt [120]. Da Harnsäure eine so wichtige Rolle dabei spielt, wie Fruktose die Speicherung von Fett verursacht, sollte die

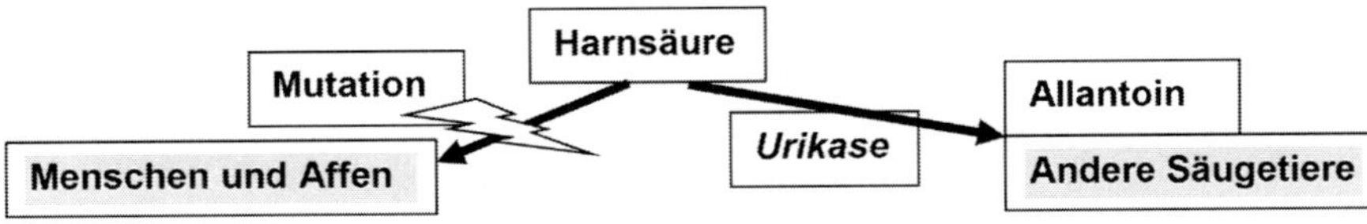

Abb. 20. Die Urikase-Mutation bei Menschen und Großaffen.

Urikasemutation die Fähigkeit der Fruktose, Fettleibigkeit und Fettakkumulation zu bewirken, stärken. Gaby Sanchez-Lozada aus unserer Arbeitsgruppe konnte zeigen, dass das Blockieren der Urikase bei Ratten die Fähigkeit von Fruktose erhöhte, die Konzentration der Triglyzeride im Blut, die Insulinresistenz, den arteriellen Blutdruck und die Fetteinlagerung in die Leber zu steigern, was im Einklang mit der genannten Hypothese steht.

Eine elegantere Vorgehensweise, die Wirkung des Verlusts der Urikase an frühen Menschenaffen auf den Fruktosestoffwechsel hin zu prüfen, ist das Wiederbeleben der Urikase. Auch wenn das etwas seltsam anmutet, man kann am Computer das Wiederbeleben eines Gens simulieren [121]. Eric Gaucher ist führend in der Anwendung dieser Methode. Er erzeugte für uns kürzlich mehrere der verschwundenen Urikasen von Menschenaffen. Miguel Lanaspa verglich dann die Effekte von Fruktose auf menschliche Zellen, die entweder Mangel an Urikaseaktivität oder die Urikaseaktivität der Menschenaffen hatten. Wie erwartet zeigten die menschlichen Zellen, denen Urikaseaktivität fehlt, als Reaktion auf die Gabe von Fruktose eine ausgeprägte Harnsäure-Antwort mit deutlichem Anstieg der Triglyzeridkonzentration. In mancher Hinsicht unterstützt das direkt die Hypothese des Sparsamkeits-Gens. In diesem Fall ist das „Sparsamkeits-Gen" jedoch nicht als Neuerwerb eines Gens, sondern als Verlust eines alten Gens zu verstehen.

Peter Andrews und ich hatten unsere Auffassung vorgetragen, dass die Urikasemutation wahrscheinlich in Europa stattgefunden habe. Hier wäre sie wegen der je nach Jahreszeit auftretenden Nahrungsmittelknappheit vorteilhaft für das Überleben der Menschenaffen gewesen. In Afrika bewirkte die globale Abkühlung zwar, dass sich die Fläche des Regenwaldes verringerte, aber nicht verschwand. Dadurch ging wahrscheinlich die Population der Primaten zurück, es blieben jedoch das ganze Jahr über Früchte verfügbar. Sobald die Menschenaffen aus Europa nach Afrika zurückgekehrt waren, können sie Vorteile gegenüber ihren afrikanischen Vettern gehabt haben und sie allmählich verdrängt haben. Sie hatten nicht nur zusätzliche Kenntnisse beim

Abb. 21. Ein Überlebensvorteil für Affen im Miozän?
Die Urikase-Mutation steigerte die Fähigkeit der Fruktose, das Anwachsen der Fettdepots und Insulinresistenz herbeizuführen. Wir gehen von der Hypothese aus, dass dies für die Affen von Vorteil war; denn während des mittleren Miozäns hatten sie immer wieder während der Wintermonate in Europa an Hunger zu leiden.

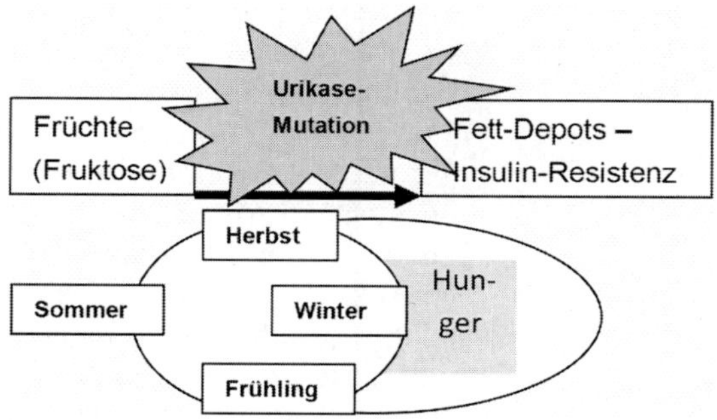

Gehen auf Fingergelenken erworben, sondern sie konnten reichlich Fett speichern, was während periodisch auftretender Hungersnot von Vorteil für sie war.

Die Urikasemutation ist nicht nur bei großen Menschenaffen und Menschen zu finden. Auch die kleineren Menschenaffen, Gibbons (*Hylobatidae*) und Siamangs (*Symphalangus syndactylus*), hatten die Urikase während derselben Zeit auf ihrer Wanderung nach Ostasien verloren. Es ist wahrscheinlich, dass die Mutation ihnen ähnliche Überlebensvorteile brachte. Gemeinsam mit ihren Ahnen haben Reptilien und Vögel hohe Harnsäurekonzentrationen im Blut durch den Verlust der Urikase vor etwa 200 Millionen Jahren. Im Trias und Jura waren fast 50% aller Arten von Landlebewesen ausgestorben [122]. Vögel und Reptilien hatten wahrscheinlich auch die Urikasemutation genutzt, um ihre Fettspeicher zu bewahren, ähnlich dem, was bei Säugetieren zu beobachten ist. Außerdem kann die Urikasemutation diesen Arten helfen, beim Wasserverbrauch zu sparen. Sie scheiden nämlich ihren Stickstoffabfall als Harnsäure in konzentrierter Form aus [33, 123].

Der Verlust der Vitamin C-Synthese: Ein weiteres Sparsamkeits-Gen?

Der Verlust der Urikase kann ein Weg gewesen sein, die Speicherung von Fett zu verbessern. Eine andere wichtige Substanz ist Vitamin C. Es handelt sich dabei um ein Antioxidationsmittel, das die meisten Tiere und Pflanzen selbst erzeugen können. Einige Untersuchungen deuten darauf hin, dass die Synthese dieses Vitamin C im Perm (vor fast 300 Millionen Jahren [AdÜ]) begann. Es half damals die Effekte einer hohen Sauerstoffkonzentration in der Atmosphäre zu blockieren [124, 125]. Die Fähigkeit, Vitamin C zu synthetisieren, ging jedoch später bei einer Vielzahl von Arten verloren. Dazu gehören Lachse, fruchtfressende Fledermäuse, der Russbülbül (*Pycnonotus cafer*) und zahlreiche Singvögel (ein Teil der Sperlingsvögel (*Passeriformes*), der größten Ordnung in der Klasse der Vögel) [126]. Auch die meisten Primaten, mit Ausnahme von Lemuren, verloren die Fähigkeit, Vitamin C selbst zu erzeugen. Weil die Koboldmakis (*Tarsiidae*), Verwandte der Lemuren, Vitamin C nicht selbst erzeugen können, ist man in der Lage, die Mutation auf etwa 58 bis 63 Millionen Jahre zurück zu datieren. Damit trat sie vor der Urikasemutation auf, die vor 40 bis 50 Millionen Jahren erfolgte [127, 128]. Der genannte Zeitraum lag am Ende der Kreidezeit (vor 65 Millionen Jahren), als der Chicxulub Asteroid nahe der heute namensgebenden Stadt auf der Halbinsel Yukatan einschlug und das Aussterben der Dinosaurier und vieler anderer Arten verursachte [129]. Diese Beobachtungen lassen den Schluss zu, dass der Verlust der Fähigkeit, Vitamin C selbst zu synthetisieren, in eine Zeit des Umbruchs fiel [130].

Ich meine, der Verlust unserer Fähigkeit, Vitamin C zu synthetisieren, machte den Fettschalter wirksamer und ist als ein Sparsamkeits-Gen aufzufassen. Es gibt viele indirekte Anzeichen, dass Fruktose und Vitamin C gegensätzliche Rollen spielen. Zum Beispiel kann Vitamin C die Effekte von Fruktose, die das MetS bei Tieren hervorrufen, teilweise blockieren [131]. Vitamin C senkt auch die Harnsäurekonzentration im Blut und blockiert den mitochondrialen oxidativen Stress [132, 133]. Die Vitamin C-Konzentration ist auch bei Personen mit Fettleibigkeit und DM2 niedrig. In einigen Untersuchungen konnte gezeigt werden, dass Vitamin C den arteriellen Blutdruck senken und die Fettsäureoxidation verbessern kann. Außerdem steigt der Fruktosegehalt in Früchten während des Reifungsprozesses an, während die Konzentration von Vitamin C sinkt. Bei Winterschläfern ist die Vitamin C-Konzentration im Winter hoch, wenn Fett verbrannt wird. Sie sinkt, wenn das Tier aus dem Winterschlaf erwacht. Dann ist auch ein Anstieg der Harnsäurekonzentration zu beobachten [81, 135].

Andere Sparsamkeits-Gene

Weitere Sparsamkeits-Gene werden identifiziert. Der Ackerbau begann vor ungefähr 10.000 Jahren. Hungerperioden ließen sich besser durch Anbau von Gemüsepflanzen und Halten von Haustieren vermeiden, ein großer zivilisatorischer Fortschritt. Der Mensch wurde jedoch gezwungen, seine Ernährungsweise umzustellen. Der Hauptbestandteil dieser neuen Lebensmittel war Stärke, das in Pflanzen hauptsächlich gespeicherte Kohlenhydrat. Stärke ist ein Polymer aus vielen Glukosemolekülen. Um sie über den Magen-Darm-Trakt resorbieren zu können, muss sie enzymatisch mittels der Amylase wieder in Einzelteile zerlegt werden.

Kürzlich entdeckte man, dass viele Menschen, die in einer landwirtschaftlich geprägten Gesellschaft leben, eine aktivere Form der Amylase in sich tragen, als die, die zu einer Population von Jägern und Sammlern gehören [136]. Die höhere Aktivität dieses Enzyms ist durch Verdoppelung des Amylase-Gens erklärt, was schnelleres und effektiveres Verdauen der Stärke ermöglicht. Diese Veränderungen sind menschenspezifisch und nicht bei Schimpansen und anderen Menschenaffen, die so weiterleben wie vor Millionen von Jahren, zu beobachten. Abgesehen von den Mutationen, die die Urikase und das Vitamin C betreffen, findet man nicht bei allen Menschen dieselben genetischen Veränderungen, allerdings setzt sich die Modifizierung bei der Amylase gerade in der Bevölkerung durch.

Zusammenfassung

Alle Menschen sind „double knockouts", ihnen fehlen zwei wichtige Gene. Wir haben einen Urikasedefekt und somit eine höhere Harnsäurekonzentration im Blut. Wir können Vitamin C nicht selbst erzeugen und haben eine niedrigere Vitamin C-Konzentration im Blut als die meisten Tiere. Diese Mutationen erhöhten unsere Fähigkeit, eine Hungersnot zu überleben, und ermöglichten uns, reichlich Fett zu speichern, was uns eine bessere Verwertung unseres ursprünglichen Hauptnahrungsmittels, der Früchte, ermöglichte. Nachdem sich die Menschheit fortentwickelt hat von einer fruchtessenden Art zu einer Jäger- und Sammlergesellschaft, und dann zu Ackerbauern, kam jetzt die große Überraschung, eine süße Überraschung, könnte man sagen. Mit der Entdeckung des Zuckerrohrs gerieten wir in einen heftigen Sturm und wurden dick und diabetisch.

Abschnitt 3
Der Aufstieg des Zuckers und die Verfettung der Menschheit

Kapitel 11
Zucker für die Wohlhabenden

Die frühesten Fruktosequellen der Menschen waren Früchte und Honig. Später wurde Zuckerrohr in Indien angebaut und breitete sich weltweit aus. In dieser Jahrhunderte zurückliegenden Zeit konnten sich nur die Reichen Zucker leisten, und nur diese entwickelten Fettleibigkeit, Diabetes mellitus und Gicht.

Während des Zeitalters der Affen (Eozän und Oligozän) und der Menschenaffen (Miozän) kam es zu Mutationen im Vitamin C- und Harnsäurestoffwechsel, die uns ermöglichen, in größeren Mengen Fett aus Fruktose nach Verzehr von reifen Früchten zu erzeugen und zu speichern. Vor etwa 200.000 Jahren brachte die Evolution den modernen Menschen in Afrika und eine Änderung in der Ernährungsweise hervor. Es begann mit Jägern und Sammlern und wandelte sich mit der Zeit in eine Agrargesellschaft. Mit diesen Änderungen kamen neue Fruktosequellen hinzu. Eine der ältesten und reichsten Quellen war Honig.

Die Entdeckung des Honigs

Wilder Honig ist süß und köstlich und enthält fast 40% Fruktose. Seit Jahrtausenden ist Honig ist ein beliebtes Nahrungsmittel. Höhlenmalereien in Europa, Indien, Südafrika und Australien dokumentieren, wie Honigjäger nach dem goldfarbenen süßen Schatz suchten. Einige der ältesten Bilder stammen aus der Steinzeit von vor 10.000 bis 15.000 Jahren. Eine berühmte, fast 9.000 Jahre alte Malerei wurde in einer Höhle bei Valencia in Spanien gefunden. Dort sieht man, wie jemand einen Bienenstock an einer Klippe

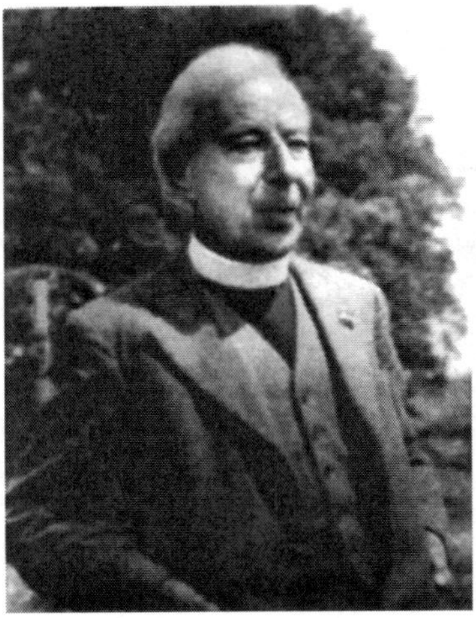

Abb. 22. Honigjäger am Ende der Moderne. Reverend Tickner Edwardes (1865 – 1944), der „Bienen-Mann von Burpham“ in West Sussex, England, beschrieb Methoden, wie man Bienenstöcke mit wildem Honig ausfindig macht. Bei einer davon stellt man eine kleine Untertasse mit Honig in den Wald, bis zahlreiche Bienen davon angelockt werden. Dann deckt man sie mit einem feinen Maschendraht zu, um sie zu fangen. Eine Biene lässt man frei. Sie fliegt dann aufwärts, um sich zu orientieren, und dann zum Bienenstock. Der Bienenjäger geht dann dorthin, wo die Biene zuletzt gesichtet wurde und beginnt die Prozedur von neuem, bis er den Bienenstock, wahrscheinlich in einem hohlen Baumstamm, gefunden hat. Das Foto wurde freundlicherweise von der Familie zur Verfügung gestellt.

ausfindig machte und den Honig einsammelte. Auf ähnliche Weise betreibt man noch heute Honigjagd in Nepal. Dort legen Männer an einer steilen Böschung unterhalb von Bienenstöcken ein Feuer, um dadurch die größten Honigbienen der Welt auszuräuchern. So können sie sicher an den Honig gelangen. Für frühe Menschen muss der Genuss von Honig ein spezielles Vergnügen gewesen sein. Wilden Honig zu finden, war nicht so leicht, und der Ertrag aus einem einzelnen Bienenstock nicht so groß. Es ist auch ungewiss, ob Menschen schon früher erkannt hatten, dass Honig günstig für das Überleben und das Speichern von Fett ist. Es gibt nur indirekte Hinweise für eine solche Annahme. Wie schon im Kapitel 4 erwähnt, stellen einige der frühesten europäischen Skulpturen dicke Frauen dar, häufig mit großen Brüsten und Vulva, so genannte „Venus“-Figurinen. Diese Figurinen sollen Fruchtbarkeit oder Wohlstand symbolisieren und mit der Bedeutung von Fettreserven für das Überleben und besonders in der Schwangerschaft im Einklang stehen. Wie schon vorher erwähnt, ist dick zu werden nicht so einfach. Es scheint so zu sein, dass ein Schalter im Stoffwechsel aktiviert werden muss, um dick werden zu können. In der Gesellschaft von Jägern und Sammlern könnte dieser Schalter durch Verzehr reifer Früchte, aber auch von allen unbehandelten Lebensmitteln, sowie Honig als die reichste Quelle von Fruktose, aktiviert worden sein. Wenn genügend Mengen verfügbar waren, wäre es der beste Weg gewesen, seine Fettspeicher zu füllen.

Manche Wissenschaftler hatten die Venus-Figurinen der Steinzeit und die „Mutter-Gottes“-Figurinen der späteren Bronzezeit mit der Honigbiene in Verbindung gebracht. Ei-

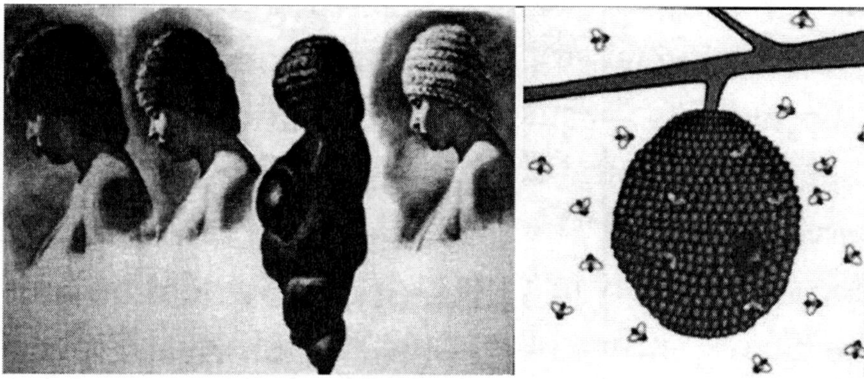

Mit Erlaubnis: Libor Belák, Antropark   Bienenkorb nach Nick Jurich

Abb. 23. Venus-Figurinen und Bienenkörbe.
Venus-Figurinen, wie die Venus von Willendorf, gab es in der Steinzeit im westlichen Europa und Russland. Ihre symbolische Bedeutung beruht auf Vermutungen. Einige hatten jedoch einen Kopfschmuck, der an Bienenkörbe erinnert.

nige Skulpturen und Abbildungen (um 6500 v. Chr.), wie man sie in einer neolithischen Siedlung bei Çatalhöyük in der Türkei gefunden hatte, stellen Bienen oder Honig dar. Andere Venus-Figurinen, wie die Venus von Willendorf (24000 – 22000 v. Chr., Österreich) und die Venus von Kostenky (23000 – 21000 v. Chr., Russland) haben zu einem Bienenkorb geflochtenes Haar. In einem besonderen Fall trägt eine Mutter-Gottes (7900 v. Chr., Türkei), die in Hacilar gefunden wurde, einen Bienenkorb wie eine Tiara (www.thebeegoddess.com). Das verleitet zu einer – zugegebenermaßen wilden – Spekulation, die wissenschaftlich nicht zu klären ist, dass Menschen früher mehrere junge Frauen in jedem Stamm ausgesucht haben könnten, für die sie den raren wilden Honig und reife Früchte sammelten, damit sie dick werden können. Das sollte diesen Frauen eine erfolgreiche Schwangerschaft auch bei Hungersnöten ermöglichen, um das Überleben der Sippe zu sichern. Bereits erwähnt wurden die Tunesier, die ihre Verlobten im 18. Jahrhundert dazu veranlassten, sich vor der Ehe Fettpolster anzueignen [1], und daran, dass der Forscher John H. Speke berichtete, dass König Rümanika seine Frauen nötigte, dick zu werden [2]. Dick zu sein sichert genügend Fettreserven für eine Schwangerschaft. Das gelingt am besten, wenn man junge Frauen mit wildem Honig versorgt. Während man bei der Suche nach wilden Bienenstöcken nur wenig Honig fand, bedeutete die Einführung von Bienenhäusern während der Bronzezeit einen Durchbruch. Die frühesten Bienenhäuser fanden im alten Ägypten zur Zeit der ersten Dynastie, um 2400

v. Chr. Erwähnung [3]. In der Türkei gab es erste Bienenhäuser 1500 v. Chr. Die Hetiter, die während dieser Zeit im Gebiet von Anatolien, Türkei, lebten, sahen Honig als eine besondere Kostbarkeit an und verhängten bei Diebstahl von Bienenhäusern hohe Strafen.

Honig wurde auch in Kanaan erzeugt. Er war so berühmt, dass in der Bibel von einem Land die Rede ist, wo „Milch und Honig fließt". Einer der frühesten Funde von Bienenhäusern wird aus Tel Rehov, einer Siedlung im nördlichen Israel (950 – 860 v. Chr.), berichtet. Man schätzt, dass in den hier gefundenen 180 Bienenhäusern 300 bis 500 kg Honig pro Jahr erzeugt wurde [4]. Obwohl die Bienenstöcke wohl mehr als eine Million Bienen beherbergten, waren sie im dicht besiedelten Stadtgebiet aufgestellt. Die Archäologen vermuten, dass das geschah, weil Honig so wertvoll war [4].

Das alte Ägypten und die Bienenzucht

Honig wurde auch im Nildelta, in Unterägypten erzeugt. Das Symbol von Unterägypten war die Biene und die frühen Pharaonen wurden häufig „Bienen-Könige" genannt. Der Honig wurde nicht nur verwendet, um Honigkuchen und Honigbier, sondern auch Medizin, wie Salben für Wunden und zur Einbalsamierung, herzustellen. Honig war wertvoll genug, dass er für Götter als königliches Geschenk oder in Grabstätten für *ka* (aus dem Körper entwichene Seele von Verstorbenen) geopfert wurde. Pharao Ramses III gab im 12. Jahrhundert v. Chr. 15 Tonnen Honig als Opfergabe an Hapi, die Nil-Gottheit [5]. Honig war auch als Kriegsbeute begehrt. Thutmoses III, ein Pharao der 18. Dynastie, dessen zahlreiche Siege im Nahen Osten und anderswo gut dokumentiert sind, nahm 470 mit Honig gefüllte Gefäße als Teil der Beute aus Djahi in Kanaan mit [6].

Zu dieser Zeit war Honig zum Verzehr nur für Adelige und Wohlhabende zugänglich. Das Entstehen von Zahnkaries hängt mit Zucker zusammen. In Untersuchungen konnte gezeigt werden, dass Fruktose der verantwortliche Bestandteil ist [7, 8]. Es ist daher interessant, dass es Zahnkaries in der vordynastischen Periode Ägyptens so gut wie nicht gab. Sie erfasste überwiegend Wohlhabende und Angehörige des Königshauses im Alten Reich, was sich im Neuen Reich beschleunigt fortsetzte [9]. Im Gegensatz dazu gab es Karies bei den Armen nur selten oder gar nicht [9].

Es überrascht nicht, dass im alten Ägypten während des Neuen Reiches (1570 – 1069 v. Chr.) die Wohlhabenden und Adeligen fettleibig waren. Wie man anhand von über-

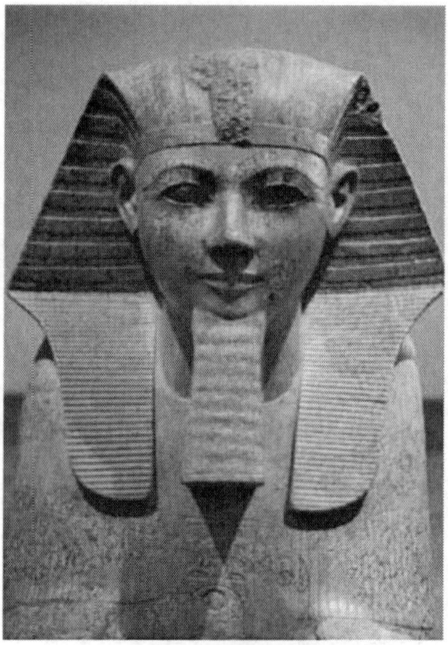

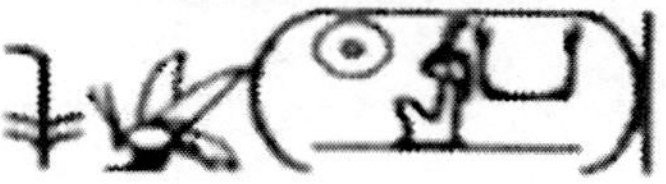

Abb. 24. Königin Hatschepsut, Fettleibigkeit und Diabetes.
Nach dem vorzeitigen Tod von König Thutmosis II, ging die Regentschaft auf seinen Sohn Thutmosis III über. Da er noch ein Kind war, übernahm Königin Hatschepsut die Herrschaft über das Königreich. Nach zwei Jahren proklamierte sie sich jedoch selbst zum Pharao. Dabei betonte sie, dass es ihr Recht sei, weil sie die Tochter des Gottes Amun-Re sei. Sie regierte 13 Jahre lang. Sie kleidete sich wie ein Mann und trug sogar einen falschen Bart. 2007 wurde ihre Mumie von Zahi Hawass vom Ägyptischen Museum in Kairo gefunden. Dabei ordnete er einen Backenzahn, der sich in einer mit ihrem Namen beschrifteten Holzschachtel befand, einer bestimmten Mumie zu. Eine CT-Aufnahme förderte einige Überraschungen zutage: Obwohl einige Statuen sie schlank und dynamisch zeigten, war sie fettleibig und hatte geschädigte Zähne. Außerdem hatte sie wohl Diabetes mellitus und ein Leberleiden. Abgebildet ist die Statue von Hatschepsut (aus dem Metropolitan Museum of Art, New York) und ihr Thronname als Hieroglyphe in einer Kartusche, der Binse und Biene vorangestellt sind, was sie als Pharao über Ober-(Binse) und Unter-Ägypten (Biene) ausweist.

mäßigen Hautfalten an ihren Mumien feststellen konnte, trifft das für mehrere Pharaonen zu, einschließlich Hatschepsut (1473 – 1458 v. Chr.), Amenhotep III (er regierte 1386 – 1349 v. Chr., Dynastie XVIII) und Ramses III (er regierte 1182 – 1151 v. Chr., Dynastie XX). Hatschepsut kann auch DM2 gehabt haben (siehe Abb. 24).

Andere Quellen von Fruktose: Traubensirup und gesüßte Weine

Verschiedene Süßigkeiten und Getränke wurden auch aus Honig und Früchten hergestellt. So konnten Früchte, die nicht das ganze Jahr über verfügbar waren, konserviert werden. Zum Beispiel konnte Traubensaft konzentriert werden, um Fruchtsaft und Sirup herzustellen. Diese Praxis wurde im Alten Testament beschrieben. Die Römer liebten besonders Traubensirup. Sie nahmen frisch gepressten Traubensaft und erhitzten ihn in großen Bleikesseln. Dadurch reduzierte sich das Volumen auf eine süße Flüssigkeit, die sie mit ihren Speisen zusammen zu sich nahmen. Wenn der Saft auf die Hälfte seines ursprünglichen Volumens eingekocht war, wurde er *defrutum,* und wenn er auf ein Drittel seines Volumens reduziert war, wurde er *sapa* genannt. Eine reiche Quelle von Fruktose war außerdem das Bleiazetat, das durch die Kesselwand durchsickerte und einen süßen Geschmack (den Geschmack des Bleizuckers) hatte. Es sei angemerkt, dass auch schon eine leichte Bleivergiftung zum Anstieg der Harnsäurekonzentration im Blut führt. Auf gleiche Weise wie bei Fruktose kommt es zu Fettleibigkeit und DM2. Dieses Getränk kann im alten Rom nicht nur zu Bleivergiftung geführt haben, sondern auch eine Rolle bei der Entstehung der Fettleibigkeit gespielt haben, die in dieser Zeit vorkam [10]. Während Hippokrates aus Griechenland DM2 noch nicht erwähnt hatte, berichteten davon in Europa zuerst Aulus Cornelius Celsus (30 v. Chr. – 50 n. Chr.) und Aretaeus von Kappadozien (30 – 90 n. Chr.), die während der Zeit von Kaiser Nero im römischen Reich lebten [11]. Gicht trat zu dieser Zeit ebenfalls häufiger auf und wird auch mit dem Trinken von bleihaltigem *sapa* in Verbindung gebracht.

Met war ein anderes Getränk, das aus Honig durch Gärung mittels Zusatz von Hefe hergestellt wurde. Met wurde vor fast 8000 Jahren vermutlich in Kreta erfunden. Mit der Zeit wurde es besonders in Nordeuropa beliebt, wo Trauben zur Weinerzeugung weniger verfügbar waren. Met war bei den Wikingern beliebt und wurde als das Getränk der skandinavischen Götter angesehen. Während des Gärprozesses wurde viel Fruktose abgebaut, daher fügte man häufig zusätzlich Honig oder Früchte hinzu.

Die Entdeckung des Zuckers

Zuckerrohr ist ein hohes Gras, das wahrscheinlich aus Indien und Neuguinea stammt. Es gibt sechs Arten des Zuckerrohrs, von denen vier kultiviert werden und zwei wild sind. Die süßeste Zuckerrohrart, *Saccharum officinarum* oder „edles" Rohr, stammt wahrscheinlich aus Neuguinea. In Indien gab es mehrere einheimische Zuckerrohrarten. Hier begann man mit der Kultivierung.

Zuckerrohr wurde wahrscheinlich erstmals während des ersten Jahrtausends v. Chr. geerntet. Während einer Militäraktion unter Kaiser Darius 521 v. Chr. hatten Soldaten beobachtet, dass die einheimischen Inder „Schilfrohre genossen, die Honig ohne Bienen lieferten", und als erste darüber berichtet. Als Alexander der Große 326 v. Chr. seine Armee ins Indus-Tal führte, schrieb sein ranghöchster Offizier Nearchus, dass die Einheimischen Zuckerrohrextrakt zum Süßen verwendeten.

Wieviel Zucker genau die einheimischen Inder verzehrten, ist nicht bekannt. Anfangs erzeugten sie auch keine Zuckerkristalle aus dem Rohr, sondern sie kauten entweder am Rohr oder kochten daraus zuckerreichen Extrakt. Die frühesten Berichte über Fettleibigkeit *(medoroga)*, DM2 *(madhumeha* oder Honigurin*)* und Angina pectoris *(hritshoola)* stammen vom indischen Arzt Sushruta. Er lebte in Benares (auch bekannt als Kashi) am Ufer des Ganges im Nordwesten Indiens ungefähr im 6. Jahrhundert v. Chr. [12]. Uttar Pradesh, das Gebiet, in dem er lebte, war derzeit das Hauptanbaugebiet für Zuckerrohr in Indien. Andere indische Ärzte, wie Charaka (300 v. Chr.), schrieben auch über DM2. Sowohl Sushruta als auch Charaka brachten die Entwicklung des DM2 mit dem Verzehr von Süßem in Verbindung. Zum Beispiel schrieb Charaka DM2-„Patienten" zu, faul zu sein, zu viel zu schlafen und Melasse zu verzehren. Sushruta hingegen stellte fest, dass sich DM2 bei jemandem, der „einer sitzenden Beschäftigung nachgeht oder gewohnt ist, süße Getränke oder dick machendes Essen zu sich zu nehmen", entwickelt [13]. Laut Chunder Bose sah Sushruta madhumeha (oder DM2) als etwas an, „worunter hauptsächlich die Wohlhabenden leiden und das durch übermäßigen Genuss von Reis, Mehl und Zucker verursacht wird. Der Patient fühlt sich schwach und erschöpft und beklagt sich über häufiges Wasserlassen, Durst und Hinfälligkeit. Ameisen werden von seinem Urin angezogen" (wegen der darin enthaltenen Glukose) [14].

Fettleibigkeit, Diabetes mellitus und Angina pectoris waren zuerst in Indien beschrieben worden. In Indien wurde erstmals Zucker gewonnen.

Der *Sushruta Samhita* enthält die Schriften von Sushruta mit zahlreichen Verweisen auf Zuckerrohr. Die älteste Version dieses Textes datiert vermutlich um 350 n. Chr., damit ist es möglich, dass viele der Verweise auf Zucker aus dieser Zeit kommen. In diesem Buch wird Zucker sowohl als Nahrungsmittel als auch als Medizin dargestellt. Der Saft des Zuckerrohrs war mit zahlreichen Nahrungsmitteln, einschließlich Honig, Milch und Reis, gemischt worden, um eine Vielfalt von Beschwerden zu behandeln. Zuckerwein (Shakara Sidhu) wurde als ein Getränk beschrieben, das „süß in seinem Geschmack, den Genuss am Essen vergrößert, appetitlich ist und diuretisch wirkt. Es unterdrückt das Gefühl der Kraftlosigkeit (gestörtes Váya, indisch) und ist anregend, süß beim Verzehr und belebt die Sinne". Melasse, die nach dem Auskristallisieren des an Saccharose reichen Sirups übrig bleibt, wird beschrieben als „süß im Geschmack ... führt zur Anhäufung von Fett... und Leibesfülle" [15].

Die Ausbreitung von Zucker in China, Ägypten und Europa

Zucker breitete sich ungefähr 100 v. Chr. nach China aus. Der berühmte chinesische Arzt Tchang Tchong-king berichtete zuerst 200 n. Chr. über den dort aufgetretenen DM2 [11]. Während man in Griechenland Kenntnis von der Existenz des Zuckerrohrs hatte, wie Theophrastus (371 v. Chr. – 287 v. Chr.), ein Schüler von Aristoteles wahrscheinlich über die Schriften von Nearchus festgestellt hatte, gibt es sehr wenige Anzeichen, dass Zucker (Saccharose) für die alten Griechen oder Römer verfügbar war. Der griechische Arzt und Naturforscher Galen (ca. 129 – 217 n. Chr.) erwähnt die Existenz von Zucker und gab an, dass er aus Indien und Arabia Felix (heutiges Jemen) käme [16, 17]. Während seiner Tätigkeit als Arzt sei DM2 noch sehr selten gewesen. Er habe nur zwei Fälle gesehen [18].

Mehrere hundert Jahre später (500 bis 700 n. Chr.) wurde das Zuckerrohr in Persien eingeführt. Wieder einige hundert Jahre später wurden Fettleibigkeit und DM2 von zwei berühmten persischen Ärzten, Rhazes (auch bekannt als Muhammed ibn Zakaria Al-Razi, 865 – 925 n. Chr.) und Avicenna (980 – 1037 n. Chr.), beschrieben [11, 19]. Während sowohl Rhazes als auch Avicenna über das medizinische Potenzial des Zucker schrieben, zum Beispiel zur Stimulation der Darmtätigkeit, sahen sie keinen spezifischen Zusammenhang zwischen dem Genuss von Zucker und dem Auftreten von DM2 [16]. Jedoch sei nach Auffassung von Rhazes Fettleibigkeit mit Arthritis verbunden, die vielleicht Gicht war, und er wies darauf hin, dass bei der Behandlung der Fettleibigkeit der Verbrauch von Süßem und Fett vermindert werden sollte [20].

Zuckerrohr wurde in Ägypten etwa 600 n. Chr. angebaut. Im Laufe der nachfolgenden Jahrhunderte wurde es in Zypern, Kreta und durch die Mauren auch in Nordafrika und Südspanien eingeführt. Zucker war jedoch für den größten Teil Europas weitgehend nicht verfügbar. Während des Mittelalters war Fettleibigkeit nur einigen wenigen Ärzten in Italien bekannt, so Oribasius (325 – 400 n. Chr.) und Alexander Trallianus (6. Jahrhundert n. Chr.) [21]. Fettleibigkeit

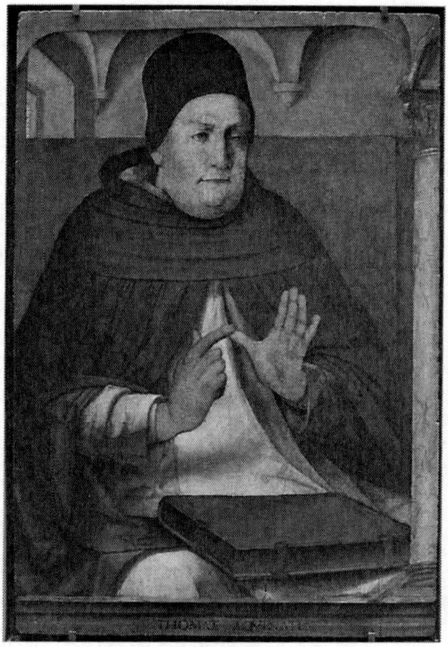

Abb. 25. Thomas von Aquin und seine Liebe zum Zucker.
Der 1323 heilig gesprochene und später zum Kirchenlehrer ernannte Thomas von Aquin (1225 – 1274) lebte in Italien, Frankreich und kurz in Köln. Er erarbeitete wesentliche Beiträge zur Theologie und zum Naturrecht. Er wurde extrem dickleibig und liebte den Genuss von Zucker, dabei betrachtete er Zucker nicht als Lebensmittel und erlaubte seinen Genuss während der Fastenzeit. So schrieb er: "Zuckerartige Gewürze nimmt man schließlich nicht als Nahrung zu sich, vielmehr zur leichteren Verdauung, somit liegt kein Verstoß gegen das Fastengebot vor, vergleichbar mit der Einnahme einer Medizin." Posthumes Gemälde von Justus van Gent um 1475.

war ausgesprochen selten und kam nur bei Adeligen und Wohlhabenden vor.

Zuerst, vielleicht schon 990 n. Chr., wurde Zucker wahrscheinlich von Ägypten und Syrien über den Hafen von Venedig nach Europa importiert [16]. Die Kenntnis von der Existenz des Zuckers verbreitete sich hauptsächlich mit der Rückkehr der Kreuzfahrer aus dem Nahen Osten. Der Kreuzfahrer Albertus Agnensis schrieb 1108 n. Chr., dass man die „honigsüßen Rohre" um Tripoli im heutigen Libanon erntete und die Ortsansässigen eine Form „von Schnee oder weißen Salzes" aus seinem Saft herstellten, der „angenehmer als der Honig von Bienen" sei [17]. Da immer mehr Menschen vom Zucker gehört hatten, wuchs sein Importvolumen in der Republik Venedig an. Zuckerrohr wurde 1170 n. Chr. auch in Sizilien eingeführt.

Der jüdische Arzt Moses Maimonides, der 1138 in Spanien geboren wurde, verließ Spanien als junger Mann, um der Judenverfolgung zu entgehen, und lebte zunächst in Marokko und später in Kairo. Er hatte beobachtet, dass DM2 in Spanien und Marokko im Gegensatz zu Ägypten nicht vorkam, wo er mehr als 20 Fälle sah [18, 22]. Er stellte damals fest, dass Zucker in Ägypten leicht zugänglich war, während er in Spanien noch relativ teuer und kaum zu bekommen war. In Europa war Zucker für das Bürgertum nicht verfügbar, aber wohl aber an königlichen Höfen. Gerichtsakten zeigen zum Beispiel, dass der Hof für König Edward I aus England 1.877 Pfund Zucker im Jahre 1287 und 6.258 Pfund Zucker im folgenden Jahr bestellt hatte [23]. Thomas von Aquin, ein berühmter katholischer Geistlicher, der in Italien zur gleichen Zeit lebte, liebte ebenfalls den Zucker. Da Zucker als Medizin zu betrachten sei, so seine Argumentation, spreche nichts dagegen, ihn während der Fastenzeit zu essen [23]. Wahrscheinlich befolgte er seinen Rat selbst ausgiebig, denn er wurde sehr dick.

Die vermehrte Verbrauch von Zucker und zuckerhaltigen alkoholischen Getränken führte wahrscheinlich dazu, dass so viele Könige fettleibig wurden („Adipose Rex"-Syndrom). Wilhelm der Eroberer wurde zum Beispiel im Alter so dick, dass König Philip von Frankreich ihm vorwarf, wie eine schwangere Frau auszusehen. Diese Beleidigung erzürnte ihn so sehr, dass er 1087 die Stadt Nantes bei Paris stürmen und anzünden ließ. Während des Kampfes fiel er aus seinem Sattel und zog sich eine Bauchprellung zu (wahrscheinlich auch eine Darmperforation). Im Sterben liegend bereute er seine Sünden und vermachte seinen Reichtum der Kirche und Armen. Bei der Beerdigung in der Kirche St. Stephan in Caen, Frankreich, war sein Leib so aufgeblasen, dass er zerplatzte, als man ihn in einen Steinsarkophag legte. Ein schrecklicher Gestank verbreitete sich, der alle Anwesenden veranlasste, die Flucht zu ergreifen.

Anfang des 15. Jahrhunderts begann Spanien mit der Produktion von Zucker und trat in Konkurrenz zum venezianischen Handel. Portugal begann auch mit dem Anbau von Zuckerrohr auf Madeira, den Azoren und Sáo Tome vor der afrikanischen Küste. 1498 umschiffte Vasco da Gama Afrikas Südspitze und erreichte Indien. Er eröffnete den neuen Seeweg für den Handel, was Portugal zusätzlichen Reichtum brachte. Der portugiesische König Manuel „der Glückliche" war ein religiöser Mann und wurde durch die Produktion von Zucker und den Handel mit Indien sehr wohlhabend. 1513 starb der alte Papst und ein neuer wurde gewählt. Er nannte sich Leo X. König Manuel sandte lebensgroße Skulpturen der Kardinäle und des Papstes aus Zucker als Geschenke an den Vatikan [24]. Außerdem machte er einen jungen Albino-Elefanten aus dem Königreich von Cochin (ein kleines indisches Königreich im südlichen Indien, das unter portugiesische Herrschaft gefallen war) Papst Leo zum Geschenk. Papst Leo, der für seinen üppigen Lebensstil und seine ausschweifenden Feste bekannt war, liebte den weißen Elefanten und nannte ihn Hanno. Mit zunehmendem Alter wurde Leo immer dicker und bekam Gicht.

Trotz gesteigerter Produktion blieb Zucker für das gemeine Volk unerschwinglich. Laut Galloway kostete ein Pfund

Tab. 3. Berühmte fettleibige Könige und geistliche Würdenträger: Das „Adipose Rex"-Syndrom

Vitellius, römischer Kaiser (15 – 69 n. Chr.)
Karl, der Fette, heiliger römischer Kaiser (839 – 888 n. Chr.)
Sancho, der Fette, König von Leon (NW Spanien und Portugal) (starb 966 n. Chr.)
Sactius, der Fette, spanischer König (ungefähr 1000 n. Chr.)
William, der Eroberer, englischer König (1028 – 1087 n. Chr.)
Louis VI (Louis der Fette), französischer König (1081 – 1137 n. Chr.)
John, englischer König (1167 – 1216 n. Chr.)
Thomas von Aquin aus Italien (1225 – 1274 n. Chr.)
Papst Leo X, der Fette (1475 – 1521 n. Chr.)
König Henry VIII, englischer König (1491 – 1547 n. Chr.)
Louis XVIII, französischer König (1755 – 1824 n. Chr.)
Frederick I, der Fette, württembergischer König (1754 – 1816 n. Chr.)

Zucker zwischen 1259 und 1400 so viel wie 28 Pfund Käse oder 34 Dutzend Eier. Zum Vergleich: Ein Pfund Zucker kostete im Jahr 1937 so viel wie 100 g Käse oder 2 Eier [24]. Es dauerte jedoch nicht lange bis zur Entdeckung von Amerika und dem Beginn des Ostindien-Handels. Ein damit verbundener einschneidender Wandel hatte großen negativen Einfluss auf die Gesundheit des Menschen.

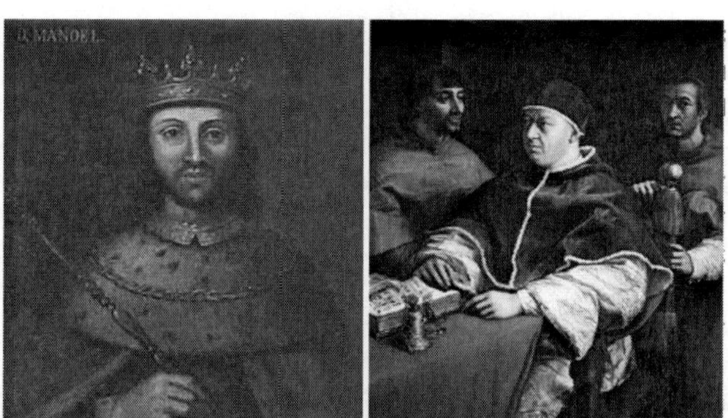

Abb. 26. König Manuel von Portugal und seine Geschenke aus Zucker. Manuel I, der Glückliche, von Portugal (1469 –1521), ein gläubiger König, sandte zwei Geschenke an Papst Leo X anlässlich dessen Krönung im Jahre 1513: Lebensgroße Figuren, die den Papst und Kardinäle darstellten, und Hanno, einen indischen Elefanten. Papst Leo X war erlesenen Speisen zugeneigt. Er wurde dick und litt an Gicht.

Kapitel 12
Zucker für die Armen

Durch erhöhte Produktion wurde Zucker für jedermann zugänglich. Seither sind Fettleibigkeit und Diabetes mellitus nicht mehr nur Krankheiten der Wohlhabenden, sondern erfassen die gesamte Menschheit.

Im mittelalterlichen England war Zucker nur für Wohlhabende erschwinglich. Für die Mehrheit der Bevölkerung setzte sich die tägliche Kost in erster Linie aus Zerealien wie ungesäuertes Roggen- oder Haferbrot, Milch und Käse, Gemüse und Hühner- oder Schweinefleisch zusammen. Zum Süßen gab es den raren Honig, der häufig – soweit verfügbar – zum Wein hinzugefügt oder zum Bierbrauen benutzt wurde. Laut mancher Linguisten entstand der Begriff „Honeymoon" während dieser Zeit und bezog sich auf die sehr begehrte Mitgift von Honig oder Honiggetränken (wie Met), die Jungverheirate erhielten und bis zum folgenden Vollmond reichen sollte.

In Portugal und Spanien entwickelte sich die Zuckerindustrie schnell. Zuckerrohr wurde auf Madeira in den 1420er Jahren, auf den Kanarischen Inseln in den 1480er Jahren und auf Sáo Tome Mitte des 16. Jahrhunderts eingeführt [24]. Auf der Kanarischen Insel La Gomera, wo Kolumbus einen Zwischenaufenthalt auf seiner ersten Reise in die Neue Welt einlegte, traf er Beatriz de Bobadilla, die frisch verwitwete Gattin des Gouverneurs, die um die 30 Jahre alt und für ihre Schönheit berühmt war. Ob es zu einen wahrer Romanze kam, ist nicht verbürgt. Er blieb jedoch einige Wochen, obwohl er ursprünglich nur vier Tage einplante. Zum Abschied schenkte ihm Beatriz Zuckerrohrstücke, damit er sie in die Neue Welt mitnehme. Kolumbus brachte das Zuckerrohr nach Santo Domingo auf die Insel Hispaniola (jetzt Dominikanische Republik und Haiti). Hier wurde dann das erste Zuckerrohr in Amerika angepflanzt.

Die ersten Versuche, Zuckerrohr bei Santo Domingo anzubauen, gestalteten sich schwierig. Anfangs versuchten die Spanier die einheimischen Indianer als Arbeiter in den Zuckerplantagen einzusetzen. Der Dominikaner Bartholomé de las Casas bat den spanischen König Ferdinand, die ortsansässigen Taino-Indianer wegen ihrer hohen Sterblichkeit durch von Spaniern eingeschleppte Pocken zu schützen. Zum Teil aus diesem Grund wurden Afrikaner als Sklaven eingeführt. Das erste Sklavenschiff kam 1505 in Amerika

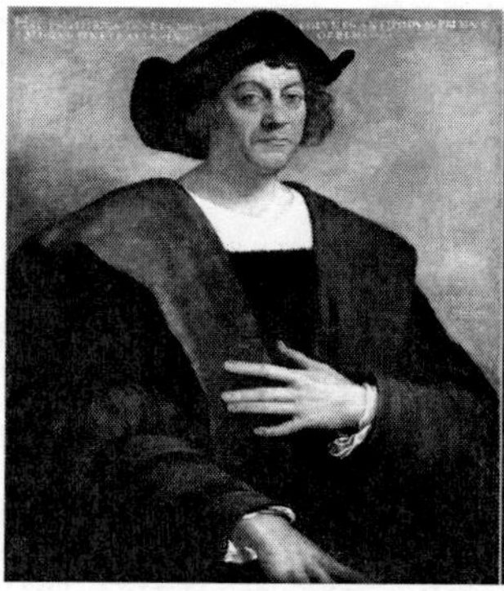

Christoph Kolumbus
(1451 – 1504)
Gemälde von Sebastiano del Piombo, 1519.

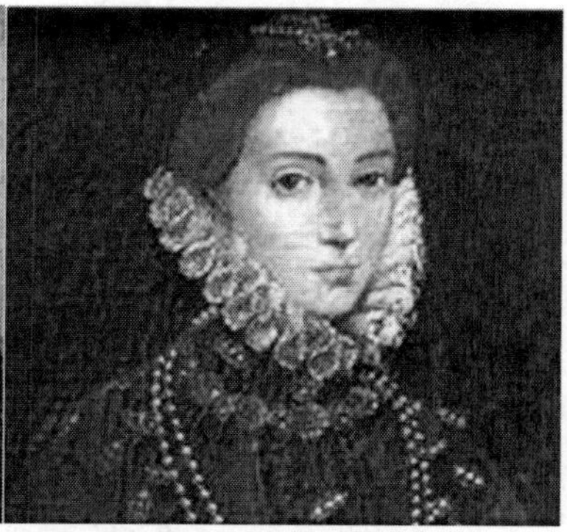

Beatriz Bobadilla y Ossorio
(1462 – 1501)
Gemälde eines anonymen Malers.

Abb. 27. Einfuhr von Zucker nach Amerika: Es war gut gemeint, hatte aber verheerende Folgen.

Kolumbus machte 1492 auf seiner ersten Reise nach Amerika einen Zwischenhalt auf den kanarischen Inseln. Er traf sich mit der schönen Gouverneurswitwe von La Gomera, Beatriz Bobadilla y Ossorio. Vermutlich kam es zu einer romantischen Begegnung. Sie gab Kolumbus einige Zuckerrohrstücke nach Santo Domingo auf der Insel Hispaniola (heute Dominikanische Republik und Haiti) mit. Somit war Zuckerrohr nach Amerika als ein Geschenk der Liebe gekommen, das über Jahrhunderte als Antrieb für Sklavenhandel missbraucht wurde, eines der dunkelsten Kapitel der Geschichte.

an. Spanien entsandte auch „Zuckermeister" von den Kanarischen Inseln, um beim Aufbau der Zuckerindustrie zu helfen. 1516 wurde der erste Zucker nach Europa verschifft [23].

Die Expansion der Zuckerindustrie

Spanien und Portugal kontrollierten am Anfang den größten Teil des Handels mit Zucker aus Amerika. Ein großer Teil des Zuckers wurde von Spanien nach Antwerpen, der größten Stadt in den Niederlanden, gesandt, die damals unter spanischer Regentschaft war. Von hier betrieb man mit ganz Europa Zuckerhandel. Anfang des 16. Jahrhunderts wurde Antwerpen zur reichsten und größten Stadt Europas. Von hier aus wurden 40% des Welthandels kontrolliert.

England antwortete darauf, indem es seinen eigenen Zuckerhandel aufbaute. Die ersten beiden Zuckerhäuser (Raffinerien) wurden 1544 in London von John Gardiner und Sir William Chester gegründet. Zuerst konnten die Englän-

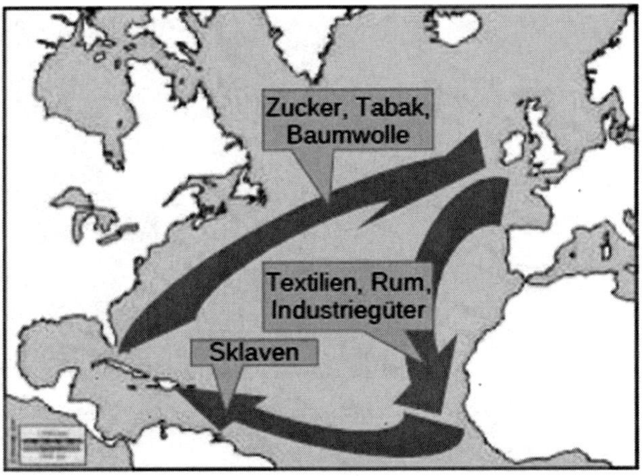

Abb. 28. Der Dreieckshandel brachte Zucker nach England. Der Dreieckshandel florierte von 1500 bis 1850. Schiffe segelten von Europa nach Afrika und lieferten Erzeugnisse, wie Messing, Kupfer, Blei, Salz und Schießpulver. Damit wurden Sklaven gekauft und über die „Mittelpassage“ zu den Zuckerplantagen nach Amerika gebracht. Dann wurden Zucker, Rum und Baumwolle von Amerika nach Europa transportiert. In dieser Zeit wurden schätzungsweise 10 bis 20 Millionen Afrikaner nach Amerika als Sklaven verschleppt.

der nicht mit dem billigeren Importzucker aus Antwerpen konkurrieren. Das spanische Reich begann mit der holländischen Revolte gegen Ende der 1560er Jahre an Macht zu verlieren. In dieser Zeit büßte Antwerpen seine Bedeutung als Handelszentrum ein. Zwischen 1560 und 1590 sank die Bevölkerungszahl von 100.000 auf 42.000. Als Antwerpen 1585 wieder an Spanier fiel, flohen viele Bürger nach Amsterdam. Die Niederlage der spanischen Armada im Jahre 1588 brachte der britischen Marine eine dominierende Stellung, mit einer zunehmended Kontrolle der Zuckerindustrie in Amerika. Ein schneller Ausbau der Zuckerplantagen durch die Engländer, insbesondere auf Barbados (1627), folgte. Die Eroberung Jamaikas durch die Engländer 1655 führte zu einem weiteren Einflussverlust der Spanier im Zuckerhandel.

Um 1600 besaß England das Zuckermarkt-Monopol der Westindischen Inseln. Das Wachstum der Zuckerindustrie förderte den Sklavenhandel. Es wird geschätzt, dass mehr als 10 Millionen Afrikaner über die berühmt-berüchtigte „Mittlere Passage“ nach Amerika gelangten, um als Sklaven auf den Zuckerplantagen zu arbeiten. Größtenteils wurde Rohzucker nach England verschifft, wo er raffiniert wurde. In England wurden die Schiffe dann mit Schießpulver, Salz, Messing und Kupfer für Afrika beladen, um damit Sklaven einzukaufen. So lief der berüchtigte „Dreieckshandel“.

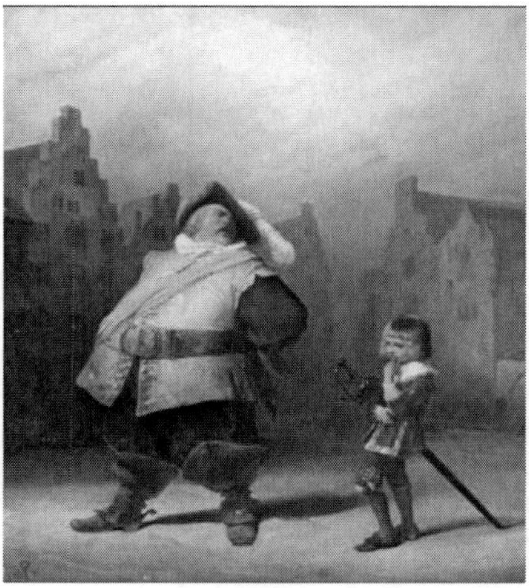

Abb. 29. Shakespeare, Falstaff und „Sack and Zucker".
Sir John Falstaff, ein Angeber und Trunkenbold, war ein beliebter Charakter in einigen Stücken Shakespeares. Falstaff trug den Spitznamen „Sack and Sugar" nach seinem Lieblingsgetränk. Er trank gern ein Gemisch aus süßem Kirschwein, Zucker und Muskat. Falstaff litt später im Drama Henry IV unter Gicht. Gemälde von Adolf Schrödter, 1867.

England und Holland bevorraten Zucker

Während Zucker ursprünglich nur für die Wohlhabenden erschwinglich war, führte die deutliche Zunahme der Zuckerimporte nach England dazu, dass er selbstverständlicher Inhaltsstoff in Getränken und Lebensmitteln („Bonbons") wurde. Besonders kostengünstig war es, Getränken Zucker zuzufügen. Viele Weine, besonders die von Madeira und aus Portugal, hatten einen hohen Zuckergehalt (Madeira-, Portwein und Sherry) [16]. Bis zum Ende des 16. Jahrhunderts wurden immer mehr schwere Süßweine statt mit Honig mit Zucker hergestellt. Das lag nicht nur an der zunehmenden Verfügbarkeit von Zucker, sondern auch am Rückgang der Honigerzeugung, da immer mehr englische Klöster, die Haupterzeuger von Honig, wegen der Reformation in den 1540er Jahren geschlossen wurden [23].

Ein besonders beliebtes Getränk in England war *Hippocras,* ein Wein mit Zucker, Zimt und Muskat. Ebenso beliebt war *„Sugar and Sack"*, ein gesüßter Wein, aus dem man zusammen mit gekochter Milch und Eiern *„Sack Posset"* machte, eine süße vanillepuddingartige Süßspeise, die bei Hochzeiten gereicht wurde. Rum, der aus Zuckerextrakten wie Melasse hergestellt wurde, wurde besonders in Amerika immer beliebter. Nach der Eroberung von Jamaika 1655 wurde Rum bei der britischen Marine die am meisten getrunkene Spirituose.

Zucker wurde auch anderen Getränken zugesetzt. Tee kam 1610 aus Indien nach England, Kaffee 1615 aus Afrika und Arabia Felix (dem heutigen Jemen) und Kakao nach

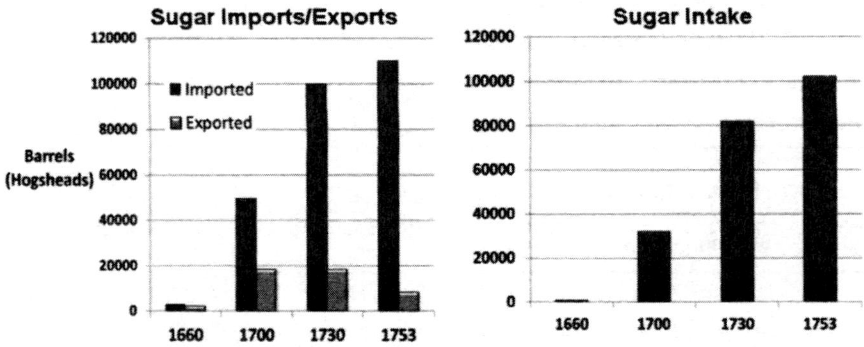

Abb. 30. Der Import von Zucker nach England wächst (1660 – 1753).
Zwischen 1660 und 1753 importierte England immer mehr Zucker, aber exportierte immer weniger. Der Konsum von Zucker fing damals an, deutlich zu steigen. Quelle: Sweetness and Power, Sidney Mintz (Penguin Books, 1985).

1650 aus Amerika. In den Ländern, aus denen die Getränke kamen, wurde kein Zucker verwendet. In England wurde Zuckler schon 1690 zum Süßen dieser Getränken verwendet. In London gab es immer mehr Tee- und Kaffeehäuser [25]. Ab 1700 wurde es zum Ritual, am Morgen und am Nachmittag (*five o'clock tea*) Tee mit Zucker zu trinken [26]. Die steigende Zuckernachfrage der Engländer hatte eine dramatische Zunahme der Zuckerimporte zur Folge. 1660 wurden etwa 1.200 Barrel (Fässer mit einem Fassungsvermögen von je ca. 160 Liter) Zucker nach England importiert, um 1700 waren es 50.000 Barrel und 1753 110.000 Barrel [23]. In der der letzten Hälfte des 18. Jahrhunderts war der Export von Zucker während wegen des wachsenden Eigenbedarfs der Engländer rückläufig. Zwischen 1700 und 1800 verfünffachte sich der Pro Kopf-Verbrauch von Zucker in England, während er in Frankreich stabil blieb [26].

Da die Engländer den größten Teil des Zuckers aus Amerika für sich behielten, gründeten die Holländer 1602 die Ostindien-Kompanie und begannen mit dem Zuckerimport aus Ostindien. Zucker wurde hauptsächlich auf der Insel Java erzeugt. 1650 gab es dort 20 Zuckermühlen und 1710 waren es bereits 130. Bald wurde auch Amsterdam zu einem Zentrum des Zuckerhandels in Europa.

Fettleibigkeit kommt nach England und Holland

Bis 1500 war Fettleibigkeit (damals Korpulenz genannt) in der Allgemeinbevölkerung selten. Seit Anfang des 17. Jahr-

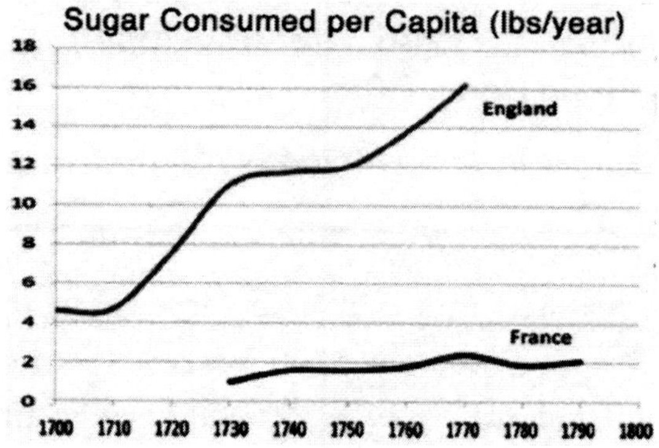

Abb. 31. Der Konsum von Zucker in England steigt an. „Ich glaube, kein Zeitalter leistete sich jemals mehr Beispiele für körperliche Fülle, wie unseres." Thomas Short, 1727. „Auf eine fette Person in Frankreich oder Spanien kommen hundert in England." William Wadd, 1816. Quelle: Austen RA, Smith WD; Private tooth decay as public economic virtue: The slave sugar triangle, consumerism, and European industrialization. Social Sience History. Durham: Duke University Press; 1990, p.95-115.

hunderts gibt es Berichte Fettleibigkeit und seine Komplikationen, überwiegend aus England und den Niederlanden, wo der Verbrauch von Zucker zuerst zunahm.

Engländer aßen viel Zucker selbst und zahlten als Preis dafür mit Fettleibigkeit, Diabetes mellitus und Herzerkrankungen.

Tobias Venner (1577 – 1660), ein Arzt aus Bath, England, war der erste, der den Begriff „obesity" in seinem Lehrbuch „Via recta ad vitam longum" (lat., Der richtige Weg zu einem langen Leben) verwandte [27]. Stephan Blankaart (1650 – 1702), ein niederländischer Arzt aus Amsterdam, hatte sich über den bemerkenswerten Anstieg der Fettleibigkeit in Holland in einem 1683 erschienenen Buch geäußert [28]. Das vom Londoner Arzt Thomas Short 1727 veröffentlichte Buch beginnt mit den Worten: „Ich glaube, dass kein anderes Zeitalter sich jemals mehr Beispiele von ‚corpulency' geleistet hat, als unseres" [29]. Der in Holland ausgebildete und in England praktizierende Arzt Malcolm Flemyng (1700 – 1764) hielt 1757 vor der Königlichen Gesellschaft der Ärzte einen Vortrag über die Zunahme der Fettleibigkeit und schlug vor, sie als Krankheit zu betrachten [30]. Dr. John Fothergill (1712 – 1780) nannte Fettleibigkeit eine „höchst einzigartige Krankheit" [1]. William Wadd beklagte in seinem 1816 erschienenen Buch den bemerkenswerten Anstieg der Fettleibigkeit in England: „Auf eine fette Person in Frankreich oder Spanien kommen hundert in England." [1].

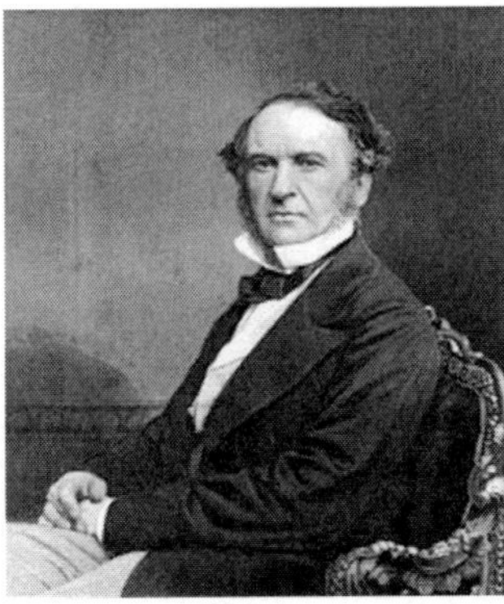

William Gladstone

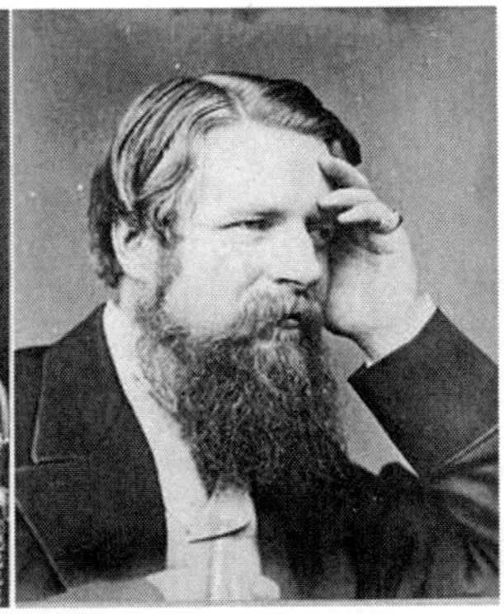

Sir Stafford Northcote

Abb. 32. Die Zuckersteuer in England wurde 1874 wieder abgeschafft. Adam Smith und seine berühmte „Wealth of Nations“ (1776) regte eine Luxussteuer an, so auch auf Zucker, Rum und Tabak. Die Zuckersteuer wurde am 23.4.1874 von Premierminister William Gladstone und Finanzminister Sir Stafford Northcote wieder abgeschafft.,

Die Einführung der Zuckerrübe und die Ausbreitung der Zuckerindustrie

Das geringe Export von Zucker durch Engländer und Holländer veranlasste den Rest Europas dazu, nach anderen Zuckerquellen zu suchen. Eine viel versprechende Möglichkeit war die Rübe. Zucker hat bei ihr einen Gewichtsanteil von fast 12%. 1747 extrahierte Andreas Sigismund Marggraf (1709 – 1782), ein Berliner Apotheker, Zucker aus Rüben mittels Alkohol und Kristallisation. Während er sich für die Kommerzialisierung nicht interessierte, entwickelte Franz Carl Achard, ein Schüler Marggrafs, eine wirtschaftliche Methode, Zucker aus Rüben *(Beta vulgaris)* zu gewinnen. Auf dieser Grundlage gründete er 1801 die erste Zuckerrübenfabrik in Cunern, Schlesien [AdÜ]. Als Folge der Kontinentalsperre durch die Engländer im Jahre 1806, während des Napoleonischen Krieges, herrschte ein Mangel an Zucker in Kontinentaleuropa. Die Franzosen zahlten hohe Preise für Rübenzucker. Schon bald nahm die Rübenzuckerproduktion überall in Europa immer mehr zu. Um 1914 erreichte sie weltweit 9 Millionen Tonnen und hatte fast die des Zuckerrohrs (11,5 Millionen Tonnen) erreicht [31].

In England stieg der Zuckerverbrauch weiter an. Laut Import- und Exportdaten nahm der Pro-Kopf-Verbrauch von Zucker von 2 kg pro Jahr (1700) über 9 kg (1800) auf 45 kg (1900) zu [32]. Das große Angebot ließ der Zuckerpreis sinken. Zudem wurde die Zuckersteuer im Laufe des 19. Jahrhunderts immer weiter gesenkt und schließlich am denkwürdigen 23. April 1874 ganz abgeschafft. Das führte zu noch mehr Zuckerkonsum. Zucker wurde zu einem Hauptbestandteil in der Ernährung der Engländer.

Nach Abschaffung der Zuckersteuer im Jahre 1874 stieg der Konsum von Zucker in England weiter an.

Das Auftreten von Fettleibigkeit, Gicht, Diabetes mellitus und Herzkrankheiten

Da der Zuckerverbrauch der englischen und holländischen Bevölkerung weiter zunahm, wurde nicht nur über fettleibige Menschen, sondern auch erstmals über krankhaftes Übergewicht berichtet. Der große holländische Arzt Herman Boerhaave (1668 – 1738) sah einen Patienten, der so dick war, dass er eine Schärpe tragen musste, um seinen Bauch zu halten. Die Platte seines Esstisches war mit einer Einbuchtung versehen, damit er das Essen mit beiden Händen erreichen konnte [1]. Zu den Personen mit krankhaftem Übergewicht gehörte der sehr berühmte Engländer Daniel Lambert, ein Lebensmittelhändler. Er war damals der schwerste Mensch der Welt und ließ sich auf verschiedenen Ausstellungen bewundern. Der Londoner Arzt William Wadd, der sein Buch über Fettleibigkeit 1816 veröffentlicht hatte, beschrieb mehr als 40 Fälle mit krankhaftem Übergewicht (> 150 kg Körpergewicht), wovon 20 Kinder und Jugendliche waren.

In dieser Zeit nahm in England und Holland auch die Gicht zu. Wie die Fettleibigkeit so war die Gicht ursprünglich eine Krankheit der Wohlhabenden und des Adels. Viele Könige und andere Berühmtheiten litten darunter. Sie wurde als „Staupe der Herren", „Königin der Krankheiten und Krankheit der Könige" und „Folge von Luxus und Maßlosigkeit" benannt. Ambrose Bierce (1842 – 1913) charakterisierte es so: „Ein Arzt nennt es Gicht, wenn er Rheumatismus bei einem reichen Patienten feststellt".

Während Gicht zunächst in erster Linie eine Krankheit der Wohlhabenden war, wurde sie, parallel zur Zunahme des Verbrauchs gezuckerter Weine und Zider, immer häufiger[33, 34]. Da der Genuss von Zucker zur HyperU führt, ist er eine bekannte Ursache für Gicht. Einige Experten haben jedoch die Meinung vertreten, dass diese Weine noch auf eine andere Weise das Gichtrisiko erhöht haben. Insbesondere der Arzt Gene Ball wies in den 1960er Jahren darauf hin, dass besonders die portugiesischen Weine einen sehr hohen Bleigehalt haben. Die Holzfässer, in denen sie versandt wurden, hatten einen mit Blei eingefassten Deckel oder Befestigungen aus Blei [35]. Da Blei den Harnsäurespiegel im Blut ansteigen lässt, verursacht es auch Gicht (sogenannte „Bleigicht"). Ball konnte vier Flaschen Wein aus

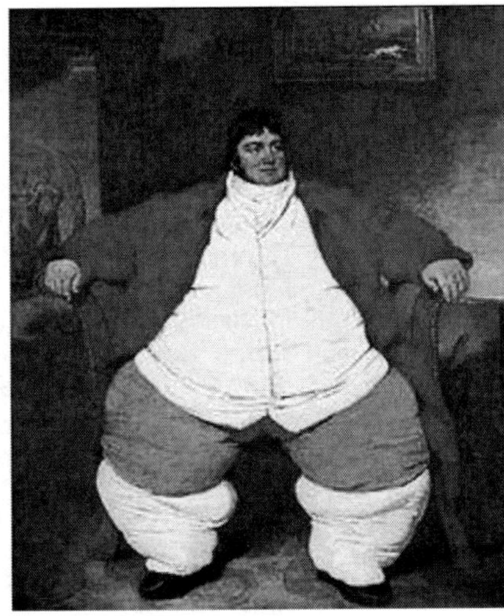

Abb. 33. Die dicksten Menschen der Geschichte.
1750: Edward Bright aus Essex, ein Einzelhändler, starb mit 29 Jahren. Mit einem Körpergewicht von 280 kg soll er der schwerste Mann im 18. Jahrhundert gewesen sein. „Er war ein aktiver Mann noch ein oder zwei Jahre vor seinem Tode, bis seine Fettleibigkeit über seine Kraft ging, sein Leben ihm zur Last und der Tod eine Erlösung wurde" (Wanley, 1806).
1809: Daniel Lambert (Bild) aus Leicester starb mit 40 Jahren und wog 332 kg. "In seine Weste hätten 7 Personen mit Normalmaßen gepasst" (Enzeclopedia Brittanica, 1890).
1983: Jon Minnoch aus Bainbridge Island, Washington, erreichte ein Gewicht von 635 kg bevor er mit 42 Jahren im Herzversagen starb. Er hält z.Zt. den Gewichts-Weltrekord.
2007: Manuel Uribe aus Monterrey, Mexiko, war mit 570 kg vorübergehend der schwerste lebende Mensch, bevor er erfolgreich abnahm. Er starb am 26.05.2014 und wog zuletzt 394 kg [AdÜ].

Tab. 4. Berühmte Könige, Wissenschaftler und Künstler mit Gicht.

Könige, Päpste, Politiker	Wissenschaftler, Ärzte, Künstler
Michael VIII von Konstantinopel (1223 – 1282)	Michelangelo (1475 – 1564)
Papst Leo X (1475 – 1521)	Galileo Galilei (1564 – 1642)
Heinrich VIII (1491 – 1547)	Peter Paul Rubens (1577 – 1640)
Karl V, heiliger römischer Eroberer (1500 – 1558)	William Harvey (1578 – 1647)
Philipp II von Spanien (1527 – 1598)	John Milton (1608 – 1674)
Lord Chesterfield (1694 – 1773)	Thomas Sydenham (1624 – 1689)
Benjamin Franklin (1706 – 1790)	Isaac Newton (1643 – 1727)
Ludwig XVIII (1755 – 1824)	Wilhelm Leibnitz (1646 – 1716)
William Pitt der Jüngere (1759 – 1806)	Samuel Johnson (1709 – 1784)
Georg IV von England (1762 – 1830)	Alfred Lord Tennyson (1809 – 1892)
Thomas Jefferson (1743 – 1826)	

der Zeit von 1770 bis 1820 ausfindig machen und ihren Bleigehalt prüfen. Zwei der Flaschen, ein Portwein von 1805 und ein Wein von den Kanarischen Inseln hatten einen sehr hohen Bleigehalt (830 – 1.900 µg/l). Vergleicht man heute Weine aus Portugal oder von Madeira mit den damaligen, so war die Bleikonzentration damals 5 bis 10mal so hoch. Da Portwein damals ein Lieblingswein der Engländer war (einem Bericht zufolge wurden 1825 250.000 Hektoliter Portwein importiert), ist es möglich, dass Blei zur Zunahme der Gicht-Häufigkeit im 18. und 19. Jahrhundert beigetragen hat [35]. Da Blei zu HyperU führt, kann man folgern, dass, ähnlich wie beim Zucker, das Risiko für Fettleibigkeit ansteigen kann. Hohe Bleikonzentrationen im Blut sind nicht nur mit Gicht, sondern auch mit Fettleibigkeit, Bluthochdruck,

Insulinresistenz und Nierenerkrankung verknüpft [36, 37, 38]. In einem späteren Kapitel wird die Rolle einer milden Bleivergiftung bei der Epidemie der Fettleibigkeit ausführlicher besprochen.

Diabetes mellitus wurde im 17. Jahrhundert in England in erster Linie als ein Zustand, bei dem sich Zucker (Glukose) im Urin fand, „wiederentdeckt". Der Urin ist „wunderbar süß, als ob er von Honig oder Zucker durchdrungen sei", so schrieb Thomas Willis (1621 – 1675), der Sedleian Professor der Natürlichen Philosophie an der Universität Oxford (von Sir William Sedley 1618 gestifteter Lehrstuhl), in „Diabetes" [11, 39]. Matthew Dobson, ein Arzt im Liverpooler Krankenhaus, ging sogar so weit, dass er 2 Liter Urin eines Diabetikers kochte. Er erhielt dabei einen weißlichen zuckerartigen Kuchen (gewogen: 4 Unzen (ca. 113,4 g), 2 Drams (ca. 7,1 g) und 2 Skrupel (ca. 2,6 g), zusammen also ca. 123 g), der „süß wie brauner Zucker schmeckte und von Zucker nicht zu unterscheiden war, außer dass die Süße ein geringes Empfinden der Kühle am Gaumen hinterließ" [11]. Dobson bemerkte auch, dass das Serum eines Soldaten, der an akutem Diabetes verstarb, einen süßen Geschmack hatte. [Persönliche Anmerkung des Autors: Als praktizierender Arzt freue ich mich, dass dieser Teil der körperlichen Untersuchung nicht mehr durchgeführt werden muss.]

Wie über Fettleibigkeit und Diabetes mellitus wurde über Herzanfälle aufgrund von koronarer Herzerkrankung zuerst in England Mitte des 17. Jahrhunderts berichtet. Edward Hyde (1609 – 1674) beschrieb den Brustschmerz mit wiederkehrenden Episoden, den sein Vater, der Graf von Clarendon, vor seinem plötzlichen Tod 1632 ertragen musste. 1768 berichtete der Arzt William Heberden über diesen neuen Typ des wiederkehrenden Brustschmerzes, den er Angina pectoris nannte, vor dem königlichen Kollegium der Ärzte und veröffentlichte danach 1802 seine Beobachtungen von 100 eigenen Fällen. Andere englische Ärzte machten auch Aufzeichnungen über diesen eigenartigen Brustschmerz, der zum plötzlichen Tod führte, es waren John Fothergills (1774), John Wall (1785), Edward Jenner (1786), Caleb Parry (1788) und James Johnstone (1792). Hinzu kamen bald Berichte auch aus Irland und Schottland [40].

Damals diskutierte man die Ursache der Angina pectoris. Manche Ärzte meinten, es handele sich um eine Erkrankung der Brustwand. Andere, wie der berühmte amerikanische Arzt Benjamin Rush (1745 – 1813) (ihm wird zugeschrieben, das Golfspielen in die Vereinigten Staaten eingeführt zu haben) bemerkten, dass Angina pectoris häufig mit Gicht und Fettleibigkeit zusammen auftrete, und wiesen darauf hin, dass die Angina pectoris ein Versuch des Körpers sei, den Gichtschmerz an anderer Stelle zum Ausdruck zu bringen (er nannte es „fehlgeleitete Gicht") [41, 42]. William Wadd äußerte die Vorstellung, dass das Herz durch Fett erdrosselt werde. In seinem Buch über Fettleibigkeit stellte er 1816 zum Beispiel den Fall von Dr. Brian Higgins dar, der nach heftigen Brustschmerzen verstarb. In seiner Leiche fand man ausgeprägte Fettmassen, die sein Herz umschlossen [1]. Andere Ärzte, insbesondere Jenner und Parry, beobachteten die koronare Herzerkrankung und vertraten die Meinung, dass das die Ursache für Angina pectoris sei [40]. Erst der deutsche Pathologe Karl Weigert (1845 – 1904) dokumentierte 1880 bei Menschen, die nach Herzanfällen gestorben waren, die Erkrankung der Herzkranzarterien. Damit war sie als Ursache der ischämischen Herzerkrankung gesichert [43].

Daneben wurden andere Krankheitsbilder entdeckt. Richard Bright, ein Arzt am Guy's Hospital in London, beschrieb Anfang des 19. Jahrhunderts eine chronische Nierenerkrankung, für die hauptsächlich Gicht und Bleivergiftung verantwortlich gemacht wurden [34, 44, 45]. Viele der betroffenen Patienten hatten hypertrophierte Herzmuskeln bei vermutlich erhöhtem Druck im Blutkreislauf. Das führte zur Entwicklung von Methoden, um den Blutdruck messen zu können. Bald wurde das Krankheitsbild Bluthochdruck vom jungen englischen Arzt Frederick Akbar Mahomed entdeckt [46, 47]. Mahomed erkannte, dass Personen mit Gicht oft erhöhten arteriellen Blutdruck entwickelten, und wies darauf hin, dass Harnsäure eine seiner Ursachen sein könnte. Auch Apoplexie, ein veralteter medizinischer Begriff für Schlaganfall, wurde in dieser Zeit zunehmend in England beobachtet. Das Auftreten von Fettleibigkeit mit Erschöpfung und Schläfrigkeit, heute *Schlafapnoe* genannt, wurde ebenfalls in ursächlichem Zusammenhang gesehen.

Der Zusammenhang von Zucker, Fettleibigkeit und Diabetes mellitus

Die Möglichkeit, dass Zucker eine Rolle bei diesen Krankheitsbildern gespielt hat, entging der Aufmerksamkeit der Ärzte nicht. Einer der ersten, der Zucker für das Auftreten der Fettleibigkeit verantwortlich machte, war Stephan Blankaart (1650 – 1702) aus Amsterdam. 1683 warnte er in seinem Buch, dass wahrscheinlich der übermäßige Genuß von Zucker die Ursache nicht nur von Fettleibigkeit, sondern auch von Gicht und Zerstörung der Zähne sei. Später schrieb William Wadd über die Beziehung von Zucker zur Fettleibigkeit: „Die chinesischen Sklaven werden in der Zeit der Zuckerrohrernte fett, ohne dass sie etwas anderes außer reifes Zuckerrohr verzehrt hätten" [1]. Er kommentierte, dass dasselbe für afrikanische Sklaven gelte, die auf den Westindischen Inseln arbeiteten. Benjamin Moseley, der 1800 eine Abhandlung über die Vorteile von Zucker schrieb, bemerkte die Beziehung der Zuckeraufnahme zur Fettleibigkeit ebenfalls. Er schrieb, „Eingenommen in Tee, Milch und Bier genügt Zucker nicht nur, die Natur zu unterstützen, sondern macht dünne Menschen dick." [16].

Andere erkannten den Zusammenhang zwischen dem Konsum von Zucker und Diabetes mellitus. Etienne Lancereaux (1829 – 1910) bemerkte, dass Diabetes mellitus bei schlanken Menschen, er nannte es *diabète maigre*, oder bei dicken Menschen, er nannte es *diabète gras, auftrat*. Heute wissen wir, dass es sich um Diabetes mellitus Typ 1 (bei Verlust von Inselzellen der Bauchspeicheldrüse) oder DM2 (in erster Linie bei Insulinresistenz) handelt. Lancereaux war der Auffassung, dass Diabetes auf den übermäßigen Verzehr von Zucker zurückzuführen sei [48]. Andere, wie Sir Dyce Duckworth, erkannten, dass DM2 und Gicht häufig gemeinsam auftreten [49].

Auch in anderen Ländern beobachtete man den Zusammenhang von Zucker mit DM2. Zum Beispiel beschrieb Dr. Thomas Christie, ein britischer Armeearzt, der Anfang des 19. Jahrhunderts in Colombo auf Ceylon stationiert war, 10 Personen mit DM2, die interessanterweise meist zum ärmeren Teil der Bevölkerung zu zählen waren. Christie fand heraus, dass sich die armen Menschen den Reis nicht leisten konnten, der von Bengalen importiert werden musste. Daher waren sie auf lokal erzeugte Nahrungsmittel wie „Yams und Süßkartoffeln, Jackfrucht, (Koch-) Bananen und besonders Kokosnüsse" angewiesen. Hervorzuheben ist jedoch, dass sie auch „sehr viel Land- oder Rohzucker, der vom Palmwein der Dattelpalme (*Phoenix sylvestris*) zubereitet wurde, verzehrten, was für sie preiswert und auch ein Exportartikel" war [50, 51]. Eine seiner interessanteren Anmerkungen ist, dass DM2 auf Ceylon deutlich häufiger als in Kalkutta vokam, wo DM2 eher selten war. Diese Aussage basiert auf den Angaben seines Kollegen und Freundes William Hunter, der dort stationiert gewesen war [50, 51].

DM2 war in Bengalen, wie auch in anderen Regionen, wo Produktion und Verbrauch von Zucker zunahmen, auf dem Vormarsch. Das wurde 1907 in einer Reihe von Artikeln im British Medical Journal verdeutlicht [14, 52, 53, 54, 55, 56, 57, 58, 59, 60]. Sir Richard Havelock Charles, ein in Indien stationierter Generalmajor, leitete die Konferenz, die sich mit dem Auftreten von DM2 in Indien und mehrerer anderer Ländern der Welt, einschließlich Ceylon und Ägypten, befasste. Charles stellte eine beunruhigende Zunahme der Fettleibigkeit bei den wohlhabenden und sitzend tätigen Indern in Bengalen fest, während es bei ärmeren Bevölkerungsgruppen und im Punjab eine Ausnahme blieb. Charles merkte an, dass die Inder in Bengalen ihre Zufuhr von Kohlenhydraten einschließlich Zucker erheblich gesteigert hatten. Andere bestätigten diesen Zusammenhang, nicht nur für Indien, sondern auch für Ägypten und China [14, 54, 55].

Ein aufziehender Sturm

Im 19. und Anfang des 20. Jahrhunderts hatte der Verbrauch von Zucker deutlich zugenommen, die Häufigkeit von Fettleibigkeit, DM2 und Herzerkrankungen stieg zwar auch an, war aber noch relativ gering. Bei einer Untersuchung an 12.392 Unions-Veteranen des amerikanischen Bürgerkriegs wurde festgestellt, daß die Häufigkeit der Fettleibigkeit (definiert als ein BMI > 30 kg/m^2) bei Männern im Alter zwischen 50 und 59 Jahren von etwa 3,4% im Jahre 1890 auf 5,9% im Jahre 1900 anstieg [61]. Der berühmte Arzt Sir William Osler war durch den Anstig der DM2-Rate alarmiert. Er rechnete noch mit nur 2 bis 3 Fällen in einer Bevölkerung von 100.000 Personen in Europa und Amerika [62]. Anfang der 1890er Jahre erfolgte eine stationäre Aufnahme im Johns Hopkins Krankenhaus in Baltimore in 10 von 35.000 Fällen wegen DM2 [62]. Zunehmend wurde auch arterieller Bluthochdruck diagnostiziert, was sicher auch der Erfindung der Blutdruckmanschette durch den italienischen Arzt Scipione Riva-Rocci 1896 zuzuschreiben ist. Um 1912 hatte die Metropolitan Lebensversicherungsgesellschaft Daten erhoben, dass erhöhter arterieller Blutdruck (die Definition (RR systolisch ≥ 140 mmHg und/oder diastolisch ≥ 90 mmHg) hat sich bis heute nicht geändert) die Lebenserwartung senke. Demnach waren nur 5 bis 10% der erwachsenen amerikanischen Bevölkerung hypertensiv.

Das war der Anfang eines aufziehenden Sturms. Der Beauftragte für Gesundheit in New York City und Professor für das Gesundheitswesen der Columbia Universität Haven Emerson (1915 – 1917) legte 1924 eine Grundsatzarbeit vor, in dem er Risikofaktoren für Menschen untersuchte, die DM2 entwickelten [63]. Er zeigte sich besorgt, da die Häufigkeit von DM2 über einen Zeitraum von 40 Jahren in New York City fast um den Faktor 10 angestiegen war. Emerson stellte einen Zusammenhang zwischen der Entwicklung von DM2 zu Wohlhabenden und sitzend Beschäftigten und besonders zu Kaufleuten her, die in der Nahrungsmittelin-

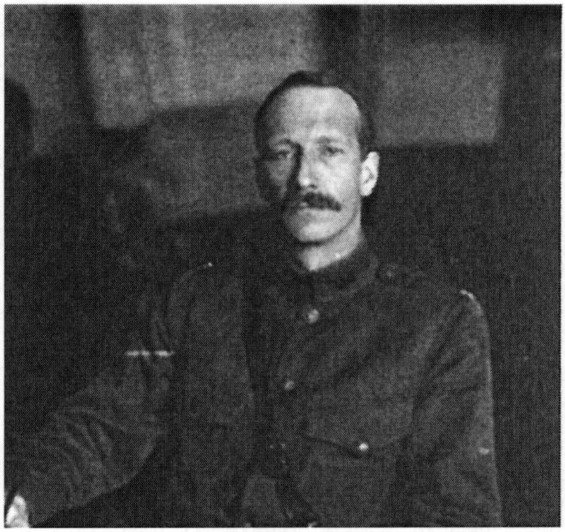

Abb. 34. Zucker und Diabetes in New York City häufiger. Haven Emerson (1874 – 1957), der New Yorker Gesundheitsbeauftragte und Direktor des Gesundheitswesens an der Columbia Universität, hatte bemerkt, dass in New York City die DM2-Häufigkeit von 28 Fällen pro Million Einwohner im Jahre 1880 auf 190 Fälle pro Million Einwohner im Jahre 1920 angestiegen war. Um das besser verstehen zu können, veranlasste Dr. Emerson eine Studie, die mögliche Risikofaktoren für die Entwicklung der DM2 identifizieren sollte. Sein hauptsächliches Verdienst bestand im Benennen der Risikofaktoren sitzende Tätigkeit, Wohlhabenheit und Alter über 45 Jahre. Was war nun eine der größten Gefahren? Zuckerkonsum!

dustrie arbeiteten. Besonders hervorzuheben ist, dass Emerson darauf hinwies, dass DM2 gewöhnlich bei Personen mit hohem Zuckerkonsum auftrat. Er vertrat daher die Meinung, dass Zucker die primäre Diabetesursache sei, und merkte an, dass diese Hypothese dadurch gestützt sei, dass die Häufigkeit von Diabetes in solchen Ländern, beispielsweise Australien, wo auch der Verbrauch von Zucker geringer sei, geringer sei [63].

Emerson war in seiner Besorgnis um Zucker als einer Ursache des DM2 nicht allein. Sir Frederick Banting hatte 1922 Insulin entdeckt, wofür er den Nobelpreis erhielt. Wie andere war er besorgt über die Zunahme der Häufigkeit von DM2 bei Europäern und Amerikanern und er machte sich Gedanken, dass der raffinierte Zucker eine der Hauptursachen dafür sei. Interessanterweise meinte er, dass es nicht das Zuckerrohr selbst sei. Von Arbeitern der Zuckerrohrplantagen in Panama war ihm bekannt, dass das Lutschen am Zuckerrohr tagein, tagaus nicht zu einem höheren DM2-Risiko führte [64]. Das überrascht nicht, wenn man auf die schon in Kapitel 9 beschriebenen Untersuchungen verweist. Die Fähigkeit von Fruktose, den Stoffwechselschalter zu aktivieren, ist von der Fruktosekonzentration in der Leber abhängig, was sowohl mit der Geschwindigkeit als auch mit Gesamtmenge verzehrten Zuckers zusammenhängt.

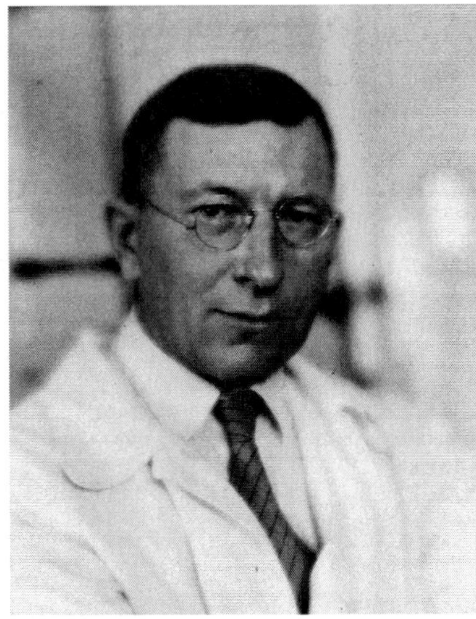

Abb. 35. Frederick Banting: Zucker ist Ursache für Diabetes Mellitus.
„In den Vereinigten Staaten ist die Inzidenz des Diabetes Mellitus proportional mit dem Pro-Kopf-Verbrauch von Rohrzucker angestiegen. Man kann daran nichts ändern, aber feststellen, dass beim Erhitzen und Auskristallisieren des Naturprodukts Rohrzucker etwas verändert wurde, was das Raffinade-Produkt zu einem gefährlichen Lebensmittel macht." Sir Frederick Banting, Edinburgh Medical Journal, 1929; 36: 1-18.

Die Einführung von Zucker bei Naturvölkern führt vermehrt zu Fettleibigkeit

Nachdem der Preis immer mehr gesunken war, wurde Zucker auch ein bedeutender Handelsartikel, wenn Reisende aus der westlichen Hemisphäre auf Eingeborene trafen. Als James Cook 1769 nach Neuseeland kam, waren die Maori Berichten zufolge kräftig und muskulös ohne viel Körperfett [65]. Damals bestand ihre Nahrung aus Farnwurzeln, Süßkartoffeln, Fisch und Geflügelfleisch [65]. Mit der Einführung westlicher Kultur wurde Zucker zum Hauptbestandteil ihrer Kost. Damit ging eine deutliche Häufigkeitszunahme sowohl der Gicht als auch des DM2 bei dieser Bevölkerung einher [66, 67].

Ein anderes Beispiel stellen die Pima Indianer dar, die in der Flussebene des Gila in Arizona lebten. Bei ihrem ersten Kontakt mit den Siedlern waren die Pima gesund und athletisch. Nach der Entdeckung von Gold in Kalifornien wurde eine Landverbindung durch das Pima-Territorium gebaut. Goldsucher machten an den Handelsposten an der Route nach Kalifornien Halt, um Waren für den Eigenbedarf zu tauschen. Zucker war für die Pima ein begehrter Handelsartikel [68, 69]. Bereits um 1900 waren sowohl Fettleibigkeit als auch DM2 bei den Pima in Arizona weit verbreitet. Interessanterweise traf das nicht für die in Mexiko lebenden Pima zu, die an ihren ursprünglichen Traditionen und Ernährungsgewohnheiten festgehalten hatten [69].

Eine wahre Epidemie der Fettleibigkeit, DM2 und Herzkrankheiten wurde Anfang der 1960er Jahre von G. D. Campbell unter den Natal-Indern, die auf den Zuckerrohrfeldern im „Zuckerrohrgürtel" Südafrikas arbeiteten, beobachtet. Zuckerrohr war in diesem Gebiet seit der Mitte des 19. Jahrhunderts angebaut worden und viele der Arbeiter stammtenen aus Indien. Im Unterschied zu ihren Verwandten in Indien, die nur ungefähr 5,4 kg Zucker pro Kopf pro Jahr verzehrten, nahm der durchschnittliche Natal-Inder 35 kg zu sich. Schwarzafrikaner waren gegenüber Zucker weniger empfindlich als die Natal-Inder. Campbell stellte fest, dass auch sie DM2 und Fettleibigkeit bekommen konnten, wenn sie genug Zucker verzehrten. Campbell schrieb, dass der unpopuläre König der Zulus Mpande („sein Hauptinteresse galt seinem großen Harem und seinem Essen) so dick wurde, dass er nicht mehr gehen konnte und auf Ochsen-Häuten liegend geschleppt werden musste." [70].

Cohen teilte andere Untersuchungsergebnisse jüdische Yemeniten betreffend mit, dass es bei ihnen zu einer bemerkenswerten

In einer anderen Studie berichtete Cohen, dass bei jüdischen Jemeniten, die von Jemen nach Israel eingewandert waren, eine auffallende Zunahme bei Diabetes zu verzeichnen war. Vor der Einwanderung war DM2 nahezu unbekannt, unter den 50 bis 60jährigen Jemeniten, die schon 20 bis 30 Jahre in Israel lebten, war die Rate nun 7,7%. Cohen führte das höhere Risiko auf die Zunahme des Zuckerverbrauchs von nahezu 0 Gramm in Jemen auf 50 bis 60 Gramm pro Tag in Israel zurück [71, 72].

Auch andere stellten einen Zusammenhang zwischen Zuckerkonsum einerseits und Entwicklung von DM2 und Fettleibigkeit andererseits fest. Zum Beispiel berichtete Concepcion 1922, dass DM2 auf den Phillipinen selten war mit Ausnahme von Manila, wo die Häufigkeit mit dem höheren Zuckerverbrauch korrespondierte [73]. Anfang der 1950er Jahre berichtete Albertsson, dass DM2 in Island äußerst selten gewesen war, bis die Ernährungsgewohnheiten von einer auf Protein und Fett basierten Kost zu einer kohlenhydratreichen, besonders zuckerreichen Kost umschwenkten [74]. Die Einführung der westlichen Kultur und Kost, besonders von Zucker, führte zu einem bemerkenswerten Wandel bei den Ureinwohnern, wie zum Beispiel den Navaho-Indianern, den australischen Aborigines, den Samoanern und anderen Bewohnern pazifischer Inseln, von gesunden Bevölkerungen, wo DM2 selten war, zu Bevölkerungen mit hohen Anteilen an Fettleibigkeit und DM2 [75, 76, 77, 78]. Gesteigerte Häufigkeiten von Gicht, arterieller Hypertonie und DM2 wurden auch bei Japanern und Philippinos beobachtet, nachdem sie ab den 1950er Jahren in den Vereinigten Staaten und Kanada lebend sich an die westliche Ernährungsweise angepasst hatten [79, 80].

Eine erwähnenswerte Beobachtung machte man bei Afrikanern, die zur Arbeit auf Zuckerrohrplantagen nach Amerika gebracht worden waren. DM2 und Hypertonie waren bei in Afrika lebenden Afrikanern selten [81, 82]. Anfangs war DM2 bei Amerikanern afrikanischen Ursprungs seltener als bei Kaukasiern, die in Städten im Nordosten der Vereinigten Staaten, wie New York City, lebten [63, 83]. Erhöhter arterieller Blutdruck und DM2 waren im Südosten der Vereinigten Staaten und in der Karibik häufiger bei Schwarzen als bei der weißen Bevölkerung festzustellen [63, 84, 85]. Insbesondere der leitende Statistiker der Metropolitan Lebensversicherungsgesellschaft und einer der ersten führenden Epidemiologen L.I. Dublin erkannte, dass DM2 bereits vor den 1920er Jahren bei afrikanischen Amerikanern in manchen Städten im Süden zu einer verbreiteten Gesundheitsstörung wurde [63]. Eine mögliche Erklärung dafür liegt nach unserer Auffassung darin, dass die afrikanischen Amerikaner früh im Rahmen ihrer Arbeit in den Zuckerrohrplantagen mit Zucker in Berührung kamen [86]. Die Sklaven hatten oft Zugriff auf die zur Erzeugung von Zucker verwandte und die übrig gebliebene Melasse. So wurde Melasse schon früh ein fester Bestandteil in ihrer Kost. Auch wenn sich nach Abschaffung der Sklaverei nach dem Bürgerkrieg wahrscheinlich der Grad der Exposition gegenüber Melasse und Zucker änderte, verzehren afrikanischstämmige Amerikaner heute immer noch relativ viel Zucker. Das hat jetzt andere Gründe. Da der Zuckerpreis gesunken ist, hat der Zuckerkonsum besonders im wirtschaftlich weniger privilegierten Teil der Bevölkerung zugenommen. Das trifft nicht nur für afrikanische Amerikaner, sondern auch für Hispanoamerikaner, australische Aborigines und Samoaner zu. In allen diesen Bevölkerungen ist die Häufigkeit von DM2 und Fettleibigkeit steil angestiegen [87, 88, 89, 90].

Das erhöhte Risiko von Fettleibigkeit, DM2 und Herzerkrankungen bei afrikanischstämmigen Amerikanern ist wahrscheinlich mit dem erhöhten Zuckerkonsum zu erklären.

Verlust eines Warnsignals: Fluorid maskiert den Anstieg des Zuckerkonsums

Übermäßiger Zuckerkonsum ist auch eine bekannte Ursache von Karies und Gingivitis (Zahnfleischentzündung) [91, 92]. Es überrascht nicht, dass Karies zusammen mit dem Anstieg der Zufuhr von Fruktose auftrat. Das war bei den Wohlhabendhen und Adeligen im alten Ägypten mit der Einführung von Honig, bei den Eskimo mit Einführung des Zuckers oder mit dem Anstieg des Zuckerkonsums bei äthiopischen Juden, die in den 1960er Jahren nach Israel einwanderten, zu beobachten [9, 93, 94]. Gegen Ende des 17. Jahrhunderts stellte Even Blankaart in Amsterdam einen Zusammenhang zwischen Zuckerkonsum und Karies, sowie Fettleibigkeit und Gicht her [28]. Kürzlich war in einer internationalen Studie der Zuckerkonsum und die Häufigkeit von Karies bei 12-jährigen Kindern aus 47 Ländern untersucht worden. In 6 der 7 Länder mit der höchsten Karieshäufigkeit war der durchschnittliche Zuckerkonsum pro Person mehr als 120 g/Tag [7].

Thomas Cleave schrieb, dass ein Anstieg von Karies innerhalb der Bevölkerung als ein Warnsignal dient, die spätere Entwicklung von DM2 und Fettleibigkeit vorherzusagen. Karies kann sich innerhalb von ein paar Jahren unter Zuckerexposition entwickeln, wohingegen die Effekte auf den übrigen Körper bis zu einem Jahrzehnt oder mehr auf sich warten lassen können [95]. Mit der Einführung von Fluorid zur Bekämpfung von Karies verlor diese Regel ihre Gültigkeit [96]. Heute wird Fluorid in den Vereinigten Staaten dem Trinkwasser von mehr als 200 Millionen Menschen zugesetzt. Seit Anfang der 1950er Jahre ist Fluorid allgemeiner Inhaltsstoff in der Zahnpasta. Die Vorteile bleiben ein Gegenstand von Diskussionen, weil Fluorid auch toxisch sein kann, zu Verfärbung der Zähne und möglicherweise zu weiteren Nebenwirkungen führen kann [97]. Thomas Cleave und andere, wie zum Beispiel Phillipe Hujoel von der Universität Washington, haben auf weitere negative Folgen aufmerksam gemacht. Das Warnsignal eines zu großen Zuckerkonsums wird so maskiert [92, 95].

Die Einführung von High Fructose Corn Syrup (HFCS)

In England nahm der Zuckerkonsum im 19. Jahrhundert um das fünffache zu. Mit der Einführung von Soft Drinks stieg er weiter an. In den Vereinigten Staaten gab es kohlensäurehaltige Limonade seit den 1830er Jahren, Ginger-Ale und Root Beer ungefähr 40 Jahre später. Dr. John Pemberton, ein Apotheker aus Atlanta, führte 1886 Coca-Cola an der Jacob's Apotheke ein. Pepsi-Cola wurde 1898 von Caleb Bradham, einem Apotheker aus North Carolina, eingeführt. Anfangs wurden Soft Drinks in 170 – 230 ml-Flaschen verkauft. Um die 1960er Jahre hatte die Flaschengröße auf 350 ml zugenommen, und vor den 1990er Jahren auf 0,5 und 1 Liter.

Ein Grund für die Größenzunahme der Flaschen waren die geringeren Herstellungskosten für Soft Drinks. Ein neuer Stoff, Maissirup (High Fructose Corn Syrup, HFCS) wurde zum Süßen eingesetzt. Aus Maisstärke hergestellter Sirup besteht zum überwiegenden Teil aus Glukose und ist nicht sehr süß. Mit einer gegen Ende der 1960er Jahre entwickelten Methode, bei der unter Verwendung bakterieller Enzyme die Glukose im „Corn-Syrup" zu Fruktose umgewandelt werden konnte, war der Herstellungsprozess teuer und unpraktisch. Das änderte sich jedoch Anfang der 1970er Jahre. Zwei japanische Wissenschaftler, Tsumura und Sato, hatten eine Methode entdeckt, die Glukose in Fruktose umzuwandeln. Dabei wurde der Maissirup durch eine Säule geleitet, wo die Enzyme verblieben. So gingen die wertvollen Enzyme nicht verloren und konnten immer wieder verwendet werden.

Die Einführung von HFCS in die amerikanische Ernährung führte zu einem Anstieg des Konsums von Fruktose um 30%.

HFCS ist eine Mischung aus Glukose und Fruktose, wobei die einzelnen Anteile variieren können. Die beiden gebräuchlichsten Mischungen enthalten 55% Fruktose und 45% Glukose (Fruktose-Glukose-Sirup, in erster Linie in Soft Drinks zu finden) oder 42% Fruktose und 58% Glukose (Glukose-Fruktose-Sirup, hauptsächlich in Gebäck und Süßigkeiten zu finden). Der Unterschied zur Saccharose besteht darin, dass in Saccharose Fruktose und Glukose zu gleichen Teilen in einem Disaccharid eine kovalente Bindung eingegangen sind.

Die Verwendung von HFCS als Süßstoff setzte sich in den Vereinigten Staaten schnell durch. Im Unterschied zu Tafelzucker (Saccharose) ist HFCS flüssig und mit Nahrungsmitteln leicht zu mischen. Er kann lange gelagert werden und bildet keine Kristalle in Eis oder Süßigkeiten, wie sie bei Tafelzucker auftreten können. HFCS wurde mit weniger Steuern als Zucker belegt, was sich günstig auf seinen Preis auswirkte. Anfang der 1980er Jahre begannen sowohl Coca-

Cola als auch Pepsi-Cola von Saccharose auf HFCS in Soft Drinks umzustellen. Da immer mehr HFCS konsumiert wurde, ging der Verbrauch von Rohr- und Rübenzucker zurück. HFCS war leider nicht nur ein Ersatz für Saccharose, sondern der Verbrauch von fruktosehaltigem Zucker stieg insgesamt weiter an. Zwischen 1970 und 2000 war auf diese Weise eine Zunahme des Fruktosekonsums von 20 bis 30% zu verzeichnen.

Fettleibigkeit, Diabetes mellitus und Herzerkrankungen werden zur Epidemie

Der fortlaufende Anstieg des Konsums von Saccharose und HFCS war begleitet von der entmutigenden Zunahme der Fettleibigkeit, die sich seit der Einführung von HFCS in den letzten 40 Jahren beschleunigte [98]. Zum Beispiel nahm die Häufigkeit der Fettleibigkeit bei 60-jährigen Männern im Laufe des letzten Jahrhunderts um mehr als das 10-fache zu und erreichte im Jahre 2000 41,3% [61]. Die Häufigkeit von DM2 stieg ebenfalls an und erreichte zuletzt 10% und mehr in der Bevölkerung der Vereinigten Staaten. Die Häufigkeit der arteriellen Hypertonie hat schrittweise 32% der Bevölkerung erreicht. Die chronische Nierenerkrankung hat sich in den letzten 40 Jahren vervierfacht und eine Fettleber ist bei 20% der Bevölkerung festzustellen.

Seit Anfang des 20. Jahrhunderts hat es auch eine bemerkenswerte Zunahme bei Herzerkrankungen gegeben. Zwischen 1907 und 1913 gab es im London Hospital nur 13 Todesfälle wegen koronarer Herzerkrankung, die durch Autopsie dokumentiert wurden, und nur drei Fälle im Guy's Hospital während desselben Zeitraums [43]. Nach dem Ersten Weltkrieg änderte sich das. Der berühmte amerikanische Arzt Robert Platt berichtete zum Beispiel, dass um 1929 gewöhnlich der Hausarzt die Patienten mit koronarer Herzerkrankung behandelte [99]. 1940 begann in den Vereinigten Staaten die Subspezialisierung vom Internisten zum Kardiologen. Um 1950 gab es in den Vereinigten Staaten bereits 500 Herzspezialisten. Anfang der 1960er Jahre wurden die ersten kardiologischen Intensivstationen eröffnet. Aktuell gibt es mehr als 20.000 Herzspezialisten in den Vereinigten Staaten, die mehr als 2.7 Millionen Herzkatheter-Untersuchungen pro Jahr durchführen. 2003 gab es außerdem mehr als 150.000 Bypass-Operationen der Herzkranzarterien. Jeder dritte Todesfall in den Vereinigten Staaten ist heute Folge einer Herz-Kreislauf-Erkrankung. Mittlerweile sinkt die kardiovaskuläre Mortalität wieder. Das liegt daran, dass Herzerkrankungen mit Medikamenten, Stents

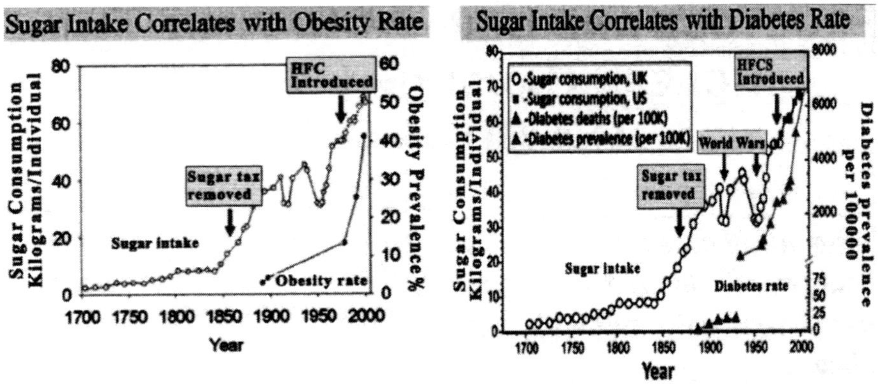

Abb. 36. Zuckerkonsum korreliert mit Fettleibigkeit und Diabetes mellitus. Konsum von Zucker (auf der Basis von Einzelhandelsdaten) in den USA und GB korreliert mit der Häufigkeit von Fettleibigkeit (bei 60-jährigen Männern) und von DM2 in den USA. Adaptiert nach Am J Clin Nutr 2007; 86: 899; und Endo Rev 2009; 30: 96-116. Copyright 2007, American Society of Nutrition and 2009, The Endocrine Society.

und kardiovaskulärer Chirurgie erfolgreicher behandelt werden. Die Kardiologie wird solange eine ausgelastete und lukrative Disziplin bleiben, bis man die der kardiovaskulären Epidemie zu Grunde liegenden Mechanismen in den Griff bekommen hat.

Die beiden Diagramme in Abbildung 36 zeigen für die Vereinigten Staaten eindrucksvoll den Zusammenhang zwischen Konsum von Zucker (inkl. HFCS) und Häufigkeit von Fettleibigkeit bei 60-jährigen Männern einerseits und Häufigkeit von DM2 andererseits [86, 100]. Einbrüche beim Zuckerkonsum gab es während der beiden Weltkriege. Das hatte einen Rückgang von Fettleibigkeit als auch von Todesfällen wegen DM2 zur Folge. Als in den 1970er Jahren HFCS in die Ernährung der Amerikaner eingeführt worden war, kam es zu einem weiteren Anstieg des Zuckerkonsums um fast 30%, was wiederum mit der Häufigkeit von Fettleibigkeit und DM2 korreliert.

Die weltweite Zunahme von Fettleibigkeit, DM2 und Hypertonie ist Schwankungen unterworfen. In einigen Ländern, wie Kuwait, sind sogar 75% der Bevölkerung übergewichtig oder fettleibig und 25% sind diabetisch. Die arterielle Hypertonie nimmt weltweit zu. Man erwartet bis 2025 einen Zuwachs auf mehr als 1,5 Milliarden Hypertoniker auf der Welt. Wenn sich die Geschwindigkeit des Anstieges der Diabetes-Häufigkeit in den Vereinigten Staaten fortsetzt, wird nach Prognosen des Centers for Disease Control (CDC) jedes dritte Kind, das in den Vereinigten Staaten heute geboren wird, Diabetiker werden [101].

Kapitel 13
Fruktose und Harnsäure und ihre Rolle für Fettleibigkeit und Diabetes mellitus

Experimentelle und klinische Daten darauf hin, dass Fruktose und Harnsäure eine Hauptrolle bei der Epidemie von Fettleibigkeit und Diabetes mellitus spielen.

Anfang des 20. Jahrhunderts war der Zusammenhang zwischen Zuckerkonsum und Fettleibigkeit und DM2 deutlich. Wann und wo auch immer Zucker eingeführt wurde, konnte man eine Zunahme von Fettleibigkeit und DM2 beobachten. Die sorgfältige Untersuchung von Haven Emerson konnte überzeugende Hinweise dafür liefern, dass der Anstieg von DM2 in New York City eng mit dem zunehmenden Konsum von Zucker korrelierte [63]. Der Nobelpreisträger Frederick Banting, Mitentdecker des Insulins, war auch der Auffassung, dass raffinierter Zucker wahrscheinlich die Hauptursache des DM2 sei [64].

Dagegen machten Elliot Joslin (Diabetes-Experte und Gründer der Joslin Diabetes-Klinik) und Louis Dublin (von der Metropolitan Lebensversicherungsgesellschaft, ein berühmter Statistiker des Gesundheitswesens und einer der ersten, der den Zusammenhang von Fettleibigkeit und Hypertonie mit gesteigertem Mortalitätsrisiko erkannte) ihre Einwände geltend. Joslin und Dublin meinten, DM2 und Fettleibigkeit seien nicht die Folge des Zuckerkonsums, sondern von zu vielen Kalorien („overnutrition") und Bewegungsmangel [102]. Zucker sei zwar wichtig, aber nur als Kalorienträger. Um ihre Auffassung zu untermauern, führten sie die Studie von C. A. Mills über 13 Länder mit der höchsten Zuckerproduktion an. Darunter waren 11 Länder mit der höchsten Häufigkeit bei DM2. In zwei Ländern jedoch (Kuba und Hawaii) gab es zwar eine hohe Zuckerproduktion, aber eine geringe Häufigkeit bei DM2 [103].

Diese Argumentation von Joslin überzeugte. So wird bis heute das Übermaß von Nahrung als die wahrscheinlichste Ursache von Fettleibigkeit und DM2 betrachtet. Das Konzept der Überernährung lenkte die Aufmerksamkeit weg von Zucker hin zum Fett. Fett hat die höchste Energiedichte (9 Kcal/g). In den 1950er Jahren waren viele Experten überzeugt, dass eine fettreiche Kost nicht nur für Fettleibigkeit, sondern auch Herzerkrankungen verantwortlich sei. Der führende Vertreter dieser Auffassung war Angel Keys, ein

Ernährungswissenschaftler von der Universität Minnesota. Keys hatte im Zweiten Weltkrieg die „K-Rationen" entwickelt, haltbare Fertiggerichte, die die Soldaten mit in den Kampf nehmen konnten. Keys trug überzeugend vor, dass eine fettreiche Kost Herzerkrankungen verursache. Die Beobachtung, dass die atherosklerotischen Plaques in Herzkranzgefäßen hauptsächlich aus Cholesterin bestehen, stützte diese Hypothese. Außerdem korrelierte die Häufigkeit der ischämischen Herzerkrankung in verschiedenen Ländern mit dem Fettkonsum insgesamt [104].

Die Möglichkeit, dass Zucker eine Rolle bei Fettleibigkeit, DM2 und Herzerkrankungen spielen könnte, wurde dennoch wieder aktuell. Der südafrikanische Arzt G. D. Campbell hatte bei Natal-Indern den Zusammenhang zwischen Zuckerkonsum und DM2 beobachtet, die im „Zuckergürtel" Südafrikas arbeiteten, und dazu eine wissenschaftliche Arbeit zusammen mit Thomas Cleave, einem Marinechirurgen, veröffentlicht. Daraus war zu entnehmen, dass Zucker (Campbell nannte es „Saccharinkrankheit") die Ursache von Fettleibigkeit und DM2 sei [105]. Sie machten dafür sowohl raffinierten Zucker als auch Mehl verantwortlich und führten aus, dass sich Fettleibigkeit und DM2 mit einer ungefähr 20-jährigen Verzögerung („Regel der 20 Jahre") ab Anstieg des Zuckerkonsums gerechnet, eintrete, wenn der Anteil des Zucker an der gesamten Kost mehr als 10% ausmache.

Dr. John Yudkin, ein Arzt an der Universität London, hatte auch die Auffassung vertreten, dass eine Kost mit hohem Zuckergehalt für die Herzerkrankung verantwortlich zu machen sei. Yudkin bestritt nicht, dass fettreiche Kost mit der Entwicklung einer Herzerkrankung im Zusammenhang stehen könne. Ihm war jedoch aufgefallen, dass in Ländern mit hohem Fettkonsum auch der Konsum von Zucker hoch war. Er wies folglich darauf hin, dass der Zuckerkonsum für die Entwicklung der Zuckerkrankheit und Herzkrankheit verantwortlich sei [106, 107, 108]. Dennoch obsiegte gewöhnlich Keys bei Debatten mit Yudkin. Es blieb die Frage, warum in Kuba die koronare Herzerkrankung trotz eines hohen Zuckerkonsums nicht zunahm. Es war auch nicht einzusehen, warum eine fettreiche Kost nicht die Ursache für die fettbeladenen Plaques in Herzkranzarterien bei Patienten sei, die unter Herzbeschwerden litten. Noch wichtiger schien zu sein, dass sich unsere Gesellschaft durch Überernährung auszeichnet: Wir essen zu viel und bewegen uns zu wenig. Ist es nicht offenkundig, dass das der Grund ist, warum wir fettleibig und diabetisch sind?

Das Problem ist allerdings, dass der Zusammenhang von Ursache und Wirkung nicht bewiesen ist und nur eine Assoziation besteht. Frühere experimentelle Untersuchungen weisen darauf hin, dass wir dick werden, weil wir zu viel essen und uns zu wenig bewegen. Wir essen aber nicht zu viel, weil es unser freier Wille ist, sondern weil unser Körper von uns verlangt, mehr zu essen. Die Auffassung von Raphael Hollingshed, dass die Einführung von Schornsteinen beim Häuserbau im 16. Jahrhundert häusliches Verhalten und Fettleibigkeit förderte, mag zutreffen, aber welches Verhalten ist Ursache und welches Wirkung?

Robert Koch und die wissenschaftliche Methode, Kausalität zu bewerten

Während man mit Epidemiologie gut Hypothesen formulieren kann, benötigt man mehr für den Beweis, dass ein bestimmter Faktor eine Krankheit verursacht. Glücklicherweise gibt es eine wissenschaftliche Methode, sich der Kausalität zu nähern. Das geht zurück auf eine wissenschaftliche Veranstaltung in Berlin am Abend des 24. März 1882. Der junge Arzt Robert Koch hielt einen Vortrag vor der Berliner physiologischen Gesellschaft, der der medizinischen Wissenschaft eine neue Wendung gab. Koch hatte bereits wenige Jahre zuvor mit seiner Entdeckung der Ursache des Milzbrandes, einer hochgradig infektiösen und oft tödlich verlaufenden bakteriellen Erkrankung, brilliert. Er hatte diese Bakterien mit seinem Mikroskop in einem von ihm selbst eingerichteten Laboratorium in seinem Haus in Wollstein (jetzt Wolsztyn, Kreisstadt in der Woiwodschaft Großpolen [AdÜ]) identifiziert. Aufgrund dieser Leistung berief man ihn (seit 1872 Kreisphysikus des Kreises Bomst [AdÜ]) 1880, in das Reichsgesundheitsamt in Berlin, um die Ursache der Tuberkulose zu ermitteln.

Tuberkulose, im Volksmund „Schwindsucht" genannt, war eine der verheerendsten Krankheiten der Menschheit. Sie verursacht allgemein hohes Fieber, Schweißausbrüche und starke Gewichtsabnahme. Hauptsächlich spielt sich diese Infektionserkrankung in der Lunge ab, wo sie eine chronische Lungenentzündung, häufig mit Bluthusten, verursacht. Sie kann sich überall im Körper ausbreiten und Leber, Nieren, Knochen und sogar die Hirnhäute befallen.

Bei der erwähnten Abendveranstaltung präsentierte Koch seine experimentellen Studien und konnte zeigen, dass Tuberkulose eine bakterielle Erkrankung ist. Er fand als erster Bakterien im Lungengewebe von Patienten, die an Tuberkulose gestorben waren, wobei er sie mit spezieller Färbetechnik mikroskopisch darstellen konnte. Diese Experimente zeigten, dass diese Bakterien mit der Präsenz dieser Krankheit zusammenhängen. Er nahm dann die infektiösen Gewebeproben und legte Kulturen in Kulturmedien an, wo es nach einigen Tagen zur Vermehrung der Bakterien kam. Diese Bakterien injizierte er gesunden Kaninchen. Kurze Zeit danach bekamen diese Tiere Tuberkulose. Das war der direkte experimentelle Nachweis, dass die verdächtigten Bakterien Tuberkulose verursacht hatten. Zum endgültigen Beweis isolierte er die Bakterien aus infiziertem Lungengewebe von Kaninchen und konnte zeigen, dass sie dieselben Eigenschaften hatten, wie die ursprünglich vom Patienten isolierten Bakterien.

Während der Präsentation war das Publikum sehr gebannt und sogar der berühmte Professor Rudolf Virchow, der sonst kein Blatt vor den Mund nahm, war überwältigt [109]. Was beeindruckte, war nicht einfach die Entdeckung, die ausgereicht hätte, um Koch zur Verleihung des Nobelpreises vorzuschlagen, sondern der konzeptionelle Durchbruch in der Darstellung der „wissenschaftlichen Methode", die Ursache einer Krankheit zu beweisen. Diese Kochsche Herangehensweise wird noch heute angewandt, um die Ursache einer ansteckenden Krankheit zu identifizieren. Der Zusammenhang gilt dann als bewiesen, wenn das Abtöten des infektiösen Organismus zur Heilung der Krankheit führt, oder das Entfernen des vermutlich schädigenden Agens das Auftreten eines krankhaften Zustandes verhindert oder die Gesundheit wieder herstellt. Zu Kochs Zeit waren Antibiotika noch nicht verfügbar. Erst in den späten 1940er Jahren war es möglich, Tuberkulose effektiv antibiotisch zu behandeln.

Das streng deduktive Denken und Betonen wissenschaftlicher Grundsätze Kochs, den Nachweis der Ursache (oder Ätiologie) der Tuberkulose zu führen, wurde das Kochsche Postulat genannt und von Wissenschaftlern angewandt, um nicht nur die Ursache von anderen Infektionskrankheiten, sondern auch von anderen Krankheiten oder Gesundheitsstörungen zu finden. Heute wissen wir, dass dieser Kochsche Ansatz nicht allgemeingültig ist. Zum Beispiel reagiert nicht jeder auf gleiche Weise auf ein potentiell schädigendes Agens. Menschen sind genetisch verschieden und hatten sich auch auf verschiedene Weise mit unterschiedlichen Einflüssen auseinander gesetzt. Zum Beispiel setzen sich viele von uns verschiedenen Viren aus, die Infekte des oberen Respirationstraktes („Erkältung") verursachen können, ohne dass Symptome auftreten. Das liegt daran, daß manche von uns über ein besseres Abwehrsystem verfügen oder vorher immun wurden, nachdem sie bereits zu einem früheren Zeitpunkt dem Virus ausgesetzt waren. Dennoch ist die

Kochsche Herangehensweise immer noch einer der besten Wege, die Ursache einer Krankheit aufzuspüren.

Fruktose als Verursacher von Fettleibigkeit und metabolischem Syndrom

Können wir die Postulate von Koch verwenden, um zu bestimmen, ob Fruktose bei Fettleibigkeit und metabolischem Syndrom (MetS) eine Rolle spielt? *Erstens,* die Anstiege der Fettleibigkeit und des MetS verlaufen parallel, sowohl in den Vereinigten Staaten als auch weltweit. Bei Untersuchungen in den Vereinigten Staaten hatte man wiederholt zeigen können, dass die Personen, die meist Soft Drinks trinken, das größte Risiko tragen, ein MetS, Fettleber und DM2 zu entwickeln [110, 111].

Zweitens gibt es Hinweise von Experimenten an Tieren, dass Zucker und Fruktose Fettleibigkeit und DM2 verursachen können. Fruktose kann rasch alle Symptome des MetS bei Ratten herbeiführen, einschließlich viszerale Fettleibigkeit, Fettleber, erhöhte Triglyzeride im Blut, erniedrigtes HDL-Cholesterin und erhöhten Blutdruck [100].

Dabei ist die Gabe hoher Dosen erforderlich, denn diese Tiere stellen selbst Vitamin C her und verfügen über Urikase. Erwartungsgemäß sind sie unempfindlich gegenüber Fruktose (siehe Kapitel 10). Wenn wir die Urikase blockieren, wie bereits erwähnt, sind niedrige Dosen von Fruktose ausreichend, um Insulinresistenz, erhöhten Blutdruck und erhöhte Konzentrationen der Triglyzeride im Blut zu erzeugen [112].

Drittens haben wir einen biochemischen Mechanismus identifiziert, wie Fruktose das MetS verursacht. Wir fanden heraus, dass Fruktose einen Anstieg der Harnsäurekonzentration in der Zelle bewirkt, was dann in den Mitochondrien dazu führt, dass die Energie aus der Nahrung in Fett umgewandelt wird. Der mitochondriale oxidative Stress spielt auch eine Rolle bei der Entwicklung von Insulinresistenz und Hypertonie [113]. Fruktose verursacht auch Leptinresis-

Tab. 5. Postulate nach Koch: Zucker als eine Ursache des metabolischen Syndroms (MetS).

1. Starke Assoziation	Zucker vergrößert das MetS-Risiko
2. Experimentelle Evidenz	Ratten entwickeln nach Gabe von Zucker ein MetS
3. Identifizierter Wirkmechanismus	Fruktose bewirkt Veränderungen an Mitochondrien
4. Fruktose bewirkt beim Menschen MetS	Gabe von Fruktose führt zu Symptomen des MetS beim Menschen
5. Fruktose-Restriktion bessert MetS	Pilot-Studien lassen Verhinderung und Besserung des MetS nach Zucker-Restriktion vermuten

tenz und blockiert die ATP-Produktion [114]. Diese Daten erklären auch, warum bei Mäusen das Füttern mit Fruktose zu einer gesteigerten Nahrungsmittelaufnahme und verminderter körperlicher Aktvität und Akkumulation von Fett führt.

Viertens konnte in klinische Studien gezeigt werden, dass die Gabe von Fruktose beim Menschen Symptome des MetS verursachen kann. Eine der besten Untersuchungen zu dieser Thematik führten Kimberly Stanhope und Peter Havel von der Universität Kalifornien in Davis durch. Sie gaben übergewichtigen Männer und Frauen Mahlzeiten mit einem Kalorienanteil von 25% in Form von Glukose oder als Fruktose über 10 Wochen. Der Fettanteil am Körpergewicht wurde am Anfang und am Ende der Studie mittels spezieller Röntgentechnik (CT) gemessen. Bei den Personen, die eine fruktoseangereicherte Kost bekommen hatten, stellte man eine stärkere Zunahme des viszeralen Fetts verglichen mit den Personen mit glukoseangereicherter Kost fest [115]. Die Personen mit fruktoseangereicherter Kost hatten auch eine ausgeprägtere Insulinresistenz entwickelt und zeigten nach ihren Mahlzeiten höhere Triglyzeridkonzentrationen im Blut.

Eine der eindrucksvollsten Studien wurde jedoch auf der Insel Menorca von Enrique Perez-Pozo und Julian Lopez-Lillo zusammen mit unserer Forschungsgruppe durchgeführt. Bei dieser Untersuchung tranken gesunde erwachsene Männer täglich zwei Liter einer 10%igen Fruktoselösung, eine Fruktosedosis, die ungefähr dem dreifachen der in den Vereinigten Staaten zurzeit aufgenommenen mittleren Tagesdosis von Fruktose entspricht. Das bemerkenswerte Ergebnis war, dass die Zufuhr von Fruktose zu einem Anstieg des arteriellen Blutdrucks, einer HyperT, einem Absinken der HDL-Cholesterinkonzentration und einer Zunahme der Insulinresistenz führte. Am Ende der Studie hatten etwa 25% der Personen ein nach den klassischen Kriterien neu festzustellendes MetS [116]. Im Anschluss bemühte man sich außerhalb unserer Studie darum, die eingetretenen Veränderungen rückgängig zu machen. Dabei erhielten die ehemaligen Probanden eine Kost mit niedrigem Fruktosegehalt, was bei den meisten Männern zu einer erheblichen Besserung führte.

An dieser letzteren Studie hatte man kritisiert, dass die verwendete Fruktosedosis signifikant über der in der gegenwärtigen „Westdiät“ lag. Es kann aber auch argumentiert werden, dass es als ein prinzipieller Nachweis gelten kann, was Fruktose anzurichten vermag. Wenn man sich erinnert, dass Campbell schrieb, dass nach Einführung von Zucker in eine Kultur erst 20 Jahre vergehen müssen, bis es zu einem

Anstieg der Häufigkeit von DM2 kommt [105], beeindruckt die Tatsache, dass es bei hohen Dosen von Fruktose zu solch dramatischen Veränderungen innerhalb von nur zwei Wochen kommen kann.

Während die Beziehung der Zufuhr von Fruktose und Zucker zum MetS beeindruckend ist, ist die Beziehung von Zufuhr von Fruktose zur Gewichtszunahme eher variabel. Das kann man jedoch erklären, wenn man den Mechanismus verstanden hat. Werden Mitochondrien oxidativem Stress ausgesetzt, kommt es zum MetS, dabei wird Energie aus der Nahrung in Fett umgewandelt [117, 118]. Dazu ist keine Energiezufuhr über das gewöhnliche Maß hinaus nötig. Tatsächlich lässt sich das MetS bei Ratten mit Zucker induzieren, auch wenn man insgesamt die Kalorienzufuhr eingeschränkt. Um diabetisch zu werden oder den Fettanteil an seiner Körpermasse zu vergrößern, ist es erforderlich, eine zuckerreiche Kost zu sich zu nehmen, dabei steigt das Körpergewicht nicht notwendigerweise an.

Um an Gewicht zuzunehmen, muss man mehr Energie zu sich nehmen als man verbraucht. Fruktose bewirkt das, indem sie Leptinresistenz erzeugt [114], was dann vermehrte Nahrungsmittelzufuhr fördert. Da Fruktose im Gegensatz zu Fett eine vergleichsweise niedrige Energiedichte hat, ist bei klinischen Kurzzeitstudien nicht immer eine Gewichtszunahme zu beobachten. Experimentelle Untersuchungen deuten darauf hin, dass es erst nach Wochen und Monaten zur Leptinresistenz kommt. Eine experimentelle Untersuchung, bei der die Zufuhr von Fruktose vergrößert, aber die Auswahl anderer Nahrungsmittel beschränkt wird, wird wahrscheinlich auch negativ ausfallen. Fruktose führt nämlich zu Gewichtsanstieg, indem es die Nahrungsmittelzufuhr fördert, den Appetit steigert und das Sättigungsgefühl blockiert. Gewichtszunahme ist leichter möglich, wenn man fettreiche Nahrung zu sich nimmt. Gerade die Kombination von Soft Drinks mit Nahrungsmitteln mit hohem Fettgehalt, wie Pommes frites, ist im besonderen Masse geeignet, sein Gewicht zu steigern.

Fruktose ist das Feuer, fettreiche Kost das Feuerholz. Beide fördern zusammen die Epidemie der Fettleibigkeit.

Fünftens, um die Kochschen Postulate zu erfüllen, sähe man schließlich gern, wenn die Reduktion der Zuckerfuhr zu weniger Fettleibigkeit und MetS führen würde. Eine Gelegenheit, diese Möglichkeit zu bewerten, gab es, als 2003 eine gesundheitspolitische Entscheidung gefällt wurde, das

Aufstellen von Getränkeautomaten in öffentlichen Schulen zu verbieten. Diese Maßnahme führte zur Senkung der Anzahl der Soft Drinks, die Kinder im Laufe von vier Jahren tranken. 2003 tranken mehr als 22% der Schulkinder im Alter zwischen 6 und 11 Jahren mehr als zwei Soft Drinks pro Tag. 2007 hatte das etwa um 10% abgenommen. Diese Änderung im Konsumverhalten bewirkte eine signifikante Verminderung der Fettleibigkeit unter den Schulkindern im Alter von 11 Jahren und jünger. Während dieser Zeitspanne sank der Anteil der fettleibigen Kinder von 13,5% auf ungefähr 11%.

Am wenigsten bekömmlich ist Fruktose für Übergewichtige. Bei dieser Gruppe treten die Effekte von Fruktose verstärkt auf.

Zusammenfassend kann der übermäßige Konsum von Zucker, besonders Fruktose, MetS und DM2 verursachen. Wie kann man die Ergebnisse von Studien erklären, die einen minimalen Effekt von Zucker oder Fruktose auf Symptome des MetS zeigen [120]? Normalerweise sind solche Studien bei jungen gesunden Personen durchgeführt worden. Im Gegensatz dazu wurden signifikante Effekte, wie HyperT oder Insulinresistenz, bei den Personen gesehen, die bereits übergewichtig oder insulinresistent waren [121, 122, 123, 124, 125].

Die Beobachtung, dass junge gesunde Personen weitgehend ver der Wirkung von Zucker geschützt sind, kommt nicht unerwartet. Es ist bekannt, dass man als junger Mensch Fruktose schlecht resorbiert [126]. Der Grund dafür ist, dass Fruktose vom Magen-Darm-Trakt mittels des speziellen „Transporters" GLUT-5 aufgenommen wird, der normalerweise wenig aktiv ist. Wir und andere konnten zeigen, dass der Transporter GLUT-5 bei Tieren umso aktiver wird, je mehr Zucker man ihnen verabreicht[117, 127, 128, 129].

Wie wichtig das ist, konnten wir anhand einer Studie nachweisen, die wir zusammen mit Jillian Sullivan und Shikha Sundaram von der Kinder-Klinik in Denver durchgeführt hatten. Jillian und Shikha wollten wissen, ob es einen Unterschied bei der Fruktose-Resorption zwischen fettleibigen Kindern mit einer Fettleber und nach Alter ausgewählten gesunden schlanken Kindern gibt. Den Kindern wurde zunächst eine bestimmte Dosis Fruktose verabreicht, dann wurde ein „Wasserstoff-Atem-Test" durchgeführt, um die Resorption der Fruktose zu messen. Wenn Fruktose nicht vollständig resorbiert wird, erreicht sie den Dickdarm, wo sie von Darmbakterien abgebaut und Wasserstoff und Methan freigesetzt wird, was in der Atemluft nachweisbar ist. Die Untersuchungsergebnisse waren überzeugend. Alle schlanken Kinder resorbierten Fruktose nur zum Teil. Im Gegensatz dazu resorbierten alle dicken Kinder die verabreichte Fruktose vollständig.

Diese Untersuchungsergebnisse weisen auf die Gefährlichkeit der Auffassung hin, dass man hemmungslos und ungestraft Soft Drinks trinken darf, wenn man gesund und schlank ist. Wiederholter Genuss führt zur Aktivierung des Transporters und steigert die Resorption. Es kommt dann nicht nur zu einer vermehrten Kalorien-Resorption, sondern auch zur Aktivierung des Fettschalters. Wiederholte Zuckeraufnahme ähnelt deshalb einer Falle. Eine am Anfang gesunde Person verändert sich langsam nicht nur hinsichtlich der Resorption von Zucker, sondern auch hinsichtlich der Stoffwechsel-Antwort darauf.

Wie sieht es mit Früchten und Fruchtgetränken aus?

Tiere verwenden Früchte, um Fettvorräte anzulegen. Dabei warten sie, bis die Früchte sehr reif sind, oder sie fressen so viele Früchte, wie möglich. Das Warten auf das Ausreifen der Frucht bedeutet, dass der Gehalt an Fruktose sich vergrößert und die Konzentration von Vitamin C abnimmt [130]. Die Früchte, die wir normalerweise essen, sind nicht ausgereift und eher saurer. Sie enthalten weniger Fruktose und haben einen hohen Gehalt an Vitamin C, Antioxidationsmitteln, Kalium und Fasern. Daher senkt reichlicher Genuss von Früchten beim Menschen die Häufigkeit von DM2 [131].

Einblicke in die Rolle von Früchten auf das MetS gewährten unsere Untersuchungen in Zusammenarbeit mit Magdalena Madero, die an fettleibigen, in Mexiko City lebenden Erwachsenen durchgeführt wurden. Die Probanden waren randomisiert worden und erhielten sechs Wochen lang eine Kost mit niedrigem Fruktoseanteil. Ein Teil der Probanden bekam zusätzlich unbehandelte Früchte, der andere nicht [132]. Beide Kostformen beinhalteten eine Restriktion der Kalorienzufuhr, was zu einer Gewichtsabnahme und Besserungen des arteriellen Blutdrucks, der Triglyzeridkonzentration im Blut und der Insulinresistenz führte. Diese letzteren Effekte waren bezogen auf den Grad der Gewichtsabnahme viel größer als erwartet.

Die Ernährung mit niedrigem Fruktose-Anteil und unbehandeltem Obst bewirkte eine stärkere Gewichtsabnahme als die Ernährung mit niedrigem Fruktose-Anteil allein. Diese Untersuchungsergebnisse weisen darauf hin, dass die

Vorteile von Vitamin C und anderen Inhaltstoffen in Früchten wahrscheinlich die negativen Effekte von Fruktose überwiegen. Es ist jedoch zu betonen, dass der Genuss großer Mengen von Früchten, besonders solchen mit niedrigem Gehalt an Vitamin C, nicht zu empfehlen ist. Dörrobst enthält zum Beispiel hohe Konzentrationen von Fruktose und hat ihren Gehalt an Vitamin C verloren. Fruchtsäfte, Most und Bowle sind auch problematisch. Die schnelle Resorption von Saft kann zu nennenswertem Anstieg der Konzentration von Fruktose in der Leber führen, dem Schlüssel, der den Stoffwechselschalter aktiviert. Das Trinken von Fruchtsäften ist mit einem gesteigerten Risiko assoziiert, Fettleibigkeit und DM2, besonders bei Kindern, hervorzurufen [131, 133, 134]. Das veranlasste die amerikanische Vereinigung der Kinderärzte zu der Empfehlung, den Verbrauch von Fruchtsäften bei Kindern einzuschränken [135].

Unbehandelte Früchte enthalten Antioxidationsmittel, die die Effekte von Fruktose abblocken. Im Unterschied dazu enthalten Fruchtsäfte mehr Fruktose und die möglichen Vorteile überwiegen nicht mehr.

Gibt es einen Unterschied zwischen HFCS und Saccharose?

Häufig wird gefragt, ob HFCS und Saccharose sich in ihren Eigenschaften unterscheiden, Fettleibigkeit, Fettleber oder Insulinresistenz zu verursachen. Die Maisindustrie hat ihre Auffassung verbreitet, dass die Zusammensetzung von HFCS, der gewöhnlich in Soft Drinks zu finden ist und sich zu 55% aus Fruktose und zu 45% aus Glukose zusammensetzt, praktisch Saccharose oder Tafelzucker gleicht, die zu je 50% aus Fruktose und Glukose bestehen. Es ist auch bekannt, dass Saccharose in Soft Drinks instabil ist und die Säuren in den Getränken Saccharose mit der Zeit in Fruktose und Glukose spalten. Wenn man also einen saccharosehaltigen Soft Drink kauft und mehrere Monate lang aufbewahrt, kann es tatsächlich wenig Saccharose und vielmehr ein Gemisch aus Fruktose und Glukose enthalten. Das hat die Maisindustrie dazu veranlasst, damit zu werben, dass HFCS sich nicht von Saccharose unterscheidet, und vorzuschlagen, HFCS „Maiszucker" zu nennen.

Es gibt jedoch einige biologische Unterschiede zwischen HFCS- und saccharosehaltigen Getränken. Um das nachzuweisen, führte Myphuong Le in Kooperation mit Dr. Julie Johnson und unserer Arbeitsgruppe eine Untersuchung an

40 gesunden Probanden durch. Sie wurden gebeten, 700 ml je einer Variante eines Softdrinks zu trinken, deren Inhalt sich nur darin unterschied, dass der eine HFCS und der andere Saccharose enthielt [136]. Ein paar Wochen später wurde der Versuch mit denselben Probanden wiederholt, mit dem Unterschied, daß diejenigen, die im ersten Durchgang HFCS erhalten hatten, jetzt Saccharose erhielten und umgekehrt. Damit konnten wir den Vergleich anstellen, wie sich das jeweilige Getränk auf einen Probanden auswirkte.

Da das HFCS-haltige Getränk einen höheren Fruktosegehalt hat, waren die Konzentrationen im Blut im Vergleich zum saccharosehaltigen Getränk ungefähr 20% höher. Erwartungsgemäß kam es zu einer ausgeprägteren HyperU und einem höheren Anstieg des arteriellen Blutdrucks. Die Probanden in der HFCS-Gruppe zeigten auch eine ausgeprägtere HyperG, als zu erwarten war, was aber im Einklang mit einer Zunahme der Insulinresistenz steht [136]. Alle diese Effekte traten auf, ungeachtet der Tatsache, dass der größte Anteil der Saccharose bereits aufgespalten worden war, bevor er resorbiert wurde.

Diese Untersuchungsergebnisse weisen darauf hin, dass sogar der kleine Unterschied im Fruktosegehalt zwischen HFCS- und saccharosehaltigen Soft Drinks von klinischer Bedeutung sein kann. Diese Besorgnis basiert auf einer neueren Untersuchung, bei der ein noch größerer Fruktosegehalt in verschiedenen Soft Drinks gemessen worden war. Während in Flaschen abgefüllte Soft Drinks so viel Fruktose enthielten, wie deklariert war, fanden die Autoren heraus, daß Getränke aus Automaaten häufig wesentlich höhere Anteile von Fruktose, als auf dem Etikett stand, enthielten. In einigen Fällen war der Fruktoseanteil 65% [137]. Das weist darauf hin, dass manche der Getränke aus Automatenmit HFCS-Zusätzen hergestellt worden waren, die einen höheren Fruktoseanteil hatten.

Es gibt darüber hinaus Hinweise, dass die biologischen Effekte von Fruktose in HFCS im Vergleich zu Saccharose größer sind, selbst wenn die Fruktoseanteile summarisch gleich sind. Das kommt daher, dass die intestinale Resorption von Saccharose zuerst eine Spaltung der Saccharose durch das Dünndarmenzym Sucrase erforderlich macht. Sucrase spaltet Saccharose in Fruktose und Glukose. Beide einwertigen Zucker können dann die Darmwand passieren. Das alles verzögert die Resorption. Im Gegensatz dazu enthalten die HFCS-haltigen Getränke bereits Fruktose und Glukose in unmittelbar resorbierbarer Form. Fruktose könnte somit schneller resorbiert werden und wahrscheinlich eine höhere

Maximalkonzentrationen erreichen. Theoretisch könnte das zur Verschlechterung bei bestehender Fettleber führen.

Im Einklang mit dieser Möglichkeit fand unsere Gruppe, dass bei Fütterung mit gleichen Mengen Saccharose einerseits oder Fruktose und Glukose andererseits über vier Monate in Rattenlebern dann mehr Fett gespeichert war, wenn freie Fruktose und Glukose verabreicht worden war en[138]. Die Gruppe von Nicole Avena fand auch, dass Ratten, denen man HFCS- im Vergleich zu Saccharoselösung zu trinken gegeben hatte, mehr an Gewicht zunahmen und fettleibiger wurden [139].

HFCS führt nicht so leicht zu Fettleber und metabolischem Syndrom wie Tafelzucker. Man sollte jedoch festhalten, dass sowohl Tafelzucker als auch HFCS Fettleibigkeit fördern.

Auch wenn diese Studienergebnisse darauf hinweisen, dass HFCS größere Effekte auf die Verursachung von Fettleber oder Fettleibigkeit haben können als Saccharose, ist es wichtig zu betonen, dass beide, Saccharose und HFCS, den Schalter aktivieren. Das Ersetzen des einen durch den anderen ist nicht klug, wenn man Gewicht verlieren will.

Harnsäure als Ursache für Fettleibigkeit und Insulinresistenz

Die Postulate von Koch können auch auf die Rolle der Harnsäure bei Fettleibigkeit und MetS angewandt werden. *Erstens*, in epidemiologischen Untersuchungen konnte wiederholt gezeigt werden, dass Menschen mit einer HyperU gefährdet sind, Fettleibigkeit, Fettleber und Insulinresistenz zu entwickeln [140, 141]. An einer Untersuchung nahmen 433 gesunde japanische Männern im Alter unter 50 Jahren über fünf Jahre teil. Bei der Auswertung zeigte sich, dass 74 Probanden, die anfänglich eine Harnsäurekonzentration von 5,5 mg/dl hatten, im Durchschnitt 8 kg an Gewicht zugenommen hatten. Im Vergleich dazu betrug die durchschnittliche Abnahme des Gewichts 2 kg bei den 359 Personen, deren Harnsäurekonzentration im Durchschnitt ungefähr 4 mg/dl betrug [140].

Zweitens, Untersuchungen an Labortieren zeigten, daß-Harnsäure bei der Verursachung des metabolischen Syndroms eine Rolle spielt [118, 142]. Insbesondere kann das Senken der Harnsäurekonzentration bei Ratten teilweise ein durch Fruktose induziertes MetS verhindern [118]. Wichtig ist dabei anzumerken, dass hohe Dosen von Allopurinol benötigt werden, die man normalerweise beim Menschen nicht verwenden würde, um den genannten Effekt zu erzielen. Der Grund dafür ist, dass Harnsäure Insulinresistenz durch seinen Effekt an Mitochondrien innerhalb der Zelle hervorruft. Höhere Dosen von Allopurinol sind zur Senkung der Harnsäurekonzentration innerhalb der Zelle erforderlich, als man zur Senkung der Harnsäurekonzentration im Blut benötigen würde.

Drittens, in Vorstudien hatte man die Wirkung der Senkung der Harnsäure auf Insulinresistenz und Fettleibigkeit beim Menschen untersucht. Zum Beispiel hatte unser Mitarbeiter Dr. Daniel Feig eine Untersuchung durchgeführt. Dabei randomisierte er 60 fettleibige Kinder, die eines von zwei unterschiedlichen Medikamenten zur Senkung der Harnsäure (Allopurinol oder Probenezid) oder ein Placebo für die Dauer von zwei Monaten erhielten. Alle Kinder hatten eine Harnsäurekonzentration im Blut, die über 5,5 mg/dl lag. Der primäre Endpunkt war die Senkung des arteriellen Blutdrucks, was durch beide Medikamente möglich war. Das Senken der Harnsäurekonzentration hatte auch eine Wirkung auf das Gewicht, wie man feststellen konnte. Während des Zeitraums von zwei Monaten nahmen die fettleibigen Kinder, die ein Placebo erhalten hatten, fast 4 kg an Gewicht zu, während die Kinder in der Probenezid-Gruppe weniger als 2 kg an Gewicht zulegten. In der Allopurinol-Gruppe verloren die Kinder 0,5 kg an Gewicht. Der Grund für die Unterschiede zwischen Probenezid und Allopurinol könnte mit ihrer Wirksamkeit bei der Senkung der Harnsäurekonzentration zu erklären sein: Allopurinol war viel wirksamer (es senkte die Harnsäurekonzentration auf 3,4 mg/dl, Probenezid hingegen nur auf 4,3 mg/dl).

Eine kleine Vorstudie kam auch zum Ergebnis, dass Probenezid bei Patienten mit Herzinsuffizienz die Insulinresistenz verbessern konnte [143]. Außerdem haben wir unveröffentlichte Ergebnisse einer Untersuchung mit ähnlichen Ergebnissen, die wir zusammen mit Dr. Mehmet Kanbay in der Türkei durchgeführt hatten. Dabei wurde Allopurinol Personen mit asymptomatischer HyperU gegeben. In einer anderen Untersuchung war es allerdings nicht möglich gewesen, durch Gabe von Allopurinol die Verschlechterung der Insulinresistenz als Antwort auf hohe Dosen von Fruktose (2 Liter einer 10%igen Lösung über zwei Wochen) zu verhindern. Diese Behandlung verhinderte aber doch den Anstieg der Harnsäurekonzentration im Blut und des arteriellen Blutdrucks [116]. Obwohl die Fruktosedosis außerordentlich hoch war, ist es möglich, dass Allopurinol nicht

Tab. 6. Postulate nach Koch: Harnsäure als eine Ursache des metabolischen Syndroms (MetS).

1. Starke Assoziation	Erhöhte Harnsäurekonzentration vergrößert das MetS-Risiko
2. Experimentelle Evidenz	Senkung der Harnsäurekonzentration bessert das MetS im Tiermodel
3. Identifizierter Wirkmechanismus	Harnsäure bewirkt Veränderungen an Mitochondrien
4. Harnsäureanstieg bewirkt ein MetS	Nicht untersucht
5. Senkung der Harnsäurekonzentration bessert ein MetS	Pilotstudien lassen Besserung des MetS nach Senkung der Harnsäurekonzentration vermuten

wirksam genug war, die Effekte der Fruktose, insbesondere den intrazellulären Harnsäureanstieg, völlig zu blockieren.

Zusammenfassung

Durch ihre Wirkung auf die Energiefabriken oder Mitochondrien in der Zelle aktivieren sowohl Fruktose als auch Harnsäure den Fettschalter in Zellen. Es gibt Hinweise, dass sowohl Fruktose als auch Harnsäure bei Tieren zu einer Vergrößerung der Fettreserven führt und sie dabei insulinresistent werden. Außerdem gibt es immer deutlichere Hinweise beim Menschen, dass beide Substanzen eine Rolle bei Fettleibigkeit und DM2 spielen. Weitere Untersuchungen dazu müssten aber noch durchgeführt werden. Aber wie steht es mit anderen Nahrungsmitteln? Könnten andere allgemein gebräuchliche Nahrungsmittel eine Rolle beim Anschalten des Fettschalters spielen? Auf welch andere Weise könnte der Fettschalter aktiviert werden?

Abschnitt 4
Weitere Gelegenheiten, dick zu werden

Kapitel 14
Bier und das Bruder Tuck-Syndrom

Hauptverursacher der Epidemie der Fettleibigkeit ist wahrscheinlich Zucker (Fruktose). Eine weitere Ursache ist üppiger Bierkonsum. Wahrscheinlich sind auch andere Nahrungsmittel einschließlich „Umami", die die Harnsäurekonzentration erhöhen, beteiligt, wenn auch in geringerem Maße.

Wenige Legenden ziehen die Einbildungskraft mehr in ihren Bann, als die von Robin Hood und den fröhlichen Männern vom Sherwood Forest, den Räubern, die für die Armen im mittelalterlichen England kämpften. Die Legende von Robin Hood wurde von Generation zu Generation als Balladen und Verse mündlich überliefert, bis Anfang des 15. Jahrhunderts die Robin Hood Spiele als ein Teil der jährlichen Maifeiern überall in England aufgeführt wurden [1, 2]. Eine der beliebtesten Geschichten, die anlässlich der Maispiele zur Aufführung kamen, war die Begegnung von Robin Hood mit Bruder Tuck, bei der Robin Hood den Mönch zwingt, Robin auf seinem Rücken über einen Fluss zu tragen. Der Mönch beharrt dann darauf, dass Robin Hood dasselbe mit ihm macht. Das Problem taucht auf, als Robin vo dem Mönch verlangt, ihn zum zweiten Mal zu tragen. Auf halbem Weg lässt der Mönch Robin ins Wasser abrutschen. Es entwickelt sich dabei ein Kampf, aus dem eine Freundschaft entsteht, infolge derer sich der Mönch Robin Hood und seinen Männern anschließt.

Der Grund, warum ich auf diese Legende komme, ist nicht einfach nur, dass ich die Geschichten über Robin Hood liebe, sondern weil Bruder Tuck seit mindestens dem späten 16. Jahrhundert als dick beschrieben wird. Eine der frühesten Quellen, die ich zusammen mit Allen Wright, einem

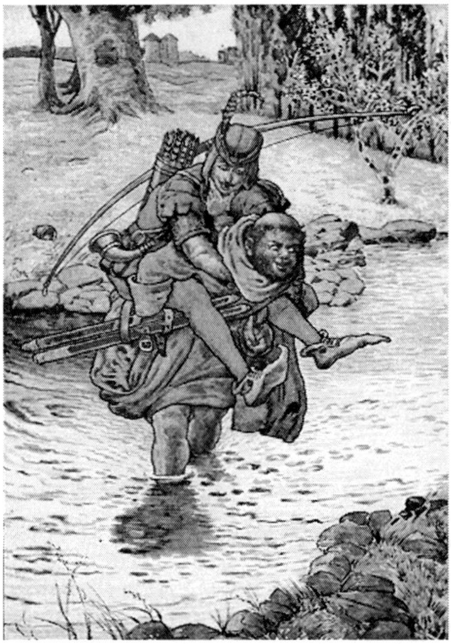

Bruder Tuck trifft Robin Hood
"Der kühne Robin Hood und seine Bande von Geächteten" von Louis Rhead (1912)

Abb. 37. Die Legende von Robin Hood und Bruder Tuck im Sherwood-Forest.

Leicht sprang Robin Hood vom Rücken des Mönchs;
Erneut forderte Robin Hood Bruder Tuck auf: „Trag mich über das Wasser, Mönch! Sonst könnte es dir noch leidtun!"

Also packte der Mönch Robin Hood wieder auf seinen Rücken und watete mit ihm knietief ins Wasser. Er jammerte nicht und gab auch sonst keinen Laut von sich.

Inmitten des Flusses aber angekommen, warf er Robin Hood in die Fluten: „Und jetzt kannst du dir mal überlegen, du piekfeiner Herr, ob du ertrinken willst oder nicht lieber schwimmen!"'
Robin Hood und der Mönch (Spiel, 1560) aus 'The English and Scottish Popular Ballads' von Francis James Child, 1888. (http: //boldoutlaw.com/rhbat/ba!123.html)

Robin Hood-Experten, ausfindig gemacht habe, stammt von William Shakespeare, der in seinem ersten Stück „The Two Gentlemen of Verona" (um 1590) einen Räuber sagen lässt: „ ... bei der Glatze des dicken Mönchs von Robin Hood."

Wie von Rogers und Waldron erwähnt [3], erzählt Geoffrey Chaucer in seinen Canterbury Geschichten, die er gegen Ende des 14. Jahrhunderts aufgeschrieben hatte, auch von einem Priester, dessen „Kopf war kahl, und poliert wie ein Spiegel, und so sah auch sein Gesicht aus, als habe er es eingefettet. Er war ein dicker und gut sympathischerer Priester." In *Piers Ploughman*, einem Gedicht von William Langland, das aus derselben Zeit stammt, wird der Mönch als jemand beschrieben, der es liebte „unzählige Teller Hackfleisch, Fleisch und Pudding, Kutteln und Sülze und in Butter gebratene Eier zu verschlingen". Waren diese Berichte von dicken Mönchen einfach nur ein Ausdruck der Freiheit des Schriftstellers, oder kam Fettleibigkeit im Kloster häufiger vor?

Der Archäologe Tony Waldrone vom University College in London hat wichtige Argumente, daß die Mönche aus den

Abteien wesentlich beleibter waren als das gemeine Volk, geliefert. Waldron wußte von der mit Fettleibigkeit, Diabetes, Gicht und erhöhter Harnsäure zusammenhängenden Knochenkrankheit DISH (diffuse idiopathische Hyperostose). Hier kommt es zu einer Neubildung von Knochen besonders an der rechten Seite der Wirbelsäule und besonders an der Brustwirbelsäule. Die Knochenablagerungen an den Wirbelkörpern und an den Bändern an der Wirbelsäule nur auf der rechten Seite wird mit den Pulsschlägen der Aorta an dieser Seite erklärt.

Waldron untersuchte Skelette aus einem großen Friedhof in der Nähe der Königlichen Münze in London, in dem Pestopfer begraben worden waren, sowie Skelette aus der angrenzenden Abtei Saint Mary Graces. Beide Fundorte datierten aus dem 14. Jahrhundert. DISH fand sich an keinem der 301 Skelette vom Friedhof der Pestopfer, aber an 6 von 103 Skeletten aus der Abtei. Waldron untersuchte auch Skelette aus der Wells Kathedrale in London und fand dort in zwei Kapellen DISH häufiger als auf dem Hauptfriedhof. Das lässt vermuten, dass Mönche und Bischöfe häufiger dick waren [3]. Philippa Patrick, eine Mitarbeiterin von Waldron, konnte an Skeletten von Mönchen aus mittelalterlichen Abteien, wie St. Mary Graces Abbey, Tower Hill und St. Saviour's Abbey, zeigen, dass diese ein dreimal so hohes DISH-Risiko wie die Normalbevölkerung hatten.

Wenn Mönche damals tatsächlich dicker waren, was war der Grund? Das Leben in einem Kloster war nicht ein Leben im Luxus. Viele Mönche lebten sehr bescheiden. Früher erlaubte man im Kloster häufig nur eine Mahlzeit pro Tag im Winter und zwei Mahlzeiten im Sommer. Mit der Zeit änderte sich das. So wurde es für Mönche üblich, große Mahlzeiten, häufig mit sehr hohem Kaloriengehalt, zu sich zu nehmen. Dokumente aus der Westminster Abtei zeigen, die zeigen, dass Mönchen Mahlzeiten etwa 6.200 Kcal/Tag, in der Adventszeit 5.300 Kcal/Tag und 4.900 Kcal/Tag in der der Fastenzeit erlaubt waren [4]. Auch wenn man von den Mönchen erwartete, dass sie ein Drittel ihrer Nahrung den Armen schenkten, blieb ihnen immer noch bemerkenswert viel. Mönche mussten bis zu achtmal pro Tag beten. Daraus könnte man schließen, dass sie weniger Zeit für körperliche Aktivität gehabt haben, als ihre Landsleute. Zwischen den Gebeten waren sie körperlich aktiv, sie waren häufig mit dem Anbau von Gemüse und Getreide beschäftigt.

Da das Körpergewicht normal streng reguliert ist, hätten die Mönche nicht übermäßig viel gegessen, außer sie hatten eine Leptinresistenz entwickelt. Mit anderen Worten, sie hätten den Fettschalter aktivieren müssen. Klöster waren wichtige Ortefür die Herstellung von Honig, Wein und Bier. Zu vielen Weinen fügten die Mönche Zucker oder Honig hinzu, wie zum Rotwein und Maulbeerwein. Bier wurde manchmal aus Honig (Met) gebraut [3]. Zucker könnte bei der Fettleibigkeit der Mönche eine Rolle gespielt haben. Mönche waren bekannt dafür, dass sie Bier oder Ale tranken. Die Abtei Bury Saint Edmunds in Suffolk hatte zum Beispiel drei Brauereien. Den dortigen Mönche standen acht Pints Bier pro Tag (4,5 l Bier/Tag) zu.

Anfang des 20. Jahrhunderts bemerkte Frederick Allen, dass DM2 eine häufige Erkrankung bei Trappisten in Belgien war, auch wenn sie nicht sehr viel Zucker zu sich nahmen [5]. Die Ernährung der Trappisten wurde im Rahmen einer Studie Anfang der 1960er Jahre ausführlich erforscht [6]. Die Trappisten lebten nach strengen Regeln in ungeheizten Räumen. Sie sprachen selten miteinander. Ihre Kost war strikt vegetarisch und enthielt wenig Zucker und gesättigte Fettsäuren. Im Gegensatz dazu aßen die Benediktiner eine westliche Kost bestehend aus Eiern, Fleisch, Butter und mehr Zucker. Die Trappisten wogen durchschnittlich 10 kg mehr und waren zu 35% fettleibig, im Vergleich zu 17% bei den Benediktinern. Die Trappisten hatten auch höheren arteriellen Blutdruck, während die Benediktiner eine ausgeprägtere Erhöhung der Cholesterinkonzentration im Blut (HyperC) hatten, letzteres vermutlich als Folge ihrer relativ fettreichen Kost [6].

Man hätte erwarten können, dass die Benediktiner wegen des reichlicheren Genusses von Butter und Zucker dicker gewesen wären. Der Grund, warum die Trappisten tatsächlich dicker waren, war wahrscheinlich Bier. Der Trappist trank mindestens einen halben Liter selbst gebrautes Bier täglich, während Benediktiner kein Bier tranken [6]. Außerdem war den Trappisten erlaubt, das braune Starkbier auch in der Fastenzeit, also das ganze Jahr über, zu trinken.

Bier führt wie Zucker zu einer deutlichen HyperU innerhalb von Stunden und nicht Minuten. Harnsäure verursacht direkt oxidativen Stress in den Mitochondrien und führt zur Ansammlung von Fett in den Zellen. Bier ähnelt Zucker darin, Fettspeicher zu vergrößern.

Bier induziert häufiger HyperU als andere alkoholische Getränke [7]. Das erklärt, warum, verglichen mit Weintrinkern, Gicht häufiger bei Biertrinkern auftritt [8, 9]. Da alkoholfreies Bier ebenso wie normales Bier HyperU verursacht, kann man zu dem Schluß kommen, daß nicht der Alkohol der Grund dafür ist [10]. Die Harnsäure steigt in erster Linie wegen dem Hefegehalt im Bier. Die Bierhefe ist an Nukleinsäuren reich und stimuliert die Produktion von Harnsäure.

Sie hat den höchsten RNS-Gehalt fast aller Nahrungsmittel. RNS besteht aus Kernbasen, die in der Leber zu Harnsäure abgebaut werden. Während Hefe auch bei der Herstellung anderer alkoholischer Getränke Verwendung findet, ist der Hefegehalt im Bier besonders hoch, besonders in trübem Bier.

Seitdem bekannt ist, dass Harnsäure eine Rolle bei Fettleibigkeit und Insulinresistenz spielt, überrascht es nicht mehr, dass starker Bierkonsum mit Fettleibigkeit und DM2 verbunden ist. Die Tatsache, dass Bier reich an RNS ist, erklärt, dass der „Bierbauch" etwas mit dem Biertrinken und nicht mit dem Trinken von anderen alkoholhaltigen Getränken zu tun hat. Übermäßiger Bierkonsum ist nicht nur mit abdomineller Fettleibigkeit, sondern auch mit HyperT, arteriellem Bluthochdruck und Fettleber verbunden. Reichlicher Biergenuss ist also eine weitere Ursache für das MetS. Wenn Harnsäure, wie sich schon in einigen unserer Studien angedeutet hat [11], auch eine Rolle bei der Leptinresistenz spielt, würde dies auch erklären, warum die Trappisten so dick werden konnten. Die Leptinresistenz läßt sie mehr essen als nötig, das Sättigungsgefühl schwindet, das Sollgewicht wird auf höherem Niveau neu festgelegt.

Der Bierbauch tritt zusammen mit Bluthochdruck, Fettleber und erhöhter Triglyzeridkonzentration im Blut auf und ist somit ein Symptom des metabolischen Syndroms.

Auch Sumoringer verwenden Bier, um an Gewicht zuzulegen. Sie essen enorme Mengen mit mehr als 5.000 Kcal/Tag. Während sie beim Essen variieren, trinken sie zu jeder Mahlzeit hauptsächlich Bier in übermäßigen Mengen. Eine Untersuchung an 800 Sumoringern zeigte, dass sie nicht nur fettleibig waren, sondern auch HyperU und HyperT hatten, außerdem war ihr Blutdruck höher als der bei gesunden Japanern. Sumoringer haben auch ein gesteigertes Diabetes-Risiko [12].

Sumoringer trinken Bier, um an Gewicht zuzulegen.

Nicht nur Menschen trinken Bier und werden dick. In Japan werden Waygu-Rinder mit Bier gefüttert, um das Kobe-Rindfleisch zu erzeugen, das für seine Marmorierung und Zartheit berühmt ist. Das Bier wird hauptsächlich in den Sommermonateh an das Vieh verfüttert, um seinen Appetit anzuregen. Manche Rinder bekommen 20 Liter und mehr Bier pro Tag, damit sie zunehmen.

Bier ist ein weiteres Nahrungsmittel, das ähnlich wie Fruktose zu HyperU und zur Aktivierung der Stoffwechselwege, die dick machen, führt. Sowohl Zucker als auch Bier spielen wahrscheinlich eine Rolle bei der Epidemie der Fettleibigkeit. Zucker spielt dabei aber eine deutlich größere Rolle. Gibt es noch andere Nahrungsmittel, die HyperU induzieren können?

Umami-Nahrungsmittel erhöhen den Harnsäureblutspiegel und aktivieren den Fettschalter

Unsere frühesten Primaten-Vorfahren aßen in erster Linie Früchte. Die darin enthaltene Fruktose war das für die Speicherung von Fett wichtigste Nahrungsmittel. Die Urikasemutation, die sich damals ereignete, diente der Steigerung der Fettreserven aus der Zufuhr von Fruktose, indem der Anstieg der Harnsäurekonzentration innerhalb der Zelle verstärkt wurde. Während die Primaten in tropischen Wäldern mit Früchten als Nahrungsgrundlage überleben konnten, mussten ihre Nachfahren ihre Ernährung den Klimaveränderungen anpassen und die Tropenwälder verlassen. So ergab sich eine allmähliche Verschiebung hin zu einer Jäger-Sammler-Gesellschaft. Neue Nahrungsmittelquellen wurden erschlossen, von denen Innereien und Knochenmark reich an Kernbasen waren, die HyperU auslösen konnten.

Heute gibt es viele Nahrungsmittel, die reich an Nukleotiden (RNS) oder ihren Abbauprodukten (Purine) sind. Ihr Abbau lässt Harnsäure entstehen. Die meisten Ökotrophologen machen sich keine Gedanken über den Gehalt an Nukleotiden in Nahrungsmitteln und kümmern sich mehr um den Kaloriengehalt von Kohlenhydrat, Fett und Eiweiß. Purin- und nukleotidreiche Lebensmittel können allerdings zu HyperU führen und so theoretisch den Fettschalter in den Mitochondrien aktivieren. Das erhöht das Risiko, fettleibig zu werden. Während der Gehalt an Purinen und Nukleotiden in der Nahrung zu HyperU führt, kann Harnsäure auch aus Aminosäure, wie Glycin und Glutamin, entstehen. Eine ähnliche Aminosäure, das Glutamat, kann in der Leber von Ratten oder Hühnchen zu einer plötzlichen Bildung von Harnsäure oder anderen Stoffwechselprodukten aus Nukleotiden führen [13, 14].

Vorausgesetzt, dass Nahrungsmittel mit Nukleotiden und Glutamat sind wichtig für die Vergrößerung der Fettspeicher, könnte man denken, dass der Körper ein Signalsystem entwickelt hat, um die Zufuhr solcher Nahrungsmittel anzuregen. Es gibt Geschmacksknospen, die die „süß" wahrnehmen können. Zucker löst positive Empfindungen aus. Es gibt auch Rezeptoren für „sauer" und „bitter", wohl ursprünglich dafür gedacht, schädliche Nahrungsmittel zu meiden. Es gibt auch Geschmacksknospen für „salzig", das die Aufnahme von Salz fördert. Wahrscheinlich hatte es eine wichtige Rolle bei der Aufrechterhaltung der Kreislauffunktionen, um sich vor dem Austrocknen zu schützen.

Die Geschmacksknospen nehmen Nahrungsmittel wahr, die einen Harnsäureanstieg bewirken können. Man nennt diesen Sinn „Umami" oder 5. Geschmackssinn. Dieser Geschmackssinn war 1907 von Kikunae Ikeda, Professor aus Tokio, entdeckt worden. Er hatte festgestellt, dass der Geschmack der wohlschmeckenden traditionellen japanischen Nahrungsmittel, wie Kombu (Blasentang), auf das darin enthaltene Glutamat zurückzuführen ist. Später konnte Dr. Shintaro Kodama zeigen, dass der Wohlgeschmack von Glutamat sich deutlich durch Nahrungsmittel, die Nukleotide, wie IMP (Inosin Monophosphat), enthalten, steigern ließ. Diese Substanzen findet man in getrockneten Bonito-Thunfisch-Flocken, die man häufig zu japanischen Suppen hinzufügt. Später entdeckte man, dass auch andere Nukleotide, wie AMP (Adenosin Monophosphat) und GMP (Guanosin Monophosphat), den Umami-Geschmack steigern [15]. Besonders interessant sind die Erkenntnisse unserer Arbeitsgruppe: Der Fettschalter ist biochemisch als Konvertierung von AMP zu IMP durch das Enzym AMPD aufzufassen. IMP wird danach zu Harnsäure abgebaut. Eigene unveröffentlichte Daten weisen darauf hin, dass IMP selbst die Anhäufung von Fett stimulieren kann. Außerdem kommt es zu HyperU, wenn man AMP oder IMP Freiwilligen oral verabreicht [16].

Die angenehme Geschmacksempfindung von Umami hat viele Nahrungsmittelhersteller dazu veranlasst, zu ihren Produkten Mononatrium Glutamat (MSG) hinzuzufügen. Es gibt auch viele Biolebensmittel, die reichlich Glutamat oder Nukleotide enthalten, wie Blauschimmelkäse, Shiitake Pilze, Fischsaucen und Miesmuscheln. Alle Nahrungsmittel, die purinreich sind, sind auch umamireich Sie enthalten Nukleotide wie IMP. Da Glutamat auch die Harnsäureproduktion in der Leber steigert [14], kann man mit Gewissheit davon ausgehen, dass alle Umaminahrungsmittel bei reichlichem Verzehr eine Rolle bei der Entstehung von Fettleibigkeit und Insulinresistenz spielen.

Studien zeigen, dass Menschen dann ein gesteigertes Risiko haben, fettleibig zu werden, wenn sie Nahrungsmittel mit hohem Glutamatgehalt zu sich nehmen. Zum Beispiel

Tab. 6. Purin-reiche und Umami-reiche Nahrungsmittel ähneln sich.

	Purinreich	Umamireich
Fleisch	hoch: Innereien, Rinderbrühe mittel: Lamm, Rind, Schwein, Gans, Truthahn	dto.
Fisch etc.	hoch: Muschel, Garnele, Krabbe, Hummer, Tintenfisch, Anchovis, Sardine, Makrele, Thunfisch, Lachs mittel: Die meisten anderen Fischsorten	dto.
Gemüse	mittel: Soja, Erbsen, Sprossen, Brokkoli, Spinat	dto.
Pilze	mittel: Portobella, Steinpilz, Pfifferlinge	hoch: Shitake, Portobella, Steinpilz, Pfifferlinge
Molkerei-produkte	mittel: Blauschimmelkäse, Roquefort	hoch: Parmesan, Blauschimmelkäse, Roquefort
Getränke	Bier	Bier

wurden in einer Studie 10.095 gesunde chinesische Erwachsene im Durchschnitt über 5,5 Jahre beobachtet. Man fand bei jenen Personen, die reichlich MSG verzehrt hatten, ein gesteigertes Risiko, fettleibig zu werden [17]. Untersuchungen an Mäusen ergaben, dass MSG Fettleibigkeit induzieren kann, besonders dann, wenn sie noch jung sind [18]. Zusätzlich zur Fettleibigkeit kann MSG Insulinresistenz und HyperT verursachen [19]. Der Mechanismus, durch den Umaminahrungsmittel Fettleibigkeit verursachen, soll auf seiner Schmackhaftigkeit beruhen und möglicherweise auf seiner Fähigkeit, Leptinresistenz zu erzeugen [20]. Nach unserer Meinung beruhen diese Effekte auf der Fähigkeit von Glutamat und IMP, sowie verwandter Nukleotide, einen Anstieg der Harnsäurekonzentration zu bewirken und somit den Fettschalter zu aktivieren, wodurch Leptin- und Insulinresistenz und Anhäufung von Fett hervorgerufen werden.

RNS-Nahrungsmittel und Fettleibigkeit bei Tieren

Der Verzehr von Fruktose ist der beste Weg ist, Fett zu speichern. Doch nicht alle Tiere haben Zugang zu Fruktose. RNS-reiche Nahrungsmittel bieten diesen Tieren einen Ausweg. Im antarktischen Winter mit nur wenigen Stunden Licht am Tag breitet sich das Eis um das fünffache der Fläche im Sommer auf 20 Mio qkm aus. Die mit Eis bedeckte Fläche bekommt kein Sonnenlicht und das Phytoplankton, das Licht zur Energieerzeugung und Vermehrung benötigt, wird dezimiert. Das hat wiederum Folgen für den antarktischen

Krill , kleine Krebse, die vom Phytoplankton leben. Sie sind gezwungen, ihren Stoffwechsel zu verlangsamen und leben von ihren Fettreserven [22]. Im Frühling schmilzt das Eis und es kommt zur Phytoplanktonblüte, die sich 250 Kilometer von der Eiskante nach Norden erstreckt. Die Phytoplanktonblüte bewirkt eine massive Zunahme des antarktischen Krill zu Schwärmen, die nicht selten eine Ausdehnung von 12 km in der Länge haben. Während die Krebschen heranwachsen, wächst auch ihr Gehalt an RNS drastisch, weil Proteine neu gebildet werden müssen [23, 24]. Die Krillschwärme werden dann von Tintenfischen, Fischen und Seevögeln, einschließlich einiger Pinguinarten gefressen. Der Kaiserpinguin frisst dann die RNS-reichen Tintenfische und Fische und verdoppelt so sein Gewicht in Vorbereitung auf den Winter.

Auch andere Tiere fressen RNS-reiche Nahrung, um an Gewicht zuzulegen. Wale in der Arktis verschlingen zum Beispiel riesige Mengen von Amphipoden (eine Art Krustentier), was eine sehr kräftige HyperU und riesige Fettspeicher zur Folge hat. Ihr Serum färbt sich gelb vom hohen Fettgehalt. Das ermöglicht den Walen zu fasten, wenn sie die Arktis zur Paarung gen Süden verlassen [25].

Die Fähigkeit, RNS abzubauen, ist für Wiederkäuer besonders wichtig. Rinder, Ziegen, Schafe, Giraffen und Kamele verdauen das Futter in einer speziellen Abteilung ihres Magens und lassen es dann wieder als Futterkugel zum Wiederkäuen ins Maul zurückkommen. Diese Futterkugel besteht nicht nur aus halbverdauter Nahrung, sondern enthält auch Bakterien, die in diesem Teil des Magens waren. Diese Bakterien sind abgetötet, wenn der Nahrungsbrei zum zweiten Mal heruntergeschluckt wird und in einem anderen Teil des Magens landet, der Säure enthält. Die freigesetzte RNS wird durch RNase der Bauchspeicheldrüse abgebaut, wenn der Speisebrei im Dünndarm landet. Diese Art der Verdauung ermöglicht es dem Tier, RNS nicht nur aus der Nahrung, sondern auch von Darmbakterien aufzunehmen. Dies hat eine maximale HyperU zur Folge.

Manche Tiere haben auch ihre Fähigkeit verbessert, die HyperU durch Entwicklungsanpassung als Antwort auf RNS-haltige Nahrungsmittel zu steigern. Die Urikasemutation half dabei, die HyperU als Antwort auf RNS-reiche Nahrungsmittel zu verstärken. Andere Tiere, wie das Nilpferd *(Hippotamus amphibius)*, das Pferd *(Equus)* und die Ratte *(Rattus rattus)* haben eine Bauchspeicheldrüsen-RNase mit hoher Aktivität entwickelt, die es ihnen ermöglicht, mehr RNS aus Nahrungsmitteln zu gewinnen [26, 27]. Der Blätter fressende Mantelaffe *(Colobus guereza)* machte einen interessanten Anpassungsvorgang durch [26]. Im Unterschied zu den meisten Primaten, deren Kost aus fruktosereichen Früchten besteht, frisst der Mantelaffe in erster Linie Blätter. Somit muß er seine Fettspeicher auf andere Weise füllen. Das geschieht bei ihm durch Vervielfältigung des Gens der Bauchspeicheldrüsen-RNase. Während die ursprüngliche Bauchspeicheldrüsen-RNase des Mantelaffen hauptsächlich dazu diente, Viren mit doppelsträngiger RNS zu deaktivieren, hatte die duplizierte RNase eine erhöhte Aktivität gegenüber einsträngiger RNS, wie sie in Blättern und Bakterien zu finden ist. Außerdem ist die Enzymaktivität im basischen Milieu des Darms höher [28]. Das ermöglicht dem Mantelaffen, die RNS aus den verzehrten Blättern vollständig abzubauen und seine Harnsäurespiegel zu steigern.

Beim Menschen wird die Bauchspeicheldrüsen-RNase in das Darmlumen abgegeben [29]. Seine Aktivität beträgt nur ein sechzigstel der beim Mantelaffen [28]. Trotzdem kann es sein, dass die RNase-Aktivität beim Menschen zunimmt, wenn sie unaufhörlich durch Genuß RNS-reicher Nahrungsmittel angeregt wird. Also Vorsicht beim Biertrinken!

Während diese Studien darauf hinweisen, dass der Konsum von Umaminahrungsmitteln eine Ursache für Fettleibigkeit sein könnte, sind die Effekte von Zucker doch ausgeprägter. Für manche Menschen spielt der Konsum von Umaminahrungsmitteln eine Rolle bei der Entstehung von Insulinresistenz und Anhäufung von Fett. Zurzeit liegt die mittlere tägliche Zufuhr von Glutamat in England und Japan bei 550 bis 580 mg. Individuell kann sie aber 4 bis 10 g erreichen [17]. Nahrungsmittel mit Umami können ein Suchtverhalten hervorrufen. So werden Ratten süchtig nach normalem Bier und auch nach alkoholfreiem Bier [30]. Es gibt auch genetische Unterschiede, wie Menschen auf Umaminahrungsmittel reagieren [15]. Wie bei Fruktose kommt es bei Menschen, die bereits eine HyperU haben, als Reaktion auf IMP-haltige Nahrungsmittel zu einem stärkeren Anstieg ihrer Harnsäurekonzentration [16].

Weitere Untersuchungsergebnisse sind nötig, um aufzuzeigen, dass Umaminahrungsmittel der entscheidende Faktor sind, der Insulinresistenz und Speicherung von Fett bewirkt. Dia asiatische Bevölkerung konsumiert am meisten Umami-Nahrungsmittel. Asiaten haben allgemein eine HyperU, sowie häufig Insulinresistenz, DM2 und Bluthochdruck. Sie nehmen nur wenig an Leibesumfang zu und werden normalerweise nicht übermäßig dick. Für das Auslösen einer Leptinresistenz und das Anschalten des Fettschalters ist der Anstieg der Harnsäurekonzentration und anderer RNS-Produkte von Bedeutung. Weder Zucker noch Umami-

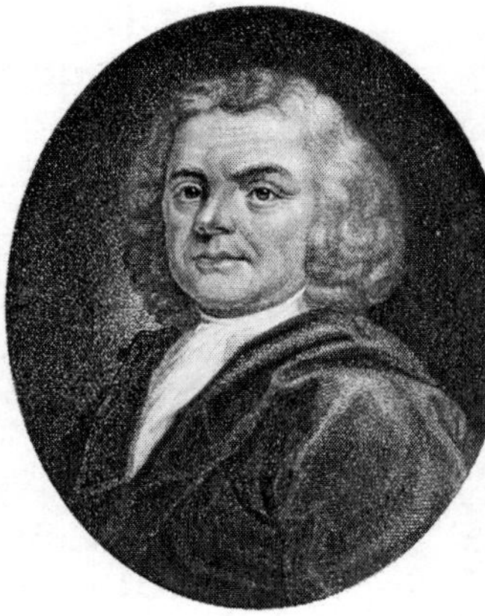

Abb. 38. Das Boerhaave-Syndrom und der Tod durch Umami.
Am 30. Oktober 1723, nahm der holländische Großadmiral Baron Jan von Wassenaer, ein Mann, der für einen üppigen Lebensstil und exzessive Gelage bekannt war, ein Mittagsessen zu sich, das aus Kalbfleischsuppe und gekochtem Kohl mit Hammelfleisch, Kalbsbries, Spinat, einem großen Stück Ente, zwei Lerchen, Apfelkompott, Brot und Bier bestand. Zum Nachtisch gab es Birnen, Trauben, Bonbons und Moselwein. Nach einem kurzen Ritt auf seinem Pferd bekam er Magenschmerzen und versuchte mittels Distelextrakt und Radix Ipecac Erbrechen herbeizuführen. Leider kam es infolge der umfangreichen Nahrungszufuhr zu einer derartig ausgeprägten Dehnung seiner Magenwand, dass die Verbindung mit der Speiseröhre abriss und seinen Tod herbeiführte. Der holländische Arzt Herman Boerhaave stellte die Diagnose. Seitdem wird dieser Symptomen-Komplex „Boerhaave-Syndrom" genannt. Um auf den Großadmiral zurückzukommen, seine Vorliebe für Ente und Bier führte dazu, dass er fettleibig war und Gicht hatte. Es ist ein trauriges Beispiel für einen „Tod durch Umami", auch wenn Zucker wahrscheinlich nicht unbeteiligt war. Aus: Patton AS. Der interessante Fall eines unheilbaren Feinschmeckers. Harvard Medizin http: //harvardmedicine.hms.harvard.edu/bulletin/spring2005/; Künstler: J Chapman 1798 http: //ihm.nlm.nih.gov/images/ B29694 PD-US.

Nahrungsmittel an sich sind der Treibstoff für die Gewichtszunahme. Es sind die Nahrungsmittel mit hohem Fettgehalt, die als „Treibstoff" für die Gewichtszunahme verantwortlich sind. Im folgenden Kapitel soll die Rolle von Nahrungsmitteln mit hohem Fettanteil bei der Epidemie der Fettleibigkeit und kardiovaskulärer Erkrankungen näher beleuchtet werden.

Kapitel 15
Fettreiche Kost und das Leben der Eskimos

Fettreiche Kost ist die Basis für die Gewichtszunahme, wenn der Fettschalter angeschaltet ist. Ist der Fettschalter ausgeschaltet, wie bei kohlenhydratarmer Kost, kann fett- und proteinreiche Ernährung zur Gewichtsabnahme führen.

An keinem anderen Ort war das Überleben der Menschen eine größere Herausforderung als in der Arktis. Nach Beschreibung durch den Forscher Vilhjalmur Stefansson Anfang der 1920er Jahre, ist sie „mit ewigem Eis bedeckt; dort ist immer Winter mit eisiger Kälte; und die Folge des immer währenden Winters ist das Fehlen der Vegetation. Festland oder Meer hüllen sich leblos in ewiges Schweigen. Die Sterne sehen herab mit ihrem grausamen Glitzern und die deprimierende Wirkung der Finsternis im Winter auf den Geist des Menschen trotzt jeder Beschreibung. In den Ausläufern dieser Wüstenei leben Eskimos, die schmutzigsten und gottverlassensten Menschen auf der Erde, dorthin verdrängt durch mächtigere Nationen weiter im Süden, im Kampf um eine jämmerliche Existenz mitten im Elend." [31].

Diese Menschen führten ein außergewöhnliches Leben. Im Winter sinkt die Temperatur auf –35 bis –40 °C. Monatelang gibt es kein Sonnenlicht, nur Zwielicht. Vom Überlebensdrang getrieben verließen die Männer ihren Iglu und setzten sich stundenlang hinter eine Schneewand an ein Loch im Eis und warteten darauf, dass ein Seehund zum Luftholen auftauchte. Dann sprangen sie hervor, um mit einer knochenbewehrten Harpune oder einem Speer blind in das Loch zu stoßen, um ihre Beute zu erlegen [32]. Die Seehunde bildeten ihre Existenzgrundlage, nicht nur als Nahrungsquelle, sondern auch zur Gewinnung von Bekleidung und Zeltwänden aus ihrer Haut und von Tran für Brennstoff für Beleuchtung [33].

Im Frühling und Frühsommer jagten sie mit ihrem Kajak in den Küstengewässern 40 Tonnen schwere Wale, die von ihrer sommerlichen Wanderung zurückkehrten. Wenn sie Glück hatten, konnten sie einen oder zwei davon für ihre Dorfgemeinschaft erlegen. Im Sommer und im Herbst zogen sie ins Binnenland, um Karibus mit Pfeil und Bogen zu jagen und Lachse zu angeln. Außer den seltenen lachsroten Beeren gab es weder Gemüse noch Früchte. Außerdem zünde-

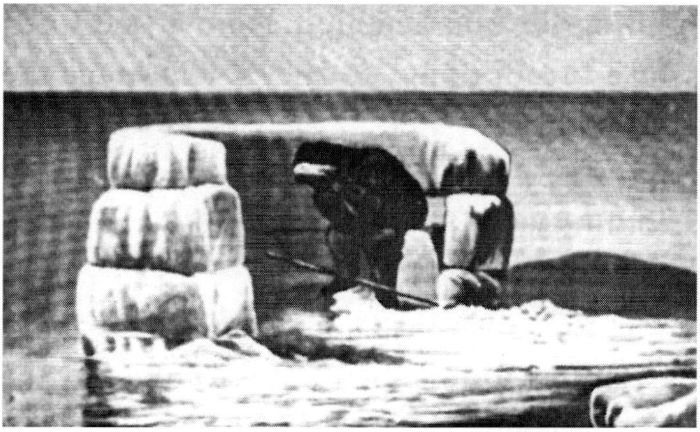

Abb. 39. Überleben in der Arktis: Das Leben der Inuit.
Ein Inuit wartet am Loch im Eis darauf, dass ein Seehund auftaucht, um Luft zu holen. Aus: Lewis AJ and Peck EJ. The life and work of the Rev. E. J. Peck among the Eskimos. 1905.

ten sie Lampen aus Stein an und verwandten dabei den Tran vom Seehund als Öl, das sie auch zum Kochen verwenden konnten. Häufig aßen sie ihr Fleisch auch roh. Daher nannten die Indianer im Süden diese Menschen „Ieschimou", was Esser von rohem Fleisch bedeutet. Diese Bezeichnung wurde später von den ersten französischen Forschern in dieser Region in Esquimaux oder Eskimo verändert. Heute nennt man diese mutigen Menschen Inuit, wie sie sich selbst nennen. Es bedeutet „das Volk".

Die Inuit aßen fast nur Fleisch von Meeressäugern, vom Seehund, weißen Wal, Narwal und Walross, und im Sommer vom Karibu. Gelegentlich aßen sie Fisch, wie zum Beispiel Lachs, Maränen oder Forellen, und zuweilen fingen sie Vögel, wie Eiderente, Alk oder Trottellumme. Das war aber nie ein wesentlicher Teil ihrer Kost. Sie bestand vielmehr aus gekochtem und rohem Fleisch und Fett. Es gab kein Gemüse und kein Salz [35]. Ihre Energiezufuhr betrug 3.000 Kcal/Tag und setzte sich zusammen aus Fett (50%), Eiweiß (35%) und als einzigen Kohlenhydrat (15%) Glykogen, das im Fleisch enthalten ist [36].

Zusammenfassend enthält die Kost des Inuits extrem viel Fett und Eiweiß und wenig Kohlenhydrat. In Kenntnis der Energiedichte beim Fett (9 Kcal/g) im Vergleich zu Eiweiß und Kohlenhydrat (je 4 Kcal/g) könnte man fragen, ob eine derartig hohe Energiezufuhr erforderlich war, um in der Arktis zu überleben. Andererseits hatte ich bereits erwähnt, dass es ohne Zufuhr von Fruktose kaum möglich ist, Fett zu speichern. Das führt zu der Frage, ob eine fettreiche Ernährung unsere Fettvorräte genauso wie bei zuckerreicher Kost vergrößert und Gewichtsanstieg bewirkt? Lassen Sie uns einen Blick auf die Untersuchungsergebnisse werfen.

Fettreiche Kost und Gewichtszunahme

Fettreiche Kost kann zur Gewichtszunahme führen. James Hill, Professor für Innere Medizin an der Universität Colorado und führender Experte auf dem Gebiet der Adipositas, führte eine Untersuchung bei 22 gesunden nicht-adipösen Personen durch. Sie bekamen an je vier Tagen drei verschiedene Kostformen mit jeweils unterschiedlichem Fettgehalt (26, 34 und 40% Fett). Die Gesamtzahl der Kalorien oder Energiezufuhr vergrößerte sich mit höherem Fettanteil in der Kost. Bei der höchsten Fettzufuhr nahmen die Probanden etwa 250 Kcal/Tag zusätzlich zu sich [37]. Diese Beobachtungen stehen im Einklang mit experimentellen Untersuchungen an Tieren, bei denen eine fettreiche Kost die Gewichtszunahme fördert, besonders dann, wenn man sie als Teil einer zucker- oder fruktosehaltigen „westlichen Kost" verabreicht.

Es wird mindestens zwei Gründe geben, warum fettreiche Nahrung zur Gewichtszunahme führt. Der primäre Grund ist durch reichlichen Zuckerkonsum herbeigeführte eine milde Leptinresistenz . Fettreiche Nahrung ist dann wie Treibstoff für die Gewichtszunahme. Der andere Grund ist das fehlende Sättigungsgefühl. Wenn wir Kohlenhydrate verzehren, stimuliert der Anstieg der Glukosekonzentration im Blut die Ausschüttung von Insulin durch die Bauchspeicheldrüse. Das führt im Fettgewebe zur Freisetzung von Leptin, das dann dem Gehirn signalisiert, dass wir genug gegessen haben und damit aufhören sollten. Eine proteinreiche Kost läuft auch auf ein Sättigungsgefühl hinaus [38], obwohl der dafür verantwortliche Mechanismus noch nicht geklärt ist. Im Gegensatz dazu kommt es bei einer fettreichen Kost nicht zu einer Insulinausschüttung, folglich ist auch die Leptinantwort schwach [39]. Dieser letztere Mechanismus tritt ein, wenn der Fettanteil der Kost 40% oder mehr beträgt.

Während diese Untersuchungsergebnisse darauf hindeuten, dass eine Kost mit hohem Fettanteil zur Entstehung von Fettleibigkeit beitragen kann, ist Fett jedoch nicht die treibende Kraft. Eigene Untersuchungsergebnisse zeigen, dass hauptsächlich übermäßiger Zuckerkonsum dazu führt, dass man dick und insulinresistent wird. Tatsächlich kam es in den Vereinigten Staaten im Zeitraum von 1971 bis 2006 trotz der bemerkenswerten Zunahme bei der Fettleibigkeit zu einem Absinken des Gesamtverbrauchs von Fett [40]. Dies wird gestützt durch die Entdeckung, dass eine fettreduzierte Kost bei der Gewichtsabnahme wirksam sein kann. Dies ist eher selten der Fall, weil der Fettschalter noch angeschaltet ist.

Fettreiche Kost, Cholesterin und Herzerkrankungen

Auch wenn eine fettreiche Kost nicht Leptinresistenz oder MetS verursachen, kann eine solche Kost die Gefahr für das Entstehen einer Herzerkrankung vergrößern. Es sei an Ancel Keys erinnert, den Ernährungswissenschaftler aus Minnesota, der die fettreiche Kost unverblümt für den dramatischen Anstiegs kardiovaskulärer Erkrankungen im 20. Jahrhundert verantwortlich machte [41]. In seiner berühmten „Seven Countries Study" legte Keys dar, dass die fettreiche Ernährung mit der Häufigkeit der koronaren Herzerkrankung korrelierte [42].

An dieser Stelle müssen zwei unterschiedliche Prozesse voneinander getrennt betrachtet werden, die eine Herzerkrankung hervorrufen können. Der eine Prozess ist die *Atherosklerose* Hier bilden sich cholesterinreiche Plaques in Blutgefäßen, wie den Herzkranzgefäßen. Diese Plaques bilden sich an der Innenwand der Blutgefäße und können an Umfang zunehmen und zur Blockade des Blutstroms führen. Im Herz kann das zu einem Herzinfarkt oder sogar einen plötzlichen Herztod führen. Manchmal kann solch ein Plaque aufbrechen. Das cholesterinbeladene Gerinnsel kann sich von der Gefäßwand ablösen und in den Blutstrom geraten. So kann es ins Gehirn geschwemmt werden, bis es in kleinen Blutgefäßen steckenbleibt. Das von diesen Gefäßen versorgte Gewebe stirbt ab. Ein Infarkt ist entstanden. Diese „Embolisation" kann auch ein Grund für einen Schlaganfall sein. Krankheiten, bei denen Atherosklerose eine wichtige Rolle spielen, sind Herzinfarkt und Aortenaneurysma.

Der zweite Prozess ist die *Arteriolosklerose,* eine Erkrankung der kleineren Arterien, die Arteriolen genannt werden. Sie verengen sich und erschlaffen als Reaktion auf Änderungen im Blutdruck und helfen den Blutfluss zu den Organen aufrechtzuerhalten. Bei der *Arteriolosklerose* werden die Wände dieser kleinen Arteriolen ungewöhnlich dick oder vernarben, so können sie sich nicht verengen oder erschlaffen. Cholesterin ist an der Arteriolosklerose unbeteiligt;. Diese Erkrankung kommt von Hypertonie und MetS

Tab. 7. Atherosklerose vs. Arteriolosklerose.

?	Atherosklerose	Arteriolosklerose
Was ist zu sehen?	Cholesterin-Plaques in mittelgroßen Blutgefäßen	Wandverdickung und Vernarbung an kleineren Blutgefäßen (Arteriolen)
Wodurch entstanden?	HyperC, Rauchen, fettreiche Ernährung, Genetik	Bluthochdruck, Zucker (Fruktose), HyperU
Wie äußert sich das?	Myokardinfarkt, Karotisstenose, Aortenaneurysma, periphere arterielle Verschlusskrankheit	Hypertonie, Herzinsuffizienz, Schlaganfall, chronische Nierenerkrankung

Atherosklerose kommt zusammen mit Cholesterin-Plaques vor und wird gefördert durch fettreiche Kost, HyperC, Rauchen und genetische Ursachen. Nach der von anderen bisher noch nicht geteilten Auffassung des Autors ist die Arteriolosklerose durch HyperU und Zucker (Fruktose) verursacht.

und kann experimentell erzeugt werden, indem man Tieren Fruktose füttert oder ihre Harnsäurekonzentration im Blut anhebt [43, 44]. Ohne die Fähigkeit der Arteriolen, den Blutfluss zu regulieren, können besonders empfindliche Gewebestrukturen, wie das Gehirn, die Nieren und das Herz, einem wechselnden Blutfluss und Blutdruck ausgesetzt sein. So kann es zu Schlaganfall, Nierenerkrankung, Herzschwäche und -infarkt kommen.

Eine fettreiche Kost hat keine Arteriolosklerose zur Folge. Sie kann aber zu HyperC führen und folglich das Risiko der Entstehung von Atherosklerose erhöhen. Beispielsweise wollten Vilhjalmur Stefansson, ein Arktis-Forscher, und sein Freund K. Andersen zeigen, dass die Kost der Eskimos, die fett- und proteinreich, jedoch kohlenhydratarm ist, sicher sei und keinen Vitamin-Mangel oder andere Probleme verursachen würde. Diese beiden Männer entschlossen sich zu einer Diät, die äußerst fettreich (ungefähr 80% Fettanteil) war und 20% Eiweiß und 1% Kohlenhydrat enthielt [46]. Der Fettgehalt war höher als in der typischen Inuit-Kost, die einen Fettanteil von 50% hat [35, 36]. Beide nahmen ihre Mahlzeiten für 7 Wochen auf einer Stoffwechselstation in einem New Yorker Krankenhaus ein und setzten diese Diät 1 Jahr lang zuhause fort. Bei beiden trat anfänglich eine Abnahme des Körpergewichts auf, aber dann stabilisierte es sich. Allgemein gesehen wurde die Diät gut vertragen. Man fand jedoch bei ihnen fettreiches Blut. Das Serum war milchig trüb mit einer Cholesterinkonzentration bis zu 800 mg/dl [46].

Da Stefanssons Diät einen außergewöhnlich hohen Fettanteil hatte, war sie nicht repräsentativ für die Kost der Inuit, die einen Fettanteil von 50% hat. Ob die typische Kost der Eskimos die Gefahr für ihre Herzkranzarterien vergrößert, bleibt zu diskutieren. Eine Untersuchung an Inuits zeigte, dass ihre durchschnittliche Gesamtcholesterinkonzentration bei 220 mg/dl lag. Wenn sie auch nicht niedrig war, so war sie doch deutlich niedriger als bei Stefansson [36]. Autopsien bei Inuits hatten zeigen können, dass ungefähr 10% eine milde Atherosklerose hatten. Das dürfte aber selten die Todesursache gewesen sein. Viel häufiger waren sie früh wegen der harten Lebensumstände an einer anderen Ursache gestorben [36]. Trotzdem war die Atherosklerose verglichen mit Menschen mit westlicher Ernährungsweise geringer ausgeprägt, als erwartet. Ein Grund dafür kann die Art des von Inuits verzehrten Fetts sei. Diese „Seefette“ oder „Fischöle“ sind reich an Omega 3-Fettsäuren (und enthalten auch DHA (Docosahexaen-Säure) und EPA (Eicosapentaen-Säure)) und tragen zum Schutz vor Atherosklerose bei. Omega 3-Fettsäuren enthaltende Fette scheinen sicherer zu sein als andere Fette, die in erster Linie Omega 6-Fettsäuren enthalten. Letztere findet man in verschiedenen Ölen von Sonnenblumenkernen, Mais, Raps und Sojabohnen.

Geht man davon aus, dass eine HyperC die Gefahr der Entstehung von Atherosklerose vergrößert, und diese Konzentration durch eine fettreiche Kost ansteigen kann, sollte man erwarten, dass eine fettreduzierte Kost das Risiko senkt, eine Herzerkrankung zu bekommen. In Untersuchungen wurde immerhin gezeigt, dass das Senken des Gesamt- und LDL-Cholesterins mittels Statinen die Gefahr einer Herzerkrankung verringert. Dennoch war es schwierig, den Vorteil einer fettreduzierten Kost für das Entstehen einer Herz-Kreislauf-Erkrankung zu zeigen. In der Women's Health Initiative Study waren 48.000 Frauen in der Postmenopause zufällig in eine Gruppe mit fettreduzierter Kost (20% Fett) und eine Gruppe mit einer Kost mit normalem Fettgehalt (35%) für acht Jahre eingeteilt worden. Trotzdem die Frauen die Diätvorschriften gut eingehalten hatten, gab es keinen Vorteil für eine der Gruppen hinsichtlich der Häufigkeit von Schlaganfall oder Herzinfarkt [47]. Ein offensichtlicher Grund dafür besteht sicherlich darin, dass eine fettreduzierte Kost oft eine Kost mit hohem Kohlenhydratanteil ist. Während man das Risiko für das Entstehen cholesterinreicher Plaques verringert, vergrößert man das Risiko für Arteriolosklerose.

Fettreiche Kost und Gewichtsabnahme

Während eine fettreiche Kost im Rahmen einer westlichen Ernährungsweise zur Gewichtszunahme führen kann, kann sie bei strikter Beschränkung der Zufuhr von Kohlehydraten auch eine Gewichtsabnahme bewirken. Einer der frühesten Fälle, die dokumentiert wurden, war der von William Banting. Er war so dick, dass er sich nicht beugen konnte, um seine Schuhe zuzubinden. Beim Herabsteigen von einer Treppe musste er rückwärts gehen, um nicht zu stürzen. 1862 suchte Banting den Ohren-Spezialisten William Harvey wegen seiner Taubheit auf. Harvey meinte, dass die bemerkenswerte Fettleibigkeit von Banting zur Taubheit beigetragen habe, und empfahl ihm eine fett- und eiweißreiche, aber kohlenhydratarme Kost. Seine Schlussfolgerung war etwas obskur. Er hatte von der Entdeckung des französischen Physiologen Claude Bernard gehört. In der Leber wird aus Stärke eine zuckerähnliche Substanz, die Glukose, produziert. Das sei der Blutzucker, der bei Diabetes erhöht ist. Da Harvey bewußt war, daß Adipositas und DM2 in Zusammenhang standen, kam er zu dem Schluß, daß Nahrungsmittel, die den Glukoseausstoß reduzieren konnten, bei Fettleibigkeit und Diabetes von Nutzen sein konnten. Er war sich bewußt, daß Zucker zur Mästung von Tieren verwendet werden konnte, und daß umgekehrt Nahrungsmittel mit viel Protein helfen konnte, den Blutzucker bei Diabetikern unter Kontrolle zu halten [48]. Harvey verschrieb also eine kohlenhydratarme Ernährungsweise. Das Ergebnis war beeindruckend. Nach einem Jahr hatte Herr Banting 25 kg und 33 cm seines Taillenumfangs abgenommen. Er bemerkte auch eine Besserung seiner Gicht [49].

Mit einer fett- und proteinreichen, aber kohlenhydratarmen Diät verlor William Banting in einem Jahr 25 kg. Diese Diät wurde später von Robert Atkins adaptiert und ist als Atkins-Diät bekannt geworden.

Es gibt mindestens zwei Gründe, warum es unter dieser Diät von Harvey zur Gewichtsabnahme kam. Erstens, das Fehlen von Fruktose in der Diät kann geholfen haben, den Fettschalter und die Leptinresistenz auszuschalten, was den Appetit vermindert und den Energieverbrauch steigert. Zweitens, wenn es einen minimalen Kohlenhydratanteil in der Diät gibt, entleeren sich die Glykogenspeicher in der Leber rasch. Dadurch wird die Fettverbrennung ausgelöst und es kommt zum Anstieg von Ketonen im Blut. Somit bewirkt die Diät eine Abnahme des Appetits, eine Zunahme des Energieverbrauchs und die Stimulierung der Fettverbrennung.

Wie konnte der Inuit überleben?

Wie konnte der Inuit überleben, wenn er bis auf Glykogen als Inhaltsstoff im Fleisch kein Kohlenhydrat bekam? Neuere Untersuchungsergebnisse weisen darauf hin, dass er Fähigkeiten erwarb, sich der feindlichen Umgebung anzupassen. Ein Untersuchungsergebnis zeigte, dass der Inuit Cholesterin effektiver aus seiner Nahrung resorbieren kann [36]. Der Inuit lebte auch in einem Zustand des Vitamin C-Mangels. Wie schon erwähnt, ist Vitamin C ein Antioxidationsmittel, das an Mitochondrien wirkt und wahrscheinlich dabei hilft, die Bildung von Fett zu verhindern. Schwerer Vitamin C-Mangel verursacht das Krankheitsbild Skorbut (Symptome sind Blutungen an Zahnfleisch und Gelenken). Einen milden Vitamin C-Mangel kann man gewöhnlich bei fettleibigen Personen und Hypertonikern beobachten. Wahrscheinlich trägt er zu diesen Krankheitsbildern bei. Die tägliche Zufuhr von Vitamin C bei den Inuit war mit ungefähr 30 mg/Tag niedrig [50]. Um Skorbut zu vermeiden, aßen die Inuit wegen des höheren Vitamin C-Gehalt rohes Fleisch roh. Sie verzehrten auch die Haut des Wals (Muktuk), eine der wenigen reichhaltigen Vitamin C-Quellen für sie [50]. Dennoch litten die Inuit unter einem milden Vitamin C-Mangel. Dies kann ihnen geholfen haben, ihre Fettreserven zu vergrößern. Zu den Nahrungsmitteln der Inuit gehörte auch das Knochenmark der Karibus, das reichlich RNS enthält. Auch das kann geholfen haben, ihre Fettspeicher zu füllen.

Vielleicht hatten Inuit-Frauen deshalb mehr abdominelles Fett, wenn man ihr Gewicht in Bezug auf das Verhältnis von Taillen- zu Hüftumfang mit anderen Ethnien vergleicht [51]. In einer Untersuchung, die man 1994 durchgeführt hatte, betrug der Körperfettanteil bei Frauen 32% bei einem durchschnittlichen BMI von 27 kg/m² [51]. Wenn man einen BMI < 25 kg/m² als normal betrachtet, hatten Inuit-Frauen zu 90% ein erhöhtes Taille- zu Körpergröße-Verhältnis verglichen mit gleichaltrigen kanadischen Frauen, die zu 29% einen erhöhten Wert hatten. Inuit-Frauen hatten also deutlich mehr abdominelles Fett. Im Gegensatz dazu war aber ihr subkutanes Fett, das als Hautfaltendicke am Arm gemessen wurde, nicht erhöht [52]. Das Mehr an abdominellem Fett bei den Inuit-Frauen könnte sich hinsichtlich eines höheren Energiebedarfs bei einer Schwangerschaft günstig ausgewirkt haben.

Der Inuit fand auch einen Weg, sich an die kalte Umgebung anzupassen. Kälte stimuliert beispielsweise die Funktion des braunen Fetts [53], das bei der Fettverbrennung mehr Wärme erzeugt, als gewöhnliches Fett. Man fand auch, dass die Mitochondrien der Inuits und der Indianer im Vergleich zu anderen Völkern mehr Wärme erzeugen. Diese Anpassung ist bedingt durch eine Mutation und wahrscheinlich prähistorisch während der Völkerwanderungen durch Sibirien und über die Beringstraße erfolgt als bessere Anpassung an die kalte Umgebung [54, 55].

Trotzdem sind die Inuit oft verhungert, wie europäische Forscher beschrieben. Ihre Existenz beruhte auf ihrer Fähigkeit, Seehunde und Karibus zu jagen. Es war aber nicht immer möglich, diese Tiere zu finden [56]. Zum Frühlingsanfang drohte ein Engpass in der Nahrungsmittelversorgung, wenn die Karibus noch nicht aus den Wäldern des Südens zurückgekehrt waren [56]. In den Jahren 1917 – 1921 gab es eine Hungersnot bei den Karibu Inuit, die sie zwang, sogar ihre Hunde zu essen [35]. Trotzdem überlebten viele nicht. Kindsmord war nicht selten, besonders wenn man Zwillinge hatte, auch wenn es der Mutter sehr schwer fiel. Manchmal nahm allerdings eine andere Frau das zweite Kind an. Von einigen Stämmen weiß man, dass sie Alte oder Schwache aufgaben, wenn die Nahrung knapp wurde [33].

Die Inuit überlebten in der Arktis mit einer fett- und proteinreichen und kohlenhydratarmen Kost. Bevorraten von Fett und Überleben waren für sie schwierig.

Zusammenfassung

Ist der Fettschalter angeschaltet, dient eine fettreiche Ernährung der Epidemie der Adipositas wie ein Treibstoff. Mit einer Ernährung mit hohen Fett- und Eiweißanteilen, aber wenig Kohlenhydrat, kann man auch abnehmen. Kohlenhydratarme Kost hilft den Fettschalter abzuschalten. Leider war die fettreiche und kohlenhydratarme Ernährung der Inuit nicht ideal, um die Fettreserven aufrecht zu erhalten, aber es gab keine option. Heute ist eine Diät mit niedrigem Kohlenhydrat- und hohem Fettanteil eine der beliebtesten Möglichkeiten zum Abnehmen. Die Kenntnis des Fettschalters sollte uns ermöglichen, auf sichere Weise Gewicht zu verlieren, ohne unsere Ernährungsgewohnheiten drastisch ändern zu müssen.

Kapitel 16
Stärke und das Pillsbury Mehlkloß-Syndrom

Der Pillsbury Doughboy, das Maskottchen der Firma Pillsbury mit einem dicken Bauch, aus dem US-Fernsehen bekannt, hat eines wissenschaftlichen Hintergrund! Manche wandeln Stärke in der Nahrung in Fruktose um . Hier kann der Verzehr von stärkehaltigen Lebensmitteln zur Adipositas führen.

Als ich mein Buch über Zucker „*The Sugar Fix*" schrieb, unterstützte ich die Idee von der kohlenhydratarmen Ernährung, die mit geringer Fruktosezufuhr verbunden war [57]. Wir hatten nämlich zeigen können, dass Ratten, die Stärke gefressen hatten, keine Fettleibigkeit entwickelten, während Ratten, die Saccharose gefressen hatten, nicht nur dick wurden, sondern auch ein MetS entwickelten [58].

Der Hauptnutzen einer kohlenhydratarme Ernährung war nicht nur schneller Gewichtsverlust, sondern auch die Senkung des Blutdrucks und der Triglyzeride im Blut [59], die gleichen Anzeichen wie bei einer Reduktion der Fruktosezufuhr. Konsequenterweise sah ich die fruktosearme Diät als Alternative zur kohlenhydratarmen Diät. Die Effekte sind gleich, nur ist die fruktosearme Diät leichter durchführbar, man kann weiterhin Kohlenhydrate (55 %), Proteine (15 %) und Fett (30 %) zu sich nehmen. Da eine Ernährung mit viel Fett den Cholesterinlevel ansteigen läßt und ein Risiko für Atherosklerose darstellt, und weil zuviele Proteine eine Gefahr für die Nieren bedeuten [60], bin ich der Meinung, die fruktosearme Diät ist auch gesünder.

Ich hatte ein Interview mit Jimmy Moore, der in seinem Blog (der „Livin' La Vida Low-Carb" blog www.livinlavidalowcarb.com/blog), und auf seiner Website (www.thelivinlowcarbshow.com/shownotes) die kohlenhydratarme Ernährung anpreist. Jimmy hat bei einem Ausgangsgewicht von 180 kg mehr als 80 kg mit einer kohlenhydratarmen Ernährung nach Dr. Atkins verloren [61]. Er bevorzugte diese Diät nicht nur wegen ihrer Wirksamkeit, sondern auch weil sie das Verlangen nach mehr Essen zügelte. Nach seiner Überzeugung war der Verzicht auf Zucker nicht genug, zur Gewichtsabnahme mußte man auch den Verzehr aller Kohlehydrate einschränken.

Weitere Erkenntnisse über die Diät mit Verzicht auf Zucker mit Fruktose verunsicherten mich.

Zum Beispiel, warum ist Mais beim Mästen von Hühnern und Vieh so effektiv? Mais enthält in erster Linie Stärke, solange es nicht chemisch zu „High Fructose Corn Syrup" (HFCS) umgewandelt wird. Tatsächlich gibt es die französische Delikatesse *foie gras*, die aus Fettleber von Ente oder Gans hergestellt wird. Während die Fettleber früher durch Zwangsfütterung mit Feigen (fruktosereiche Frucht) herbeigeführt wurde, wird sie heute durch Zwangsernährung mit Maisbrei über einen Schlauch durch den Hals zum Magen erreicht.

Während wir und andere gefunden hatten, dass die Verringerung der Zufuhr von Zucker, der Fruktose oder HFCS enthält, sich günstig auf das Körpergewicht und Symptome des MetS auswirkt, wurde bisher noch kein Vergleich der fruktosearmen Diät mit der Atkins-Diät durchgeführt [62, 63, 64]. Daher wissen wir noch nicht, welche Diät über kurz oder lang wirksamer ist. Inzwischen gibt es jedoch einen neuen Gesichtspunkt. Es hat den Anschein, dass es noch eine andere Quelle von Fruktose gibt, die wir bisher nicht bedacht hatten. Eine Produktion von Fruktose findet bei der Verstoffwechselung von Kohlenhydraten im Körper statt.

Der Körper stellt selbst Fruktose her

Wie alle dachte ich immer, dass sämtliche Fruktose in unserem Körper von Zucker, HFCS, Früchten und Fruchtsaftgetränken stammt. Die Möglichkeit, dass der Körper selbst große Mengen Fruktose erzeugen kann, wurde nicht in Betracht gezogen. Wir wussten, dass Fruktose mittels verschiedener Enzyme des Polyol-Stoffwechselwegs aus Glukose hergestellt werden kann, dachten aber, dass diese Enzyme nur beim DM2 aktiv seien. Diabetiker haben höhere Konzentrationen von Fruktose in Blut und Urin als Nicht-Diabetiker. Diese Konzentration bleibt erhöht, selbst wenn man Fruktose aus der Kost entfernt [65]. Führt man bei Diabetikern einen „oralen Glukose-Toleranz-Test" (oGTT) durch, bei dem man ihnen Wasser mit einer bestimmten Menge Glukose zu trinken gibt, steigt nicht nur der Glukosespiegel, sondern auch die Konzentration von Fruktose im Blut an [66]. Während Untersuchungen an Diabetikern gezeigt hatten, dass sie Fruktose erzeugen können, hatte bisher keiner gedacht, dass Nicht-Diabetiker ebenfalls signifikante Mengen von Fruktose herstellen können.

Wir stellen mehr Fruktose her, als wir uns vorstellen können. Uns gelang der Nachweis bei Mäusen, die keine Fruktose verstoffwechseln können. Bei diesen Mäusen liegt eine Mutation des Fruktokinase-Gens vor. Weil sie Fruktose nicht abbauen können, steigt die Fruktosekonzentration im Blut viel stärker als bei normalen Mäusen, denen Fruktose gefüttert wird. Das Überraschende war, dass diese Mäuse auch dann eine sehr hohe Fruktosekonzentration im Blut und Urin hatten, wenn sie fasten mussten. Das bedeutet, dass diese Mäuse ständig Fruktose erzeugen, auch wenn es keine Fruktose zu fressen gibt. Diese Fruktose kommt aus der Glukose, die in Kohlenhydraten enthalten ist.

Fruktose aus Glukose fördert Fettleibigkeit

Wie bereits früher erwähnt, kommt es bei Ratten, denen man entweder Stärke oder Glukose füttert, nicht zu einem Gewichtsanstieg oder Symptomen des MetS verglichen mit Ratten, denen man normales Fressen gibt. Ratten hingegen, denen man Zucker mit Fruktose füttert, entwickeln eine Fettleber und ein MetS. Wenn man jedoch Mäusen Glukose im Trinkwasser gibt, erhöht sich ihr Gewicht, ihr abdominelles Fett nimmt zu und sie entwickeln eine Fettleber. Ein Grund dafür scheint im Geschmackssinn zu liegen. Mäuse lieben den Geschmack von Glukose und sie trinken davon viel mehr, wenn sie zwischen einer Glukoselösung und normalem Trinkwasser wählen können. Da sie beim Trinken einer Glukoselösung viele Kalorien zuführen, fressen sie weniger feste Nahrung (Mouse-Chow). Sie nehmen sich aber nicht in dem Masse weniger Chow, wie es notwendig wäre, um ihr normales Körpergewicht zu halten. Also werden sie mit der Zeit immer dicker.

Als wir entdeckt hatten, dass sogar normale Tiere Fruktose aus Glukose in der Nahrung über den Polyol-Stoffwechselweg erzeugen, fragten wir uns, ob der Grund dafür, dass Glukoselösung Gewichtsanstieg und Fettleber bewirkt, die Umwandlung von Glukose in Fruktose im Körper sei. Der Polyol-Stoffwechselweg kann, wie man weiß, auf mehreren Wegen stimuliert werden. Eine Zelle einer hohen Konzentration von Glukose auszusetzen ist solch ein Weg. Das erklärt auch, warum es beim DM2 eine hohe Konzentration von Fruktose im Blut gibt. Wenn man ein Nahrungsmittel aufnimmt, das die Glukosekonzentration in der Leber rasch ansteigen lässt, dann könnte man das als Auslöser dafür betrachten, dass Glukose in Fruktose umgewandelt wird. Ein Getränk mit hohem Glukosegehalt ist ein Beispiel. Das könnte vielleicht auch erklären, warum bei der Entstehung der Fettleibigkeit die Zufuhr von Glukose gelöst in Trinkwasser viel wirksamer ist, als die Glukose aus Stärke, die nach der Nahrungsaufnahme erst langsam freigesetzt wird.

Um diese Hypothese zu prüfen, führten Dres. Miguel Lanaspa, Takuji Ishimoto und Yuri Sautin Versuche bei Mäusen durch, denen Fruktokinase fehlt und denen Glukose in Wasser gelöst zum Trinken gegeben wurde. Die Ergebnisse waren erstaunlich. Normale Mäuse, denen man eine Glukoselösung gab, nahmen an Gewicht und abdominellem Fett zu und entwickelten eine Fettleber und Insulinresistenz. Im Gegensatz dazu nahmen die Mäuse, denen die Fruktokinase fehlt, zwar etwas – aber vergleichsweise wenig – an Gewicht zu, und waren fast gänzlich vor der Bildung einer Fettleber und Insulinresistenz geschützt. Das Ergebnis war auch deshalb überzeugend, weil die Mäuse mit Mangel an Fruktokinase-Aktivität genauso gern und in gleicher Menge das Glukosewasser tranken, wie die normalen Mäuse. In den untersuchten Lebern beider Gruppen war der Polyol-Stoffwechselweg aktiviert. Die Mäuse mit dem Fruktokinasemangel waren jedoch nicht in der Lage, Fruktose zu verstoffwechseln. Folglich waren sie weitgehend davor geschützt, Symptome eines MetS zu entwickeln.

Nicht nur die Fruktose, die wir essen, sondern auch die Fruktose, die wir selbst erzeugen, macht uns dick.

Diese Daten zeigen, dass auch Glukose Fettleibigkeit verursachen kann. Der Mechanismus wird teilweise durch im Körper erzeugte Fruktose gesteuert. Das erklärt auch, warum Stärke bei manchen Menschen Fettleibigkeit hervorruft und warum Jimmy Moore darauf bestand, dass es nicht ausreiche, den Konsum von Zucker einzuschränken, wenn man abnehmen will. Gary Taube hatte in „Gute Kalorien, schlechte Kalorien" die Meinung vertreten, die Fettleibigkeit werde in erster Linie durch die Zufuhr jeder Art von Kohlenhydraten verursacht, und angedeutet, dass dieser Vorgang durch Insulin gesteuert werde [67]. Unsere Untersuchungsergebnisse stimmen mit der Hypothese von Taube insofern überein, dass Mäuse, denen die Fruktokinase fehlt, etwas an Gewicht zulegten, wenn man ihnen eine Glukoselösung zu Trinken gab. Der hauptsächliche Grund, warum die Zufuhr von Glukose zur Entstehung der Fettleibigkeit und Fettleber führt, scheint jedoch an der Umwandlung von Glukose in Fruktose, die in der Leber stattfindet, zu liegen. Wir hatten also in der Hinsicht Recht, dass Fruktose als primäres Nahrungsmittel Fettleibigkeit verursacht, irrten uns aber darin, dass Fruktose allein aus fruktosehaltigen Nahrungsmitteln stammt.

Eine wichtige Frage betrifft den Grad der Aktivität des Polyol-Stoffwechselwegs, weil dadurch bestimmt wird, wie viel Fruktose aus Glukose aus Stärke und anderen Nahrungsmitteln erzeugt wird. Wie schon erwähnt, kann dieser Stoffwechselweg durch einen raschen Anstieg der Glukosekonzentration in der Leber aktiviert werden, wie nach dem Trinken einer Glukoselösung. Das ist vor allem bei Soft Drinks von Bedeutung, die entweder Saccharose (zu je 50% Glukose und Fruktose) oder HFCS enthalten (normalerweise 55% Fruktose und 45% Glukose). Beide enthalten neben Fruktose bedeutende Mengen an Glukose.

Die Tatsache, dass bei einer hohen Glukosekonzentration im Blut Fruktose erzeugt werden kann, schließt eine Wissenslücke in der Ernährungslehre. Patienten, die einen großen chirurgischen Eingriff im Bauchraum hatten oder mit einer Verdauungsstörung geboren wurden, müssen manchmal über Monate über einen venösen Gefäßzugang mit wässrigen Lösungen, in denen hohe Konzentrationen von Glukose, Aminosäuren und Fette enthalten sind, ernährt werden. Diese lebensrettende Art der Nahrungszufuhr direkt ins Blut nennt man totale parenterale Ernährung (TPN). Viele Menschen, besonders kleine Kinder, die so ernährt werden müssen, entwickeln eine Fettleber, was gelegentlich zu einem terminalen Leberversagen führt. Im Gegensatz dazu entwickeln Patienten, denen man über einen Schlauch in den Magen-Darm-Trakt die erforderlichen Nahrungsmittel zuführt (enterale Ernährung), nur selten eine Fettleber [68]. Bei experimentellen Untersuchungen hatte man zeigen können, dass eine hohe Glukosekonzentration in der TPN die Entstehung einer Fettleber verursacht. Leberuntersu-

Tab. 8. Hochglykämische Nahrungsmittel.

Höhergradig glykämische Nahrungsmittel sind Kohlenhydrate, die die Glukosekonzentration im Blut mehr als andere Kohlenhydrate erhöhen können. Ein Punktwert von 100 bedeutet, dass ein Nahrungsmittel einen gleich hohen glykämischen Index wie Glukose hat. Hochgradig glykämisch (Index > 70) sind Zucker, Kartoffeln, Chips, Bretzeln und in geringerem Masse auch Reis. Pasta kann einen niedrigeren glykämischen Index haben. Fruktose hat einen niedrigen glykämischen Index.

	Index
Glukose	100
Backkartoffel	85
Corn Flakes	84
Waffel	76
Doughnut	76
Mais-Chip	74
Wassermelone	72
Weißbrot	70
Tafelzucker	65
Weißer Reis	58
Fruktose	20

chungen zeigten gleichartige Gewebeveränderungen nach Ernährung mit Fruktose [69]. Es ist daher sehr wahrscheinlich, dass die hochkonzentrierten Glukoselösungen den Polyol-Stoffwechselweg in der Leber aktivieren und Glukose in Fruktose umgewandelt wird. Umgekehrt verursacht Fruktose die Entstehung der Fettleber, während die Zufuhr von Fetten wahrscheinlich diesen Vorgang beschleunigt, bei dem die Fettsäuren als Treibstoff dienen [70]. Folglich ist die Fettleber nach parenteraler Ernährung eine weitere fruktoseabhängige Erkrankung.

Künstliche (totale parenterale) Ernährung mit einer hoch konzentrierten Glukoselösung führt wahrscheinlich deshalb zur Bildung einer Fettleber, weil Glukose zu Fruktose umgewandelt wird.

Die Beobachtung, dass eine HyperG den Polyol-Stoffwechselweg aktivieren kann und dann Fruktose erzeugt wird, könnte von der Art der Stärke abhängen. Bestimmte Nahrungsmittel steigern die Glukosekonzentration im Blut mehr als andere. Zu diesen „hochglykämischen" Nahrungsmitteln gehören stärkehaltige Lebensmittel wie Brot und Kartoffeln. Wahrscheinlich können diese den Polyol-Stoffwechselweg leichter aktivieren, als komplexere Kohlenhydrate. Der Verzehr von weißem Reis beinhaltet zum Beispiel für asiatische Frauen eine gesteigerte Gefahr, DM2 zu entwickeln [71]. Unklar bleibt jedoch, ob das gesteigerte Diabetesrisiko daher kommt, dass der Polyol-Stoffwechselweg aktiviert wird oder bei Asiaten traditionell umamireiche Nahrungsmittel Bestandteil einer Reismahlzeit sind [72].

Hochglykämische Nahrungsmittel, die zu einem höheren Anstieg der Glukosekonzentration im Blut führen, bewirken auch die Erzeugung von Fruktose.

Die Erzeugung von Fruktose über den Polyol-Stoffwechselweg findet eher bei Personen mit Insulinresistenz und MetS statt. Bei ihnen kommt es eher zu einer HyperG als im Normalfall. Menschen mit einem MetS leiden oft auch unter einer HyperU. Miguel Lanaspa fand heraus, dass Harnsäure den Polyol-Stoffwechselweg aktiviert, was dazu führt, dass mehr Fruktose aus Glukose erzeugt wird. Das könnte erklären, warum Menschen mit Fettleibigkeit oder MetS es relativ schwer finden, an Gewicht zu verlieren Bei ihnen wird nach dem Verzehr kohlenhydrathaltiger Nahrungs mehr Fruktose erzeugt als bei bei schlanken, gesunden Menschen. Das ist wahrscheinlich der Grund, warum Jimmy Moore die Erfahrung gemacht hatte, dass er möglichst auf den Genuss aller Kohlenhydrate verzichten müsse, um abzunehmen.

Stärke verursacht Fettleibigkeit am leichtesten bei insulinresistenten und dicken Menschen mit erhöhter Harnsäurekonzentration im Blut.

Das könnte auch erklären, warum es so einfach ist, eine Fettleber bei Gänsen mit der Fütterung von Maisbrei zu erzeugen, und warum Vögel allgemein so leicht eine Fettleber entwickeln. Sie haben die Urikasemutation und folglich auch HyperU, was sie empfindlich gegenüber Kohlenhydraten macht. Umgekehrt könnte das auch erklären, warum Laborratten, die einen niedrigen Harnsäurespiegel haben, relativ resistent gegenüber der Stärke sind.

Zusammenfassung

Der Verzehr von Nahrungsmitteln mit Zuckerzusätzen ist die hauptsächliche Ursache für die Epidemie der Adipositas und des MetS. Das ist aber nicht die einzige Ursache. Fruktose kann auch aus einfachen Kohlehydraten erzeugt werden. Bei geschwächter Glukosetoleranz oder Diabetes (hier ist der Glukose im Blut hoch) oder erhöhter Harnsäure ist letztere Möglichkeit die wichtigste, um durch Getränke mit Glukose (wie Soft Drinks und Säfte) dick zu werden. Es gibt also wenigstens zwei Quellen für Fruktose, eine aus dem Zucker, den wir essen, die andere aus der Fruktose, die wir produzieren. Doch es gibt noch eine dritte Möglichkeit, an Fruktose zu kommen.

Kapitel 17
Verdeckte Quellen von Fruktose und Harnsäure

Eine verdeckte Quelle von Fruktose sind Bakterien. Sie erzeugen Fruktose in unseren Eingeweiden.

Am 5. Mai 1973 brach das US-amerikanische Rennpferd Secretariat alle bisherigen Rekorde in Churchill Downs, als es Vierteilmeilenderby von Kentucky in weniger als zwei Minuten lief. Das Rennen begann für Secretariat auf dem letzten Platz, aber mit jeder Viertelemile wurde es schneller und erreichte die Ziellinie zweieinhalb Längen vor dem Favoriten Sham. Secretariat setzte seine Siegesserie fort und gewann das erste Mal seit 25 Jahren, seit Citation diesen Titel im Jahr 1948 gewann, die US Triple Crown und seine Rekorde beim Kentucky Derby und Belmont Stakes konnten bis heute nicht gebrochen werden. Nach seiner Karriere kam das Championpferd auf die saftigen Weiden von Kentucky. Später bekam er Laminitis (Futterrehe), eine schmerzhafte Veränderung an den Hufen. Am 4. Oktober 1989 mußte es im Alter von 19 Jahren eingeschläfert werden. Die Welt verlor mit ihm eines der berühmtesten amerikanischen Vollblüter. Interessanterweise ist Laminitis (Futterrehe) die zweithäufigste Todesursache bei Rennpferden. Sie wird wahrscheinlich durch eine verborgene Form von Fruktose hervorgerufen, die auch bei der Fettleibigkeit und Gesundheit beim Menschen eine Rolle spielen kann.

„Erzählen Sie mir, was Sie essen, ich werde Ihnen erzählen, wer Sie sind", schrieb der französische Schriftsteller Anthelme Brillat-Savin Anfang des 19. Jahrhunderts. Im letzten Jahrzehnt haben wir jedoch entdeckt, dass diese Behauptung wohl modifiziert werden muss. Wir sind nicht nur das, was wir essen, sondern auch das, was die Bakterien in uns essen und erzeugen. Wir wissen das tatsächlich schon länger. Tiere wie Kamele beziehen ihre Nahrung nicht nur aus dem Gras, das sie fressen, sondern sie verdauen auch die Darmbakterien, die mit dem Fressen gemischt werden, wenn sie wiederkäuen. Das ist eine weitere Nahrungsquelle. Wir sind der Auffassung, dass DNS und RNS von Bakterien für diese Tiere wichtig sind. So können sie Harnsäure erzeugen, die sie verwenden, um Fett zu gewinnen. Es gibt noch einen weiteren Wegt, wie Darmbakterien Kalorien bereitstellen können. Manche Bakterien sind in der

Lage, Pflanzenbestandteile zu verdauuen, wozu wir nicht fähig sind. So können sie Nahrungsmittel innerhalb unseres Magen-Darm-Traktes erzeugen, wie zum Beispiel Fruktose.

Fruktane: Eine heimliche Quelle von Fruktose

Pflanzen erzeugen mittels Photosynthese Kohlenhydrate, die sie als Nährstoffe verwenden. Eines der wichtigsten Kohlenhydrate, die sie erzeugen, ist Stärke. Manche Pflanzen, wie Zuckerrohr und Sorgho, erzeugen Saccharose. Die meisten tropischen Pflanzen verwenden Stärke als hauptsächliche Energiequelle, und da sie ständig Stärke erzeugen, speichern sie nur kleine Mengen [73]. Pflanzen, die in kalten Zonen oder Trockengebieten wachsen, speichern Kohlenhydrate effektiver. Diese Pflanzen sind Gräser (C3 Gräser) und manche Blütenpflanzen, wie Gänseblümchen und Astern. Sie speichern Kohlenhydrate als Polymer von Fruktose, die man Fruktane nennt. Sie bestehen aus vielen Fruktosemolekülen, die miteinander eine Bindung eingegangen sind, und werden zu den Pflanzenstämmen oder Wurzeln transportiert, wo sie als Nährstoffdepot gelagert werden. Wenn die Pflanze Nahrung braucht, die ihre Umgebung nicht hergibt, baut sie Fruktane ab, um an Fruktose als ihre Nahrungsquelle zu kommen [74]. Das trifft besonders für mehrjährige Pflanzen zu, die im Norden wachsen und bis auf die Wurzeln absterben. Diese Wurzeln halten die Pflanzen im Winter am Leben. Fruktane dienen dabei nicht nur als Nahrungsquelle, sondern sie schützen die Pflanze wie ein Frostschutzmittel vor dem Erfrieren [74, 75, 76]. Nicht nur Pflanzen erzeugen Fruktane als Speicherform eines Nährstoffes, sondern auch manche Bakterien. Eines der besten Beispiele ist *Streptokokkus mutans,* welcher in der menschlichen Mundhöhle lebt und hauptsächlich für das Entstehen von Karies verantwortlich ist. Seine Lieblingsspeise ist Zucker, besonders Fruktose. Menschen, die wenig Zucker (oder Fruktose) verzehren, bekommen fast nie Karies [77]. Der *Streptokokkus mutans* hat jedoch das Problem, dass er gern Nahrung hätte, wenn der Mensch gerade keine Nahrung zu sich nimmt. Daher erzeugt er seine eigenen Fruktane aus der Fruktose, die wir verzehren und speichert sie in Zahnlücken, wo dann häufig Karies entsteht [78]. Wenn man bei Laborratten, die immer wieder eine Zuckerlösung erhalten, die Fähigkeit des *Streptokokkus mutans* , Fruktan zu erzeugen, hemmt, entsteht weniger Karies [79].

Tab. 9. Fruktanreiche Nahrungsmittel.

Weizen Roggen Zwiebeln Knoblauch Artischocke Topinambur Schokolade Pasta Streichkäse	Fruktanreiche Nahrungsmittel enthalten Fruktosepolymere, genannt Fruktane. Normalerweise sind diese nicht verdaulich. Einige Darmbakterien können jedoch Fruktane in einzelne Fruktosemoleküle zerlegen. Der höchste Anteil von Fruktanen in der amerikanischen Kost kommt vom Weizen. Andere Quellen sind Zwiebeln, Artischocken, grüne Bohnen und Schokolade.

Fruktane und Fettleibigkeit

Pflanzen und Bakterien können Fruktane wieder in Fruktose zurückverwandeln. Das funktioniert mit einem Enzym, das man Fruktanase nennt. Menschen und andere Säugetiere haben keine Fruktanase, daher sind Fruktane für sie schwer verdaulich. Das ist jedoch nicht der Fall, wenn wir Bakterien in unserem Magen-Darm-Trakt haben, die mit Fruktanase ausgestattet sind. Den Arbeiten von Jeffrey Gordon, einem Wissenschaftler von der Washingtoner Universität Saint Louis, haben wir es zu verdanken, dass wir vieles über die Rolle von Darmbakterien bei der Entstehung der Fettleibigkeit wissen [80, 81, 82, 83]. Gordon entdeckte, dass die Darmbakterien von fetten Tieren sich von denen bei dünnen Tieren unterscheiden. Wenn man Bakterien von einem fetten auf ein dünnes Tier überträgt, nimmt das Tier spontan an Gewicht zu. Er stellte fest, dass auch fettleibige Menschen dieselben Typen von Darmbakterien haben wie fettleibige Labortiere. Als er sich die Eigenschaften der Bakterien der Tiere ansah, fand er, dass sie gewöhnlich zu einem besonderen Typ von Bakterien gehörten, die man Firmicutes (in erster Linie „grampositive" Bakterien) nennt. Sie können Zucker-Polymere wie Fruktane zerlegen. Während er den Bakterien die Fähigkeit zuschrieb, Gewichtsanstieg und Fettspeicherung zu bewirken und zusätzliche Kalorien durch Abbau von Zucker-Polymeren zu generieren, erscheint es wahrscheinlich, dass ein wesentlicher, einen Gewichtsanstieg bewirkender Mechanismus der Bakterien die Herstellung von Fruktose ist.

Fruktane sind Fruktosepolymere, die von bestimmten Pflanzen, besonders Weizen, erzeugt werden. Menschen können selbst Fruktane nicht verstoffwechseln, in ihrem Magen-Darm-Trakt können aber einige Darmbakterien Fruktane zu Fruktose umwandeln. Das kann eine weitere Quelle von Fruktose sein.

Die primären Quellen von Fruktanen in der menschlichen Kost sind Weizen, Roggen, Zwiebeln, Artischocken und grü-

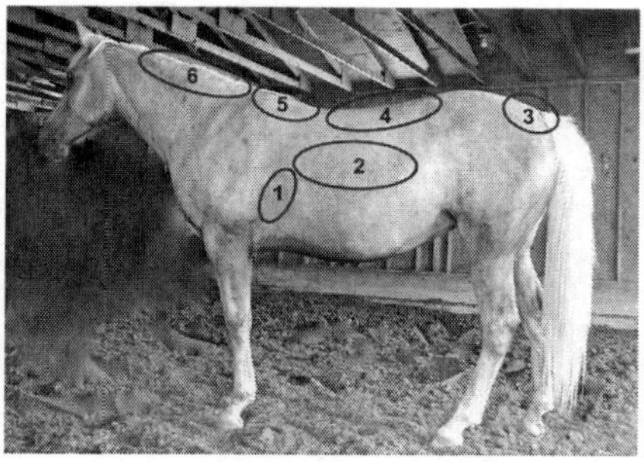

Abb. 40. Ein Pferd mit Fettleibigkeit und Insulinresistenz.
Equines metabolisches Syndrom: Wenn ein Pferd fettleibig wird, reichert es Fett in erster Linie an Hals, Nacken, Rippen und Schwanzansatz an.

ne Bohnen. Ob dies einen weiteren Grund liefert, warum Weizen mehr das Risiko für Fettleibigkeit erhöht, ist noch nicht geklärt. Bei der heutigen amerikanischen Ernährungsweise ist die größte Quelle von Fruktose der zusätzliche Zucker wie Saccharose und HFCS ist. Einerseits kann man im Darm fettleibiger Menschen Bakterien finden, die Fruktane spalten können. Andererseits ist damit nicht gesagt, daß Fruktane für die Fettleibigkeit verantwortlich sind. Diese Bakterien verwerten ebenso gerne Fruktose aus gewöhnlichem Tafelzucker.

Für diejenigen, die sich mit der Evolution beschäftigen möchten, sei erwähnt, dass Pflanzen die Fähigkeit, Fruktane zu erzeugen, um Nährstoffe zu speichern, im Miozän erworben haben, und zwar in der Periode einer globalen Abkühlung, in der die Urikasemutation bei Menschenaffen auftrat. Die ersten Fruktan produzierenden Pflanzen gab es hauptsächlich in nördlichen Breiten, wie in Europa [76]. Es ist bekannt, dass die Menschenaffen in Europa um das mittlere bis späte Miozän immer wieder hungern mussten, was wahrscheinlich daran lag, dass der tropische Regenwald langsam verschwand und damit ihr Zugriff auf fruktosereiche Früchte [84, 85]. Es gibt Hinweise, dass damals die Evolution schnell voranschritt. So entwickelte sich zum Beispiel bei Menschenaffen ein kräftigeres Gebiss, was das Kauen härterer Nahrungsmittel erlaubte. Veränderungen am Skelett ermöglichten die auf Fingergelenken gestützte Fortbewegung und begünstigten erstmalig die Entwicklung von primitiven Werkzeugen, um besser an Nahrung gelangen zu können [86, 87]. In einigen Untersuchungen wird darauf hingewiesen, dass die Menschenaffen auf andere Nahrungsmittel ausweichen mussten, um den Verlust von Früchten auszugleichen. Man denkt, dass zu diesen Nahrungsmitteln Pflanzenknollen und -wurzeln gehörten [88]. Will man spekulieren, kann man sich fragen, ob diese Ersatznahrungsmittel eine zusätzliche Quelle von Fruktose unter diesen ungünstigen Umständen gewesen sein könnten.

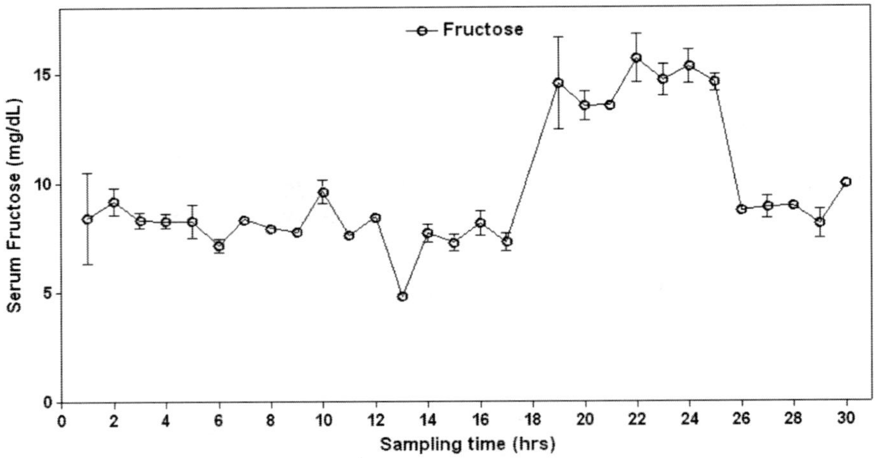

Abb. 41. Nach dem Fressen von fruktanreichem Gras steigt beim Pferd die Fruktosekonzentration im Blut an.
Bei einer 2005 in Virginia durchgeführten Untersuchung waren serienmäßig Blutproben bei Pferden am Tag, während sie auf der Weide Gras gefressen hatten, abgenommen worden. Der Fruktangehalt des Grases betrug 5 – 6% des Gewichts. Bei diesen Pferden wurde ein Anstieg der Fruktosekonzentration im Blut gegen Ende des Tages beobachtet. Das wird damit erklärt, dass Fruktane aus den Weide-Gräsern durch Darmbakterien zu Fruktose umgewandelt wurden. Quelle: Johnson RJ et al. J Equine Vet Science (2013) 33 (2): 120-126. Mit Genehmigung von Elsevier.

Fruktane und Pferde

Während Fruktane wohl nicht der Hauptgrund für die Fettleibigkeit des Menschen sind, spielen sie wahrscheinlich eine Rolle bei der Fettleibigkeit bei Pferden. Weidegräser enthalten in nördlichen Breiten, wie in Kentucky und Virginia, Fruktane in hoch konzentrierter Form. Wie man weiß, sind Pferde, die fruktanreiche Gräser fressen, gefährdet, das „metabolische Syndrom der Pferde“ zu entwickeln ,mit Fettleibigkeit, Insulinresistenz, erhöhter Triglyzeridkonzentration im Blut und gelegentlich erhöhtem arteriellem Blutdruck. Das Fett reichert sich bei Pferden an Hals und Schwanzansatz an. In Zusammenarbeit mit Tanja Hess, einer Ernährungswissenschaftlerin für Pferde der Abteilung für Pferdewissenschaft an der State University Colorado, haben wir eine Hypothese aufgestellt, um das zu erklären: Pferde erzeugen Fruktose, wenn sie täglich fruktanreiche Gräser fressen. Mit der Zeit wird so Fettleibigkeit und ein MetS verursacht, das dem beim Menschen ähnlich ist [89].

Pferde, die an Fruktanen reiche Weidegräser fressen, sind auch gefährdet, Laminitis (Futterrehe) zu entwickeln. Das

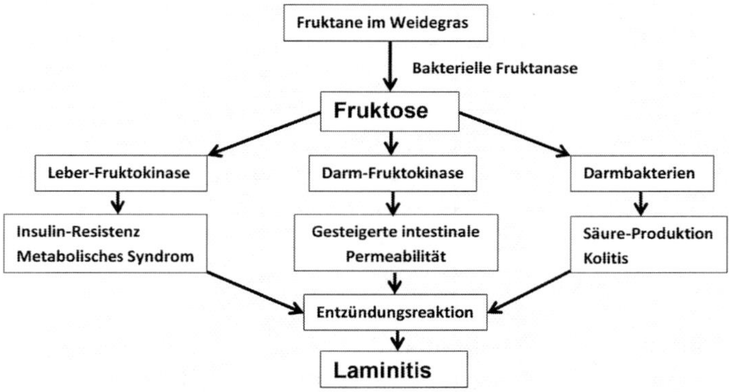

Abb. 42. Fruktane sind eine verborgene Quelle von Fruktose, sie verursachen Fettleibigkeit und Laminitis bei Pferden.
Futter- und Hufrehe sind verheerende Krankheiten beim Pferd. Sie bewirken bei ihnen Lahmen aufgrund einer Hufentzündung und werden gewöhnlich durch das Fressen von Fruktan-reichem Gras und durch bei der Verdauung im Darm entstehenden bakteriellen Stoffwechsel-Produkten verursacht. Nach unserer Auffassung bilden Bakterien beim Verstoffwechseln von Fruktanen Fruktose, die dann zur Leber gelangt und Fettleibigkeit und Hufrehe verursacht. Das Verstoffwechseln von Fruktose im Darm und durch die Darmbakterien ruft eine Entzündungsreaktion hervor und verursacht Kolitis und Laminitis (Futterrehe).

ist eine äußerst schmerzhafte aseptische diffuse Entzündung der Klauenlederhaut, wobei sich die Hufkapsel von der Lederhaut ablöst. Sobald sich Laminitis entwickelt hat, ist es kaum rückgängig zu machen. Das Pferd bleibt lahm und die Schmerzen bleiben. Häufig müssen die Pferde eingeschläfert werden. Unglücklicherweise kommt Laminitis gewöhnlich bei Vollblut-Rassepferden vor. Viele berühmte Pferde mussten so sterben, wie Secretariat.

Kürzlich konnte gezeigt werden, dass Fruktane in Weidegräsern die Hauptursache von Laminitis sind. Besonders wenn man einem Pferd eine hohe Dosis von Fruktanen verabreicht, entwickelt sich Laminitis innerhalb von 24 bis 48 Stunden [90]. Dieses Syndrom ist gekennzeichnet durch Entwicklung einer Kolik, Diarrhöe und häufig mit der Präsenz von Zerfallsprodukten von Bakterien (Endotoxine) und Milchsäure im Blut. Gewöhnlich findet man im Darm Streptokokken, die in der Lage sind, Fruktane sowohl zu bilden als auch abzubauen, wie schon erwähnt wurde.

Laminitis entsteht wahrscheinlich dann, wenn ein Pferd eine sehr große Menge Fruktane auf einmal frisst. Es ist bekannt, dass sich der Fruktangehalt von Gräsern verzehnfachen kann. Er kann manchmal in einer bestimmten Jahreszeit 30 bis 40% des gesamten Gewichts des Grases ausmachen, besonders gegen Abend am Ende des Frühlings und im Sommer [73]. Wenn ein Pferd 500 kg wiegt, kann es an einem Tag bis zu 15 kg Gras fressen. So ist es möglich, dass ein Pferd 7 kg Fruktane an einem Tag aufnehmen kann. Außerdem enthalten Weidegräser kleinere Mengen Fruktose, Glukose und Saccharose, was auch eine nicht zu vernachlässigende Quelle von Zucker für ein Pferd sein kann, wenn es viel Gras frisst. Es kämen so weitere 2 zu 3 kg Zucker pro Tag dazu [73].

Das primäre Enzym, das Fruktose verstoffwechselt, ist Fruktokinase. Sie befindet sich nicht nur in der Leber, sondern auch in hoher Konzentration in der Dünndarmwand. Etwas Fruktokinase gibt es auch im Blinddarm und Dickdarm, zumindest bei der Maus. Da Fruktokinase in der Darmwand vorhanden ist, wird hier auch Fruktose verstoffwechselt. Wie schon erwähnt, geschieht der Abbau von Fruktose durch Fruktokinase rasch und führt kurzfristig in der Zelle zum Schwund der Energievorräte (ATP), was der Zelle einen „Schock" versetzt und die Produktion von Harnsäure und Oxidanzien anregt. Wir sind mit Tanja Hess der Meinung, dass diese Entzündungsreaktion im Darm hauptsächlich für die Bauchschmerzen und die Kolik verantwortlich ist und gleichzeitig die Gefahr vergrößert, dass bakterielle Stoffwechselprodukte in den Blutkreislauf gelangen. Diese systemische Entzündungsreaktion kann eine Entzündungsreaktion an den Hufen hervorrufen und ist nicht von einem Gichtanfall zu unterscheiden, den auch Menschen nach dem Genuss einer fruktosereichen Mahlzeit erleiden können. Letzterer wird jedoch nach herrschender Auffassung in erster Linie durch Harnsäurekristalle ausgelöst, während es bei Laminitis keine Harnsäurekristalle gibt.

Die aus Fruktanen erzeugte Fruktose kann bei Pferden das metabolische Syndrom und Laminitis (Futterrehe) verursachen.

Während Fruktane als häufigster Grund für Laminitis gelten, gibt es Beispiele, dass Laminitis auch durch hohe Dosen von Stärke hervorgerufen wird [91]. Als Lehrmeinung wird vertreten, dass nicht resorbierte Stärke in den Dickdarm gelangt, wo sie bakteriell zersetzt wird. Die dabei entstehenden Säuren und Gase rufen am Darm eine Entzündungsreaktion hervor und die bakteriellen Stoffwechselprodukte (Endotoxin) werden resorbiert und gelangen in den Blutkreislauf. Es sei an unsere, im letzten Kapitel erörterte Beobachtung erinnert, dass Stärke in Fruktose umgewandelt werden kann. So kann es möglich sein, dass auch hier ein Fruktose-abhängiger Stoffwechselweg beteiligt ist. Wir hoffen in den kommenden Jahren Untersuchungen durchführen zu können, mit denen wir zeigen können, dass das MetS und Laminitis beim Pferd Krankheiten sind, die durch Fruktose und Fruktokinase der Darmwand hervorgerufen werden. Wenn sich das bestätigen sollte, ist das ein wichtiger Schritt, sie bald verhindern, behandeln und heilen zu können.

Antibiotika im Tierfutter

In den 1950er Jahren hatte man entdeckt, dass der Zusatz von Antibiotika zum Futter für Hühner wachstumsfördernd wirkt. Bald wurde die Beimischung von Antibiotika zum Tierfutter gängige Praxis. Schätzungsweise zwischen 2 und 12 Tausend Tonnen Antibiotika finden jährlich in den Vereinigten Staaten zu diesem Zweck Verwendung [92]. Es überrascht nicht, dass Antibiotika Darmbakterien verändern. Bei Hühnern ohne Darmbakterien stimulieren Antibiotika das Wachstum nicht [93, 94].

Der Unterschied zu den bisherigen Erörterungen ist, dass manche Antibiotika zu einer Gewichtszunahme ohne Vermehrung des Fetts führen, während andere Antibiotika sowohl Gewichtszunahme als auch Vermehrung des Fetts fördern. In einer Untersuchung bewirkte zum Beispiel die Gabe von Streptomycin, dass Hühner größer und fetter wurden, wohingegen die Gabe von Penicillin bewirkte, dass Hühner größer und schlanker wurden [95]. Das ist deshalb besonders interessant, weil Streptomycin Gramm-negative Bakterien abtötet. Folglich können die Fruktanase produzierenden Gramm-positiven Bakterien sich vermehren, wohingegen Penicillin wahrscheinlich die Fruktanase produzierenden Bakterien dezimieren würde; denn dieses Medikament tötet hauptsächlich Streptokokken und Gramm-positive Bakterien.

Antibiotika fördern bei Hühnern das Wachstum und manchmal auch die Speicherung von Fett, indem sie die Darmflora verändern.

Während man bisher dachte, dass der größte Teil der Gewichtszunahme bei Hühnern in den letzten Jahrzehnten eine Zunahme der Muskelmasse sei, werden Hühner, neueren Untersuchungen zufolge, fetter, was bei ihnen nicht anders ist als bei Menschen [96]. Ob das von der erzwungenen Untätigkeit, der Art des Futters oder vom Gebrauch von Antibiotika kommt, ist nicht bekannt. Wahrscheinlich

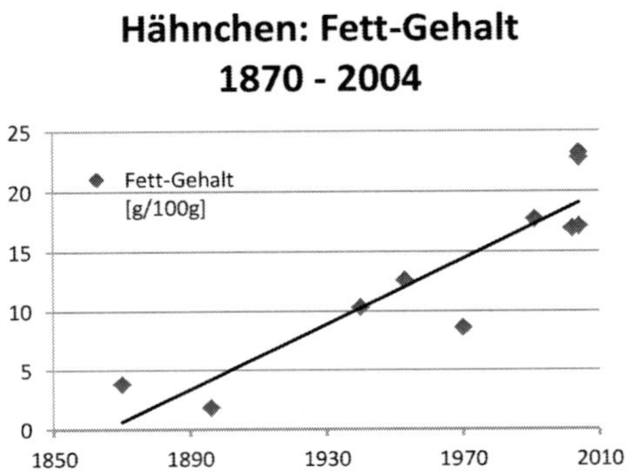

Abb. 43. Hähnchen werden zunehmend fetter.
In ihrer Veröffentlichung zeigten die Forscher der Metropolitan University London, dass bei Hähnchen der Körperfettanteil über die letzten 150 Jahre drastisch zugenommen hatte, eine traurige Feststellung. Wang Y et al. Public Health Nutrition (2010) 13: 400–408.

handelt es sich um eine Kombination dieser Faktoren. Das Hühnerfleisch, das wir heute essen, ist grundverschieden von dem, das unsere Eltern und Großeltern bekamen.

Die Gabe von Antibiotika mit der Tiernahrung birgt die Gefahr, dass sich antibiotikaresistente Bakterien entwickeln. Das hat zum Gebrauch von Prä- und Probiotika geführt. Präbiotika sind Sporen von Fruktanase produzierenden Bakterien wie *Bazillus subtilis* und Probiotika sind häufig Fruktane. Interessant ist, dass bei Untersuchungen gezeigt werden konnte, dass sich beim Einsatz dieser Präparate die fettfreie Körpermasse vergrößerte und man sich vor Fettleibigkeit schützen konnte, auch bei über einen kurzen Zeitraum laufenden Untersuchungen. Warum war uns dieses Paradox onbisher unbekannt? Es mag daran liegen, dass Menschen, die diese Präparate einnehmen, Zuckeraufnahme reduzieren und in einigen Untersuchungen die Kontrollgruppe Saccharose bekam. Es ist auch möglich, dass sich die Gabe eines Probiotikums zum Beispiel wie ein Ballaststoff auswirkte, wenn kein Fruktane spaltendes Bakterium vorhanden war. Um das besser verstehen zu können, bedarf es weiterer Untersuchungen.

Blei, Harnsäure und das römische Reich

So wie man Fruktose unwissentlich zu sich nehmen kann, gibt es auch verdeckte Wege, wie es zu einer HyperU kommen kann. Solch ein unheilvoller Weg ist die Exposition gegenüber geringen Bleimengen. Blei führt zu einer HyperU, indem es die Ausscheidung über die Nieren blockiert. Schon seit mehr als 100 Jahren weiß man, dass Gicht durch Bleivergiftung verursacht sein kann [97]. Auch wenn Blei nur in geringer Konzentration im Blut vorhanden ist, besteht ein gesteigertes Risiko für die Entwicklung von Fettleibigkeit, Insulinresistenz, chronischer Nierenerkrankung und arteriellem Bluthochdruck [98]. Ob die HyperU infolge einer Bleivergiftung der Grund für diese Gesundheitsstörungen ist, konnte noch nicht bewiesen werden. Unsere Arbeitsgruppe hatte herausgefunden, dass sich bei einer durch Blei hervorgerufenen Hypertonie bei Laborratten mit einer Nierenerkrankung der Blutdruck durch Verringern der Harnsäurekonzentration im Blut senken ließ. Ähnlich wie bei den Fruktanen stehen wir auch hier noch am Anfang unseres Verständnisses. Erste Daten von wissenschaftlichen Untersuchungen zeigen , dass niedrige Bleikonzentrationen im Blut eine fördernde Rolle bei der Entstehung von Fettleibigkeit und MetS spielen können.

In der Vergangenheit waren Bleivergiftungen weiter verbreitet als heute. Dafür gibt es ein Beispiel bei den alten Römern, die häufig mit Blei verseuchten gesüßten Traubensaft (Sapa) zum Süßen benutzten. Manche Römer lagerten Sapa traditionell in Bleigefäßen, denn das Bleiazetat, was sich an der Innenwand der Gefäße bildete, schmeckte auch süß (Bleizucker) und verstärkte den Geschmack [97]. Bleivergiftung war auch im 17. und 18. Jahrhundert in England nicht selten, teilweise wegen der Einfuhr von Portwein und anderer Weine aus Portugal, die in Holzfässern mit Blei versiegelten Deckeln geliefert wurden. Blei wurde früher auch beim Apfelsaftpressen verwendet, um Cidre (Apfelsekt) herzustellen. Das war in den 1760er Jahren die Ursache einer weit verbreiteten Bleivergiftung in Devonshire, England, die durch Gicht und Bauchkrämpfe gekennzeichnet war (Darmkatarrh von Devonshire) [99]. Mit Blei kamen auch Maler in Berührung; denn es war ursprünglich ein Bestandteil von Farben. Der französische Arzt Lancereaux, der die Diabetesformen „maigre" und „gras" unterschieden hatte, war auch der erste, der die Gefahr der Bleivergiftung bei Malern erkannte, nachdem er bei einem Maler, der immer wieder zwischen den Pinselstrichen an seinem Pinsel leckte, Gicht diagnostiziert hatte [100]. Kürzlich wurde über Bleivergiftung bei Bewohnern der Appalachen berichtet, die ihren Schnaps schwarz gebrannt hatten, und bei Kindern, die auf Bleibasis hergestellte Farbe aufgenommen hatten [101].

Viele Menschen können niedrige Mengen von Blei in ihrem Körper haben, ohne davon zu wissen. Auch diese niedrigen Konzentrationen können zum Anstieg der Harnsäurekonzentration im Blut führen und die Gefahr der Ent-

stehung von arteriellem Bluthochdruck, Nierenerkrankung und vielleicht auch metabolischem Syndrom und Fettleibigkeit vergrößern.

Heute ist eine manifeste Bleivergiftung eine Seltenheit. In manchen Populationen kommen sie in milder Form vor und sind mit der gesteigerten Gefahr für die Entwicklung eines arteriellen Bluthochdrucks und einer chronischen Nierenerkrankung verbunden [102, 103]. Kinder können auch heutzutage noch Blei ausgesetzt sein, wenn sie in älteren Häusern, deren Wände noch mit Farben auf Bleibasis gestrichen wurden, abgeblätterte Farbe in den Mund nehmen oder aber sie kauen an mit Blei verseuchten Spielsachen (kürzlich zog man solche aus China stammende Spielsachen aus dem Verkehr). Als andere potenzielle Umweltrisiken seien Gefahren genannt, die von Gießereien, Schmelzereien oder Fabriken ausgehen, die Säurebatterien herstellen oder Blei verarbeiten und mit Blei das Trinkwasser (z.B. aus Bleirohren in Altbauten [AdÜ])belasten oder in Form von Stäuben die Luft verschmutzen. Berufsbedingt kommen Bergarbeiter im Bleibergwerk, Klempner oder Schweißer mit Blei in Berührung. Interessanterweise stellte der Beauftragte für das Gesundheitswesen Haven Emerson in seiner grundlegenden Arbeit in den 1920er Jahren fest, dass es einen Zusammenhang zwischen Zuckerkonsum und DM2 gibt, und hob hervor, dass Bergarbeiter vor der Zuckerkrankheit geschützt seien, was jedoch nicht für die zutreffe, die in Bleiminen arbeiteten [104].

Zusammenfassung

Unserer Meinung nach bleibt der Konsum von fruktosehaltigem Zucker der hauptsächliche Grund für die weltweite Epidemie der Fettleibigkeit. Es ist aber nicht der einzige Mechanismus. Fruktose kann auf andere Weise, wie aus Fruktanen in der Kost und auch aus einfachen Kohlenhydraten entstehen. Harnsäure kann auch nach Genuss anderer Nahrungsmittel entstehen, wie Bier und Umaminahrungsmittel, und auch durch geringgradige Bleivergiftung. Auch Nahrungsmittel mit hohem Fettanteil können eine Zunahme der Körperfettmasse bewirken, wenn man sie in großer Menge zu sich nimmt. Im nächsten Abschnitt werden wir die Krankheiten besprechen, die etwas mit dem Stoffwechsel der Fruktose und der Harnsäure zu tun haben.

Abschnitt 5
Weitere biologische Effekte von Fruktose und Harnsäure

Kapitel 18
Bluthochdruck und Herzkrankheiten

Fruktose und ihr Botenstoff Harnsäure spielen wahrscheinlich eine Hauptrolle bei der Verbreitung der Epidemie von Bluthochdruck und Herzerkrankung.

Der arterielle Bluthochdruck wurde Mitte des neunzehnten Jahrhunderts in England, als der Verbrauch von Zucker in beispielloser Weise zunahm, entdeckt. Der Entdecker Frederick Akbar Mahomed (1849 – 1884) war nur zur Ausbildung im Guy's Hospital in London [1]. Er war indischer Herkunft und Enkel von Sake Mahomed, einem Inder, der mit der Errichtung von Badehäusern in London wohlhabend geworden und der königliche Schamponierer war. Schon früh wollte Akbar Arzt werden. 1869 begann er im Alter von 20 Jahren seine medizinische Ausbildung im Guy's Hospital. Viele Assistenzärzte hatten Forschungsprojekte und Mahomed interessierte sich für die Messung des Blutdrucks. Er kannte die Arbeit des französischen Arztes Etiennes-Jules Marey (1830 – 1904), der 1863 berichtet hatte, dass er den Blutdruck mittels eines tragbaren, mit einer Feder ausgestatteten Gerätes am Handgelenk messen könne, wobei er die Spannung des Pulses der radialen Arterie erfasste.

In Zusammenarbeit mit einem ortsansässigen Uhrmacher stellte Mahomed eine leichtere Version des Blutdruckmessgeräts von Marey her und begann damit, den Blutdruck sowohl bei Patienten im Krankenhaus als auch bei gesunden Personen aus der allgemeinen Bevölkerung zu messen. Es war schon bekannt gewesen, dass Patienten mit chronischer Nierenerkrankung häufig hohen arteriellen Blutdruck hatten. Mahomed entdeckte aber, dass es arteriellen Blut-

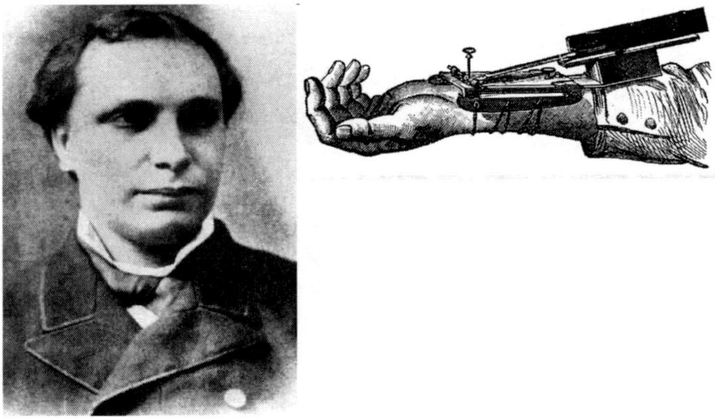

Abb. 44. Frederick Akbar Mahomed entdeckt den Bluthochdruck.

Frederick Akbar Mahomed, ein Assistenzarzt am Guy's Hospital in London verwendete ein mit einer Feder ausgestattetes Instrument, um den Pulsdruck an der Arteria radialis zu messen. So entdeckte er, dass manche Patienten, besonders die mit Gicht, einen hohen arteriellen Blutdruck hatten. Das war einer der ersten Berichte über Hypertonie: „Menschen, die einen hohen Blutdruck aufweisen, gehören oft Familien mit Gichtkranken an oder leiden selbst unter Gicht".

hochdruck auch bei Menschen gab, bei denen es keine klinischen Hinweise auf eine Nierenerkrankung gab, d.h. sie hatten kein Eiweiß im Urin [2]. Im Rückblick war das der erste Bericht über die primäre Hypertonie, die auch essentielle Hypertonie genannt wird.

Der Feder-Sphygmograph war unpraktisch zum Blutdruckmessen. Mit der Einführung der Blutdruckmanschette durch Scipione Riva-Rocci 1896 war es auch dem praktizierenden Arzt möglich, den arteriellen Blutdruck bei seinen Patienten zu messen. Bald wurde Hypertonie definiert als ein systolischer Blutdruck (Blutdruck während der Kontraktion des Herzens oder Systole) von 140 mmHg oder höher, oder ein diastolischer Blutdruck (Blutdruck während der Entspannung des Herzens oder Diastole) von 90 mmHg oder höher. 1912 berichtete die Metropolitan Lebensversicherungsgesellschaft, dass das Risiko, zu sterben, sich verdoppelt habe, wenn ein erhöhter arterieller Blutdruck vorhanden sei [3]. Seitdem ist die Blutdruckmanschette ein ständiger Begleiter des Arztes, ein Handwerkzeug in jeder Arzttasche, das täglich bei der körperlichen Untersuchung benötigt wird.

Die Entwicklung standardisierter Methoden, den Blutdruck zu messen, machte Aussagen möglich, wie häufig Hypertonie in der allgemeinen Bevölkerung ist. Es überraschte nicht, dass hoher arterieller Blutdruck bei ungefähr

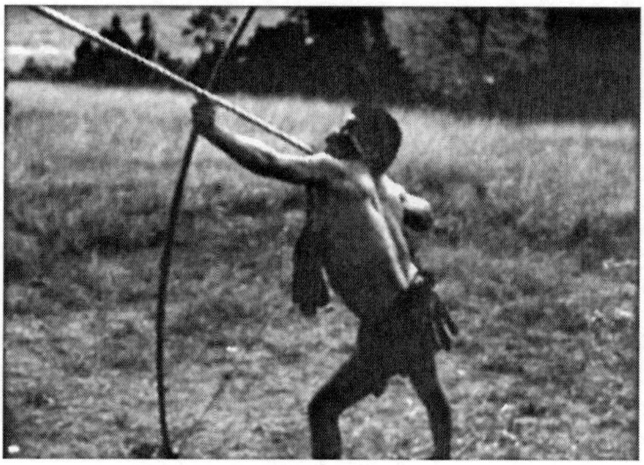

Abb. 45. Der Yanomami: Kampfbereit, aber mit normalen Blutdruck.
Die Yanomami-Indianer leben im südlichen Venezuela. Sie sind als Krieger bekannt. Von Bill Oliver und Jim Neel in den 1970er Jahren durchgeführte Untersuchungen haben gezeigt, dass sie normalen Blutdruck haben. Das kann daran liegen, dass ihr Kochsalzkonsum minimal war. Untersuchungen an diesen Indianern unterstützte die Bedeutung von Kochsalz für die Höhe des Blutdrucks. Abbildung von Bill Oliver † zur Verfügung gestellt.

5 bis 10% der erwachsenen Bevölkerung vorhanden war – aber nur in zwei Regionen auf der Welt, nämlich in Europa, besonders England, und in den südöstlichen Vereinigten Staaten. Das waren natürlich die beiden Regionen, in denen der Zuckerkonsum deutlich zugenommen hatte. In anderen Populationen hatten weniger als 1% hohen Blutdruck. Das traf zu für Afrikaner, Chinesen, Araber, Eskimos, Indianer, Inder und australische Ureinwohner [4].

Im zwanzigsten Jahrhundert nahm die Häufigkeit der arteriellen Hypertonie weltweit ständig zu. Heute hat etwa ein Drittel der Erwachsenen in den Vereinigten Staaten hohen Blutdruck. Ihn findet man jetzt in allen Populationen in zunehmendem Maße. Bis 2025 wird erwartet, dass weltweit mehr als 1,5 Milliarden Menschen einen hohen Blutdruck haben werden [5].

Kochsalz und Bluthochdruck

In dem Maße, wie die Häufigkeit der arteriellen Hypertonie zunimmt, so werden auch Schlaganfälle, Herzschwäche, Herzinfarkt und Nierenerkrankungen häufiger. Entscheidend war, die Ursache und eine erfolgreiche Behandlung zu finden. Ein erster Durchbruch war die Entdeckung der Bedeutung von Kochsalz. Seit den frühen 1920er Jahren war es üblich, zur Behandlung des hohen Blutdrucks den Konsum von Kochsalz zu senken [6]. In weiteren Untersuchungen hatte gezeigt werden können, dass in Populationen mit höherem Kochsalzkonsum auch der Blutdruck höher war [7, 8]. Außerdem hatte Arthur Guyton die Auffassung vertreten, dass der hohe Konsum von Kochsalz deshalb zu arterieller Hypertonie führe, weil Menschen mit Bluthochdruck den Kochsalzüberschuss nicht über die Nieren abbauen können. Der Blutdruck stieg, um das Kochsalz aus den Nieren „rauszudrücken" [9]. Die Gabe eines Diuretikums, ein die Ausscheidung von Kochsalz förderndes Medikament, wurde zum Standard bei der Behandlung der arteriellen Hypertonie. Wie sich bald zeigte, konnte so das Überleben verbessert werden [10].

In weiteren Untersuchungen ging es darum, die Ursache der Funktionsstörung der Nieren bei Patienten mit arterieller Hypertonie herauszufinden. Genetische Gründe allein konnten nicht für den schnellen Anstieg der Häufigkeit des Bluthochdrucks über nur wenige Generationen verantwortlich sein. Die Genetik konnte auch nicht die Untersuchungsergebnisse von genetisch identischen Zwillingen erklären, wenn nur einer der Zwillinge hohen Blutdruck hatte. Zum Beispiel wurde von 1983 bis 1985 ein Gutachten zu männlichen weißen identischen Zwillingen erstellt, die zwischen 1917 und 1927 geboren wurden. Von 635 Zwillingen mit arterieller Hypertonie hatten 60% einen identischen Zwilling mit normalem Blutdruck [11].

Einer zweiten, noch aktuellen Theorie zufolge sei die arterielle Hypertonie ein Ergebnis von Veränderungen, die beim Fötus während der Schwangerschaft auftreten. Neugeborene mit niedrigem Geburtsgewicht haben ein höheres Risiko, als Erwachsene Bluthochdruck zu entwickeln [12]. Da die Nieren zu den letzten Organen gehören, die im Mutterleib heranreifen, haben Neugeborene mit niedrigem Geburtsgewicht häufig Nieren mit weniger Nephronen (Filtereinheiten der Nieren). Hat eine Person eine geringere Nephronenzahl, kann das also bedeuten, dass sein Körper weniger Kochsalz ausscheiden kann [13]. Wenn das Geburtsgewicht die Höhe des Blutdrucks in der Zukunft beeinflusst, handelt es sich dabei eher um einen Risikofaktor als um eine Ursache. Auch viele große Babys bekommen später arterielle Hypertonie. In Untersuchungen gelang es nicht immer, einen Zusammenhang zwischen einer niedrigen Anzahl von Nephronen und arterieller Hypertonie herzustellen [14].

Im letzten Jahrzehnt tauchte eine dritte Theorie auf, die arterielle Hypertonie zu erklären. Hochdruckpatienten entwickeln oft Arteriolosklerose oder eine Erkrankung der kleinen Blutgefäße. In Untersuchungen aus den 1930er Jahren wurde gezeigt, dass diese Gefäßveränderungen üblicherweise besonders in den Nieren von Patienten mit arterieller Hypertonie vorkommen [15]. Theoretisch könnte diese Gefäßerkrankung den Zufluss von Blut zu den Nieren beeinträchtigen. Die Nieren könnten das als Mangel an Blutvolumen interpretieren und mit dem Zurückhalten von Kochsalz beantworten. Um diese Hypothese zu prüfen, haben wir in Zusammenarbeit mit Bernardo Rodriguez Iturbe und der inzwischen verstorbenen Jaime Herrera-Acosta zeigen können, dass bei Tieren geringgradige Schäden an Blutgefäßen in der Niere in Verbindung mit einem Defekt der Kochsalzausscheidung zu arterieller Hypertonie führen [16]. Weiterführende Untersuchungen von Bernardo machten deutlich, dass das in erster Linie aufgrund einer geringgradigen Entzündungsreaktion in den Nieren geschieht [17].

Trotzdem bleibt offen, welche Schäden an den Blutgefäßen in den Nieren verantwortlich ist und erklären könnte, warum die arterielle Hypertonie weltweit so rasch zunimmt.

Harnsäure und Bluthochdruck

Eine Beziehung von Harnsäure zu Bluthochdruck war seit Anfang des 19. Jahrhunderts bekannt. Sogar Frederick Akbar Mahomed, der Entdecker der primären Hypertonie, schrieb damals, dass Harnsäure eine der Ursachen sein könne, denn viele seiner Hochdruckpatienten hatten auch Gicht [18]. Nathan Davis, der Präsident der American Medical Association, hatte 1897 angeregt, Harnsäure wegen seiner Wirkung auf die Nieren als Verursacher der arteriellen Hypertonie zu betrachten [19]. Andere, wie der französische Herzspezialist Henri Huchard, hatten darauf hingewiesen, dass die Ursache von Arteriolosklerose wahrscheinlich Gicht, Bleivergiftung oder der Verzehr von rotem Fleisch sei [20]. Alexander Haig, ein Londoner Arzt, machte die Harnsäure nicht nur für Bluthochdruck, sondern auch für Fettleibigkeit und DM2 verantwortlich [21]. Leider gerieten diese Gedanken in Vergessenheit, da es derzeit keine Behandlungsmethoden gab, um diese Hypothesen zu testen, ebensowenig gab es Erklärungsansätze, wie Harnsäure den Blutdruck steigern konnte.

Vor mehr als 10 Jahren stellten wir fest, daß es keine Untersuchungen gab, wie sich eine HyperU bei Tieren auf den Blutdruck auswirkt. Ein Grund dafür war, dass es schwierig ist, bei Tieren eine HyperU zu bewirken, wenn bei diesen eine Urikaseaktivität vorhanden war. Es gibt jedoch ein Medikament (oxonische Säure, [AdÜ]), nach dessen Gabe die Urikase gehemmt ist und es zum Anstieg der Harnsäurekonzentration kommt. Sie können sich vielleicht die Aufregung bei Marilda Mazzali, einer brasilianischen Ärztin, die Gast-Wissenschaftlerin in meinem Labor war, vorstellen, als sie feststellte, dass die mit dem Hemmstoff behandelten Tiere eine arterielle Hypertonie entwickelt hatten [22].

Beim Studium dieses Modells wurde deutlich, dass es zwei Phasen gab. In der ersten Phase war die HyperU für den Bluthochdruck verantwortlich. Bei Versuchen mit Ratten kam es zu Gefäßschäden in den Nieren, die einer Arteriolosklerose in Verbindung mit einer Entzündungsreaktion in den Nieren ähnelten. Nun wurde der Blutdruck von der Kochsalzzufuhr abhängig und von den Nieren gesteuert [23]. Bemerkenswert war dabei, dass die arterielle Hypertonie beim Menschen einem gleichen Muster folgt. In der frühen Phase der arteriellen Hypertonie gibt es häufig keine Reaktion auf eine Änderung der Kochsalzzufuhr. Mit der Zeit reagiert der Blutdruck immer deutlicher darauf [16].

Nachfolgende Untersuchungen weisen darauf hin, dass eine HyperU eine Ursache für eine arterielle Hypertonie bei Menschen sein kann. Zum Beispiel hat man bei Menschen mit einer HyperU (definiert als > 6 mg/dl bei Frauen und > 7 mg/dl bei Männern) durchweg ein gesteigertes Risiko feststellen können, arterielle Hypertonie zu entwickeln [24, 25]. Menschen mit erhöhtem Blutdruck, besonders die, die ihn nur kurze Zeit hatten, haben oft auch eine HyperU. Mein Mitarbeiter Daniel Feig und ich haben bei fast 90% der Jugendlichen mit kürzlich diagnostiziertem Bluthochdruck eine HyperU gefunden [26]. Dan und ich haben dann eine Pilotstudie an 30 Jugendlichen mit kürzlich diagnostizierter und nie behandelter arterieller Hypertonie durchgeführt. Laut Studiendesign, das Placebokontrolliert und doppelt verblindet war, wurden die Probanden randomisiert und erhielten entweder Allopurinol (senkt die Harnsäure im Blut) oder Placebo. Erstaunlicherweise führte das Senken der Harnsäurekonzentration bei zwei Dritteln der Jugendlichen zu einer Normalisierung ihres Blutdrucks, wohingegen sich bei den gleichen Probanden unter Einnahme von Placebo nur bei 1 von 30 der Blutdruck normalisierte. Bei fast 86% der Jugendlichen, deren Harnsäurekonzentration im Blut unter 5 mg/dl gesenkt werden konnte, normalisierte sich der Blutdruck [27].

Seitdem haben weitere Untersuchungen noch mehr Hinweise dafür geliefert, dass das Senken der Harnsäurekonzentration das Blutdruckniveau besonders bei jüngeren Hochdruckpatienten reduzieren und die Nierenfunktion normalisieren kann [28]. Eine Ausnahme war dabei eine Untersuchung, die wir an Afroamerikanern mit Hypertonie durchgeführt hatten. Wir wollten dabei feststellen, ob das Senken von Harnsäure einen zusätzlich zur diuretischen Therapie günstigen Effekt hat. Bei dieser Untersuchung senkten Diuretika allein schon den Blutdruck auf etwa

120/76 mmHg, was ideal ist. Das Hinzufügen von Allopurinol verbesserte das Blutdruckniveau noch mehr, was aber nicht signifikant war. Man hätte jedoch keine weitere Blutdrucksenkung erwarten können, wenn das Niveau bereits im Normalbereich ist.

Harnsäure als Ursache für Bluthochdruck

Könnte Harnsäure für die epidemische Ausbreitung des Bluthochdruckes in den Vereinigten Staaten verantwortlich sein? Die Harnsäurekonzentration hat im letzten Jahrhundert zusammen mit einer steigenden Häufigkeit der arteriellen Hypertonie zugenommen. In den 1920er Jahren lag sie durchschnittlich bei ungefähr 3 bis 4 mg/dl, jetzt aber bei durchschnittlich 4,6 mg/dl bei Frauen und 6,1 mg/dl bei Männern [29]. Das weist darauf hin, dass etwas in der westlichen Kost die Harnsäurekonzentration in die Höhe getrieben haben könnte.

Um besser verstehen zu können, was eine normale Harnsäurekonzentration bedeutet, setzte ich mich mit Bill Oliver in Verbindung, der im Rahmen seiner Feldforschung mit James Neel ins südliche Venezuela gereist war, wo sie die Yanomami-Indianer studiert hatten. Diese Indianer sind ein kriegerisches und aggressives Volk. Als Bill sie in den 1970er und 1980er Jahren besucht hatte, lebten sie noch auf ihre ursprüngliche Weise mit minimalem Kontakt zur westlichen Welt. Bill hatte herausgefunden, dass diese Indianer sehr wenig Kochsalz konsumierten und einen normalen Blutdruck beibehalten hatten [30]. Er hatte nicht erwähnt, wie hoch ihre Harnsäurekonzentration im Blut war. Bill war danach altersbedingt aus der Universität Michigan ausgeschieden. Er erzählte, dass sie die Harnsäurekonzentration bei den Yanomami nicht gemessen hatten, er habe aber in einem Tiefgefrierfach noch Serum-Proben von ihnen aus dem Jahr 1987 von einer medizinischen Forschungsreise nach Kedebaböwei-teri, einem Dorf in der Nähe des Flusses Mavaca, eines Hauptarms des Orinoco. Nachdem wir überprüft hatten, ob die Harnsäure-Messungen zu verlässlichen Resultaten führten, fanden wir in den Proben durchschnittliche Harnsäurekonzentrationen von ungefähr 3 mg/dl. Das war wesentlich weniger als in bei Oliver und seinen Expeditionsteilnehmern entnommenen Blutproben [31]. Die niedrigere Harnsäurekonzentration bei den Yanomami-Indianern ist wahrscheinlich auf ihre vegetarische Ernährungsweise zurückzuführen. Die Kost setzte sich in ers-

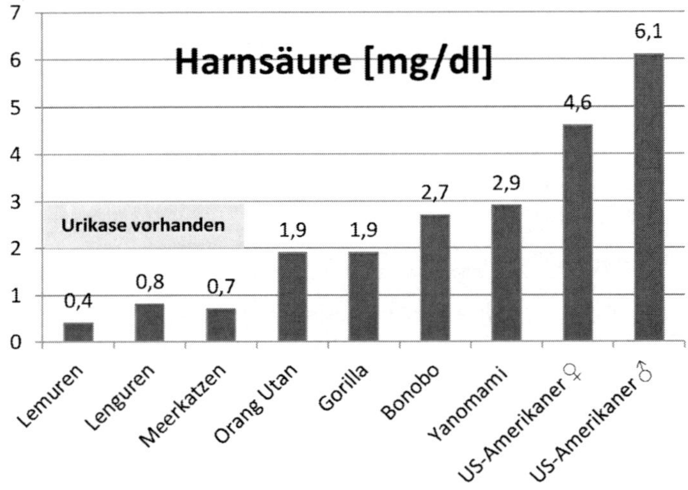

Abb. 46. Bei US-Amerikanern ist die Harnsäurekonzentration im Blut wohl wegen ihrer Ernährungsweise höher.
Affen, wie die Languren und Meerkatzen, haben niedrige Harnsäurekonzentrationen, wohingegen der Menschenaffe bei fehlender Urikase-Aktivität eine Harnsäurekonzentrationen von ungefähr 2 bis 3 mg/dl hat. Wenn Yanomami-Indianer ihre ursprüngliche Ernährungsweise beibehalten, liegt ihre Harnsäurekonzentrationen im selben Bereich. Im Gegensatz dazu, haben US-amerikanische Männer und Frauen aufgrund ihrer westlichen Kost viel höhere Harnsäurekonzentrationen im Blut. Angepasst aus Semin Nephrol 2005; 25: 3-8, Copyright Elsevier.

ter Linie aus Wegerich, Maniok und Knollen zusammen und wurde selten ergänzt durch Wild und Fisch.

Außerdem nahm ich Kontakt zu Bruce Rideout auf, der Zoologe im Zoo von San Diego ist, einem der größten und besten Zoos der Vereinigten Staaten. Bruce hatte Serumproben von einer breiten Vielfalt von Primaten, einschließlich von Affen mit erhaltener Urikaseaktivität und Menschenaffen ohne diese Aktivität, wie man sie bei Menschen findet. Affen mit erhaltener Urikaseaktivität hatten Harnsäurekonzentrationen zwischen 1 bis 2 mg/dl, wohingegen Gorillas, Orang-Utans und Bonobos (eine Schimpansenart) Harnsäurekonzentrationen von ungefähr 3 mg/dl hatten, wie bei den Yanomami-Indianern [4]. Offensichtlich liegt die Harnsäurekonzentration beim Menschen und bei Menschenaffen normalerweise bei ungefähr 3 mg/dl, wenn die Kost primär vegetarisch und fruchtbasiert (vor der Einführung von Zucker) ist.

Zucker und Bluthochdruck

Die Harnsäurekonzentration kann durch Verzehr von rotem Fleisch und umamireicher Nahrungsmittel ansteigen, der Konsum von Fleisch in den USA ist mittlerweile gesunken. Ebenso lässt auch Zucker die Harnsäurekonzentration ansteigen und wird so ein Hauptkandidat für den progressiven Anstieg der Harnsäurekonzentration im letzten Jahrhundert. Wegen der Aktivierung des Fettschalters führt Fruktose in den ersten Minuten nach Nahrungsaufnahme zum Anstieg der Harnsäuret (siehe Kapitel 9). Fruktose veranlasst den Körper auch, Harnsäure zu synthetisieren [32]. Bei Personen, die Soft Drinks konsumieren, steigt die Harnsäurekonzentration bereits in der ersten Stunde nach dem Trinken [33, 34]. Mit der Zeit pendelt sich eine höhere Harnsäurekonzentration auch ohne Soft Drinks ein [35]. Der Konsum süßer Getränke bedeutet nicht nur einen Anstieg der Harnsäurekonzentration, sondern auch die Entwicklung der arteriellen Hypertonie [36, 37].

Um das genauer zu untersuchen, haben wir Ratten Fruktose in hohen Dosen verabreicht. Dabei kam es zu einem akuten Blutdruckanstieg und einem Anstieg der Harnsäurekonzentration. Mit der Zeit hatte sich bei den Ratten eine arterioloskleroseähnliche Veränderung in den Nieren entwickelt. Senkte man die Harnsäurekonzentration, ließen sich sowohl die Entwicklung des Bluthochdrucks als auch die Gefäßschäden verhindern. Diese Untersuchungen deuten also darauf hin, dass der Konsum von Fruktose zum Anstieg des Blutdrucks führt, indem sie eine HyperU induziert.

Im Einklang damit steht, dass Fruktose, Saccharose oder HFCS bei Menschen innerhalb weniger Minuten zum Blutdruckanstieg führt, und das ist mit einer HyperU verbunden [34, 39]. Über einen Zeitraum von zwei Wochen konnten wir bei gesunden Männern einen Blutdruckanstieg nach der Gabe von hohen Dosen Fruktose verzeichnen. Ebenso stieg im Nüchternzustand die Harnsäurekonzentration im Blut. Der Anstieg des Blutdrucks konnte verhindert werden, wenn man durch Gabe von Allopurinol eine HyperU verhinderte [40]. Außerdem deuten einige Untersuchungen darauf hin, dass man mit Beschränkung des Zuckerkonsums den Blutdruck senken kann [41, 42].

Zuckerkonsum ist deshalb wahrscheinlich ein bedeutender Initiator des Bluthochdrucks. Zum Blutdruckanstieg kommt es hauptsächlich während des Konsums. Mit der Zeit persistiert eine HyperU und es kommt zu arterioloskleroseähnlichen Veränderungen. Menschen, die gern Zucker essen, vewenden gewöhnlich auch viel Kochsalz [43]. Es gibt auch Hinweise, dass Fruktose selbst die Resorption von Kochsalz im Darm stimulieren kann [44]. Schließlich haben wir das Vollbild der persistierenden arteriellen Hypertonie, bei dem es, ausgelöst durch Zucker, zu einem Nierenschaden kommt, der wiederum dafür sorgt, dass Kochsalz zurückgehalten wird.

Gefäßbedingte Hirnschäden (Hirninfarkt, Schlaganfall)

Da Bluthochdruck die Hauptursache für einen Schlaganfall ist, ist es auch wahrscheinlich, dass übermäßiger Konsum von Zucker dabei eine Rolle spielt. Bisher gibt es wenige Untersuchungen, die sich damit beschäftigt hatten. Inzwischen gibt es aber deutliche Hinweise dafür, dass Menschen mit HyperU ein höheres Risiko für das Entstehen eines Schlaganfalls haben, was auch für stumme Schlaganfälle zutrifft [45, 46]. Die Gefahr, bei HyperU einen Schlaganfall zu bekommen, entsteht nicht einfach durch den Anstieg des Blutdrucks, sondern durch die daraus folgende Arteriolosklerose. Die Arteriolen im Gehirn haben eine wichtige Funktion bei der Steuerung des Blutflusses. Durch Erweiterung und Kontraktion sorgen sie für das Aufrechterhalten eines normalen Blutdrucks und Blutflusses. Wie unsere Arbeitsgruppe zeigen konnte, kann Harnsäure die Arteriolen in den Nieren schädigen, was dort zur Beeinträchtigung Blutflusses führt. Wenn die zerebralen Arteriolen den Blutfluss nicht mehr richtig steuern können, können plötzliche Blutdruckveränderungen die Blutversorgung des Gehirns gefährlich beeinträchtigen. Damit ist die Grundlage für den Schlaganfall hergestellt [47].

Während Menschen mit hoher Harnsäurekonzentration ein gesteigertes Risiko für einen Schlaganfall haben, ist die Rolle der Harnsäure während eines Schlaganfalls umstritten. Einige Untersuchungen deuten darauf hin, dass für Patienten mit einem Schlaganfall eine HyperU von Vorteil ist [48]. Das mag eine Rückbesinnung an die Eigenschaften der Harnsäure veranlassen, das Überleben zu begünstigen, indem sie außerhalb der Zelle den oxidativen Stress blockieren kann. Dennoch hemmt das Senken der Harnsäurekonzentration in der Phase nach einem Schlaganfall eine systemische Entzündungsreaktion und verbessert die Gefäßfunktion [49, 50].

Herzinsuffizienz

Da Bluthochdruck die Hauptursache der Herzinsuffizienz ist, überrascht die Erkenntnis nicht, dass die Höhe der Harnsäurekonzentration die Vorhersage ermöglicht, ob sich eine Herzinsuffizienz entwickeln wird und wie ausgeprägt sie sein wird [51, 52]. Leider kann man kaum einen Vorteil durch Senken der Harnsäurekonzentration erzielen, sobald eine Herzinsuffizienz eingetreten ist, abgesehen von Fällen mit Harnsäurekonzentrationen über 9,5 mg/dl. Bis heute gibt es keine Untersuchungen zum Zusammenhang zwischen Konsum von Zucker und Herzinsuffizienz.

Aortenaneurysma und periphere arterielle Verschlusskrankheit

Während Harnsäure und Zucker in erster Linie mit der Arteriolosklerose und nicht mit der Atherosklerose im Zusammenhang stehen, gibt es Hinweise, dass Harnsäure eine Rolle beim Aortenaneurysma spielen kann. Ein derartiger Zusammenhang zwischen HyperU ist für das Aortenaneurysma, den Gefäßschaden an der Halsschlagader und die periphere arterielle Verschlusskrankheit beschrieben [54, 55]. Harnsäure kommt auch in cholesterinreichen Plaques vor, die man bei diesen Gefäßleiden findet [56, 57].

Rätselhaft ist bisher geblieben, warum das Aortenaneurysma typischerweise im Bauchraum und nicht im Brustraum auftritt. Nach meiner Kenntnis gibt es dafür bisher keine Erklärung. Kürzlich fanden wir heraus, dass die abdominelle Aortenwand von Ratten Harnsäure aufnehmen kann, was dann zu einer Entzündungsreaktion führte. Die Wand der thorakalen Aorta ist hingegen davor geschützt. Es scheint, daher zu kommen, dass es einen Transporter gibt, der Harnsäure das Eindringen in Zellen ermöglicht, welcher in der Wand der abdominellen, jedoch nicht der thorakalen Aorta vorhanden ist.

Herzinfarkt (Myokardinfarkt)

Eine HyperU findet man auch bei Angina pectoris (Herzschmerzen) und Herzinfarkt (Myokardinfarkt). Weil es einen Zusammenhang zwischen der HyperU einerseits und der Fettleibigkeit, dem Bluthochdruck und der Insulinresistenz andererseits gibt, lässt sich die Höhe der Harnsäurekonzentration nicht von den anderen genannten Variablen trennen

[58]. Das hat dazu geführt, dass manche Wissenschaftler nicht zu überzeugen waren, dass Harnsäure tatsächlich ein Risikofaktor ist. Für mich steht außer Frage, dass Harnsäure direkt oder indirekt über Bluthochdruck oder Fettleibigkeit eine Herzerkrankung verursacht. Neuere Untersuchungen weisen darauf hin, dass das Senken der Harnsäurekonzentration die Häufigkeit der Episoden von Angina pectoris verringern und die Belastungstoleranz der Patienten verbessern kann [59]. In einer anderen Untersuchung fand man heraus, dass das Senken der Harnsäurekonzentration bei Personen mit einer chronischen Nierenerkrankung die Anzahl der kardiovaskulären Ereignisse, wie plötzlicher Herztod und Herzinfarkt, verringerte [60]. Weitere Untersuchungen müssen durchgeführt werden. Meiner Meinung nach wird Harnsäure schließlich als ein so wichtiger Risikofaktor für eine Herzerkrankung anerkannt werden wie Cholesterin.

Schlafapnoe und pulmonale Hypertonie

Schon lange ist bekannt, dass fettleibige Menschen häufig untertags unabsichtich einschlafen. Bei ihnen kommt es auch ziemlich oft für eine halbe Minute oder länger zum Atemstillstand. Es gibt eine berühmte Legende über Dionysos von Heraclea, der ungefähr 400 Jahre v. Chr. im alten Griechenland lebte. Dionysos war äußerst fettleibig (von allzu reichlichem Essen und einem genussbetonten Leben), und schlief immer wieder während des Tages ein. Er war auch besorgt, dass ihn sein Fett im Schlaf ersticken würde. Um das zu verhindern, hatten seine Ärzte Nadeln so an seinem Stuhl befestigt, dass sie ihn beim Zurücklehnen stachen! Auch Charles Dickens kannte den Zusammenhang zwischen Fettleibigkeit und Tagesschläfrigkeit. In seinem ersten Roman „Die Pickwick Blätter", der 1836 veröffentlicht wurde, beschrieb er nicht nur mehrere übergewichtige Personen, einschließlich Herrn Pickwick selbst, sondern auch einen dicken Jungen, der ständig während des Tages einschlief.

Während es viele Gründe für Schlafstörungen gibt, so hängen sowohl Tagesschläfrigkeit als auch Schlafapnoe in der Nacht gewöhnlich mit Fettleibigkeit zusammen. Ein Grund dafür ist, dass Fettleibigkeit während des Schlafes zu einer Verengung der oberen Luftwege führt. In der Zeit des Atemstillstandes kommt es zum Sauerstoffmangel und Energieverlust (ATP) in den Zellen, was die Produktion von Harnsäure anregt. Daher tritt bei manchen Patienten mit Schlafapnoe Gicht als frühestes Symptom auf, bevor man merkt, dass eine Schlafstörung vorliegt [61]. Aus einigen Untersuchungen geht hervor, dass etwa 60% der Menschen mit MetS unter mehr oder weniger stark ausgeprägter Schlafapnoe leiden [62]. Fettleibigkeit und auch Schlafapnoe können eine pulmonale Hypertonie verursachen, die mit der Zeit zu einer Herzinsuffizienz fortschreiten kann. Eine erhöhte Harnsäurekonzentration kann in einer Weise zur pulmonalen Hypertonie beitragen, ähnlich wie Harnsäure andere Blutgefäße beeinflußt [63].

Präeklampsie

Eine weitere Krankheit, bei der Zucker und Harnsäure beteiligt sein können, ist die Präeklampsie. Es handelt sich dabei um eine Krankheit, die bei schwangeren Frauen in der zweiten Hälfte der Schwangerschaft (nach der 20. Woche) auftritt. Sie zeigt sich gewöhnlich mit Bluthochdruck und Eiweiß im Urin und kann auch zu Krampfanfällen führen. Manche Patientinnen entwickeln auch Insulinresistenz und Fettleber. Die erfolgreiche Behandlung besteht gewöhnlich in einer frühen Entbindung, und sogar dann besteht Lebensgefahr für Mutter und Kind.

Die Ursache der Präeklampsie scheint zu sein, dass die Blutversorgung der Plazenta sich nicht normal entwickeln kann. Die Plazenta spielt eine zentrale Rolle bei der Versorgung des Fötus mit Sauerstoff und Nährstoffen. Bei einer Fehlfunktion der Plazenta bekommt der Fötus also nicht genug Nährstoffe. Da sein Nährstoffbedarf mit dem Wachstum zunimmt, ist auch erklärt, warum die Präeklampsie sich erst in der zweiten Hälfte der Schwangerschaft manifestiert. Weil das fötale Wachstum bei Präeklampsie beeinträchtigt ist, sind die Babys gewöhnlich bei der Entbindung bezogen auf die Zahl der Schwangerschaftswochen zu klein.

Die hervorragende Arbeit von Ananth Karumanchi von der Medizinischen Fakultät von Harvard hat gezeigt, dass viele Symptome der Präeklampsie von Faktoren stammen, die die kranke Plazenta freisetzt. Sie führen zum Blutdruckanstieg und zum Nierenschaden [64]. Es gibt jedoch Hinweise, dass dabei auch Harnsäure eine Rolle spielen kann. Zum Beispiel ist ein HyperU bei der Schwangeren charakteristisch für diesen Zustand und kann als Vorhersagekriterium für die Schwere der Ausprägung der Präeklampsie dienen [65, 66]. Eine HyperU sagt auch voraus, dass mit der Entwicklung einer Insulinresistenz zu rechnen ist, die häufig mit der Präeklampsie einhergeht [67, 69]. Das läßt vermuten, dass manche Manifestationen der Präeklampsie bei Mutter und Kind auf Effekte einer HyperU hindeuten können [70, 71].

Wenn eine HyperU Insulinresistenz, Fettleber und Präeklampsie bei einer Schwangerschaft fördern kann, könnten theoretisch Einflüsse, die zur HyperU führen, auch das Risiko oder den Schweregrad einer Präeklampsie vergrößern. Eine Gefahr könnte dabei im übermäßigen Konsum von Zucker liegen. Torun Clausen von der Universität Oslo hat mit einem Nahrungsmittelfragebogen bei 3.110 schwangeren Frauen untersucht, ob bestimmte Nahrungsmittel die Entwicklung einer Präeklampsie begünstigen können. Vor allem stellte sich heraus, daß eine zuckerreiche (Saccharose) Kost besonders dann mit der Entwicklung einer Präeklampsie zusammenhing, wenn die Präeklampsie vor der 37. Schwangerschaftswoche auftrat. Bei einem Zuckeranteil von mehr als 25% war die Gefahr für die Entwicklung einer Präeklampsie um das 10-fache größer [72]. Weitere Analysen kamen zu dem Ergebnis, dass der Konsum von Soft Drinks während der Schwangerschaft ein großes Präeklampsierisiko darstellt.

Zusammenfassung

Fruktose in Zucker in Nahrungsmitteln ist wahrscheinlich eine wichtige Ursache für Bluthochdruck, wahrscheinlich wegen der Fähigkeit der Fruktose, eine HyperU zu hervorzurufen. Zahlreiche Untersuchungen liefern immer mehr Hinweise dafür, dass Harnsäure eine wichtige Rolle bei Schlaganfall, Herzinsuffizienz und Herzerkrankung, sowie Gefäßerkrankungen spielt. Die durch Zucker entstandene Fettleibigkeit und HyperU können auch eine Rolle bei Schlafstörungen spielen.

Kapitel 19
Zuckersucht und Fettleibigkeit

Zucker (und Fruktose) kann suchtähnliche Symptome hervorrufen und die Fähigkeit beeinträchtigen, die Nahrungsmittelaufnahme zu kontrollieren. Zuckersucht kann als Ursache an der Fettleibigkeit beteiligt sein.

Wissen Sie, wie viele Zuckersüchtige es in diesem Land gibt? Es gibt Millionen und Abermillionen von ihnen. Wenn Sie auf einem Schulhof umhergehen, beobachten Sie mal die Jungen und Mädchen und sehen, wie viele von ihnen schlaffe und schwache Muskeln haben. Bei dieser Kondition fehlt ihnen die Energie und Lebenskraft, die sie haben sollten. Sie sehen aus wie Zucker und nicht kräftig, nicht robust und nicht gesund, wie es sein sollte. Ihr Körper besteht aus Zucker, den sie essen, und so sehen sie aus, weich und schwach.

Jack Lalanne (1914 – 2011), amerikanischer Fitnesstrainer und Lehrer, sowie TV-Show-Master, 1961

„Das Leben ist unsicher, iss den Nachtisch zuerst", hatte vor einigen Jahren die Autorin Ernestine Ulmer geschrieben, und sicher haben ihr viele zugestimmt. Süßes zu lieben ist menschlich und kann sogar schon im Säuglingsalter beobachtet werden [73]. Säuglinge bevorzugen instinktiv ein mit Zucker gesüßtes Getränk vor Milch. Der Nachtisch ist etwas Besonderes und für Kinder eine „Belohnung" dafür, dass sie die Hauptmahlzeit gegessen haben. Zucker und Honig werden so geliebt, dass wir uns nahestehende Personen gern „Sweetie", „Sweethart", „Honey Pie" oder einfach „Sugar" nennen. Im Mittelalter waren Zucker und Honig wertvolle Geschenke. Der Begriff „Honeymoon" kann zum Beispiel daher kommen, dass ein Brautvater dem Hochzeitspaar gewöhnlich zur Vollmondnacht Honig und Met (Honigwein) als Mitgift überreichte.

Zucker macht abhängig

Die Empfindung „süß" wird dem Gehirn durch Süßrezeptoren in den Geschmacksknospen, die zusammen mit Rezeptoren im Darm aktiviert werden, übermittelt. „Süß" wird in eine Antwort des Wohlgefühls umgewandelt, wobei im

Striatum (Teil der Basalganglien des Großhirns) Dopamin freigesetzt wird. Dieses „Genusszentrum" kann auch durch sexuelle Erregung oder Betäubungsmittel aktiviert werden. Zucker kann im Gehirn die gleichen Reaktionen wie ein Narkotikum, auslösen, was mit bildgebenden Verfahren nachgewiesen wurde [74].

In der Öffentlichkeit überwiegt die Ansicht, dass Zucker Suchtpotential habe und „Zuckerholiker" schaffe, wie schon Jack Lalanne in den 1960er Jahren in seiner Gesundheitssendung im Fernsehen betonte. Das Verlangen nach Süßigkeiten und sein suchterzeugendes Potenzial, das man in seiner übersteigerten Form auch Hedonismus nennt, können die gleiche Bedeutung haben, wie Stoffwechselvorgänge, wie Leptinresistenz beim Fördern der Fettleibigkeit [74, 75]. Den Konsum von Zucker aufzugeben kann einer der schwierigsten Herausforderungen sein und verlangt eine Änderung im Verhalten und Unterstützung [76].

Nicole Avena und Bart Hoebel von der Universität Princeton haben wegweisende Untersuchungsergebnisse zur Abhängigkeit von Zucker vorgelegt. Sie hatten Labortieren immer wieder Zuckerwasser verabreicht [75, 76, 77]. Laborratten, wie auch Menschen, lieben Zucker und können es kaum erwarten, dieses Zuckerwasser zu trinken. Sobald sie es bekommen hatten, tranken sie so viel sie konnten. Die „Sauf"-Antwort steht im Zusammenhang mit der Freisetzung von Dopamin im Striatum, das den Ratten Vergnügen bereitet. Die Ratten konzentrieren sich darauf, mehr Saccharose zu bekommen und lassen sich durch nichts ablenken, wenn Zucker da ist. Sie mögen Zucker nicht nur, sie gieren danach [78].

Mit der Zeit erschlaffen die Dopamin-Rezeptoren im Gehirn und ihre Zahl verringert sich [79, 80]. Die Tiere brauchen jetzt mehr Zucker, um dieselbe Wirkung hervorzurufen. Das ist ein klassisches Kriterium für Abhängigkeit [80]. Ist es so weit gekommen, ruft der Entzug von Zucker Schütteln, Zähneklappern, Zittern der Vorderpfoten, Unruhe und gesteigerte körperliche Aktivität hervor, was Ähnlichkeiten mit einem Drogenentzug beim Menschen hat. Dieses Zuckerentzugssyndrom kann auch durch die Gabe von Medikamenten ausgelöst werden, die Dopamin- oder Opiatrezeptoren blockieren. Es ähnelt den Beobachtungen bei kokainabhängigen Ratten [74, 75, 81].

Gibt man Ratten immer wieder Zucker, zeigen sie eine Zuckerabhängigkeit. Sie entwickeln Entzugssymptome, wenn man ihnen Zucker vorenthält.

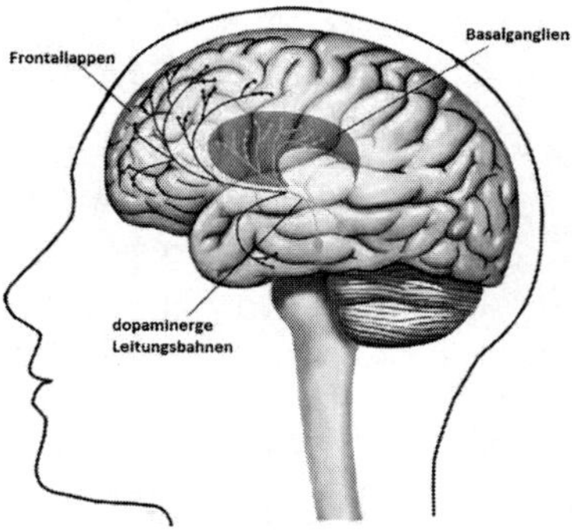

Abb. 47. Das Genusszentrum im Gehirn. Im Zentrum des Gehirns befindet sich das Striatum, ein Teil der Basalganglien. Hier ist das Genusszentrum lokalisiert. Gewisse Stimuli wie sexuelle Erregung, Kokain und Zucker können Dopaminfreisetzung und Wohlgefühl auslösen. Wiederholte Stimulation kann die Anzahl der Dopaminrezeptoren verringern und die Antwort abschwächen. Mit der Zeit kann das zu einer Abhängigkeit führen.

Die Hemmung der Dopaminsignalübertragung hat Einfluss auf das Verhalten. Im Rahmen einer Untersuchung, bei der Ratten saccharosereiches Futter über 40 Tage erhalten hatten, verminderte sich die Anzahl der Dopaminrezeptoren. Sie fraßen mehr und wurden fettleibig [82]. Mittels Stimulation durch eine Elektrode war es möglich zu zeigen, dass diese Ratten Futter mit einem höheren Anteil von Saccharose fressen mussten, um die gleiche Lust zu erfahren. Sie wurden auch resistent gegenüber Bestrafungsmaßnahmen (Fußschocks), um sie am Fressen zu hindern. Somit löst die ständige Zufuhr von Zucker bei Labortieren eine Abhängigkeit aus.

Besorgniserregend ist die Erkenntnis, dass fettleibige Menschen in ihrem Gehirn dasselbe Dopaminreaktionsmuster wie Ratten, die man ständig mit Zucker füttert, aufweisen. Wendet man eine spezielle bildgebende Technik an, die funktionelle Magnet-Resonanz-Tomographie (fMRT) genannt wird, lässt sich der Status des Dopamin D2 Rezeptors im Striatum nicht-invasiv messen. Untersuchungen von Nora Volkow, Gene Jack Wang und anderen zeigten, dass es bei Übergewichtigen eine gering ausgeprägte Dopaminantwort oder eine niedrige Anzahl von Dopaminrezeptoren gab, als man Ihnen eine appetitanregende Mahlzeit anbot [83]. Mit einem anderen Verfahren, der Positronen-Emissions-Tomographie (PET), konnte man bestätigen, dass es eine niedrige Anzahl von Dopaminrezeptoren im Striatum bei fettleibigen Personen gibt [84, 85].

Das Verhalten wird in erster Linie vom Frontallappen des Gehirns kontrolliert. Diese Region reagiert auf Veränderungen im Genusszentrum im Striatum. Volkow und Kollegen hatten bei fettleibigen Menschen zeigen können, dass die

Verminderung der Dopaminrezeptoren im Striatum zusammen mit geringerer Aktivität im Frontallappen (gemessen mittels PET) und verringerter Kontrolle der Emitionen einhergeht [84]. Das führt zu Impulsivität und weniger Selbstbeherrschung und ist wahrscheinlich für die Entwicklung einer „Fresssucht" verantwortlich.

Da der ständige Konsum von Zucker zur Verminderung von Dopaminrezeptoren im Striatum führt, verursacht er nicht nur Zuckerabhängigkeit, sondern er kann auch eine Rolle bei der „Fresssucht" spielen. Genetische Faktoren tragen wahrscheinlich auch dazu bei. Es gibt zum Beispiel Personen, die mit einer niedrigen Anzahl von Dopamin-Rezeptoren im striatum geboren wurden. Damit haben sie ein gesteigertes Risiko, eine Abhängigkeit zu entwickeln [86]. Bei fettleibigen Menschen fand man häufiger die Gene, die mit einer niedrigen Anzahl von D2-Rezeptoren (Gen-Polymorphismus *DRD2-TAQ-IA*) und geringerer emotionaler Kontrolle assoziiert sind [86, 87].

Zucker vergrößert die Gefahr für Fettleibigkeit nicht nur dadurch, dass es eine Leptinresistenz verursacht, sondern auch durch Effekte auf die Belohnungsantwort. Die Verminderung der Dopaminrezeptoren infolge ständigen Zuckerkonsums bewirkt ein Verlangen nach noch mehr Zucker, um dieselbe Reaktion zu bekommen. Die Fähigkeit, beim Anblick von appetitanregenden Speisen „nein" zu sagen., gehr verloren. Durch diese Blockade kann ein ständiger Zuckerkonsum zu übermäßiger Nahrungsaufnahme und Fettleibigkeit führen.

Die Rolle von Süßem und Fruktose beim Empfinden von Lust

Eine der wichtigeren Fragen ist: Wie kann Zucker das Empfinden von Lust bewirken? Wenn es das Süße ist, könnten theoretisch alle süßen Substanzen, einschließlich Glukose und künstlicher Zucker, wie Sucralose, die Abhängigkeit verursachen. Tatsächlich rufen süße Substanzen, wie Glukose, Fruktose und Sucralose die Dopaminantworten im Gehirn hervor [75, 88, 89]. Diese Antwort ist auf Gabe von Sucralose jedoch viel schwächer, als nach Konsum von Zucker. Bei Mäusen, die keinen Geschmacksrezeptor für „süß" haben, ist sie nicht vorhanden. Andererseits haben Mäuse ein Verlangen nach Saccharose, auch wenn ihnen der Rezeptor für „süß" fehlt [88]. Das weist darauf hin, dass Saccharose in der Lage ist, eine „heimliche" Abhängigkeit zu verursachen. Man muss das Süße am Zuckerwasser nicht schmecken, um es trinken zu wollen.

Wie verhält es sich mit Fruktose gegenüber Glukose in Bezug auf Abhängigkeit? Während beide Einfachzucker die Dopaminfreisetzung im Gehirn stimulieren, scheint es Unterschiede zu geben. Zum Beispiel hatte man bei einer Untersuchung festgestellt, dass die Glukose beim Menschen ein Gefühl der Wärme erzeugt und die Aktivität der Großhirnrinde, mittels fMRT gemessen, vergrößert, wohingegen Fruktose ein Gefühl der Kälte erzeugt und im Gehirn den gegenteiligen Effekt hat [90]. Bei einer anderen Untersuchung an Ratten kam heraus, dass die Injektion von Fruktose in den Hypothalamus Hunger hervorrief, wohingegen die Injektion von Glukose das nicht tat [91]. Diese Untersuchungen deuten darauf hin, dass Fsich ruktose und Glukose in ihren Effekten unterscheiden.

Gibt man Mäusen intermittierend in Trinkwasser gelöste Glukose, werden sie zu „Säufern". Die Dopaminrezeptoren im Striatum nehmen ab und sie entwickeln Symptome wie bei einem Drogenentzug [81, 92]. Zudem werden sie durch Glukosewasser fettleibig. Verglichen mit den Erkenntnissen, dass Mäuse nach Gabe einer Glukoselösung Fruktose gebildet hatten und dass die Mäuse, die Glukose nicht in Fruktose umwandeln konnten, zum Teil vor der Glukose-induzierten Fettleibigkeit geschützt waren, ergibt sich die Frage, ob die Ursache für durch Glukosewasser induzierte Abhängigkeit von der Umwandlung von Glukose in Fruktose durch den Körperstoffwechsel herrührt.

Eine interessante Entdeckung besteht darin, dass die Mäuse, die Fruktose nicht verstoffwechseln können, sich nicht für Fruktose interessieren. Sie lieben aber Glukosewasser und trinken tatsächlich mehr davon als normale Mäuse. Sie mögen auch Saccharosewasser, jedoch nicht so gern wie normale Mäuse. Scheinbarlieben sie den Gehalt an Glukose und nicht den Gehalt an Fruktose im Trinkwasser. Aus diesen Untersuchungen kann man also folgern, dass man mit einem Medikament, das die Fruktokinase blockiert, die Vorliebe für Zucker (Saccharose) nicht verhindern kann, auch wenn es weitgehend die Entwicklung der Fettleibigkeit unterbinden kann. Das ist einmal eine gute Nachricht für die Zuckerindustrie.

Gemütserkrankungen und andere Störungen

Der Schwerpunkt dieses Buches liegt auf der Fragestellung, was Fettleibigkeit und Diabetes auslöst. Die potenzielle Rolle eines übermäßigen Zuckerkonsums bei Gemütserkrankungen soll nicht unerwähnt bleiben, mit besonderer Betonung des Aufmerksamkeits-Defizit-Hyperaktivitäts-Syndroms oder ADHS. Es betrifft normalerweise Kinder und ist charakterisiert durch Hyperaktivität, mangelnde Aufmerksamkeit, Unfähigkeit, sich zu konzentrieren, hemmungsloses Daherreden, sich leicht ablenken zu lassen und leichtsinnig Fehler zu machen. ADHS kann das Lernen nachhaltig beeinträchtigen und zu schlechten Schulleistungen führen. Hat ein Kind einmal ADHS, kann es kaum davon geheilt werden. Viele behalten ADHS bis ins Erwachsenenalter. Bei Erwachsenen kann es mit dem gesteigerten Risiko verbunden sein, sozial unangepasst zu sein und medikamenten- oder alkoholsüchtig zu werden [93].

ADHS trat ursprünglich selten auf, im Laufe der letzten Jahrzehnte immer häufiger. Nach neueren Schätzungen sind in den Vereinigten Staaten 13% der Jungen und 5,6% der Mädchen betroffen [94]. Die Ursache von ADHS ist unbekannt. Eltern berichten gewöhnlich, dass die Kinder nach Genuß von Zucker hyperaktiv werden und danach müde und lustlos („Zusammenbruch“) [95]. Auch wenn Eltern und Ärzte die Ursache von ADHS im Konsum von Zucker sahen, gab es in den 1980er und 1990er Jahren zahlreiche klinische Untersuchungen von M. L. Wolraich und anderen, in denen Zucker nicht als Verursacher von ADHS-Symptomen zu erkennen war [96, 97, 98].

Leider ging Wolraich davon aus, dass die Effekte von Zucker, die zu ADHS führten, akut seien. Jedoch verursacht Zucker Symptome, die einer Abhängigkeit ähneln und nicht sofort auftreten. Es bedarf einer Zufuhr auf Dauer, damit sich die Anzahl der Dopamin-Rezeptoren im Genußzentrum des Gehirns verringert. Sobald weniger Dopaminrezeptoren vorhanden sind, schaltet der Frontallappen des Gehirns seine Steuerungsfunktion ab, was sich als Unkonzentriertheit oder Kontrollverlust äußert. Das konnte man am elegantesten an Personen zeigen, bei denen erblich bedingt die Anzahl der Dopamin-Rezeptoren im Genußzentrum verringert ist. Damit war die Übereinstimmung mit den Ergebnissen bei mit Zucker gefütterten Ratten und fettleibigen Menschen hergestellt.

Das veranlasste unsere Gruppe, die Vermutung zu äußern, dass ADHS in manchen Fällen aus chronischem und übermäßigem Zuckerkonsum resultiert [99]. Im Einklang mit dieser Hypothese findet man bei Patienten mit ADHS eine niedrige Anzahl von Dopamin (D2) Rezeptoren im Genußzentrum des Gehirns und eine reduzierte hirnelektrische Aktivität des Frontallappens [100, 101]. Das Muster entspricht dem, was man bei ständig mit Zucker gefütterten Ratten beobachtet hatte. Außerdem passt der Anstieg der

Häufigkeit von ADHS zum Anstieg des Zuckerkonsums in den Vereinigten Staaten. Eine Häufung von ADHS tritt im Süden unter der armen Bevölkerung und bei den Schwarzen auf, die relativ gesehen am meisten Zucker verbrauchen. ADHS geht auch mit unkontrollierter, ständiger Nahrungsaufnahme einher, was als Auswirkung eines ständigen Zuckerkonsums bekannt ist [102]. Kinder und Erwachsene mit ADHS sind auch fettleibiger als Menschen ohne ADHS. Bei Personen mit ausgeprägter Fettleibigkeit ist ADHS besonders häufig. Dafür ein Beispiel: Bei einer Untersuchung an Kindern, die wegen Fettleibigkeit hospitalisiert worden waren, fand man ADHS in mehr als 50% der Fälle [103]. ADHS fand man auch bei 40% der Erwachsenen, die sich einer bariatrischen Operation als Behandlungsmaßnahme bei Fettleibigkeit unterzogen hatten [104].

Wir sind der Auffassung, dass sich manche Fälle von ADHS mit dauerhaftem Genuß von Zucker begründen lassen. Kinder mit ADHS haben eine HyperU. Die Höhe der Harnsäurekonzentration korreliert mit der Dauer, sich konzentrieren zu können, und dem Grad von Hyperaktivität, Impulsivität und der Fähigkeit, sich zu beherrschen [105]. Eine gering ausgeprägte Bleivergiftung führt nicht nur zur HyperU, sondern erhöht auch das ADHS-Risiko [106]. ADHS kommt bei Jungen häufiger vor als bei Mädchen. Jungen haben auch eine ausgeprägtere HyperU als Mädchen [105]. Bei einigen Untersuchungen hatte man gefunden, dass das Anheben der Harnsäurekonzentration zum Anstieg der Dopaminkonzentration in bestimmten Hirnregionen führt und bei Ratten den Bewegungsdrang fördert [107, 108]. Auch wenn noch weitere Untersuchungen nötig sind, so ist es doch wahrscheinlich, dass im Weltmaßstab betrachtet der dramatische Anstieg bei ADHS mit der Zunahme des Konsums von Zucker im Zusammenhang steht.

Der Verlust der normalen Kontrollmechanismen infolge ständigen Konsums von Zucker kann auch bei anderen Gemütserkrankungen eine Rolle spielen. J.I. Hudson und H.G. Pope jr. hatten darauf hingewiesen, dass ADHS, generalisierte Angst, Zwangshandlungen, Panik und posttraumatisches Belastungssyndrom gemeinsame Grundlagen haben können. Sie sollten „Spektrum von affektiven Störungen" genannt werden [109]. Es beunruhigt, dass bei einer Untersuchung an 17.000 Personen aus Großbritannien ein gesteigerter Konsum von Zucker im Alter von 10 Jahren mit dem Risiko korrelierte, im Alter von 34 Jahren eine Gewalttat zu begehen. Die Gewalttäter hatten mit 10 Jahren häufig mehr als eine Süßigkeit pro Tag verzehrt, verglichen mit denjenigen, die nicht gewalttätig waren (69% gegenüber 42%)

[110]. Das mag hochgradig spekulativ sein. Weitere Untersuchungen müssen folgen, bevor man ein abschließendes Urteil fällen kann.

Genie und Wahnsinn

Es gibt neuere Hinweise, dass ein übermäßiger Zuckerkonsum und/oder eine HyperU das Risiko für Demenz erhöhen kann. Frühe Berichte besagen bei der gemeinsamen Betrachtung von Genie und Gicht das Gegenteil. Zum Beispiel hatte Havelock Ellis, der Autor von *A Study of British Genius* (1903) [111], geschrieben, dass bei Wohlhabenden, die im 18. und 19. Jahrhundert in England erzogen wurden, Gicht häufig war und dass es viele berühmte Persönlichkeiten in der Geschichte gab, die unter Gicht litten, wie Newton, Galileo, Milton, Franklin und Harvey. Eine mögliche Erklärung dafür ist, dass Harnsäure eine Ähnlichkeit mit Koffein hat, einem bekannten Stimulanz [112].

Später wurden mehrere Untersuchungen durchgeführt, um den Zusammenhang zwischen HyperU und größeren Intelligenz oder Leistungsfähigkeit zu prüfen. Bei einer Untersuchung an 817 US-amerikanischen Rekruten stellte man fest, dass es bei einer HyperU eine statistisch signifikante, aber biologisch minimale Zunahme des IQ gab [113]. Ein anderer Bericht besagt, dass Medizinstudenten mit einer HyperU eine etwas bessere Beurteilung erhielten [114]. Wieder anderen Berichten zufolge hatten begabte Kinder eine höhere Harnsäurekonzentration im Blut [115]. Der Zusammenhang von Harnsäurekonzentration im Blut einerseits und Motivation, Erfolg und Tatkraft andererseits waren Gegenstand anderer Untersuchungen. Hierbei konnte eine HyperU bei High-School-Studenten und bei College-Professoren Vorhersagekraft im Hinblick auf Motivation und Erfolg haben [116, 117, 118]. Andere Untersuchungen hatten jedoch negative Resultate [119].

Ein wichtiger Aspekt, den man sich merken sollte, ist, dass die Effekte der Harnsäure auf die Intelligenz, Motivation und Erfolg gering ausgeprägt sind, wenn sie überhaupt vorhanden sind. Man sollte daher nie auf den Gedanken kommen, bei sich eine HyperU zu erzeugen, um seine Leistungsfähigkeit zu steigern. Meine Meinung dazu ist, dass das Anheben des Harnsäurespiegels einen stimulierenden Effekt auf die Kampfbereitschaft haben kann, wie wir es als Suche nach Futter beim hungrigen Tier beobachten können. Dass Gicht bei hoch Gebildeten im 17. bis 19. Jahrhunderte vorkam, lag daran, dass sich damals Zucker nur die Wohlhabenden leisten konnten.

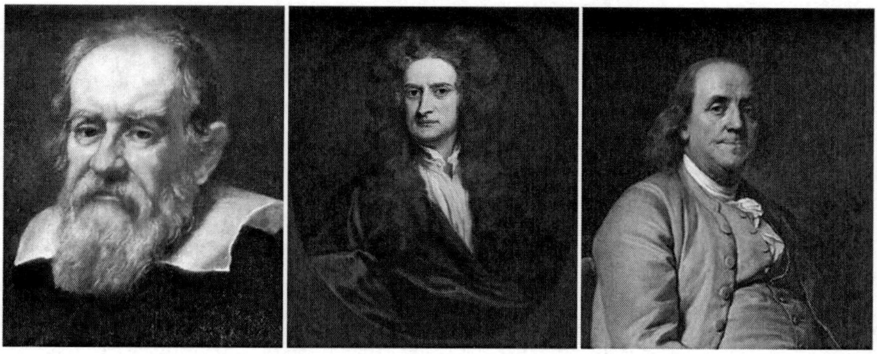

Abb. 48. Genie und Gicht.
Viele gebildete Personen und Könige haben unter Gicht gelitten, wie Galileo, Newton, Harvey und Franklin, was einige Autoren die Auffassung äußern ließ, Gicht spiele eine Rolle beim Genie. Andere sahen es mehr als ein Zeichen von Reichtum an. Der weise Ambrose Bierce schrieb, „Gicht ist die Bezeichnung eines Arztes für Rheumatismus bei einer reichen Person“. Abgebildete Personen von links nach rechts: Galileo Galilei 1636 gemalt von Justus Sustermans; Isaac Newton 1702 gemalt von Godfrey Kneller und Benjamin Franklin 1785 gemalt von Joseph Duplessis.

Entgegen der früheren Auffassung gibt es Hinweise, dass Fruktose und eine HyperU eine Rolle bei Demenz spielen können. Ein Typ der Demenz ist die sogenannte vaskuläre Demenz. Sie ist Folge von wiederholten kleinen Schlaganfällen. Sie kommt meistens bei Menschen mit ständig erhöhtem Blutdruck und in Verbindung mit einer Schädigung der Arteriolen, die Blutdruck und -fluss im Gehirn kontrollieren, vor. Da sowohl Fruktose als auch Harnsäure Bluthochdruck und auch eine Schädigung der Arteriolen in den Nieren verursachen können, ist es möglich, dass sie die Gefahr der vaskulären Demenz erhöhen können [120]. In mehreren Untersuchungen konnte ein Zusammenhang zwischen HyperU und gesteigertem Risiko der Demenz gezeigt werden [121, 122]. Der Nachweis von Defekten der weißen Hirnsubstanz mittels MRT, die als Kriterium für vaskuläre Demenz gelten, konnte auch bei älteren Erwachsenen mit HyperU geführt werden [123]. Wir haben auch Hinweise auf eine gering ausgeprägte kognitive Störung bei Patienten mit chronischer Nierenerkrankung gefunden, die eine HyperU hatten [124].

Die häufigste Form der Demenz ist die Alzheimer-Krankheit. Sie ist durch Ablagerung von Proteinen, die man Amyloid nennt, zwischen den Gehirnzellen (Neuronen) und eine dadurch gestörte Nervenfunktion gekennzeichnet. Zu verstehen, warum dieses Amyloid Protein entsteht, ist der Schlüssel dafür, diese bedeutende Erkrankung zu verhindern. Während die Ursache dieser Form der Demenz bisher nicht erforscht ist, findet man bei Menschen mit einem MetS ein gesteigertes Risiko für das Entstehen der Alzheimer-Krankheit. Neuere Untersuchungen weisen darauf hin, dass Fruktose dabei eine Rolle spielt [120, 125]. Ein erster Hinweis dass Träger einer Genvariante des Apolioprotein E (ApoE) ein gesteigertes Risiko haben, die Alzheimer-Krankheit zu bekommen. ApoE ist ein Lipoprotein, das man im Blutkreislauf findet. In einem Maus-Modell der Alzheimer-Krankheit führte eine zuckerreiche Kost zum Anstieg der ApoE- und Amyloidspiegel im Gehirn und einer Verschlechterung des Gedächtnisleistung. So könnte eine zuckerreiche Kost zur Entwicklung der Alzheimer-Krankheit prädisponieren, indem sie die Produktion von Amyloid im Gehirn stimuliert.

Während Zucker die Produktion von Amyloid bei der Alzheimer-Krankheit steigern kann, kann er auch bei der Blockade des Amyloidabbaus beteiligt sein. Amyloid kann durch ein Enzym abgebaut werden, das auch Insulin abbaut. Die Aktivität dieses Enzyms ist jedoch bei Insulinresistenz gemindert [127]. Viele Patienten mit der Alzheimer-Krankheit haben Hinweise auf eine Insulinresistenz im Gehirn. Manche Arbeitsgruppen behandeln sogar Patienten mit subkutanen oder intranasalen Gaben von Insulin in der Hoffnung, dass es einen günstigen Einfluss auf die Demenz habe [128]. Während die Ursache der Insulinresistenz bei der Alzheimer-Krankheit bisher nicht bekannt ist, läßt sie sich im Gehirn des Hamsters mit hohen Dosen von Fruktose herbeiführen [129]. Untersuchungen an Ratten mit einem Wasserirrgarten-Test hatten ebenfalls negative Effekte von Zucker auf die Gedächtnisleistung erbracht. So entwickelten Ratten, die Zucker oder HFCS bekommen hatten, Defizite in der Gedächtnisleistung und beim Lernen. Sie hatten Schwierigkeiten, aus einem Wasserirrgarten herauszufinden [130, 131]. Fettleibige Ratten zeigten nach dem Verzehr von zuckerreichem Futter Defekte im Kurzzeit- und Langzeitgedächtnis, wenn man sie mit zuckerreichem Futter versorgt hatte, jedoch nicht nach der Gabe von fettreichem Futter [132]. Nach diesen Daten birgt ein übermäßiger Konsum von Zucker die Gefahr, an Alzheimer zu erkranken.

Kapitel 20
Ein Killerenzym, das neue Krankheiten begünstigt

Fruktokinase C ist das Killerenzym, das für Effekte der Fruktose verantwortlich ist. Es spielt hauptsächlich eine Rolle in der Leber und im Fettgewebe, wo es Fettleibigkeit und Insulinresistenz hervorruft. Auch bei Nahrungsmittelallergie, Zöliakie und Nierenerkrankung kann es von Bedeutung sein.

Es gibt eine Region in Nicaragua, die deshalb als „Isla de las Viudas" oder das Land der Witwen bekannt geworden ist, weil hier täglich junge Männer an einer heimtückischen Nierenerkrankung starben. Todesfälle traten so häufig auf, dass es überall Witwen gab, die ihre Kinder allein erziehen mussten. Die meisten Männer arbeiteten bei sengender Hitze auf Zuckerrohrplantagen. Folglich nannte man die heimtückische Nierenerkrankung „Sugar Cane Kidney Disease" oder „Mesoamerican endemic nephropathy" oder kurz „CKDu". Es erkrankten jedoch nicht nur auf Zuckerrohrplantagen tätige Arbeiter, sondern auch andere Landarbeiter. Das einzig Gemeinsame war das tagelange Arbeiten unter sengender Hitze. Es war für die Männer nichts Ungewöhnliches, so viel zu schwitzen, dass sie pro Tag bis zu 3 kg an Gewicht verloren. Bis heute waren alle Versuche erfolglos, die Ursache dieser heimtückischen Erkrankung zu identifizieren. Fast ein Drittel aller jungen Männer, die in diesem Gebiet lebten, waren betroffen. Tests auf Vergiftungen durch Schwermetalle oder Schädlingsbekämpfungsmittel fielen negativ aus.

Als weitere Untersuchungsergebnisse vorlagen, kam heraus, dass es diese Erkrankung nicht nur in Nikaragua, sondern auch in Costa Rica und San Salvador gab. Ein ähnlicher Ausbruch kam in Sri Lanka vor [134]. Während die Ursache noch immer nicht gefunden war, hatten unsere Untersuchungen zum Ergebnis, dass die Ursache wahrscheinlich die Fruktose ist. Fruktose kann außerdem bei anderen Erkrankungen eine Rolle spielen, die wir noch nicht besprochen hatten. Weil alle diese Erkrankungen wahrscheinlich durch ein toxisches Stoffwechselprodukt der Fruktose hervorgerufen werden, habe ich dieses Kapitel so betitelt.

Fruktokinase: Ein Killerenzym

Wie weiter vorne erörtert, unterscheiden sich Fruktose und Glukose hauptsächlich darin, wie sie verstoffwechselt werden. Wenn Glukose auf normalem Weg verstoffwechselt wird, geschieht das mittels des Enzyms Glukokinase. Die Zelle ist glücklich und gesund und erzeugt Energie für ihren regelmäßigen Bedarf. Im Gegensatz dazu wird Fruktose durch die Fruktokinase verstoffwechselt. Da Fruktose unter Verbrauch von ATP rasend schnell an Phosphat gekoppelt wird, entsteht initial ein Energieverlust in der Zelle, bevor Energie erzeugt werden kann. Der Energieverlust kommt daher, weil sowohl Glukose als auch Fruktose anfänglich für das Verstoffwechseln Energie benötigen, bevor aus ihnen Energie erzeugt werden kann. Für Glukose gilt jedoch, dass ihr Stoffwechsel wohl kontrolliert ist und die Metabolisierung nicht zu schnell erfolgt. Dann kommt es nie zu einer Unterdeckung des Energievorrats. Bei Fruktose ist die Verstoffwechselung ungebremst. Das führt vorübergehend zu einem Energiedefizit oder ATP-Mangel, bevor wieder mehr ATP erzeugt werden kann. Fruktokinase ist wie ein fahrender Zug oder Lastwagen, der außer Kontrolle geraten den Berg herunterrast. Das Ausmaß des durch Fruktokinase verursachten Zellschocks hängt von der Menge der Fruktose und der gesamten Aktivität der Fruktokinase in der Zelle ab. Wenn man einen Soft Drink trinkt, ist die Belastung mit Fruktose stark und schnell, daher sind Soft Drinks so gefährlich. Wenn man immer mehr Zucker konsumiert, steigt die Aktivität der Fruktokinase langsam immer weiter an, daher ist Zucker für Personen, die bereits übergewichtig oder fettleibig sind, ein zusätzliches Risiko.

Das Gefährliche an der Fruktose ist nicht so sehr ihr Kaloriengehalt, sondern ihre Eigenschaft, innerhalb der Zelle vorübergehend den Energievorrat zu verringern. Sobald der Vorrat an Energie oder ATP sinkt, kommt die Produktion von Harnsäure und Oxidanzien innerhalb der Zelle in Gang. Diesen Vorgang verwendet der Organismus, um die Speicherung von Fett zu ermöglichen. Dabei wirkt die Harnsäure auf die Energiefabriken der Zelle (Mitochondrien) ein, um die Fettsynthese und nicht die Energieproduktion (ATP) zu fördern. Da wenig ATP erzeugt wird, wird ein Tier mehr fressen, um mehr ATP zu erzeugen und seine Fettspeicher weiter zu füllen. So werden die Fettdepots durch Zuckerkonsum auf effektive Weise vergrößert.

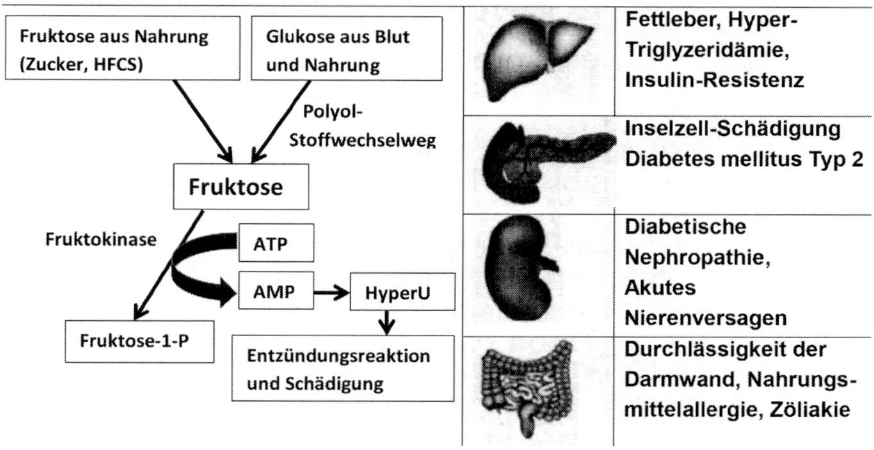

Abb 49. Fruktokinase und Krankheiten im westlichen Kulturraum.

Fruktokinase C wirkt sehr schnell. Einmal aktiviert, verursacht sie in der Zelle ein heilloses Durcheinander.

Fruktokinase gibt es in zwei Formen. Fruktokinase C, das Hauptenzym, ist für das Erschöpfen der ATP-Vorräte in der Zelle verantwortlich. Da Fruktokinase C ein so wirkungsvolles Enzym ist, hat sich unsere Arbeitsgruppe dafür interessiert, wo es im Körper vorkommt, da sie theoretisch eine wichtige Rolle für die entsprechenden Organe spielen könnte. Fruktokinase C kommt besonders in der Leber vor. Hier ist sie an der Entstehung von Fettleber und Insulinresistenz beteiligt. Man findet sie auch im Fettgewebe, an dem unser Mitarbeiter Yuri Sautin Untersuchungen durchgeführt hat. Er konnte zeigen, dass die Fruktose hier ähnliche Wirkungen entfaltet, wie in der Leber. Fruktokinase C ist auch in den Inselzellen der Bauchspeicheldrüse zu finden. Das stützt unsere Vermutung, dass Zucker DM2 verursachen kann, wobei sie nicht nur Insulinresistenz, sondern auch die Verminderung des Insulinproduktion durch die Inselzellen bewirken kann [135]. Fruktokinase gibt es auch im Hypothalamus und in Hirnregionen, wo die Nahrungsmittelzufuhr geregelt wird. Noch nicht bekannt ist allerdings, ob es sich hierbei um die Fruktokinase C handelt. Schließlich ist Fruktokinase C im Darm und in den Nieren zu finden. Wir sind der Auffassung, dass sie auch hier etwas mit verschiedenen Erkrankungen zu tun hat.

Nahrungsmittelallergie

Wie bei der Fettsucht gab es in den letzten Jahrzehnten in den USA eine bedeutende Zunahme bei Nahrungsmittelallergien. Manchmal sind die Auswirkungen gering, wie z.B. Bauchkrämpfe und Unwohlsein. In anderen Fällen äußert sie sich mit Hautausschlag und asthmaähnlicher Symptomatik. Ein guter Freund von mir reagierte auf Fisch und Schalentiere so allergisch, dass in ein Krankenhaus gebracht werden mußte und einen Tubus bekam. Lebensbedrohliche Reaktionen beim Essen sind eher selten. Manche wie mein Freund, müssen immer eine Packung mit Adrenalin (Epinephrin) bei sich haben, um für den Notfall gerüstet zu sein.

Heute leiden zwischen 3 und 6% der amerikanischen Kinder und 2% der Erwachsenen unter einer Nahrungsmittelallergie. In jedem Klassenzimmer gibt es ein oder zwei Kinder mit so einer Unverträglichkeit. Die häufigsten Nahrungsmittelallergien bestehen gegenüber Erdnüssen, Eiern, Milch, Fisch und Schalentieren. Da es sich dabei um weit verbreitete Nahrungsmittel handelt, können diese Unverträglichkeiten sich gravierend auf den Lebensstil auswirken. Zum Beispiel müssen manche Kinder ihre eigenen Nahrungsmittel zu Geburtstagsfeiern mitbringen, um vor einer allergischen Reaktion sicher zu sein.

Die Ursache der weltweiten Zunahme der Nahrungsmittelallergien ist unbekannt. Da man diese Zunahme in erster Linie in westlichen Ländern beobachten kann, meint man, dass sie durch eine bessere Hygiene bedingt sei. Dem liegt die Theorie zugrunde, dass das seltenere Auftreten von Infektionen infolge Impfungen und wirksamerer Antibiotika eine geringere Beanspruchung unseres Immunsystems bewirkt hat. Als Folge davon sei unser Immunsystem nicht völlig ausgereift und erzeuge auf Fremdeiweiß in Nahrungsmitteln oder Krankheitserregern eine veränderte, allergieartige Immunantwort im Vergleich zu einer normalen Immunantwort.

Die Möglichkeit, dass bessere Hygiene die überraschende Folge haben kann, unsere Empfänglichkeit für Allergie zu erhöhen, kann ich nicht entkräften. Es gibt einen anderen möglichen Faktor, der bisher nicht betrachtet wurde. Das ist die Rolle von Zucker. Beim Verdauungsvorgang stellt die Darmwand normalerweise eine unüberwindliche Barriere dar, die die Resorption von unerwünschten Bestandteilen in der Nahrung verhindert. Untersuchungsergebnissen haben gezeigt, dass diese Barriere bei Nahrungsmittelallergikern durchbrochen wird. Die Durchlässigkeit der Darmwand erlaubt die Resorption von Erdnusseiweiß, das in den Blutkreislauf gelangt und die Produktion von Antikörpern auslöst. Wenn es zur Erzeugung von Antikörpern der Klasse IgE kommt, kann es eine ernste allergische Reaktion, wie einen anaphylaktischen Schock, geben. Damit es zu einer schwerwiegenden allergischen Reaktion kommen kann, muß die Darmwand so durchlässig sein, daß Nahrungsbestandteile in den Blutkreislauf gelangen können. Wenn diese Bestandteile (Antigene) nicht in den Blutkreislauf gelangen, kann es keine allergische Immunantwort geben.

Wie erwähnt, findet die Fruktokinase C ihre Ausprägung in der Darmwand, am stärksten im Dünndarm (Duodenum und Jejunum). Wir hatten die Hypothese aufgestellt, dass es dort dann zu einer lokalen Entzündungsreaktion, die die Durchlässigkeit der Darmwand vergrößert, kommt, wenn die Zellen dort nach Exposition gegenüber Fruktose ihrer schnellen Verstoffwechselung ausgesetzt sind. Auf diese Weise könnte sich die Gefahr für eine Nahrungsmittelallergie vergrößern.

Um das zu untersuchen, hatten wir uns der Arbeitsgruppe von Dr. Stephen Dreskin, einem bekannten Experten für Nahrungsmittelallergie, angeschlossen. Steve hatte ein Modell der schweren Erdnussallergie bei einem bestimmten Mäusestamm entwickelt, bei dem die Mäuse nach Verzehr von Erdnüssen in Verbindung mit der Produktion von IgE-Antikörpern spezifisch gegen Erdnusseiweiß das Vollbild einer anaphylaktischen Reaktion zeigten. Typische Kennzeichen sind der Abfall der Körpertemperatur und die Entwicklung von Symptomen wie herabgesetzte körperliche Aktivität und Rupfen am Fell. Damit die Mäuse diese allergische Immunantwort auf Erdnüsse zeigten, musste er Choleratoxine in niedriger Dosis verabreichen, um die Durchlässigkeit der Darmwand zu steigern und den Erdnussantigenen den Weg in den Blutkreislauf zu ermöglichen.

Wir überlegten, den Mäusen entweder weniger oder gar kein Choleratoxin zu geben und ihnen stattdessen eine hohe Dosis Fruktose zu verabreichen. Um unsere Hypothese zu prüfen, untersuchten wir zunächst, ob Fruktose die Darmwand durchlässig macht. Als wir Fruktosewasser normalen Mäusen zu trinken gaben, stellten wir fest, dass die Darmzellen im Duodenum weniger Proteine, die die Zellen eng zusammenhalten („tight junction"-Protein) und für die Vollständigkeit der Darmbarriere von Bedeutung sind, gebildet hatten. Bei Mäusen mit Fruktokinasemangel zeigte sich dieser Verlust nach Gabe von etwas Fruktosewasser an der „tight junction" nicht. Mit diesen Untersuchungen konnte also gezeigt werden, dass Fruktose wahrscheinlich die Durchlässigkeit der Darmwand vergrößert und zwar in Abhängigkeit von der Fruktokinaseaktivität im Darm.

Steve führte dann die Experimente durch, um feststellen zu können, ob Fruktose die Gefahr der Erdnussallergie bei seinen Mäusen vergrößerte. Dabei reduzierte er die Dosis des Choleratoxins auf ein Minimum. Daraufhin entwickelten die Mäuse nach Gabe von Erdnüssen und einer niedrigen Dosis des Choleratoxins eine sehr milde allergische Reaktion. Nachdem er den Mäusen jedoch Fruktose zusammen mit den Erdnüssen und der niedrigen Dosis des Choleratoxins verabreicht hatte, kam es zu einer viel ausgeprägteren Immunantwort vom IgE-Typ mit einer Verschlechterung auf der Skala der Symptome und stärkerem Abfall der Körpertemperatur. Diese Untersuchungen zeigten, dass die weltweite Zunahme bei der Nahrungsmittelallergie wahrscheinlich zum Teil mit der Zunahme des Konsums von Fruktose, besonders von Saccharose und HFCS, zusammenhängt. Durch die erhöhte Durchlässigkeit der Darmwand können Nahrungsmittelbestandteile leichter in den Blutkreislauf gelangen. So vergrößert sich auch die Gefahr der allergischen Reaktionen.

Zöliakie und entzündliche Darmerkrankung

Die Beobachtung, dass Zucker die Durchlässigkeit der Darmwand vergrößern kann, ist wahrscheinlich für eine Reihe von Erkrankungen, wie der Zöliakie, von Bedeutung. Neben der Nahrungsmittelallergie nimmt Zöliakie in den Vereinigten Staaten ein beunruhigendes Ausmaß an. Diese Erkrankung kann durch verschiedene Allergene ausgelöst werden, die man Gluten nennt und aus Weizen stammen. Im Unterschied zu einer ernsten Nahrungsmittelallergie, die durch Antikörper von IgE-Typ ausgelöst werden, wird die Zöliakie durch Antikörper von IgA-Typ verursacht. IgA ist der Antikörper-Typ, der hauptsächlich Infektionen im Magen-Darm-Trakt bekämpft. Er kann aber nicht nur im Darm, sondern auch im Blutkreiskauf erzeugt werden.

Zöliakie ist eine Erkrankung des Dünndarms, bei der es zur Entzündung der Darmschleimhaut kommt. Während manche Patienten nur minimale Symptome aufweisen, entwickeln andere Blähungen, Diarrhöen und gelegentlich ausgeprägte Malabsorption. Behandeln lässt sich die Erkrankung, indem man Gluten in Nahrungsmitteln meidet. Zöliakie war einmal selten. Jetzt wird sie in beunruhigendem Maße häufiger. Die Anzahl der betroffenen Personen verdoppelt sich alle 15 Jahre. Das lässt sich nicht einfach durch bessere Diagnostik erklären [136]. Heute geht man davon aus, dass 1 bis 3% der Bevölkerung irgendwann in ihrem Leben von Zöliakie betroffen sein werden [137].

Wie bei der Nahrungsmittelallergie gibt es bei Patienten mit Zöliakie Hinweise auf eine gesteigerte Durchlässigkeit der Darmwand, besonders im Duodenum und Jejunum, wo Fruktokinase C am stärksten ausgeprägt ist [138]. Dort findet man auch eine gering ausgeprägte Entzündungsreaktion. Wir sind der Auffassung, obwohl es nicht bewiesen ist, dass wahrscheinlich der Konsum von Zucker die Entwicklung der Zöliakie dadurch begünstigt, dass die Darmwand durchlässiger wird. So kann Gluten leichter in den Blutkreislauf gelangen und die Immunantwort vom IgA-Typ hervorrufen.

Fruktosehaltiger Zucker begünstigt die Durchlässigkeit der Darmwand und spielt wahrscheinlich eine wichtige Rolle bei der Entstehung von Nahrungsmittelallergie, Zöliakie und Morbus Crohn.

Ähnlich verhält es sich bei Morbus Crohn, einer anderen entzündlichen Darmerkrankung, die auch in beunruhigendem Maße zunimmt. Bei dieser Erkrankung ist die Ursache unbekannt. Im Unterschied zur Zöliakie sind häufiger die unteren Anteile des Dünndarms, hauptsächlich das Ileum (Ileitis terminalis), betroffen. Aus mehreren Untersuchungen geht hervor, dass die betroffenen Patienten mehr Zucker konsumieren als gesunde. Man konnte jedoch kaum einen Vorteil einer Beschränkung des Zuckerkonsums erkennen [139]. Interessanterweise findet man bei Patienten mit Morbus Crohn auch eine gesteigerte Durchlässigkeit der Darmwand. Dieser Befund ist wahrscheinlich deshalb so wichtig, weil er ermöglicht, sowohl das Auftreten als auch das Risiko für einen neuen Schub der Erkrankung vorherzusagen [140]. Es gibt tatsächlich Hinweise, dass das Blockieren der Durchlässigkeit der Darmwand bei der Behandlung der Erkrankung von Nutzen sein kann [141].

Nach unserer Auffassung kann Morbus Crohn auch durch Resorption irgendeines Proteins ausgelöst werden, nur wissen wir nicht, wie das geschieht. Wir wissen aber, dass sich das Risiko erhöht, an Morbus Crohn zu erkranken, wenn die Darmwand durchlässig ist. Da Fruktose innerhalb der Zelle aufgrund der Aktivität von Fruktokinase C eine explosive Wirkung entfaltet kann sie das Entstehen dieser schweren Erkrankung begünstigen.

Laminitis

Es gibt weitere Erkrankungen, die zum Teil durch die gesteigerte Durchlässigkeit der Darmwand infolge der Fruktokinase-Aktivität in der Darmwand bedingt sind. Dafür ist die Laminitis bei Pferden ein Beispiel, wie wir schon im Kapitel 17 besprochen hatten. Dabei fressen Pferde in Gräsern enthaltene Fruktane, die dann in Fruktose umgewandelt werden. Bei dieser Erkrankung kommt es zu einer dramatischen Zunahme der Durchlässigkeit der Darmwand, wodurch Bestandteile von Bakterien (z. B. Endotoxin) in die Blutbahn gelangen können. Man meint, dass diese Zunahme der Durchlässigkeit der Darmwand für Laminitis verantwortlich ist. Da Gras bis zu 40% Fruktane beinhaltet, kann ein Pferd bei einer täglichen Aufnahme von 10 kg Gras eine beträchtliche Menge Fruktose aufgrund der Aktivität der Fruktane abbauenden Bakterien erzeugen. Diese Erkrankung scheint auch von der Aktivität der Fruktokinase im Darm abzuhängen.

Fruktokinase kann eine Rolle bei Laminitis spielen, eine schwerwiegende Gesundheitsstörung mit schmerzhafter Gelenkentzündung, die das Pferd Secretariat und andere Rassepferde befallen hatte.

Diabetes mellitus heilen mit bariatrischer Chirurgie

Da die Menschen immer fettleibiger werden, wird sie zunehmend chirurgisch behandelt. Die Adipositaschirurgie, „bariatrische" Chirurgie, ist ein Behandlungsverfahren, das die Gewichtsabnahme herbeiführen soll. Infolge dieses Operation kommt es zu einer Einschränkung der Zufuhr oder der Resorption von Nahrungsmitteln. Verschiedene Operationsverfahren, wie das Verkleinern des Magens oder das Umleiten eines Teils des Dünndarms, führen dazu, die Resorption des Speisebreis zu verringern. Heute wird die bariatrische Operation in erster Linie bei Menschen mit krankhafter Fettleibigkeit, definiert als BMI > 40 kg/m², vorgenommen.

Eine bemerkenswerte Beobachtung konnte man nach dem Umleiten des Duodenums (Zwölffingerdarm) machen. Es kam nicht nur zur Gewichtsabnahme, sondern auch zu einer Verbesserung bei der diabetischen Stoffwechsellage. Nur eine Magenverkleinerung („gastric banding") hat keinen Einfluß auf Diabetes. Untersuchungen zufolge muß das Duodenum ausgeschaltet werden, um Vorteile bei DM2 zu gewinnen [143]. Dieser Effekt hängt nicht mit der Gewichtsabnahme zusammen, die schon früher auftritt [144].

Warum das Ausschalten des Duodenums so vorteilhaft ist, bleibt unklar. Eine Überlegung ist dahingehend, dass dabei der Speisebrei schneller in die weiter unterhalb des Magens gelegenen Regionen des Darms gelangt, wo er die Freisetzung eines Hormons, des glukagonähnlichen Peptid 1GLP-1 (GLP-1) stimuliert, das seinerseits die Insulin GLP-1-Freisetzung stimuliert. Das Ausschalten des Duodenums bewirkt eine Abnahme der Insulinresistenz, jedoch keine Steigerung der Insulinsekretion. Das hatte Ärzte zu der Auffassung kommen lassen, dass das Ausschalten des Duodenums andere Vorteile haben müsse.

Wie schon vorher erwähnt, nimmt die Synthese von Fett (Triglyzeride) in der Leber infolge Zufuhr von Fruktose zu- und Insulinresistenz tritt auf. Kürzlich ist man darauf aufmerksam geworden, dass der Magen-Darm-Trakt bei der Produktion von Triglyzeriden und bei der Entstehung der Insulinresistenz eine wichtige Rolle spielt [145]. Da die Fruktokinase für die Entwicklung der Insulinresistenz wichtig ist, ist die Fruktokinase im Duodenum wahrscheinlich für diese Reaktion des Darms verantwortlich. Wir meinen daher, dass das Ausschalten des Duodenums sich deshalb auf die diabetische Stoffwechsellage günstig auswirkt, weil das Darmsegment mit der hohen Fruktokinaseaktivität umgangen wird. Wenn einmal Fruktokinasehemmstoffe zur Verfügung stehen werden, wird man im Stande sein, die gleiche Wirkung ohne operativen Eingriff zu erzielen.

Nierenerkrankungen

Auch in den Nieren ist Fruktokinase in großem Maße vorhanden. Die Nieren enthalten Filtereinheiten (Nephrone), die Blut, Blutzellen und Proteine von der Flüssigkeit trennen. Die Flüssigkeit wird dann in viele winzig kleine, sich im weiteren Verlauf vereinigende Kanäle geleitet, bis sie die Harnblase erreicht und als Urin ausgeschieden wird. Anfangs sind im Filtrat Glukose und Elektrolyte gleich wie im Blutplasma konzentriert. Die gesamte Glukose und die meisten Elektrolyte werden von den Harnkanälchen (Tubuli) aus dem Filtrat wieder zurückgeholt und in Blutgefäßen abtransportiert. Am Ende wird nur 1% dessen, was gefiltert wurde, ausgeschieden und fast das gesamte Wasser und die Elektrolyte gelangen zurück in den Blutkreislauf. Die Abfallstoffe des Körpers, wie Säuren und Harnstoff bleiben im

Urin zurück. Die Nieren sind somit hoch komplexe Organe zur Blutreinigung.

Wenn man Fruktose konsumiert, wird der größte Teil davon von Leber und Darm verstoffwechselt. Nur ein kleiner Teil davon gerät in den Blutkreislauf und so zu den Nieren, wo sie filtriert wird und im Filtrat auftaucht. In den Harnkanälchen wird sie dann zu einem großen Teil von den Tubuluszellen aufgenommen. Nur ein kleiner Teil bleibt im Urin. Bei Untersuchungen an Tieren und Menschen konnte man regelmäßig nach Verzehr einer fruktosereichen Kost einen Anstieg der Fruktosekonzentration im Urin feststellen. An Zellen des proximalen Tubulus, wo die Fruktokinase ausgeprägt ist, konnte man nach Resorption von Fruktose eine Schädigung mit Entzündungszeichen und Freisetzung von Oxidanzien feststellen [146]. Tatsächlich fanden wir bei Ratten nach dem Füttern mit einer hohen Dosis Fruktose einen Tubulusschaden [147]. Bei einer Untersuchung beim Menschen konnte man auch einen Zusammenhang zwischen dem Trinken von Soft Drinks und einem Nierenschaden beobachten [148]. Bei Ratten, die fruktosereiches Futter bekommen hatten, beschleunigte sich die chronische Nierenerkrankung [149]. Man könnte daraus folgern, dass fruktosereiche Kost einen geringgradigen Nierenschaden herbeiführen kann.

Während sich unsere früheren Untersuchungen auf diätetische Fruktose als Auslöser einer Nierenerkrankung konzentriert hatten, haben wir in den letzten Jahren eweitere Möglichkeiten gefunden, wie Fruktokinase einen Nierenschaden verursachen kann. Glukose wird im Körper durch ein Enzymsystem, den Polyol-Stoffwechselweg, in Fruktose umgewandelt. Normalerweise gibt es den Polyol-Stoffwechselweg in den Harnkanälchen der Nieren (Tubuli), wo Fruktokinase C ausgeprägt wird, nicht. Meist werden die Tubuluszellen nur der Fruktose ausgesetzt, die mit der Nahrung aufgenommen worden war. Unter bestimmten Bedingungen, wie DM2 oder Wasserentzug, wird jedoch der Polyol-Stoffwechselweg aktiviert. Da die Nierentubuli viel von der Glukose wieder aufnehmen, die aus dem Blut ins Filtrat gelangt war, gibt es auch viel Glukose, die zu Fruktose umgewandelt werden kann, wenn der Polyol-Stoffwechselweg aktiviert worden war. Wenn das geschieht, wird die Zelle im Inneren von Fruktose überschwemmt. Das ist Munition für die Fruktokinase, um Oxidanzien und Harnsäure zu erzeugen. Je nach Menge der Fruktose kann der Tubuluszellschaden geringgradig mit Entzündungsreaktion und Vernarbung oder schwerwiegend mit Zelltod ausfallen.

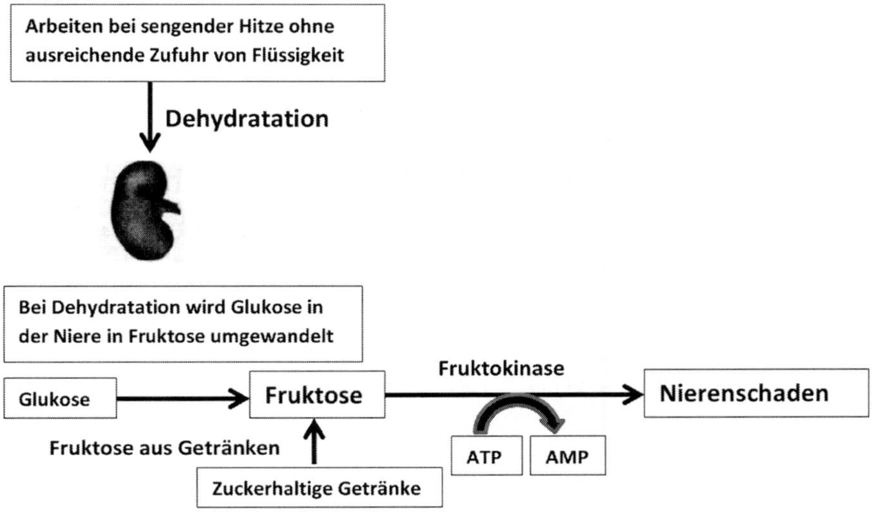

Abb. 50. „Sugar Cane Kidney Disease".
Es kann sich hierbei um eine weitere Fruktokinaseerkrankung handeln. Schwerwiegender Wasserentzug kann den Polyol-Stoffwechselweg aktivieren, der die Umwandlung von Glukose in Fruktose bewirkt und der Fruktokinase Munition liefert, um die Nieren-Tubulus-Zellen zu schädigen.

Neueren Untersuchungen unserer Arbeitsgruppe zufolge kommt es zur diabetischen Nierenerkrankung (diabetische Nephropathie) wahrscheinlich zum Teil wegen der Umwandlung der Glukose zu Fruktose in Tubuluszellen. Dafür spricht auch, dass Tiere, die Fruktose nicht verstoffwechseln können, zum Teil vor der Entwicklung eines Nierenschadens geschützt sind. Andere Nierenerkrankungen können auch durch die Erzeugung von Fruktose bedingt sein. Hier ist das akute Nierenversagen zu nennen, z. B. nach einer Herzoperation oder nach Gabe von Röntgenkontrastmittel.

Wir sind der Auffassung, dass das Fruktokinasesystem der Nieren auch für den Tod von tausenden junger Männer verantwortlich ist, die eine „Sugar Cane Kidney Disease" hatten. Wie schon erwähnt mussten die in typischer Weise betroffenen jungen Männer tagsüber bei sengender Hitze Feldarbeit verrichten. Sie schwitzten dabei übermäßig. Als sie ausgetrocknet waren, wurde der Polyol-Stoffwechselweg in ihren Nierentubuli aktiviert und es kam zur Umwandlung von Glukose zu Fruktose. Viele Arbeiter tranken gegen den Flüssigkeitsmangel Mango- oder Ananassaft und nahmen so Zucker oder zuckerreiche Soft Drinks zu sich. Der Anstieg der

Fruktosekonzentration in Tubuluszellen wirkt wie Feuer in einem Munitionslager und verursacht die Freisetzung von entzündungsfördernden Substanzen.

Mit großzügiger finanzieller Unterstützung durch Danone konnten wir kürzlich die Frage in Angriff nehmen, ob eine„Sugar Cane Kidney Disease" auf einen immer wiederkehrenden Flüssigkeitsmangel und die Aktivierung der Fruktokinase zurückzuführen ist. Diese Untersuchungen sind ein Gemeinschaftsprojekt von Wissenschaftlern aus aller Welt, einschließlich Schweden, Australien, Mexiko, Costa Rica und Nicaragua. Um mehr Information zu erhalten sei der Besuch der LIF-Website von Jason Glaser empfohlen: http: //www.laislafoundation.org.

Zusammenfassung

Die weltweite Zunahme beim Konsum von Fruktose hat wahrscheinlich gravierendere Auswirkungen als nur Fettleibigkeit, DM2 und Herzerkrankungen anzutreiben. Zucker kann eine Rolle bei der Nahrungsmittelallergie, der Zöliakie und sogar der Nierenerkrankung spielen. Damit sind weniger häufige Probleme angesprochen. Was kann man aber tun, um den Anfängen zu wehren?

Abschnitt 6
Fettleibigkeit verhindern, behandeln, heilen

Kapitel 21
Gesünder leben bezogen auf die eigene Person und das Gesundheitswesen

Fettleibigkeit präventiv begegnen durch die Einschränkung des Verbrauchs von Zucker und Umaminahrungsmitteln und körperliche Bewegung.

Manche kämpfen das ganze Leben um ihr normales Gewicht. Viele konnten eine lange Zeit, so schien es, das essen, was sie wollten, ohne an Gewicht zuzunehmen. Diese „Immunität" ist jedoch nur eine „Inkubationszeit". Etwa zwei Drittel aller gesunden jungen Menschen resorbieren Fruktose schlecht. Dank ihrer ausgezeichneten Endothelfunktion und niedrigen Harnsäurespiegel können ihnen die Effekte von Zucker nichts anhaben. Bei fortgesetztem Zuckerkonsum wird bei gleichbleibendem Konsum immer mehr Zucker resorbiert. Zur Resorption von Fruktose stehen immer mehr Proteine im Darm zur Verfügung. Als Antwort auf die fortgesetzten Zuckerattacken nimmt die Fruktokinaseaktivität in der Leber und anderswo allmählich, aber kontinuierlich zu. Langsam brechen die körpereigenen Abwehrsysteme zusammen. Leptinresistenz entwickelt sich und der mitochondriale Schalter, der zur Umwandlung der aufgenommenen Nahrungsenergie in Fett beiträgt, wird angeschaltet. Die schlafenden Hunde sind geweckt, der Hunger wird stimuliert, das Körperfett wächst und die Energieerzeugung vermindert sich.

Ab 30 oder 40 Lebensjahren nehmen wir im Durchschnitt bis zu 1 kg pro Jahr an Gewicht zu [1]. In Untersuchungen hatte man zeigen können, dass es sich nur um ungefähr 100 Kcal pro Tag (weniger als der Kaloriengehalt eines Apfels) über dem Normalbedarf, der nötig ist, um das Normalgewicht zu halten, handelt [1, 2]. Das macht deutlich, wie sich die Fettleibigkeit bei nur geringer Vermehrung der Nahrungsmittelzufuhr entwickelt. Noch wichtiger ist zu erkennen, dass es nur einer geringen Fehlsteuerung bei der Bilanzierung von Energiezufuhr und -verbrauch bedarf, um einen langfristigen Effekt auf das Körpergewicht zu haben. Tiere „wissen", welches Gewicht sie in einem bestimmten Lebensalter haben sollten und wie schnell sie dieses Gewicht wieder erreichen, nachdem sie durch Zwangsernährung oder Fasten davon abgewichen sind [3, 4]. Das lässt vermuten, dass eine altersbedingte Änderungen im „Stoffwechsel" etwas mit der Aktivierung des Fettschalters zu tun hat.

In diesem Kapitel besprechen wir, wie man den Fettschalter ausgeschaltet oder nur geringfügig aktiviert lässt, um bei guter Gesundheit zu bleiben. Im nächsten Kapitel werden wir uns mit dem Problem, was man tun kann, wenn man bereits übergewichtig oder fettleibig ist, beschäftigen.

Allgemeine Grundsätze

Behalten Sie ein ausgewogenes Gleichgewicht von Kohlenhydraten, Protein und Fett bei. Für tausende von Jahren ernährten sich Menschen ausgewogen, die Nahrung bestand zu ungefähr 50 – 55% aus Kohlenhydraten, 30% Fett und 15% Protein. Meiner Meinung nach wurde dieses Gleichgewicht der Nährstoffe in unserer Kultur und Biologie verankert. Ein erfolgreicher Diätplan sollte dieses Verhältnis von Nährstoffen langfristig berücksichtigen. Manche werden ihren Kohlenhydratanteil dauerhaft auf 25 bis 30% reduzieren müssen, wobei sich die Anteile von Fett und Protein entsprechend erhöhen. Diese Diät ist zur Verhinderung von Fettleibigkeit wirksam. Eine kohlenhydratarme Kost, wie paläolithische Diät, Jäger-Sammler-Diät, Eskimodiät und Atkins Diät ist schwer durchzuhalten. Die meisten brechen nach nur wenigen Monaten ab. Besser ist, die Diät insofern abzuwandeln, ohne das Gleichgewicht zwischen Kohlenhydrat-, Protein- und Fettanteil zu verändern.

Tägliche körperliche Betätigung. Körperliche Bewegung von mindestens 30 Minuten täglich bringt zahlreiche gesundheitliche Vorteile. Die Fettverbrennung wird unterstützt und die Gewichtszunahme verhindert. Bei Tieren konnte man zeigen, dass das verlorene Gewicht weg bleibt [5]. Körperliche Betätigung hilft, daß der Fettschalter ausgeschaltet bleibt. Die Harnsäurekonzentration im Blut sinkt und die mitochondriale Funktion verbessert sich. Sogar die Regeneration von Mitochondrien wird stimuliert (mitochondrale Biogenese). Allerdings kann es bei einer Überbelastung zum Muskelabbau kommen, wie bei Marathonläufern. Durch den Verlust von von Wasser und Elektrolyten kommt es zu einer Verringerung der Blutzirkulation, einer Laktatazidose in den Muskelzellen und einem Anstieg der Harnsäurekonzentration.

Ausreichender Schlaf. Ein mindestens 8-stündiger Schlaf pro Tag ist gut für die Gesundheit. Dabei ist wichtig, dass man nicht zu spät ins Bett geht und das Schlafzimmer dunkel ist. Während des gesunden Schlafs ist das mit der Verarbeitung von Stress beschäftigte biologische System ausgeschaltet. Das sympathische Nervensystem ist heruntergefahren und die Harnsäurekonzentration abgefallen. Gleichzeitig werden antioxidativ wirkende Hormone, wie Melatonin vom Gehirn freigesetzt. Das gibt dem Körper Entspannung. Die Blutgefäße senken ihre Wandspannung und der Blutdruck wird niedriger. Auch die Freisetzung anderer Hormone wird wie ein Uhrwerk an- oder abgeschaltet. Diese „zirkadiane" Rhythmik während des Nachtschlafs erlaubt dem Körper, sich zu erholen und auf die Aktivitäten des nächsten Tages vorzubereiten. Fettleibige Menschen oder oder Menschen mit MetS leiden häufig unter einer Störung dieses Schlaf-Wach-Rhythmus. Erste Untersuchungsergebnisse aus unserem Laboratorium deuten darauf hin, dass Fruktose und Harnsäure die Melatoninsekretion bei Labortieren beeinflussen. Daher kann ich nicht empfehlen, Süßigkeiten als „Betthupferl" vor dem Zubettgehen zu naschen. Eine gute Schlafhygiene ist die Basis für unsere Gesundheit.

Nahrungsmittel, die den Fettschalter anschalten, meiden

Den Konsum von Zuckerzusätzen einschränken. Üblicherweise wird der Fettschalter angeschaltet, wenn man Zuckerzusätze wie Saccharose und HFCS konsumiert, die Fruktose enthalten. Der durchschnittliche Konsum von Zuckerzusätzen in den Vereinigten Staaten beträgt etwa 22 Teelöffel pro Tag (1 (American) teaspoon = 4,93 ml) , was 345 Kcal entspricht. Ein Drittel davon entfällt auf Soft Drinks oder Energydrinks [6]. Die American Heart Association empfiehlt, den Konsum von Zuckerzusätzen auf etwa 100 Kcal/Tag bei Frauen und 150 Kcal/Tag bei Männern einzuschränken, was 6 bzw. 9 Teelöffeln Zucker pro Tag entspricht [6, 7]. Diese Fachgesellschaft betrachtet Zuckerzusätze einfach als eine Quelle von Kalorien mit geringem Nährwert und berücksichtigt nicht die starke Wirkung von Fruktose für das Anschalten des Fettschalters.

Tab. 10. Gesunde und ungesunde Zucker.

Fruktosehaltige Zucker		Unbedenkliche Zucker
Agavenzucker Rübenzucker Rohrzucker (weiß u. braun) Maiszucker HFCS Dattelzucker Fruchtsaft Fruchtpunsch Honig-gesüßt Invertzucker Ahornsirup Palmzucker	Melasse Saccharose Sucrose Rübensirup Tafelzucker Tagatose Brauner Zucker Kristallzucker Puderzucker Würfelzucker Granulierter Zucker Zuckerguss	Galaktose Laktose Maltose

Ich empfehle die Reduktion des Konsums von Zuckerzusätzen auf durchschnittlich 4 bis 5 Teelöffel pro Tag. Der erste Schritt ist der Verzicht auf Getränke mit Zuckerzusätzen. Die Fruktosekonzentration, der die Leber ausgesetzt ist, hängt nicht nur von der Gesamtmenge ab, sondern auch von der Geschwinbdigkeit des Konsums. Ein Nachtisch sollte nur noch bei besonderen Anlässen, also selten, erlaubt sein. Auf Süßigkeiten sollte weitestgehend verzichtet werden. Um es deutlich zu machen, ich selbst bin kein absoluter Gegner von Zucker, auch ich liebe seinen Geschmack. Das Problem ist, dass wir zu viel Zucker und HFCS konsumieren. Wir müssen den Konsum reduzieren, um gesund zu bleiben. Lesen Sie die Etiketten auf den Lebensmittelverpackungen. Lernen Sie, die verschiedenen fruktosehaltigen Zuckersorten zu unterscheiden (siehe Tabelle 10). Vermeiden Sie Nahrungsmittel mit Zusätzen von HFCS oder Saccharose.

Obst, Fruchtsäfte, Honig. Früchte und Honig enthalten Fruktose, was die Frage aufwirft, ob man auch ihren Konsum einschränken sollte. Eine unbehandelte Frucht enthält meistens 6 bis 8 g Fruktose. Das ist viel weniger, als durchschnittlich in einer Portion eines Nachtischs oder eines Soft Drinks enthalten ist. Unbehandelte Früchte sind reich an Vitamin C, Antioxidanzien, Flavonoiden und anderen Substanzen, die vor den Stoffwechseleffekten von Fruktose schützen. Kirschen können in besonderer Weise von gesundheitlichem Nutzen sein. Sie enthalten harnsäurespiegelsenkende Substanzen [8]. Trotz ihres Gehalts an Fruktose ist daher der Verzehr der meisten Früchte unbedenklich [9].

Manche Früchte enthalten allerdings nur wenige Antioxidanzien. Sie bringen das Risiko mit sich, den Fettschalter

Tab. 11. Eine Auswahl von Früchten.

Fruktosegehalt gering (< 4 g/Portion)		**Fruktosegehalt mittel (4 – 8 g/Portion)**	
Limette	0 g/Frucht	Sauerkirschen	4,0 g/Tasse[b,c]
Limone	0,6 g/Frucht[a]	Ananas	4,0 g/Scheibe[a]
Kranbeere	0,7 g/Tasse[c]	Grapefruit, pink	4,3 g/Hälfte[a]
Passionsfrucht	0,9 g/Frucht	Boysenbeere	4,6 g/Tasse[c]
Zwetsche	1,2 g/Frucht	Tangerine	4,8 g/Frucht[a]
Aprikose	1,3 g/Frucht	Mandarine	4,8 g/Frucht[a]
Guave	2,2 g/2 Früchte	Nektarine	5,4 g/Frucht
Dattel (Deglet Noor)	2,6 g/Frucht	Pfirsich	5,9 g/Frucht
Pflaume	2,6 g/Frucht[a]	Orange (Navel)	6,1 g/Frucht[a]
Buttermelone	2,8 g/⅛ Frucht	Papaya	6,3 g/Hälfte[a]
Himbeere	3,0 g/Tasse[a,c]	Honigmelone	6,7 g/Scheibe[a]
Clementine	3,4 g/Frucht	Banane	7,1 g/Frucht
Kiwi	3,4 g/Frucht[a]	Blaubeere	7,4 g/Tasse[a,c]
Brombeere	3,5 g/Frucht[a]	Dattel (Medjool)	7,7 g/Frucht
Sternfrucht	3,6 g/Frucht		
Süßkirsche	3,8 g/10 Früchte		
Erdbeere	3,8 g/Tasse[a,c]		
Fruktosegehalt hoch (> 8 g/Portion)		a) Hoher Gehalt an Antioxidanzien	
Apfel	9,5 g/Frucht	b) Senkt ggf. den Harnsäurespiegel	
Dattelpflaume	10,6 g/Frucht	c) 1 Tasse = 1 cup (am.) = etwa 240 ml	
Wassermelone	11,3 g/Scheibe		
Birne	11,8 g/Frucht		
Rosinen	12,3 g/¼ Tasse[c]	Adaptiert nach Johnson RJ und Gower T, *The Sugar Fix*, Rodale, New York 2008	
Weintraube (grün/rot)	12,4 g/Tasse[c]		
Mango	16,2 g/½Frucht[a]		
Dörraprikose	16,4 g/Tasse[c]		
Feigen, getrocknet	23,0 g/Tasse[c]		

aktivieren zu können (siehe Tabelle 11). Dörrobst ist ebenfalls weniger empfehlenswert. Der Trocknungsprozess führt zur Konzentration der Fruktose und zum Verlust von Antioxidanzien. Der Verzehr von zu viel Obst kann auch eine hohe Belastung mit Fruktose bedeuten und trotz des potentiellen Vorteils des Gehalts an Antioxidanzien nachteilig sein. Fruchtsäfte bleiben gefährlich wegen der schnellen Resorption im Darm und ihrer Wirkung, die Fruktosekonzentrationen in der Leber schnell zu erhöhen. Der Zusammenhang zwischen dem Trinken von Fruchtsäften und Fettleibigkeit bei Kindern hat die American Pediatric Association dazu veranlasst, die Empfehlung auszusprechen, dass der Konsum von Fruchtsäften bei Kindern einzuschränken sei [10]. Ich selbst empfehle die Beschränkung auf 100 ml pro Tag bei Kindern bis zu 6 Jahren und 150 ml pro Tag bei älteren Kindern. Trotz der verbreiteten Meinung, dass Honig gesund sei, empfehle ich, Honig wie Saccharose zu behandeln und mit ihm sparsam bei der Zubereitung von Speisen umzugehen oder ihn nur zu besonderen Anlässen zu verwenden.

Tab. 12. Lassen Sie den Fettschalter ausgeschaltet.

Weniger fruktosehaltige Zuckerarten	• Meiden: Soft Drinks und Fruchtsäfte • Beachten: Etiketten auf Verpackungen • langsam essen und trinken.
Weniger hochglykämische Nahrungsmittel	• Meiden: Traubenzuckerhaltige Getränke • Bei Insulinresistenz: Keine hochglykämische Nahrungsmittel (Gefahr der HyperU, Fettleibigkeit).
Weniger Umaminahrungsmittel	• Meiden: Bier; Hummer, Krabben, Muscheln, bestimmte Fische (Sardinen, Anchovis, Makrelen etc.)

Stärke und glykämische Nahrungsmittel. Schlanke Tiere entwickeln keine Fettleibigkeit, wenn man sie mit Stärke füttert. Das lässt vermuten, dass Nahrungsmittel wie Reis, Kartoffeln und Teigwaren für normalgewichtige Personen unbedenklich sind. Wir haben bei unseren Untersuchungen jedoch gefunden, dass Glukose Fettleibigkeit dann verursachen kann, wenn man sie als Glukoselösung in Trinkwasser verabreicht. Ein Teil der Gewichtszunahme kann durch die Stimulation der Insulinsekretion verursacht sein. Ein großer Teil rührt aber von der Umwandlung von Glukose in Fruktose in unserem Körper. Bisher wissen wir nicht, wie viel Stärke beim Menschen in Fruktose umgewandelt wird. Das ist wahrscheinlich von Person zu Person unterschiedlich. Wir haben jedoch indirekte Hinweise, dass die Konvertierung von Glukose in Fruktose bei Menschen, die insulinresistent und übergewichtig sind und eine HyperU haben, in größerem Ausmaß stattfindet. Daher empfehle ich Normalgewichtigen, Getränke mit Glukosegehalt (> 10 g), typische Soft Drinks und größere Portionen hochglykämischer Nahrungsmittel, wie weißen Reis, Brot und Kartoffeln, zu meiden. Wenn das Köpergewicht mit einfachen Maßnahmen, wie Weglassen von fruktosehaltigen Zuckerzusätzen und Meiden größerer Portionen hochglykämischer Nahrungsmittel, nicht stabil bleibt, kann es erforderlich sein, den Konsum hochglykämischer Nahrungsmittel weiter einzuschränken (siehe nächstes Kapitel).

Zuckerersatzstoffe. In meinem vorherigen Buch *„The Sugar Fix"* hatte ich Bedenken hinsichtlich der Verwendung von Zuckerersatzstoffen, aber im Allgemeinen ihren Gebrauch gegenüber dem von Zucker als Alternative für diejenigen, die auf süße Nahrungsmittel nicht verzichten wollen, vorgezogen. Nach der Lektüre des hervorragenden Buches von Dr. Mercola *Sweet Deception* (Süßer Betrug) rücke ich von dieser Aussage ab [11]. Die meisten Zuckerersatzstoffe nur unzureichend auf Toxizität geprüft. Wenn zum Beispiel Aspartam vom Körper verstoffwechselt wird, entsteht Methanol und Formaldehyd. Diese Substanzen können für den Körper äußerst toxisch sein. Sucralose ist ein Organochlorin, das ursprünglich mit der Absicht synthetisiert wurde, um es als vergleichbar wirksames Insektizid wie das verwandte Organochlorin DDT einzusetzen. Bei Saccharin ist bei Mäusen ein Zusammenhang mit Blasenkrebs bekannt, obwohl darüber beim Menschen bisher nicht berichtet wurde. Aspartam kann zusätzlich zu seinen toxischen Stoffwechselprodukten lebensbedrohliche Reaktionen mit der seltenen Krankheit Phenylketonurie bei Kindern und Hirntumoren bei Nagetieren hervorrufen. Auch wenn diese Zuckerersatzstoffe den Fettschalter nicht aktivieren können, gibt es andere Bedenken hinsichtlich ihrer besorgniserregenden Effekte auf die Gesundheit.

Zuckerersatzstoffe können auch die Entwicklung der Fettleibigkeit fördern. Das Stimulieren der Geschmacksknospen für „süß" bewirkt die Freisetzung von Dopamin im Genusszentrum des Gehirns. Während das Stimulieren der Dopaminausschüttung infolge Gabe von Sucralose viel schwächer als nach Saccharose ausfällt [12], ist es nicht ausgeschlossen, dass das Empfinden von Lust appetitanregend ist.

Schließlich können manche Zuckerersatzstoffe in Fruktose umgewandelt werden oder als Stellvertreter für Fruktose bei der Reaktion mit dem Killerenzym Fruktokinase dienen. Tagatose ist dafür ein Beispiel. Sie wird selten benutzt und ist in ihrer Wirkung noch ungünstiger als Fruktose, weil sie heftig mit der Fruktokinase reagiert. Ein anderer Zuckerersatzstoff ist Sorbit, das üblicherweise als Sirup Verwendung findet. Leider wird Sorbit durch den Menschen schnell resorbiert und über den Polyol-Stoffwechselweg in Fruktose umgewandelt [13]. Somit hat es keinen Vorteil gegenüber Zucker. Xylit ist ein anderer Zuckeralkohol, aber verglichen mit Sorbit unbedenklicher, denn nur ein geringer Teil wird durch die Fruktokinase verstoffwechselt[14]. Wahrscheinlich deshalb verhindert Xylit besser Karies als Sorbit [15]. Xylit reduziert jedoch die Konzentration von Vitamin C in der Leber [16]. Außerdem kommt es beim Menschen zu HyperT und HyperU, wenn man es intravenös verabreicht [17]. Folglich ist auch Xylit kein idealer Zuckerersatzstoff.

Meiden von Zuckerersatzstoffen ist ratsam. Wenn man etwas Süßes zu sich nehmen möchte, kann man ja eine unbehandelte Frucht nehmen.

Umaminahrungsmittel. Die meisten Umaminahrungsmittel sind purinreich. Sie sind in der Lage die Fettsynthese anzuregen, indem sie eine HyperU erzeugen. Wenn man also den Konsum von Umaminahrungsmitteln einschränkt, kann man auch das Risiko für die Entwicklung von Fettleibigkeit und Insulinresistenz begrenzen. In erster Linie ist in unserer westlichen Gesellschaft der Genuss von Bier zu nennen. Bier enthält häufig reichliche Mengen von RNS infolge der Hefezusätze zum Brauen. Für diejenigen, die regelmäßig Bier trinken, ist es am besten, allmählich Verzicht zu üben. Andere natürliche Umaminahrungsmittel sind Innereien, Schalentiere und Soßen (siehe Tabelle im Kapitel 14). Diese letzteren Nahrungsmittel stehen nicht täglich auf dem Speiseplan, folglich reicht es, wenn man sich bei der Essensplanung an die genannte Liste erinnert und den Verzehr solcher Speisen in größeren zeitlichen Abständen vorsieht. Es kann auch von Vorteil sein, die Etiketten auf den Verpackungen der Nahrungsmittel zu lesen. Wenn dort Mononatriumglutamat steht, wäre es gut, eine Alternative auszusuchen.

Fetthaltige Nahrung und Transfette. Der Fettschalter, der durch Konsum von Zucker und Umaminahrungsmitteln aktiviert wird, dient hauptsächlich der Vergrößerung des Körperfettanteils, eine Leptinresistenz zu bewirken, so daß man für Gewichtszunahme prädisponiert ist. Konsumiert man viel Zucker, ist zu erwarten, dass eine fettreiche Kost einen Einfluss auf die Gewichtszunahme ausübt. Schränkte man jedoch den Konsum von Nahrungsmitteln ein, die Zucker und Umami enthalten, sind die Effekte fettreicher Kost auf das Körpergewicht gering oder nicht vorhanden. Außerdem hat die Atkins-Diät gezeigt, dass es bei einer kohlenhydratarmen Kost zu einer Gewichtsabnahme kommen kann, auch wenn die betreffende Person eine fettreiche Kost zu sich genommen hatte. Eine Einschränkung des Konsums von Fett ist nicht wichtig, wenn man weitgehend auf Zusätze von Zucker und HFCS verzichtet. Einige Untersuchungen weisen jedoch darauf hin, dass man transfetthaltige Nahrungsmittel meiden sollte, weil sie eine HyperC induzieren und die Gefahr für eine Herzerkrankung erhöhen können.

Nahrungsmittel, die den Fettschalter ausgeschaltet lassen

Milchprodukte. Es gibt auch Nahrungsmittel, die vorteilhafte Effekte auf die Fettleibigkeit und das MetS haben. Konsumiert man viele Milchprodukte, wie Milch und Käse, verringert man das Risiko für Fettleibigkeit, DM2 und Gicht [18]. Warum das so ist, ist nicht bekannt. Teilweise kann es daran liegen, dass sie mit Vitamin D angereichert wurden (trifft für die USA zu, nicht für Deutschland [AdÜ]). Außerdem sind die Molkereiprodukte in der Lage, die Harnsäurekonzentration im Blut zu senken [19, 20]. Leider vertragen manche Menschen wegen ihrer Laktoseintoleranz keine Milchprodukte, weil sie sonstBauchschmerzen, Blähungen oder Durchfall bekommen. Anderen bietet Konsum von Milchprodukte Vorteile für ihre gesamte Gesundheit.

Milchprodukte sind gesund und ihr Konsum ist zu fördern.

Kaffee. Kaffee wirkt anregend und ist weltweit ein begehrtes Getränk. Auch wenn das Kaffeetrinken einige unerwünschte Begleiterscheinungen haben kann, wie Durchfall, Aufstoßen und gutartige Zysten in der Brust, bietet er Vorteile für die Gesundheit. Der größte Vorteil scheint zu sein, dass er die Gefahr für DM2 mindert [22, 23]. In zahlreichen Untersuchungen konnte gezeigt werden, dass diejenigen Kaffeetrinker, die vier, fünf oder mehr Tassen Kaffee am Tag trinken, ihr Risiko des Entwickelns eines DM2 um 50% reduzieren, was wirklich bemerkenswert ist. Warum Kaffee dieses Risiko senkt, ist nicht bekannt. Es liegt wahrscheinlich daran, dass der reichliche Konsum von Kaffee die Harnsäurekonzentration im Blut senkt. Wohl besteht ein Zusammenhang mit der kompetitiven Hemmung des Enzyms Xanthin-Oxidase bei der Erzeugung von Harnsäure durch das Abbauprodukt 1-Methylxanthin von Kaffee.

Nahrungsergänzungsmittel. Es gibt viele freiverkäufliche Ergänzungsmittel, die bei Fettleibigkeit und MetS eventuell Vorteile bringen. Jedoch möchte ich nur einige wenige zur täglichen Einnahme empfehlen. Meine erste Empfehlung wäre, Vitamin C 2 × 250 Milligramm pro Tag einzunehmen. Vitamin C kann als ein Antioxidationsmittel viele Effekte der Fruktose bekämpfen und die Harnsäurekonzentration im Blut senken. Es kann also beim Ausschalten des Fettschalters behilflich sein. Das einzige mit der Einnahme von Vitamin C verbundene Problem ist, dass es Daten gibt, dass nach Einnahme von hohen Dosen (ab ca. 1 g/Tag) die Regeneration der Mitochondrien nach körperlicher Belastung gestört. Daher habe ich bei meiner Empfehlung die Dosisobergrenze 500 mg/Tag genannt, die ausreicht, um die Konzentration im Blut bei Fettleibigkeit (normalerweise 40 oder 50 µmol/l) auf das Niveau bei schlanken Menschen (normalerweise

100 – 140 µmol/l) anzuheben. Leistungssportler sollten zusätzliches Vitamin C völlig vermeiden und sich auf seinen Gehalt z. B. in Früchten verlassen. Ich empfehle auch, 1.000 IE Vitamin D/Tag (oder 25 µg; 1 µg entspricht 40 IE) einzunehmen (Anmerkung: Diese Dosisempfehlung mag für die USA richtig sein. In Deutschland ist das unzureichend, daher die Empfehlung, 20.000 IE/Woche einzunehmen [AdÜ]). Ein Mangel an Vitamin D kann nicht nut die Gesundheit unserer Knochen beeinträchtigen, sondern auch das Risiko für Bluthochdruck und die Herzerkrankung erhöhen. Einigen Untersuchungen zufolge ist die Versorgung mit Vitamin D bei Erwachsenen unzureichend. Zum Teil liegt es daran, dass viele Menschen zu wenig Sonne bekommen. Sonnenlicht kann die Erzeugung von Vitamin D über die Haut fördern. Vitamin D-Mangel kommt häufiger bei Menschen vor,, die fettleibig sind oder ein MetS haben, nämlich bei bis zu 75% dieser Personengruppe im Kindes- oder Erwachsenenalter. Ein Grund dafür, dass nicht genug 25(OH)-Vitamin D gebildet wird, kann eine Fettleber sein. Diese Patienten haben niedrige Blutspiegel von 25(OH)-Vitamin D. Die aktivste Form des Vitamin D ist das 1,25$(OH)_2$ Vitamin D_3. Bei Tieren, denen man Fruktose füttert, ist der Blutspiegel von 1,25$(OH)_2$ Vitamin D_3 erniedrigt. Den Grund dafür konnte unsere Mitarbeiterin Dr. Diana Jalal zeigen. Sie fand heraus, dass Harnsäure die Produktion dieser aktiven Form des Vitamin D hemmen kann. Unter ganz bestimmten Voraussetzungen kann die Substitution der aktiven Form sinnvoll sein. Die Einnahme des „nicht aktiven" und preislich viel günstigeren Vitamin D ist zu empfehlen. Bei Bedarf bildet der Körper aus dieser Depotform genügend „aktives" Vitamin D_3. In seltenen Fällen (z. B. bei Sarkoidose) liegt eine Kontraindikation vor.

Salz und Wasser

Eine kochsalzreiche Kost erhöht das Risiko für Bluthochdruck, Nierenerkrankung und Herzerkrankung. Als Grundsatz wird daher empfohlen, den Konsum von Kochsalz auf 4 g/Tag zu begrenzen. Nach einer neueren wissenschaftlichen Arbeit aus unserer Arbeitsgruppe zu urteilen, ist nicht die Menge Kochsalz, die man verzehrt, sondern die Salzigkeit des Essens entscheidend. (Salzig repräsentiert dabei den Gehalt an Alkali, während sauer die Wahrnehmung des Gehalts an H-Ionen bedeutet [AdÜ]). Manche unserer Daten weisen darauf hin, dass sehr salzige Nahrungsmittel nicht nur die Stoffwechselwege aktivieren, die zu Bluthochdruck führen, sondern manche auch beim Einschalten des Fettschalters beteiligte Enzyme. Folglich ist das Trinken von viel Wasser wichtig, um den Effekten salziger Nahrungsmittel entgegenzuwirken. Eine diesbezügliche Empfehlung muss also auf den Zustand der betreffenden Person Rücksicht nehmen. Wenn man infolge von Durchfall, Schwitzen oder ganztägiger Feldarbeiten in sengender Hitze unter Flüssigkeitsmangel leidet, kann man sein Wasserdefizit z.B. mit salziger Hühnerbrühe wieder ausgleichen. Einer gesunden Person empfehle ich, mindestens 3 oder 4 Glas Wasser pro Tag zu trinken und seine Kochsalzzufuhr einzuschränken.

Psychologische Beeinflussung und Beratung

Jack Lalanne hat einmal gesagt, „wenn es gut schmeckt, spucken Sie es aus", und er ist auch berühmt für seinen Ausspruch, dass „das einzig Gute am Donut das Loch in der Mitte" sei. Einerseits fördern unsere Geschmacksknospen den Konsum von süßen, würzigen (umami) oder salzigen Nahrungsmitteln, andererseits warnen sie uns, wenn etwas bitter oder sauer schmeckt. Die genannten Arten von Nahrungsmitteln sind deshalb so beliebt, weil sie alle den Fettschalter anschalten können. Ein Tier wird folglich dazu ermuntert, diese Nahrungsmittel zu suchen, weil sie ihm einen Überlebensvorteil verschaffen können. Heute führt das zu dem Konflikt zwischen dem, was wir lieben (Zucker, Bier und Salzbrezeln), und dem Risiko, Fettleibigkeit zu entwickeln. So stellt sich die Frage, wie man im alltäglichen Leben damit fertig wird. Am einfachsten wäre es, wenn wir den Schalter ausschalten könnten, damit die zugeführten Kalorien nur als Energiezufuhr wirksam werden und nicht Prozesse aktivieren, die zu Gewichtszunahme und Speicherung von Fett führen. Diese Vorgehensweise wird in einem späteren Kapitel besprochen. Wenn wir den Fettschalter nicht ausschalten können, müssen wir uns auf eine der klassischen Methoden verlassen, obwohl sie wenig effektiv ist. Eine Methode ist die der Schulung. Dabei erlernt man, welche Nahrungsmittel für einen gut und welche schlecht sind. Das kann eine Entscheidungshilfe sein bei der Auswahl dessen, was man dann konsumiert. Ein weiterer Ansatz zielt auf eine Verhaltensänderung, wie sie in den Programmen von Weight Watchers oder Amway's Nutrilite angestrebt wird. Dabei wird der Umgang mit Begierde oder eine Strategie des Austauschens verfolgt (z. B. essen Sie Obst, wenn Sie gern ein Stück Kuchen essen würden). Manche Kliniker, wie Dr. Bill Wilson (http: //www.carbsyndrome.com), empfehlen Glutamin (es handelt sich nicht um Glutamat, ein

Umaminahrungsmittel!), um das Verlangen nach Zucker zu bekämpfen. Körperliche Aktivität und ausreichender erholsamer Schlaf tragen auf Dauer dazu bei, den Effekten des Fettschalters entgegenzuwirken. Vielversprechender ist jedoch, zukünftig Maßnahmen des öffentlichen Gesundheitswesens zu fördern.

Maßnahmen des Gesundheitswesens

Neueren Untersuchungen zufolge hat der Zuckerverbrauch in den Vereinigten Staaten 1999 ein Maximum erreicht. Auf der Basis der „Lagerabgangss"-Daten war der Pro-Kopf-Verbrauch 72 kg im Jahr 1999. Diese Statistik erfasst die Menge des verbrauchten Zuckers nicht genau, gibt aber wieder, was auf den Markt gekommen war und aus den Regalen genommen wurde. Im Gegensatz dazu zeigen Daten auf der Grundlage von Fragebögen, dass der durchschnittliche US-Amerikaner pro Jahr zurzeit 29 kg Zucker konsumiert, während der durchschnittliche Jugendliche 49 kg pro Jahr zu sich nimmt. In bestimmten ethnischen Gruppen innerhalb der Vereinigten Staaten, wie den Afroamerikanern und Hispanoamerikanern, ist der Verbrauch höher. Weltweit betrachtet gibt es einige Unterschiede.

Der Rückgang des Zuckerverbrauchs in den Vereinigten Staaten ist als Sieg aufzufassen und steht im Einklang mit dem stärkeren Bewusstsein in der allgemeinen und medizinischen Öffentlichkeit, dass übermäßiger Zuckerkonsum riskant ist. Im Einklang damit steht die Beobachtung, dass die Zahl der Adipösen nicht weiter ansteigt. Wir haben noch einen langen Weg vor uns, ein Drittel der erwachsenen Bevölkerung ist weiterhin fettleibig. Daher wurden weitere Anstrengungen, den Zuckerverbrauch weiter einzuschränken, angemahnt. Eine Möglichkeit ist die bessere Kennzeichnung des Fruktosegehalts von Nahrungsmitteln.

Ein wichtiger Ansatzpunkt ist die Beschränkung bei der Verbrauch von Soft Drinks. Sie stellen die Hauptquelle von Zucker bei Jugendlichen und Erwachsenen dar. Aktuell werden durchschnittlich 175 Kcal/Tag zugeführt, was 22 g Fruktose entspricht. Wiederholte Analysen bestätigten, dass der reichliche Genuss von Soft Drinks eine hohe Voraussagekraft hinsichtlich der Entwicklung von DM2 und Fettleibigkeit hat. Soft Drinks sind gefährlicher als andere Quellen der Fruktose. In kurzer Zeit werden große Mengen konsumiert, was zu einem schnellen Anstieg der Konzentration von Fruktose in der Leber führt. Weil die Konzentration der Fruktose bei der Aktivierung des Fettschalters wichtig ist, verursachen

Soft Drinks mit größerer Wahrscheinlichkeit Fettleibigkeit als feste Nahrungsmittel mit ähnlichem Zuckergehalt.

Eine sinnvolle Maßnahme zur Beschränkung des Konsums von Soft Drinks wäre ein Warnhinweis auf der Verpackung, der so wie bei Zigarettenpackungen darauf hinweist, dass dieses Getränk das Risiko für Fettleibigkeit und DM2 vergrößert. Die (in Restaurants in USA) gängige Praxis des unentgeltlichen Nachfüllens sollte unterbunden werden. Als dritte Maßnahme ist durchzusetzen, dass Soft Drinks nicht mehr in Schulen erhältlich sind. 2003 wurde zum Beispiel vom kalifornischen Senat ein Gesetz (Bill 677) verabschiedet, das den Verkauf von Soft Drinks in Grundschulen verbot und in höheren Schulen einschränkte. Eine 2007 an Kindern im Alter unter 11 Jahren durchgeführte Analyse hat gezeigt, dass daraufhin sowohl der Zuckerverbrauch auf die Hälfte bis ein Drittel als auch die Fettleibigkeit zurückging. Auch wenn der Zuckerverbrauch bei Heranwachsenden im Alter von über 11 Jahren gesenkt werden konnte, hat ein Viertel von ihnen weiterhin mindestens einen Soft Drink pro Tag getrunken. Daher war in dieser Gruppe keine signifikante Minderung der Fettleibigkeit festzustellen. Die Jugendlichen, die sich mit ihrem Taschengeld nach Verlassen des Schulgeländes Soft Drinks kaufen konnten, haben es wahrscheinlich gierig ausgetrunken, wie man es von Ratten als Rückfall-Phänomen kennt, nachdem man ihnen immer wieder Zuckerwasser vorenthalten hatte. Ich würde daher die Einführung einer Zuckersteuer oder einer Steuer auf Getränke mit Zuckerzusatz begrüßen, um den Konsum von Zucker zu reduzieren. Eine Zuckersteuer kann den Konsum von Zucker wirksam einschränken. In England gab es sie zum Beispiel. Sie wurde im 19. Jahrhundert allmählich reduziert, bis Sir Stafford Northcote und William Gladstone sie 1883 ganz aufhoben. Anschließend stieg der Verbrauch von Zucker deutlich an. Kelly Brownell, ein Ernährungswissenschaftler von Yale, hat sorgfältig analysiert, wie sich eine 1-Penny-Pro-Unzen-Steuer auf Soft Drinks auswirken würde. Solch eine Steuer würde den Preis einer 20-Unzen-Flasche (ca. 0,5 Liter) um 15 bis 20% anheben und im ersten Jahr $ 15 Milliarden an zusätzlichen Steuereinnahmen einbringen. Der Umsatz an Soft Drinks würde um 10% zurückgehen. Das hätte deutliche Auswirkungen. Bei Kindern und Jugendlichen decken Soft Drinks derzeit 10 bis 15% ihrer gesamten Kalorienzufuhr ab und jeder Soft Drink steigert das Risiko für Fettleibigkeit um 60%.

Wann Zucker gut ist

Beim Lesen dieses Buches könnte man den Eindruck haben, dass man überhaupt keinen Zucker konsumieren sollte. Das stimmt so nicht. Wie jeder mag auch ich gern Zucker. Man sollte, so meine ich, auch auf das Genießen eines Schokoladenkuchens mit einer Portion Schlagsahne nicht völlig verzichten. Grundsätzlich sollten wir unseren Konsum von Zucker aber einschränken oder auf irgendeine Weise den Fettschalter blockieren. Es gibt auch Situationen, in denen der Konsum von Zucker ratsam ist, wie besonders bei magersüchtigen Personen oder bei solchen mit einem Krebsleiden oder einer anderen mit Abbau von Körpersubstanz einhergehenden Erkrankung mit Appetitmangel. Honig ist auch allgemein gebräuchlich als Zusatz zu Tee oder Speisen, um gegen Kälte und Infektionen anzukämpfen. Daten dazu gibt es wenige, ob das wirklich vorteilhaft ist. Theoretisch könnte die Zufuhr von Fruktose zusammen mit Honig bei einer Infektion hilfreich sein, weil sie eine gering ausgeprägte Entzündungsreaktion verursacht.

Sportgetränke und der Athlet

Sportgetränke enthalten Zucker als Zusatz, also auch Fruktose. Das lässt die Frage aufkommen, ob sie auch das Risiko für Fettleibigkeit und DM2 beinhalten. Die enthaltene Menge Fruktose beträgt in den meisten Sportgetränken nur 4 bis 8 g, also viel weniger als in Soft Drinks. Bedeutender ist, dass ein Sportler im Training in erster Linie Glukose verbrennt. Aus zahlreichen Untersuchungen geht hervor, dass Glukose im Flüssigkeitsersatz leistungssteigernd wirken kann. Wenn man Fruktose in geringen Mengen hinzufügt, lässt sich die Resorption von Glukose steigern. Damit steht mehr Glukose als Treibstoff zur Verfügung. Wenn den Getränken also Fruktose in kleinen Mengen zugesetzt wird, steigt die Leistungsfähigkeit des Athleten. Nimmt er aber Getränke zu sich, die entweder keine Fruktose oder nur Fruktose als Energieträger enthalten, verschlechtert sich sein Leistungsvermögen. Folglich sind Sportgetränke für aktive Sportler von Vorteil. Sie eignen sich aber nicht für Bewegungsmuffel.

Sportgetränke enthalten Fruktose in kleiner Menge und können die körperliche Leistungsfähigkeit steigern.

Kapitel 22
Gewichtsreduktion: Kohlenhydratarme Kost neu bewertet

Fettleibige Menschen und solche, die Gewicht verlieren wollen, sollten vor dem Essen körperlich schwer arbeiten ... Ihre Mahlzeiten sollten fetthaltig sein, weil sie so mit wenig Essen satt werden. Sie sollten außerdem nur einmal am Tag etwas essen, kein Bad nehmen, auf einem harten Bett schlafen und so lange wie möglich nackt sein.

Hippokrates (von Procope J. *Hippokrates über Ernährung und Hygiene*, Zeno, London, 1952).

Die Gewichtsreduktion erfordert sowohl die Blockade des Fettschalters als auch den Abbau der Glykogenvorräte, um das Fett zu verbrennen.

Normalerweise unterliegt die Regulierung des Körpergewichts im Normalfall strengen Regeln. Jedoch haben viele von uns eine leichte Leptinresistenz entwickelt, die wir auf den Verzehr von stark zuckerhaltigen Nahrungsmitteln zurückführen. Konsequenterweise steigt unser Gewicht um etwa 0,5 bis 1 kg pro Jahr. Dafür genügt es, jeden Tag ein paar Kalorien mehr zu sich zu nehmen als nötig. Nach einigen Studien genügen schon 15 Extrakalorien pro Tag. Um mit dem höheren Gewicht zurechtzukommen, verbraucht man mehr Energie. Auch die Leptinresistenz veranlasst zur erhöhten Nahrungsaufnahme.

Das macht deutlich, warum es viel schwieriger ist, Gewicht zu verlierenen, als Gewicht zuzulegen. Beim Abnehmen muß man nicht nur auf den Konsum zusätzlicher, über den Bedarf hinausgehender Kalorien verzichten, sondern man muss die Anzahl der Kalorien auf ein Niveau unter den Bedarf des übergewichtigen Körpers einschränken. Erschwert wird das dadurch, dass man zu geringerem Energieverbrauch neigt, sobald die Energiezufuhr sinkt, weil der Körper sein Gewicht halten möchte. Daher ist körperliche Bewegung und ein hoher Energieverbrauch wichtig. Außerdem ist zu beachten, dass beim Abnehmen auch der Energiebedarf sinkt. Man muss also seine Energiezufuhr dem sinkenden Bedarf entsprechend nach unten anpassen, um eine ausgeglichene Energiebilanz zu behalten. Es leuchtet also ein, dass es relativ einfach ist, mit wenigen Extrakalorien Gewicht zuzulegen. Aber beim Abnehmen wird eine deutlich größere Kalorieneinsparung verlangt. Diese Differenz zwischen der Anzahl an Kalorien, die einen Gewichtsanstieg bewirken, und der Anzahl an Kalorien, die beim Abnehmen eingespart werden müssen, nennt man „Energielücke". Sie macht das Problem deutlich und spornt dazu an, sein Gewicht weiter zu senken [1].

Den Schalter ausgeschalten lassen und Fett verbrennen: Die Glykogen-Vorräte niedrig halten.

Wir hatten schon besprochen, wie wichtig es ist, den Fettschalter auszuschalten, um die Gewichtszunahme zu minimieren. Das ist ebenso wichtig, wenn man abnehmen will. Dazu ist es unumgänglich, den Genuss von fruktosehaltigen Süßigkeiten und Bier einzuschränken. Konsum von Milchprodukten, das Trinken von Wasser, das Meiden salziger Nahrungsmittel und das Ergänzen mit den Vitaminen C und D ist dabei förderlich. Diese Maßnahmen tragen dazu bei, sein Gewicht zu halten. Um eine Gewichtsabnahme zu erreichen, muss man aggressiver vorgehen. Maßnahmen, die die Fettverbrennung fördern, müssen ergriffen werden.

Beim Fasten verbrennt der Körper anfangs die überschüssigen Kohlenhydrate, die als Glykogen in der Leber gespeichert sind. Sind die Glykogenvorräte niedrig genug, schaltet der Körper auf Fettverbrennung um. Daher ist es für das Verständnis wichtig, dass man zuerst die Glykogenvorräte in der Leber verringern muss, um die Fettverbrennung maximieren zu können. Das ist besonders für adipöse Menschen wichtig, denn sie haben reichlich Glykogen in ihrer Leber gespeichert [49].

Am einfachsten reduziert man sein Glykogen in der Leber, indem man fastet. In manchen Religionen ist es üblich, tagsüber oder ganztägig zu fasten. Das lässt sich nur nicht auf Dauer durchhalten.

Glykogenvorräte werden während des Schlafs schnell abgebaut. Nach einem achtstündigen Schlaf ist nur noch wenig davon übrig. Dann ist der Körper zur Fettverbrennung bereit. Daher ist Sport am Morgen auf nüchternen Magen für die Fettverbrennung wirksamer, als später am Tag [50, 51]. Die Glykogenreserven werden mit Kohlehydraten in der Kost wieder aufgefüllt [52]. Will man abnehmen, ist es von Vorteil, die Fettverbrennung tagsüber aufrecht zu erhalten. Dafür sollte man auf das Frühstück verzichten oder nur Eiweiß und Fett (z.B. Ei oder Fleisch) und eine Tasse Kaffee mit Milch zu sich zu nehmen, damit der Appetit den Morgen über unter Kontrolle bleibt. Mittags sollte man Kohlehydrate meiden und nur Salat, gelegentlich mit Hühner- oder anderem Fleisch wählen. Sollte Hunger aufkommen, kann man ja etwas dunkle Schokolade (siehe nächstes Kapitel) oder Obst essen. Abends lässt sich die Diät lockern und ein reguläres Mahl am frühen Abend einnehmen, das wenig Kohlenhydrate und besonders wenig Süßes enthalten sollte. Danach sollte man nichts mehr essen. So kann das Verbrennen der Glykogenreserven schon früh vor dem Einschlafen einsetzen und das Abnehmen mühelos gelingen.

Kohlenhydratarme Kost und Gewichtsabnahme

Tagsüber sollte man auch den Konsum von Kohlenhydraten begrenzen, wie das William Banting Mitte des 19. Jahrhunderts praktiziert hatte, um 25 kg in einem Jahr zu verlieren [55], und wie es heutzutage als Atkins-Diät propagiert wird [56]. Diese Form der Diät ist sehr effektiv, aber kaum über einen längeren Zeitraum einzuhalten. Viele von uns sind die westliche Ernährungsweise mit einem hohen Anteil an Kohlenhydraten (50 – 55%) gewöhnt und haben Schwierigkeiten mit einer strikten Kohlenhydratbeschränkung. Dennoch empfehle ich zum Abnehmen für den Zeitraum von einigen Monaten eine „Low Carb Diät", wie die Atkins Diät. Diejenigen, die mit dieser Diätform nicht zurechtkommen, sollten sich auf eine mäßige Einschränkung beim Konsum von Kohlenhydraten einlassen, um an Gewicht verlieren zu können. Den Fettanteil in der Ernährung anzuheben, ist erstrebenswert, wenn es sich dabei um qualitativ hochwertiges tierisches Fett oder an mehrfach ungesättigten Fettsäuren, wie Omega-3-Fettsäuren, reiches Fett handelt. Ein Fettanteil von 50% sollte jedoch nicht überschritten werden, da sonst der Anstieg des Cholesterins droht, was das Risiko für Atherosklerose steigert (siehe Kapitel 15). Ein hoher Anteil an Eiweiß ist auch von Vorteil, es wirkt appetithemmend. Große Mengen an proteinreicher Nahrung mit viel Glutamat (Umami), wie Innereien oder Muscheln, sollte man meiden.

Wesentlich an der Atkins-Diät ist, dass man den Konsum von Kohlenhydraten in den ersten zwei Wochen stark einschränkt und dann mit mäßiger Einschränkung fortfährt. Die starke Einschränkung der Kohlenhydratzufuhr während der ersten zwei Wochen hat mehrere Vorteile. *Erstens*, die Glykogenvorräte können schnell abgebaut werden. Dadurch kommt man in die Lage, Energie aus der Fettverbrennung zu erzeugen. *Zweitens* gelingt es, die Fruktokinase auf ein niedrigeres Aktivitätsniveau zu bringen. Dadurch nimmt auch die Sensitivität auf Zucker ab. *Drittens* hilft der Verzicht auf Fruktose und Bier, den Fettschalter auf Aus zu schalten. Eine kohlenhydratreiche Kost wird also durch eine fett- und eiweißreiche Kost ersetzt.

Kohlenhydratarme Ernährung und körperliche Bewegung ist die beste Art abzunehmen.

Diese „Low Carb Diät" führt zu einer größeren Gewichtsabnahme als dier meisten andere Diäten und hat auch einen günstigen Einfluss auf das MetS, einschließlich der Triglyzeride, des HDL-Cholesterins und des Blutdrucks [57, 58]. Wir konnten ähnliche Erfolge bei einer Diät sehen, die wenig Zucker- oder Fruchtzusätze, aber auch eine Kalorienbeschränkung enthält [9].

Es gibt einige Tricks, die dafür sorgen, dass man bei dieser Diät bleibt, wie J.S. Volek und S.D. Phinney bemerkt hatten [59]. Während der ersten zwei Wochen verliert man bei einer kohlenhydratarmen Kost häufig signifikante Mengen an Wasser und Salz [60]. Das kommt daher, dass Kohlenhydrate, wie Fruktose, und Glykogen Wasser binden [61, 62]. Wenn also Kohlenhydratvorräte abgebaut werden, wird auch vermehrt Wasser ausgeschieden. Das kann Erschöpfung, Schwindel und Kopfschmerzen hervorrufen. Es ist daher wichtig, Wasser zu trinken und vorübergehend auf die Beschränkung der Salzzufuhr zu verzichten.

Ein zweiter Faktor, der das Einhalten der kohlenhydratarmen Kost erschweren kann, liegt im Verlangen nach Zucker und Süßem in den ersten Wochen. Dann sollte man Obst mit relativ wenig Fruktose, aber vielen Antioxidanzien essen (siehe Tabelle 11 im letzten Kapitel). Obst kann den süßen Geschmack, der einem so fehlt, substituieren. Gleichzeitig schützen die Antioxidanzien vor der Aktivierung des Fettschalters. Ein anderes Vorgehen hatte mir Dr. Mercola vorgeschlagen: Man sollte es mit Butter von Kühen von der Weide versuchen. Die Butter kann das Verlangen nach Süßem unterdrücken und ein Sättigungsgefühl vermitteln. Sie enthält auch viele Vitamine (wie z.B. Vitamin A) und gesunde Fettsäuren (wie Omega-3-Fettsäuren und konjugierte Linolsäure).

Manche können eine kohlenhydratarme Kost länger als ein Jahr oder noch länger beibehalten. Meiner Erfahrung nach wird diese Diät normalerweise nur einige Monate toleriert. Daher betrachte ich sie als eine vorläufige, aber wirksame Form zum Abnehmen.

Tab. 13. Das Wichtigste bei der kohlenhydratarmen Diät.

Phase 1 (2 Wochen)	• Nahrung: hauptsächlich fett- und eiweißhaltig • Kohlenhydrate: nicht mehr als 20 g pro Tag, aus Gemüse und grünem Salat • Zuckerzusätze: Keine • Schlecht: Muscheln und Innereien.
Phase 2 (6 bis 16 Wochen)	• Nahrung: hauptsächlich fett- und eiweißhaltig • Kohlenhydrate: nicht mehr als 40 – 50 g pro Tag • Schlecht: hochglykämische Nahrungsmittel • Gut: Gemüse und grüner Salat als Kohlenhydratquelle • Gut: Obst mit viel Vitamin C und wenig Fruktose.

Sport und Gewichtsabnahme

Kein Programm zur Gewichtsreduktion sollte auf das körperliche Training verzichten. In fast allen Untersuchungen hatte man zeigen können, dass es von entscheidender Bedeutung ist, um sein Körpergewicht zu vermindern [2, 63]. Während man das ursprünglich der Verbrennung von Kalorien zugeschrieben hatte, haben experimentelle Untersuchungen gezeigt, dass körperliche Bewegung wie ein Appetitzügler wirkt. und hilft, die Störung der Fettverbrennung zu beheben [5]. Anders ausgedrückt kann körperliches Training helfen, den Fettschalter auszuschalten.

Wahrscheinlich ist körperliche Betätigung so wirksam, weil sie die Bildung neuer Mitochondrien und von ATP fördern kann [64]. Der Fettschalter bewirkt, dass Nahrungsenergie hauptsächlich in Fett statt in ATP umgewandelt wird. Das hängt mit dem oxidativen Stress in den Mitochondrien zusammen. Mit der Zeit nimmt die Anzahl der Mitochondrien ab, was wiederum die Energieproduktion schwächt [65, 66, 67]. Bei adipösen Menschen sinkt die Konzentration von ATP im Gewebe, was zu Erschöpfung und Energiemangel führt [68]. Um den Energieverlust aufzufangen, kommt es zu erhöhter Nahrungsaufnahme, was sich wiederum im Körpergewicht niederschlägt [69, 70, 71].

Körperliche Betätigung läßt die Zahl der Mitochondrien steigen und hilft so, diesen Effekt umzukehren. Mehr ATP-Produktion bedeutet mehr verfügbare Energie. Die Nahrungszufuhr kann so heruntergeregelt werden. Sobald die normale Anzahl der Mitochondrien wieder erreicht ist, hat man die besten Chancen, Gewicht zu verlieren und stabil zu bleiben.

Körperliches Training am Morgen oder in nüchternem Zustand führt zu schnellerer Fettverbrennung.

Körperliches Training ist der Schlüssel zum Erfolg. Früher hatte man ein tägliches aerobes Training für 30 Minuten empfohlen. Heute ist man der Auffassung, dass kurze, nur 3 bis 4 Minuten dauernde Übungen mit hoher Intensität am günstigsten sind, um Insulinresistenz und den Gesundheitszustand ganz allgemein zu bessern. Übungen mit hoher Intensität bedeuten, maximal für 30 Sekunden eine Herzfrequenz von 90 – 100% (wenn keine gesundheitlichen Gründe dagegen sprechen, errechnet sich die maximale Herzfrequenz unter Fahrrad-Ergometrie-Belastung im Liegen zu 220 minus Alter in Jahren als Orientierung [AdÜ]) zu erreichen, gefolgt von 90 Sekunden Erholung. Das soll 8× wiederholt werden. Wenn man diese Übungen 2× oder 3× pro Woche wiederholt, tritt der gewünschte Effekt ein. Zusätzlich kann man noch Gewichtheben, Yoga und aerobes Training ausüben. Seine Muskeln bis zur Belastungsgrenze anzuspannen, ist der Gesundheit förderlich. Eine Überbeanspruchung führt zum Muskelabbau. Übertriebenes Trainieren kann die Körperfettmasse auf gefährliche Weise verringern, wovor man sich hüten sollte. Für den Fall einer Erkrankung sind Fettdepots von Nutzen.

Besonders wichtig ist das bei intensiver Ausübung mit kurzzeitiger Höchstbelastung, wie beim Sprint. Menschen, die sich kohlenhydratarm ernähren können effektiv trainieren, da sie Ketonen (Ersatz-Kohlenhydrate), die sich bei der Fettverbrennung bilden, nutzen. Einem Leistungssportler ist eine kohlenhydratarme Ernährung nicht zu empfehlen, weil er einen guten Vorrat an Glykogen benötigt, um die gewünschte Leistung für den Intensivsport zu bringen.

Beratung und Verhalten

Es gibt immer mehr Hinweise dafür, dass eine intensive Beratung beim Abnehmen hilfreich sein kann. In einer neueren Untersuchung konnte man zeigen, dass man eine Gewichtsabnahme eher erreichen kann, wenn man regelmäßig beraten wird, ob per Telefon, E-Mail oder webbasiert, oder regelmäßig in direktem Kontakt mit Beratern [73]. Die Teilnahme an einem Programm mit Gruppen- und Einzelsitzungen kann den Erfolg beim Abnehmen verbessern.

Andere Methoden zum Abnehmen

Es gibt weitere Methoden für die Gewichtsabnahme. Das schließt auch den Einsatz von Medikamenten ein: Stilbutramin (Reductil®) ist ein selektiver Hemmstoff der Serotoninwiederaufnahme, der die Gewichtsabnahme und eine Verbesserung bei der Insulinresistenz und beim Harnsäurespiegel bewirken kann. Er wurde aber wegen eines höheren Risikos für Bluthochdruck und Schlaganfall vom Markt genommen. Orlistat (Xenical®) blockiert die Fettresorption, kann aber auch Bauchkrämpfe, Durchfall und verminderte Resorption fettlöslicher Vitamine, wie Vitamin D, bewirken. Daher halte ich nicht viel von diesen Medikamenten. Neuere Medikamente, wie Phenteramin/Topiramid (Qsymia®) und Lorcaserin (Belviq®), wurden entwickelt. (Während Qsymia® 2012 durch die FDA in den USA zugelassen wurde, wurde der Antrag auf Zulassung von Belviq® 2013 zurückgezogen. Beide Medikamente sind in Europa z.Zt. nicht zugelassen . Seit März 2015 sind Liraglutid 3 mg und Naltrexon/Bupropion von der EMA zur Behandlung der Adipositas zugelassen [AdÜ]).Diese Substanzen wirken in erster Linie so auf das Zentralnervensystem, dass sie den Appetit unterdrücken. Es bleiben einige Vorbehalte wegen ihres Sicherheitsprofils; zum Beispiel kann Qsymia® das Risiko für eine Herzerkrankung, Gedächtnisprobleme und Geburtsdefekte erhöhen. Weitere Studien laufen, um herauszufinden, ob die Vorteile bei einer Behandlung die potenziellen Nebenwirkungen überwiegen.

Schließlich sollte die bariatrische Chirurgie Erwähnung finden, die Personen mit schwerer oder krankhafter Fettleibigkeit (definiert als BMI > 40 kg/m²) vorbehalten bleibt. Es gibt mehrere unterschiedliche chirurgische Verfahren, die alle zum Ziel haben, die Menge an zugeführter und resorbierter Nahrung zu reduzieren. Das einfachste Verfahren, bei dem der Mageneingang mit einem Band verengt wird, ist nicht so wirksam bei der Gewichtsreduktion, wie andere operative Verfahren, bei denen der Dünndarm entweder mittels Bypass- oder Roux-en-Y-Operation umgeleitet wird [63]. Einer der bemerkenswerten Aspekte dieses letzteren Eingriffs ist, dass man nach solch einer Operation nicht nur abnimmt, sondern es zu einer Verbesserung und manchmal auch zum Verschwinden der Insulinresistenz und des DM2 kommt [64]. Der Grund dafür ist nicht bekannt. Im Dünndarm ist die Fruktokinase-Aktivität sehr hoch(siehe Kapitel 20). Wahrscheinlich liegt der Vorteil dieses operativen Eingriffs darin, dass Fruktose hier nicht mehr verstoffwechselt werden kann.

Zusammenfassung

Um Gewicht verlieren zu können, muss man Nahrungsmittel, die den Fettschalter aktivieren, reduzieren. Gleichzeitig müssen die Glykogenspeicher der Leber soweit entleert sein, dass Fett verbrannt werden kann. Am wirksamsten ist, körperliches Training, kohlenhydratarme Kost und Beratung zu kombinieren. So lässt sich mit großer Wahrscheinlichkeit viel Gewicht reduzieren.

Dabei gibt es allerdings einige Schwachpunkte. Der kohlenhydratarmen Kost treu zu bleiben, ist fast unmöglich. So kommt man auch nicht an das zugrunde liegende Problem heran, die Mitochondrien. Ist der Fettschalter angeschaltet, gehen immer mehr Mitochondrien verloren. Damit wird immer weniger Energie erzeugt und das Körpergewicht erreicht ein höheres Niveau. Körperliches Training kann diese Störung rückgängig machen. Das gelingt aber nur zum Teil. Da man die kohlenhydratarme Ernährung langfristig nicht durchhalten kann und die zugrunde liegende Störung nicht behoben ist, kommt es häufig zu Rückfällen und erneutem Gewichtsanstieg. Dann ähnelt die Behandlung der Fettleibigkeit dem Abspielen einer Schallplatte mit einem Kratzer, es wiederholt sich alles immer wieder.

Es wäre gut, wenn es ein Heilmittel gäbe. Wir müssen nur herausfinden, wie man den Schalter abschaltet, damit Zucker nur noch Kalorien liefert und nichts anderes. Außerdem müssen wir uns bemühen, mithilfe körperlicher Aktivität unseren Bestand an Mitochondrien wieder aufzufüllen. Im folgenden Kapitel betreten wir Neuland, wenn wir Fettleibigkeit nicht nur behandeln, sondern heilen wollen.

Kapitel 23
Das nächste Ziel: Fettleibigkeit heilen

Um Fettleibigkeit heilen zu können, muss man den Fettschalter ausschalten UND die Regeneration und das Wachstum von Mitochondrien anregen.

Heute zielen fast alle Behandlungsmethoden der Fettleibigkeit auf Reduktion von Fett und Gewicht, aber nicht darauf, das zugrunde liegende Problem zu beheben. So wird es sehr schwer, das Gewicht auf niedrigerem Niveau zu halten. Wie bereits dargelegt, muss zum Entwickeln einer Fettleibigkeit ein „Programm“ aktiviert werden, das mithilfe bestimmter Nahrungsmittel, wie Fruktose und Purinen, Veränderungen an den Mitochondrien bewirkt und statt Energie Fett produziert. Dabei verliert man die Kontrolle über seinen Appetit (wegen einer Leptinresistenz), entwickelt das MetS, das durch Insulinresistenz gekennzeichnet ist, vergrößert die Fettdepots und reduziert seinen gesamten Vorrat an Energie infolge verminderter Produktion von ATP. Es ist so, als bereiten wir uns auf den Winterschlaf vor, aber wir machen immer so weiter und werden massiger und dicker. Das geschieht alles auf Kosten unserer Mitochondrien, die fortgesetzt oxidativem Stress ausgesetzt sind. Schließlich nimmt die Anzahl der Mitochondrien ab, das neue Körpergewicht wird festgesetzt, in manchen Fällen gehen die Inselzellen in der Bauchspeicheldrüse zugrunde und der DM2 wird manifest. Das alles hört sich trostlos an. Daher konnte man Fettleibigkeit bisher kaum heilen.

Die Lösung ist zum Greifen nahe ist. Nach meiner Auffassung muß man sich in Zukunft auf die Mitochondrien konzentrieren, sie medikamentös vor Schaden bewahren und nach Funktion, Größe und Anzahl ihren ursprünglichen Zustand wieder herstellen. Wenn das gelingt, kann der Patient wieder völlig gesund werden.

Den Fettschalter blockieren

Es wird wohl vier Ansätze geben, den Fettschalter zu blockieren.

Ansatz 1: Die Blockade des Fruktosestoffwechsels. Wie bereits in früheren Kapiteln besprochen, ist Fruktokinase das Schlüsselenzym, das für die Fettleibigkeit infolge des Konsums von Kohlenhydraten verantwortlich ist. Die Fruktokinase verstoffwechselt als erstes Enzym die Fruktose. Im Gegensatz zu anderen Enzymen im Kohlenhydratstoffwechsel führt Fruktokinase zu einer Erschöpfung der Energiereserven in der Zelle (ATP). Dadurch werden Prozesse aktiviert, die die Zelle dazu veranlassen, Fett zu erzeugen und insulinresistent zu werden. Die aktive Fruktokinase verursacht Schaden, wo auch immer sie tätig ist, im Fettgewebe, in der Leber, in den Inselzellen der Bauchspeicheldrüse (hier trägt sie wahrscheinlich zur Entstehung von Fettleibigkeit und Diabetes mellitus bei), in der Darmwand (hier ist sie an der Entstehung von Zöliakie und Nahrungsmittelallergie beteiligt) und in den Nieren (hier trägt sie zu Nierenschäden bei). Dieses Enzym ist der wichtigste Angriffspunkt bei der Fettleibigkeit.

Wir wissen auch, dass wir dieses Enzym nicht brauchen . Menschen, die genetisch bedingt einen Fruktokinasemangel haben (essentielle Fruktosurie), führen ein normales Leben [74]. Es gibt bisher noch keinen Bericht über jemand mit Fruktokinasemangel, die fettleibig ist oder DM2 hat. Mäuse mit Fruktokinasemangel sind äußerst gesund. Ein erstaunlicher Aspekt bei Mäusen, denen die Fruktokinase fehlt, ist, daß sie zwar keine Fruktose mögen, aber immer noch Saccharose. Insgesamt fressen sie weniger als normale Mäuse. Das weist darauf hin, dass sie noch Süßes mögen, aber ihren Nahrungsmittelkonsum unter Kontrolle haben. Wenn man die Fruktokinase hemmt, werden nicht weniger als 10 bis 30% der Fruktosekalorien mit dem Urin ohne Begleiterscheinungen ausgeschieden. Insgesamt ist die Blockade der Fruktokinase einer der viel versprechendsten Wege, um Fettleibigkeit zu verhindern und zu behandeln.

Mehrere Arbeitsgruppen sind dabei, einen Fruktokinasehemmstoff zu entwickeln. Eine der bedeutendsten Entwicklungen findet in unserem eigenen Labor statt. Wir arbeiten mit einem großen Unternehmen zusammen, um botanische Extrakte nach Fruktokinasehemmstoffen zu durchsuchen. Mit einer hoch sensiblen Methode haben wir mehr als 1.000 verschiedene Extrakte aus aller Welt analysiert. Zu unserer großen Freude konnten wir Pflanzen identifizieren, die einen natürlichen Fruktokinasehemmstoff beinhalten. Im Rahmen vorklinischer und klinischer Untersuchungen forschen wir weiter, um eine Bestätigung für seinen Nutzen zu finden. Unsere Absicht ist es, dem Verbraucher ein sicheres, wirksames und erschwingliches Produkt zu liefern, das ihm helfen wird, die unerwünschten Effekte von Zucker abzumildern.

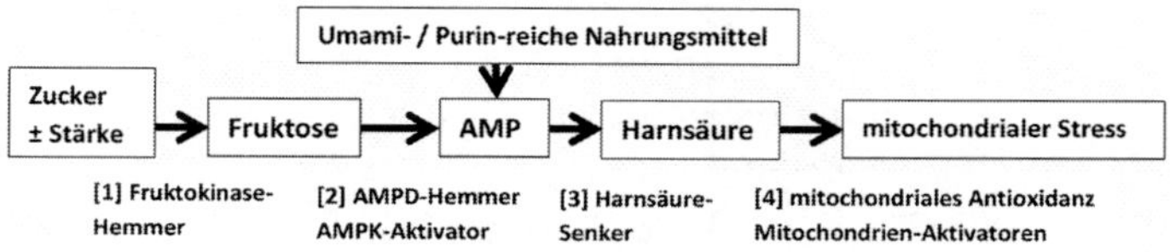

Abb. 51. Wie man zukünftig Fettleibigkeit heilen kann. AMP = Adenosin Monophosphat; AMPD = AMP-Deaminase; AMPK = AMP-Kinase.

Fruktokinasehemmstoffe werden wahrscheinlich am besten geeignet sein, Fettleibigkeit zu behandeln.

Ansatz 2: Das Ausschalten des Fettschalters. Wird Fruktose verstoffwechselt, entsteht AMP. An diesem Dreh- und Angelpunkt kann man ansetzen. Einerseits kann es hier ein Treibstoff für die AMPD sein, um die Speicherung von Fett zu stimulieren, oder andererseits ein Treibstoff für die AMPK sein, was zur Verbrennung von Fett führt. Fruktose erzeugt nicht nur AMP, sondern aktiviert auch die AMPD, und so verursacht Fruktose Fettleibigkeit. Andere purinreiche Nahrungsmittel, wie Bier, dienen auch als Treibstoff und fördern die Anhäufung von Fett. Die Blockade der AMPD- oder das Stimulieren der AMPK-Aktivität könnte als ein weiterer wirksamer Weg genutzt werden, den Fettschalter auszuschalten und Fettleibigkeit zu heilen.

Zurzeit steht als AMPD-Hemmstoff in erster Linie der klinisch erprobte Arzneistoff Metformin zur Verfügung [75]. Es ist das am meisten verwendete, als Tablette einzunehmende Medikament zur Behandlung bei DM2. Es wird aber auch erfolgreich eingesetzt, um eine Gewichtseduktion zu fördern und DM2 zu verhindern. Im Diabetes Prevention Program hat man Patienten mit erhöhtem Nüchternblutzucker (gleichbedeutend mit Insulinresistenz) nach dem Zufallsprinzip in drei Gruppen aufgeteilt. Die erste Gruppe, die Lebensstilgruppe erhielt über einen Zeitraum von sechs Monaten eine wöchentlich stattfindende intensive persönliche Beratung, um sie zu einer Lebensstiländerung anzuhalten. Die zweite Gruppe, die Metformingruppe, erhielt zweimal täglich 850 mg Metformin und eine Broschüre mit Hinweisen zu einer gesunden Ernährungsweise und körperliches Training. Die dritte Gruppe (Placebogruppe) erhielt nur die Broschüre. Der durchschnittliche BMI der Teilnehmer war 34 kg/m^2 (Adipositas Grad 1). Nach 2,8 Jahren hatte sich DM2 und das Körpergewicht in der Lebensstil- und der Metformingruppe reduziert. Die Lebensstilgruppe schnitt günstiger ab [76]. Die Teilnehmer der Lebensstilgruppe verloren mehr Gewicht (5,5 kg ggü. 2 kg) und DM2 hatte sich stärker zurückgebildet (58% ggü. 31%) [76]. Die Teilnehmer der dritten Gruppe verloren nur 0,1 kg an Gewicht. Die Untersuchung wurde durchschnittlich 5,8 Jahre fortsesetzt. In dieser Zeit wurden allen drei Gruppen einmal wöchentlich oder zweimal in sechs Monaten Gruppentherapiesitzungen angeboten. Die intensive Lebensstilgruppe nahm später weiterhin an Gruppensitzungen teil, die alle drei Monate, stattfand. Das Ergebnis war, daß in der Metformingruppe die Gewichtsabnahme von 2,5 kg über 10 Jahre anhielt. Die Teilnehmer der Lebensstilgruppe nahmen wieder etwas zu, die Gewichtsabnahme hielt sich dann bei 2,0 kg. In der Placebogruppe hat sich über dem Beobachtungszeitraum nichts am Körpergewicht geändert. Nach 10 Jahren war DM2 in der Lebensstilgruppe um 34%, in der Metformingruppe um 18% weniger häufig als am Anfang [77].

Die Bedeutung dieser Untersuchung besteht darin, dass sie den Vorteil sowohl einer intensiven Beratung als auch einer medikamentösen Behandlung mit Metformin für die Gewichtsabnahme und die Häufigkeit von DM2 zeigt. Da Metformin die AMPD-Aktivität nur relativ wenig hemmt und die AMPK-Aktivität nur relativ wenig stimuliert, gibt es die Hoffnung, dass zukünftig vergleichbare, aber wirksamere Medikamente entwickelt werden.

Ein solches Medikament kann AICAR (5-Amino-1-β-D-Ribofuranosyl-Imidazol-4-Carboxamid, auch ZMP in Analogie zu AMP genannt [AdÜ]) sein, Purin-Stoffwechsel-Produkt, das Metformin darin ähnelt, dass es sowohl AMPK stimuliert als auch AMPD blockiert [78]. AICAR kann als natürlicher AMPD-Hemmstoff aufgefasst werden. Man konnte zeigen, dass es bei diabetischen Mäusen zur Abnahme der Körperfettmasse und Besserung der Blutzuckerwerte oder des MetS führt [79, 80, 81]. Außerdem fand man heraus, dass AICAR die Ausdauer von an das Sitzen gewöhnten Ratten beim Laufen um 44% erhöhte [82]. Der Vorteil für die Skelettmuskeln zeigte sich in einer Verbesserung in der Funktion der Mitochondrien und einer Anregung des mitochondrialen Wachstums. Momentan wird AICAR klinisch erprobt. Leider sind für seinen effektiven Einsatz hohe Dosen erforderlich und der Preis ist relativ hoch. Aus unserer Erfahrung ist es ein relativ schwacher AMPD-Hemmstoff.

Eine andere viel versprechende Substanz ist Resveratrol, das in Maulbeeren, Erdnüssen, Trauben und Rotwein zu finden ist. Resveratrol ist auch ein Stimulanz für die AMPK-Aktivität. Bei Labortieren mit einem MetS bewirkte es eine Gewichtsreduktion und Verbesserung der Insulinresistenz.

Kürzlich wurde Resveratrol in einer randomisierten Doppelblindstudie eingesetzt. Dabei erhielten adipöse Probanden über einen Monat Plazebo oder 150 mg Resveratrol pro Tag. Am Monatsende zeigten die Teilnehmer der Resveratrolgruppe eine mäßiggradige, aber signifikante Verbesserung bei der Triglyzeridkonzentration im Blut, dem Fettgehalt der Leber, dem systolischen Blutdruck und der Insulinresistenz, was alles für eine Verbesserung der mitochondrialen Funktion spricht [83]. Obwohl die Untersuchung nur einen schwachen Effekt gezeigt hatte, scheint Resveratrol ein vielversprechendes Medikament zur Bekämpfung der gespeicherten Fettmassen zu sein.

Ansatz 3: Harnsäure senken: Auf der Basis unserer experimentellen Daten kann das Senken der Harnsäurekonzentration ein weiterer Ansatz zur Behandlung der Fettleibigkeit sein. Wie bereits besprochen, stimuliert Harnsäure oxidativen Stress in den Mitochondrien, was zu einer Änderungen im Stoffwechsel und Begünstigung der Fettsynthese gegenüber der Energieerzeugung führt. Bei Senkung der Harnsäurekonzentration im Blut und in Körperzellen von Tieren konnten viele Effekte der Fruktose, die ein MetS hervorrufen, blockiert werden [84, 85]. Das warf die Frage auf, ob das Senken der Harnsäurekonzentration für die Bekämpfung der Adipositas und des MetS klinisch von Bedeutung ist. Harnsäurekonzentrationen im Blut unterliegen beim Menschen großen Schwankungen von unter 2 mg/dl bis 10 mg/dl. Wenn die Konzentration auf über 5,2 mg/dl ansteigt, vergrößert sich das Risiko für die Entwicklung von Fettleibigkeit, Bluthochdruck, Insulinresistenz, DM2, chronische Nierenerkrankung und Gicht [86, 87, 88, 89]. Folglich ist die Harnsäure als ein „neuer" kardiovaskulärer Risikofaktor zu betrachten und eine Behandlung der Betroffenen mit einem Harnsäurespiegel von über 5,2 mg/dl in Erwägung zu ziehen.

Pilotstudien weisen darauf hin, dass die Harnsäuresenkung günstige Effekte auf die Konzentration der Triglyzeride, die Insulinresistenz und den Bluthochdruck haben kann [90, 91, 92]. Unlängst führte Dr. Daniel Feig eine Untersuchung an fettleibigen Jugendlichen durch, bei der er diese zu Gruppen randomisierte, die entweder Plazebo, Allopurinol oder Probenezid über zwei Monate erhielten. In der Plazebogruppe blieb der Harnsäurespiegel bei 5,9 mg/dl im Durchschnitt und das Körpergewicht stieg um 3 kg an. In der mit Allopurinol behandelten Gruppe sank die Harnsäure auf 3,4 mg/dl und das Körpergewicht um 0,5 kg. In der mit Probenezid behandelten Gruppe lagen Änderungen bei

Harnsäurespiegel und Körpergewicht dazwischen. Sowohl in der Allopurinol-, als auch der Probenezidgruppe sanken auch die systolischen und diastolischen Blutdruckwerte signifikant (Dan Feig, persönliche Mitteilung). Es ist allerdings noch zu früh, um diese Art der Behandlung zu empfehlen. Es liegen bisher nur Ergebnisse aus Pilotstudien vor. Endgültige Untersuchungsergebnisse sind abzuwarten. Allopurinol gehört zu den stärksten Harnsäuresenkern und ist in der Schwangerschaft kontraindiziert. Manchmal kommen lebensbedrohliche toxische Reaktionen vor [93]. Obwohl man das Risiko für eine toxische Reaktion mithilfe eines genetischen Tests (Suche nach dem Merkmal HLA-B58) wesentlich reduzieren kann, ist das im klinischen Alltag nicht üblich [94]. Auch wenn ich meine, dass man diese Medikamente Menschen mit HyperU eines Tages zur täglichen Einnahme verschreiben wird, kann man es heute noch nicht empfehlen.

Bis dahin sollte man die Harnsäurekonzentration senken, indem man den Konsum von Kohlenhydraten und purinhaltigen Umami-Nahrungsmitteln einschränkt [95, 96]. Das führt gewöhnlich zu einer Senkung um 1 bis 2 mg/dl. Auch wenn das schon hilft, wird man zukünftig wohl nicht auf die medikamentöse Therapie zur Senkung des Harnsäurespiegels verzichten können.

Ansatz 4: Die Mitochondrien schützen. Die Blockade der AMPD-Aktivität oder die Senkung der Harnsäurekonzentration nützt den Mitochondrien. Auch die Einnahme von Antioxidanzien schützt die Mitochondrien. Doch nicht alle Antioxidanzien gelangen in die Mitochondrien. Zwei dieser Antioxidanzien mit großem Wirkpotential sind Vitamin C und N-Acetyl-Zystein (NAC) [97, 98]. Auf die Vorzüge von Vitamin C wurde schon eingegangen. Ich empfehle die Einnahme von 500 mg/Tag. Höhere Dosen könnten theoretisch besser sein, erhöhen aber das Risiko der Entwicklung von Nierensteinen, besonders bei einer Zufuhr von 2 g/Tag und mehr [99]. Klinische Daten zum Einsatz von NAC bei der Behandlung der Fettleibigkeit fehlen. An mit Saccharose gefütterten Tieren konnte man zeigen, dass man damit das Entstehen von Fettleibigkeit unterbinden kann [100].

Ubihydrochinon scheint ein spezifisches mitochondriales Antioxidanz zu sein. Ubihydrochinon ist eine Form des Koenzyms Q-10, eines Bestandteils in den Mitochondrien, das an der ATP-Produktion beteiligt ist. Ubihydrochinon ist die elektronenreiche/reduzierte Form dieses Enzyms und trägt antioxidative Eigenschaften. Da es fettlöslich ist, kann es in Zellen und Mitochondrien gelangen, wo es gegen oxidativen Stress schützen kann. Verschiedene Gruppen untersuchen gerade, ob Ubihydrochinon bei der Behandlung der Fettleibigkeit oder des MetS nutzbringend eingesetzt werden kann. Erste Berichte sind ermutigend.

Fettleibigkeit heilen erfordert das Regenerieren und das Wachsen der Mitochondrien

Normalerweise wird das Körpergewicht streng reguliert und ist stabil. Wenn ein Tier an Gewicht zunehmen will, muss es seine Mitochondrien einem oxidativen Stress aussetzen, damit Nahrungsenergie in Fett umgewandelt wird und nicht in ATP. Ein verringerter Vorrat an ATP führt zu körperlicher Schwäche und stimuliert weitere Nahrungszufuhr. Außerdem entwickelt sich eine Leptinresistenz, die das Tier veranlasst, mehr zu fressen. Dabei bildet es zwar mehr ATP, vergrößert aber auch seine Fettvorräte weiter. Diese Art der Bevorratung von Energie führt zu einer Ablagerung von Fett auch in der Leber, im Blutkreislauf und im Darm. Es entwickelt sich eine Insulinresistenz. Bei den meisten Tieren ist die Verfettung reversibel, sie können auf Fettverbrennung umschalten. Das trifft für lange Strecken zurücklegende Wale, das überwinternde Ziesel, den Ei ausbrütenden Pinguin und das Insekt, das sich verpuppt, zu. Der Mensch scheint das jedoch endlos fortzusetzen, indem er immer wieder zucker- und purinreiche Kost zu sich nimmt. Mit der Zeit sind die Mitochondrien abgenutzt und werden weniger. Dann gibt es kaum ein Entrinnen mehr aus der Fettleibigkeit. Der Körper setzt sein Gewicht auf neuem Niveau fest. Wenn man jetzt sein Körpergewicht senken will, aktiviert der Körper eine hormonelle Antwort, um das zuletzt erreichte und festgesetzte Niveau des Körpergewichts wieder zu erreichen [101].

Ich meine, dass der Schlüssel zum Heilen der Fettleibigkeit nicht einfach darin liegt, den Fettschalter zu blockieren. Man muss vielmehr auch die Regeneration und das Wachstum der Mitochondrien in unseren Körperzellen fördern. Um das zu kontrollieren, kann man die Konzentration der mitochondrialen DNS in Leukozyten aus peripherem Blut messen. In Untersuchungen hatte man zeigen können, dass eine niedrige Konzentration der mitochondrialen DNS üblicherweise bei fettleibigen Jugendlichen zu finden ist, bei denen eine Insulinresistenz und eine HyperU vorliegt [67]. Am besten stimuliert man das Wachstum der Mitochondrien durch körperliches Training. Vielversprechend ist auch der Einsatz von Resveratrol oder AICAR. Ganz zufällig wurde eine noch bessere Substanz entdeckt.

Die Gunaindianer und ihre Resistenz gegenüber Diabetes mellitus und Bluthochdruck

An der panamaischen Nordküste liegt das Archipel San Blas (seit 2011 Guna Yala genannt [AdÜ]), eine Gruppe kleiner Inseln, die sich von der kolumbianischen Grenze bis 100 Meilen östlich der Kanalzone erstrecken. Viele der Inseln liegen weniger als eine Meile vor der Küste und der Zugang zu ihnen ist vom Festland her einfach. Vor etwa 500 Jahren haben Gunaindianer diese Inseln besiedelt, wo sie in erster Linie von Kokosnussmilch, gebratenen Bananen und Fisch gelebt haben. Auf diesen Inseln ist es windig, trocken und frei von Moskitos, während es auf dem Festland Moskitos, Malaria, Denguefieber gibt. Die Inseln sind zum Atlantik hin durch ein Riff geschützt. Daher konnten die Spanier mit ihren Galeonen hier nicht landen. Die Guna waren zufrieden, und – wie man sehen wird – noch besser dran, als sie es selbst wahrhaben wollten.

Anfang der 1940er Jahre setzte sich Oberst Robert Hardaway, der Chef des medizinischen Dienstes im Gorgas Krankenhaus in Ancon, einer Stadt innerhalb der Kanal-Zone, mit Captain B.H. Kean, einem für das Laboratorium verantwortlichen Arzt, in Verbindung und berichtete ihm vom offensichtlich unterschiedlichen Blutdruckniveau bei Panamaern einerseits und „West Indians" (Afroamerikanern) andererseits, die in der Kanalzone arbeiteten. Kean fand daran Interesse und veranlasste eine klinische Untersuchung, bei der der Blutdruck bei diesen Panamaern und „West Indians" gemessen wurde. Darauf folgte eine Untersuchung an Gunaindianern, die auf den San Blas Inseln lebten. Seine Untersuchungsergebnisse setzten ihn in Erstaunen. 20% der in Panama arbeitenden „West Indians" hatten Bluthochdruck mit systolischen-Blutdruck-Werten von 150 mmHg oder mehr, während nur 6% der Festland-Panamaer ähnliche Blutdruck-Werte aufwiesen. Die Ergebnisse von den Gunaindianern waren noch erstaunlicher. Unter den 408 untersuchten Erwachsenen war niemand mit Bluthochdruck. Tatsächlich hatten viele Gunaindianer sogar relativ niedrige Blutdruckwerte, zum Teil systolisch unter 90 mmHg [102, 103]. Der Grund, warum die Gunaindianer vor arteriellen Hypertonie geschützt waren, blieb für ein halbes Jahrhundert unentdeckt. Dr. Norman Hollenberg, ein Arzt und Wissenschaftler von Harvard, hatte sich für die den Blutdruck regelnden Gene interessiert und die Veröffentlichung von Kean gelesen. Er meinte, die Gunaindianer könnten ein Gen tragen, das sie vor der Entwicklung einer arteriellen Hypertonie schützt. Zuerst fuhr er zu den San Blas Inseln und wiederholte die Originaluntersuchung. Dabei konnte er bestätigen, dass die auf den Inseln lebenden Guna keine arterielle Hypertonie hatten. Außerdem stellte er eine geringe Häufigkeit bei DM2 und Herzerkrankung fest. Leider fand er heraus, dass die Gunaindianer, die nach Panama Stadt umgezogen und über 60 Jahre alt waren, zu 45% eine arterielle Hypertonie entwickelt hatten. Das Leben in Panama Stadt hatte bei den Gunaindianern auch zu einer höheren Rate bei DM2 und Herzerkrankungen geführt. Genetisch konnte der niedrige Blutdruck bei den Gunaindianern also nicht bedingt sein. Vielmehr musste das Leben auf den San Blas Inseln einen schützenden Einfluss haben [104, 105, 106].

Einer der wichtigsten Faktoren bei der Blutdruckregulation ist der Konsum von Kochsalz. In vielen Untersuchungen hatte man zeigen können, dass bei den Eingeborenen, die einen niedrigen Blutdruck hatten, normalerweise der Gehalt an Kochsalz in ihrer Nahrung auch sehr niedrig war. Die Gunaindianer auf San Blas mochten jedoch gern Kochsalz. Sie konsumierten durchschnittlich mehr als 12 g pro Tag, was den Konsum in den Vereinigten Staaten übersteigt. Der Gunaindianer auf San Blas mochte auch gern Zucker und konsumierte ungefähr 5 Teelöffel davon pro Tag, mehr als die Gunaindianer, die in Panama Stadt lebten [107]. Diese Beobachtungen machten es noch rätselhafter, warum die Gunaindianer weder Bluthochdruck noch DM2 hatten. Einen wesentlichen Unterschied bei den Nahrungsmitteln der Gunaindianer gab es jedoch: Die Gunaindianer auf San Blas Guna tranken gern ein Kakao, der bitter schmeckt. Deshalb fügten sie ein wenig Zucker hinzu. Sie tranken durchschnittlich mindestens fünf Tassen pro Tag. Nach dem Umzug nach Panama Stadt ging diese Gewohnheit meist verloren [107]. Wie wir bald sehen werden, gibt es eine spezielle Substanz im Kakao, die verspricht, die Epidemie von Fettleibigkeit und DM2 zu einem Ende bringen zu können.

Kakao als Heilmittel gegen Fettleibigkeit?

Schokolade wird aus der Pflanze *Theobroma cacao* hergestellt. Den Namen gab ihr Karl von Linné, der ihn von Getränk (broma) und Gott (Theo) ableitete. Kakao wurde von den Maya in der präklassischen Periode ab 600 v. Chr. geerntet. Sie stellten damit ein Getränk her und mischten es häufig mit Chili, Mais oder Honig [108]. Vor dem 16. Jahrhundert war es ein begehrtes Getränk bei den Azteken. Es zu trinken war Priestern, Offizieren und Königen vorbehalten. Auch Boten, die große Entfernungen zu Fuß zurück-

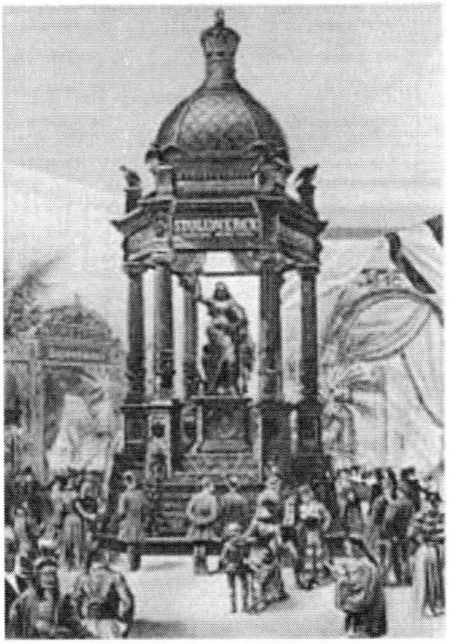

Abb. 52. Die Liebe zur Schokolade: Die „kolumbianische" Weltausstellung 1893. Anlässlich des 400. Jahrestages der Entdeckung Amerikas durch Christoph Kolumbus fand 1893 die „kolumbianische" Weltausstellung in Chicago statt. Sie ist berühmt wegen des ersten Riesenrads und der Einführung des Hamburgers und des Vorgängers von Cracker Jack. Auch war sie eine der ersten Messen mit elektrischem Licht. Es gab die Wild West Show von Buffalo Bill, Ragtime Musik von Scott Joplin, hawaiianische Hula- und ägyptische Bauchtänze. Sie war auch berühmt wegen der Schokolade: Der deutsche Fabrikant Stollwerck erbaute einen fast 12 Meter hohen Pavillon aus 15 Tonnen reiner Schokolade. Der Unternehmer Milton Hershey kam auf dieser Ausstellung auf die Idee, Schokolade herzustellen.

legen mussten, durften es trinken. Nach einer schriftlichen Überlieferung von Bernal Díaz del Castillo, der an der Entdeckungsreise zusammen mit Hernando Cortéz teilnahm, der die aztekische Hauptstadt Tenochtitlans eingenommen hatte, habe der König Montezuma jeden Abend Kakao aus einem goldenen Gefäß getrunken, bevor er seine Frauen aufsuchte [109]. In den 1540er Jahren wurde Kakao nach Spanien eingeführt und breitete sich in den folgenden Jahrhunderten schnell überall in Europa aus. Ursprünglich gab es keinen Zuckerzusatz zum Kakao. Das änderte sich aber schon bald, nachdem Kakao in Europa eingeführt worden war. Damals entstanden Schokolaterien und Schokoladenfabriken , die es noch heute gibt. Schokolade ist so beliebt, dass der deutsche Fabrikant Stollwerck anlässlich der Weltausstellung in Chicago 1893 einen Kolumbianischen Pavillon aus 15 Tonnen reiner Schokolade erbaute.

Nachdem der spanische Arzt Antonio Lavendan über die möglichen Vorteile von Schokolade bei Angina pectoris und Gicht gegen Ende des 18. Jahrhunderts geschrieben hatte, hat man erst in den letzten Jahrzehnten die kardiovaskulären Vorteile von Schokolade zu schätzen gelernt [110]. Sie kommen von Flavanolen und Antioxidazien im Kakao. Manche dieser Substanzen werden bei der Verarbeitung zu Schokolade zerstört, manche bleiben in der dunklen Schokolade erhalten. Bei Untersuchungen konnte gezeigt werden, dass der Konsum von 100 g flavanolreicher dunkler Schokolade im Gegensatz zu flavanolarmer weißer Schokolade den Blutdruck senken und Insulinresistenz verbessern kann, auch sogar bei Patienten mit arterieller Hypertonie [111]. Effekte auf Fettleibigkeit sind kaum zu erkennen. Schokolade enthält gewöhnlich reichlich Zucker und Fett.

Kürzlich sind mehrere Substanzen in Schokolade isoliert worden, von denen das Flavanol Epicatechin das wichtigste zu sein scheint. Wir haben mit Francisco Villarreal von der Universität Kalifornien in San Diego zusammengearbeitet und Hinweise dafür gefunden, dass Epicatechin bei Ratten viele Effekte der Fruktose blockieren kann. Noch wichtiger scheint zu sein, dass Epicatechin eines der stärksten Stimulanzien der mitochondrialen Biogenese ist, die man jemals entdeckt hat. Wenn man es alternden Mäusen gefüttert hat, konnte man eine deutliche Zunahme des mitochondrialen Skelettvolumens und eine Zunahme der körperlichen Leistungsfähigkeit um 40 bis 50% beobachten [112]. Bei Patienten mit Herzinsuffizienz führte Epicatechin als Medikament zu einer Besserung der mitochondrialen Funktion.

Schokolade enthält eine der stärksten Substanzen, die bei Mitochondrien Wachstum und Regeneration fördert.

Zusammenfassung

Die Erkenntnis, dass die Energiefabriken der Zelle bei adipösen Menschen schädlichen Einflüssen ausgesetzt sind, haben neue Wege für die zukünftige Behandlung der Fettleibigkeit aufgezeigt. Ich meine, dass man neben der Beschränkung der Zufuhr von Kohlenhydraten, ein tägliches Programm körperlicher Übungen und Beratung verordnen muss, um Fettleibigkeit heilen zu können. Eines Tages wird es auch Medikamente geben, die die Schädigung der Mitochondrien blockieren (durch Blockade der AMPD- oder Fruktokinaseaktivität oder Senkung des Harnsäurespiegels), sowie ihr Wachstum und ihre Regeneration stimulieren können. Medikamente wie Resveratrol, AICAR und Epicatechin sind vielversprechend. Mit ihrer Hilfe können unsere Mitochondrien sich regenerieren, sowie Energie und Fettverbrennung gesteigert werden. Andere Substanzen wurden gefunden, die zur Vergrößerung der mitochondrialen Masse führen. Das sind zum Beispiel verzweigte Aminosäureketten, wie Leucin (kürzlich konnte man bei Mäusen zeigen, dass Isoleucin und Valin die mitochondriale Regeneration stimulieren und die Lebenserwartung erhöhen kann. Leucin verbesserte auch bei Mäusen die Insulinresistenz [113, 114]). Bis es soweit sein wird, dass Fettleibigkeit heilbar ist, dauert es sicher nicht mehr lange.

Meine Darlegungen in diesem Buch enthalten einige Anregungen, über Manches neu nachzudenken. Bevor ich zum Schluss komme, möchte ich noch kurz auf einige Gegenargumente eingehen.

Abschnitt 7
Zukunftsaussichten

Kapitel 24
Wissenschaftliche Wahrheit, ein Feld im Wandel

Die in diesem Buch präsentierten Konzepte fordern die herrschende Meinung heraus. Welche Argumente sprechen gegen den Fettschalter und gegen die Rolle von Fruktose und Harnsäure?

Nach wissenschaftlichen Erkenntnissen läßt sich Fettleibigkeit nicht auf einzelne Nahrungsmittel oder Zusätze zurückführen. Der Hauptgrund liegt in der Aufnahme zuvieler Kalorien und Bewegungsmangel.

Audrae Erickson, Präsident der Vereinigung der Mais verarbeitenden Industrie, am 18. Juni 2008 in einer Antwort auf eine Presseerklärung der American Medical Association vom 17. Juni 2008.

Die angebliche Erkenntnis, Saccharose spiele eine Rolle bei der koronaren Herzerkrankung ist „völliger Quatsch", und „würde in einer Vordiplomarbeit nach einem Kursus in Hauswirtschaftslehre nie mit ausreichend benotet werden".

Keys und Keys 1975 [1] (nach Hujoel) [2].

Die in diesem Buch vorgestellten Konzepte stellen für viele Wissenschaftler und Ärzte eine Herausforderung dar. Wir sind der Meinung, dass Zucker (Fruktose) Fettleibigkeit nicht nur durch seinen Kaloriengehalt, sondern wegen seiner Stoffwechseleffekte verursacht. Es bedeutet nichts anderes, als dass Harnsäure, als Risikofaktor von der medizinischen Gemeinschaft mehr als 20 Jahre ignoriert, eine wesentliche Rolle bei Fettleibigkeit, DM2 und Bluthochdruck spielt. Die vorgelegten Untersuchungsergebnisse, die diese Hypothe-

Tab. 14. Dieses Buch will überkommene Konzepte infrage stellen.

Alt	Neu
Große Essensportionen und wenig Bewegung verursachen in unserer westlichen Kultur die Fettleibigkeit.	Große Essensportionen und zu wenig Bewegung sind in unserer westlichen Kultur die Reaktion auf das Anschalten des Fettschalters.
Das MetS ist eine durch Insulinresistenz bedingte Störung.	Bei Tieren ist das MetS ein Normalfall und dient der Speicherung von Fett.
Die Konzentration der Harnsäure steigt infolge Fettleibigkeit und Insulinresistenz an.	Nach Konsum bestimmter Nahrungsmittel steigt die Konzentration der Harnsäure an und verursacht Fettleibigkeit und Insulinresistenz.
Fruktosehaltiger Zucker trägt wegen seines Kaloriengehalts zur Fettleibigkeit bei.	Fruktosehaltiger Zucker verursacht Fettleibigkeit nicht aufgrund seines Kaloriengehalts, sondern weil er den Fettschalter anschaltet.
Bei der Behandlung der Fettleibigkeit sind Kalorienbeschränkung, körperliches Training und Verhaltensänderung erforderlich.	Eine wirksame Behandlung erfordert, den Fettschalter auszuschalten und die Funktion der Mitochondrien zu bessern.

se unterstützen, sind überzeugend. Trotzdem ist es wichtig, sich mit den Gegenargumenten zu befassen. Auch wenn viele Argumente vorgetragen wurden, konzentriere ich mich hier nur auf die Hauptkritikpunkte.

Das epidemiologische Argument

Die Epidemiologie beschäftigt sich mit den Gesundheitsproblemen in Populationen. Eine entscheidende Rolle spielt dabei, nach Zusammenhängen mit Erkrankungen zu suchen. Ein Beispiel: Wenn Salmonelleninfektionen auftreten, kann eine epidemiologische Untersuchung zeigen, dass die infizierten Personen alle in ein bestimmtes Restaurant gegangen waren, wo sie etwas ganz Bestimmtes verzehrt hatten, dann könnte sich z.B. dieses Essen als potenzielle Quelle des Ausbruchs herausstellen. Auf ähnliche Weise ist man vorgegangen, um nach Faktoren zu suchen, die in der Lage sind, die Entwicklung einer Herzerkrankung oder des DM2 vorherzusagen. Eine der berühmtesten Epidemiologiegruppen, die an diesem Thema arbeiten, ist die Framingham Heart Study Group, die 1948 ins Leben gerufen worden war, um in Framingham, Massachusetts, damals eine kleine Stadt mit nur 28.000 Einwohnern meist irischer oder italienischer Herkunft, den Lebensweg erwachsener Personen zu verfolgen. Seit Beginn wurden für die Studie in Framingham auch die nachfolgenden Generationen rekrutiert, was ermöglichte, die Untersuchungen bis jetzt fortzusetzen.

Die Framingham Heart Study Group ist für die Identifizierung mehrerer wichtiger Risikofaktoren für die Herzerkrankung, wie des Rauchens und HyperC, verantwortlich. Sie entwickelte ein Punktesystem, das heute allgemein verwendet wird, um das Risiko für eine Person abschätzen zu können, eine Herzerkrankung zu entwickeln. Die Heart Study Group genießt höchstes Ansehen auf dem Gebiet der Epidemiologie. Ihr Urteil wird häufig als Evangelium für die Medizin angesehen.

1999 hatte die Framingham Heart Study Group eine Untersuchung veröffentlicht, aus der hervorging, dass die Harnsäure kein kardiovaskulärer Risikofaktor sei und in der Arztpraxis nicht gemessen werden braucht [3]. In einem begleitenden Leitartikel betrachteten V. Vaccarino und H.M. Krumholz dieses Ergebnis als definitiv und „beerdigten" Harnsäure, was viele Fachgesellschaften in ihre Empfehlungen übernahmen.

Sie kamen zu der Schlussfolgerung durch Untersuchung der Beziehung von Harnsäure zu anderen bekannten Risikofaktoren für Herzerkrankungen, wie Rauchen, Bluthochdruck, Fettsucht und erhöhtem Chloesterinspiegel. Sie hatten dann errechnet, ob die genannten Risikofaktoren voneinander „unabhängig" eine Herzerkrankung vorhersagen können. Dabei verwendeten sie spezielle statistische Verfahren und fanden heraus, dass eine HyperU das Risiko für das Auftreten einer Herzerkrankung vor allem dann vergrößerte, wenn sie zusammen mit Bluthochdruck auftrat. Wenn man aber in der Lage war, den Bluthochdruck zu kontrollieren, war der Zusammenhang zwischen HyperU und Herzerkrankung verschwunden. Man hatte das so interpretiert, dass die HyperU nicht als Ursache für die Herzerkrankung infrage komme. Vielmehr sei der Zusammenhang zwischen HyperU und Herzerkrankung so zu erklären, dass Menschen mit Bluthochdruck, die eine Herzerkrankung bekommen, zufällig auch eine HyperU haben. Diese Argumentation ähnelt dem, dass es einen Zusammenhang gebe zwischen Kaffeetrinken und Herzerkrankung. Viele Kaffeetrinker rauchen auch Zigaretten und letzteres ist eigentlich verantwortlich.

Das Problem bei dieser Analyse besteht darin, dass die Kausalität nichts damit zu tun hat, ob ein Faktor ein unabhängiger Risikofaktor ist oder nicht. Ein Beispiel: Nehmen wir an, wir würden eine Untersuchung in der Bevölkerung durchführen und herausfinden, dass Rauchen, Bluthochdruck, HyperC und das Tragen einer Krawatte bei Schlaganfallpatienten häufiger beobachtet werden kann. Wir bestimmen dann, ob diese Risikofaktoren voneinander unabhängig waren, und finden heraus, dass Rauchen das Risiko für den Schlaganfall nur erhöht, wenn es zusammen mit Bluthochdruck auftritt. Wenn man nun den Bluthochdruck kontrolliert, verschwindet der Zusammenhang von Rauchen und Schlaganfall. Wir veröffentlichen das dann in einer Fachzeitschrift und sehen als erwiesen an, dass Rauchen kein Risikofaktor für einen Schlaganfall ist, weil seine Effekte durch die Kontrolle des Bluthochdrucks beseitigt werden. Natürlich erhöht Rauchen das Risiko für einen Schlaganfall, weil es das Risiko für die Entstehung des Bluthochdrucks erhöht. Letzterer ist eine weithin bekannte Ursache für den Schlaganfall.

An einem anderen Beispiel kann man sehen, wie man ausgetrickst werden kann, wenn man verlangt, dass ein Risikofaktor unabhängig zu sein habe, um als Ursache infrage zu kommen. Wenn man so vorgeht, könnte man auch behaupten, Osama Bin Laden sei an dem terroristischen Anschlag auf das World Trade Center am 11. September 2001 unschuldig gewesen. Er konnte weder ein Flugzeug steuern, noch war er auf der Passagierliste, noch war er am Ort des Geschehens. Wenn es zwischen ihm und den Terroristen einen Zusammenhang gab, hat er nicht unabhängig von den Terroristen gehandelt, die die Flugzeuge steuerten, ohne die die Gebäude nicht zerstört worden wären. Aus epidemiologischer Sicht hätte Bin Laden keine kausale Rolle beim Terroranschlag gespielt, weil er kein unabhängiger Risikofaktor war.

Der Grund, warum eine HyperU von einem Bluthochdruck und anderen kardiovaskulären Risikofaktoren in der Framingham-Untersuchung ziemlich abhängig ist, ist wahrscheinlich die ursächliche Rolle der Harnsäure bei Bluthochdruck, Insulinresistenz und Fettleibigkeit. Folglich kann das Kontrollieren dieser Risikofaktoren die Wirkung der Harnsäure beseitigen. Das ist damit vergleichbar, dass das Rauchen ziemlich abhängig ist vom Bluthochdruck als Ursache des Schlaganfalls. Für die Kausalität der Harnsäure spricht als bestes Argument seine Beziehung zum Bluthochdruck. Dabei entspricht sie allen Kochschen Postulaten [4, 5]. Eine HyperU steigert bei Labortieren den Blutdruck. Bluthochdruck wird beim Menschen durch sie vorhergesagt und hängt mit ihr zusammen. In Pilotstudien an Bluthochdruckpatienten konnte durch das Senken der Harnsäurekonzentration ein niedrigerer Blutdruck erreicht werden.

Es verwundert daher nicht, dass Harnsäure nicht unabhängig von Bluthochdruck war, der Ursache der Herzerkrankung in der Framingham-Untersuchung. Unglücklicherweise halten viele Spezialisten, speziell Kardiologen, an dieser Art des Denkens fest. Langsam wandelt sich die Auffassung auch bei kardiologischen Fachgesellschaften. So stellte die europäische Gesellschaft für Kardiologie am 2. März 2012 fest, daß die Evidenzen sich mehren, daß Harnsäure doch etwas mit erhöhtem kardiovaskulärem und Hypertonie-bedingtem Risiko zu tun hat. Bevor aber nicht mehr Untersuchungsergebnisse vorliegen, möchte man noch eine konkreten Empfehlungen aussprechen [AdÜ].

Das Argument, Tiermodelle seien fehlerhaft

Eines der am liebsten vorgetragenen Argumente gegen die Forschungsergebnisse zu Zucker und Harnsäure ist, dass die Untersuchungen an Tieren, auf deren Grundlage die Hypothesen entwickelt wurden, meist fehlerhaft sind, weil der Mensch kein Labortier ist. Bei einem Vortrag eines Wissenschaftlers von Harvard habe ich selbst gehört, die Untersuchungen an Tieren im Labor von Dr. Johnson und anderen seien elegant, doch sein Vater habe ihm gesagt, er solle nie Studien mit Tieren trauen, wenn es um das Verstehen einer Erkrankung beim Menschen gehe. Diese Art der Argumentation erlaubt ihren Befürwortern, hunderte von Untersuchungen unkommentiert stehen zu lassen und entwertet schöpferisches Denken mit der Andeutung, man könne aus Untersuchungen an Tieren nichts lernen, weil der Mensch einfach anders sei. Dieses Buch soll zeigen, dass ein Vergleich der Biologie mit verschiedenen Tiere aufschlussreich sein und Einblicke in das Krankheitsgeschehen gewähren kann. Ohne Untersuchungen an Labortieren wüssten wir noch immer nicht, was die Ursache der Tuberkulose ist (siehe Kapitel 13).

Eine gezieltere Kritik ist, dass man bei Untersuchungen an Labortieren diesen viel zu große Mengen Fruktose (bei Ratten ca. 60% ihres Futters) zuführt, während beim Menschen doch nur 10 bis 15% seiner Kost aus Fruktose bestehe [6, 7]. Der Mensch reagiert viel empfindlicher auf Fruktose, weil es ihm an Urikaseaktivität fehlt. Nachdem wir bei Ratten die Urikaseaktivität gehemmt hatten, hatten sie sogar bei niedrigeren Fruktosedosen Symptome des MetS gezeigt [8]. Außerdem ist es bei Laboruntersuchungen üblich, große Dosen eines Faktors zu verabreichen, um einen Krankheitsprozess zu beschleunigen. Zum Beispiel entwickeln Ratten Insulinresistenz nach zwei Monaten, wenn man ihnen 60%ige Fruktose füttert. Es dauert aber 15 Monate, wenn man ihnen nur 15% Fruktose ins Futter mischt [9]. Außerdem konnten wir bei 25% der erwachsenen Männer ein MetS hervorrufen, wenn wir den Probanden zusätzlich zu ihrer Kost täglich über zwei Wochen 200 g Fruktose (so viel wie neun Gläser Soft Drinks pro Tag) gegeben hatten [10]. Das ist zwar viel mehr, als die meisten Menschen trinken, aber ein MetS entwickelt sich auch normalerweise erst nach Jahren. Diese Entwicklung zu sehen, war bemerkenswert. Glücklicherweise waren diese Veränderungen nach Abschluss der Untersuchungen reversibel.

Das genetische Argument

Im letzten Jahrzehnt gab es wesentliche Fortschritte in der Humangenetik, zum Teil wegen der Identifizierung aller Gene des menschlichen Genoms. Auf der Grundlage dieser Kenntnisse ist es jetzt möglich, das komplette menschliche Erbgut danach zu durchsuchen, welche Gene an bestimmten Krankheiten beteiligt sein könnten. Mehrere Arbeitsgruppen haben sich damit beschäftigt, welche Gene an der Steuerung des Harnsäurespiegels beteiligt sind. Sie konnten ein Gen (GLUT-9) identifizieren, das für 3 bis 6% der gesamten Harnsäurekonzentration im Blut verantwortlich ist [11, 12]. Der Rest konnte nicht genetisch erklärt werden. Das bedeutet, dass die Harnsäurekonzentration im Blut hauptsächlich von der Nahrung bestimmt wird. Zumindest läßt sich ein kleiner Anteil der Harnsäurekonzentration im Blut dadurch vorhersagen, dass eine spezielle Variante des GLUT-9-Gens (es hat etwas mit Transportvorgängen der Harnsäure in den Nieren zu tun) vorhanden ist.

Interessanterweise konnte man bei Vorliegen einer bestimmten Variante von GLUT-9 das Auftreten von Gicht, aber nicht von Bluthochdruck oder DM2 vorhersagen [12]. Da ein Anstieg der Harnsäurekonzentration im Blut, wie man weiß, Gicht verursacht und diese Genvariante (bei Gen-Polymorphismus) Bluthochdruck nicht vorhersagen kann, spricht das gegen einen kausalen Zusammenhang zwischen Bluthochdruck und der Höhe der Harnsäurekonzentration im Blut.

Mit unseren Arbeiten konnten wir jedoch zeigen, dass die Harnsäure sich auf die Mitochondrien innerhalb der Zelle auswirkt und dadurch DM2 und Bluthochdruck verursacht. Das unterscheidet sich von Gicht, die infolge Ablagerung von Harnsäure-Kristallen im Gelenk, aber außerhalb der Zelle auftritt. Die Genvariante GLUT-9 bewirkt also vielmehr, dass mehr Harnsäure aus der Zelle geschleust wird

[13, 14]. Daher steigert sie das Risiko für Gicht, hat aber nur minimalen Einfluss auf Bluthochdruck oder Insulinresistenz, wenn überhaupt.

Die Beobachtung, dass die Harnsäurekonzentration innerhalb der Zelle dafür verantwortlich ist, dass es zur Speicherung von Fett und Insulinresistenz kommt, erklärt auch, warum bestimmte Medikamente, wie Allopurinol, wirksamer bei der Blockade von Stoffwechseleffekten sein können als andere Harnsäuresenker, wie Probenezid [15]. Allopurinol blockiert nämlich die Produktion von Harnsäure innerhalb der Zelle, wohingegen Probenezid den Zugang der Harnsäure zur Zelle blockiert. Es kann aber die Produktion innerhalb der Zelle nicht verändern.

Das Argument der evidenzbasierten Medizin

In den letzten Jahren ist es in Mode gekommen, die klinische Praxis anhand von Kriterien der evidenzbasierten Medizin zu bewerten, wobei etwas auf der Grundlage spezieller Studien (meist interventionelle Studien) festgestellt und dann eine Empfehlung für das richtige Vorgehen in der Praxis gemacht wird. Eine andere Methode ist es, in einer „Metaanalyse" eine Reihe von Untersuchungen mit häufig etwas voneinander abweichendem Design zusammenzufassen und als Gruppe zu bewerten, um Feststellungen zu treffen, die klinisch tätigen Ärzten oder Wissenschaftlern bei der Entscheidungsfindung helfen sollen. Prinzipiell ist dieses Vorgehen in Ordnung. Problematisch ist nur, dass die evidenzbasierten Medizin missbraucht oder falsch bewertet wird, weil man die zugrunde liegende Physiologie nicht verstanden hat.

Ein leicht zu verstehendes Beispiel wäre die Behauptung, man könne beweisen, dass Zigaretten keinen Lungenkrebs verursachen. Zum Zweck dieser Untersuchung würde ich 100 Menschen in Nichtraucher oder Raucher randomisieren, die 5 Zigaretten pro Tag rauchen. Nach zwei Wochen beende ich die Untersuchung, mache Röntgen-Thorax-Aufnahmen und stelle in beiden Gruppen keinen Lungenkrebs fest. Sie würden wahrscheinlich diesen Versuchsplan zum Lachen finden, denn Sie wissen natürlich, dass sich Krebs nicht in dieser kurzen Zeit entwickeln kann. Sie kennen ja die Physiologie und wissen, dass der Teer im Zigarettenrauch eine immer wiederkehrende Belastung durch Entzündung und Gift für die Lunge darstellt, was erst nach Jahren zum Auftreten von Krebs führt.

In ähnlicher Weise wurde aus mehreren Untersuchungen gefolgert, dass Fruktose oder Süßwaren mit Saccharose und HFCS beim Menschen sicher seien und das Risiko für das Entstehen von Fettleibigkeit oder DM2 nicht vergrößerten. Letztere Untersuchungen wurden normalerweise von Forschern mit finanzieller Unterstützung durch die Getränkeindustrie durchgeführt [6, 16, 17, 18, 19]. In den meisten Fällen waren die Untersuchungen technisch nicht zu beanstanden. Sie leiden nur unter dem Problem des Zigaretten-Krebs-Experimentes.

Beispielsweise konnten die Forscher die Behauptung aufstellen, dass Fruktose keine Gewichtszunahme verursacht und zitierten dann isokalorische Untersuchungen, bei denen die Kalorienaufnahme in den untersuchten Gruppen konstant gehalten wurde. Oder sie argumentierten, dass der Konsum von Fruktose zu keinem Blutdruckanstieg führe und zitierten Studien, in denen der Morgenblutdruck nüchtern gemessen wurde (nachdem der fruktoseabhängige Effekt verschwunden war). Oder sie zitierten Studien mit jungen gesunden Probanden, in denen Fruktose überhaupt keinen Effekt zeigte.

Man muss natürlich Kenntnisse über die Physiologie haben, wie Fruktose (oder Zucker) krank machen kann. Die Fruktose verursacht eine Gewichtszunahme, da sie Leptinresistenz hervorruft, was den Appetit beeinflusst [20]. Daher kann man keine Änderungen des Körpergewichts erwarten, wenn sowohl die Kontrollgruppe als auch die Fruktosegruppe die gleiche Anzahl von Kalorien zu sich nimmt. Leptinresistenz entwickelt sich auch erst nach geraumer Zeit, und selbst dann kann man kaum einen Anstieg des Körpergewichts erkennen, wenn keine hochenergetischen Nahrungsmittel zur Verfügung gestellt werden, wie bei einer fettreichen Kost. Die anfänglichen blutdrucksteigernden Effekte der Fruktose können nur beobachtet werden, solange man Fruktose konsumiert, was wahrscheinlich von der Bildung von Harnsäure abhängt [21, 22, 23]. Erst unter einer mehrwöchigen fruktosereichen Ernährung erhöht sich auch im nüchternen Zustand die Harnsäurekonzentration im Blut, wahrscheinlich weil Fruktose auch die Synthese von Harnsäure anregt [24]. In experimentellen Untersuchungen konnte man zeigen, dass das Persistieren der arteriellen Hypertonie einen geringgradigen Schaden an den Blutgefäßen der Nieren voraussetzt, der sich bei Tieren erst nach Wochen bis Monaten entwickelt [25, 26]. Das setzt außerdem voraus, dass man kochsalzreiches Futter verabreicht.

Auch die Stoffwechseleffekte der Fruktose benötigen Zeit, um sich zu entwickeln. Junge gesunde Menschen sind gegenüber den Effekten der Fruktose zum Teil resistent. Sie resorbieren relativ wenig, weil ihre Blutgefäße noch intakt sind. Mit der Zeit kommt es bei wiederholter Exposition gegenüber reichlich viel Zucker zu einer Vermehrung der Eiweißkörper (Enzyme), die an Resorption und Verstoffwechselung der Fruktose beteiligt sind. So werden die Effekte eines übermäßigen Konsums von Fruktose besonders bei den Personen deutlich, die schon fettleibig oder Insulinresistent sind [27, 28, 29]. Wenn man zeigen möchte, dass Fruktose sicher ist, muss man eine Untersuchung an jungen, gesunden Kindern oder Erwachsenen über einen kurzen Zeitraum durchführen. Wenn man im Gegensatz dazu nach kurzfristiger Zufuhr von Fruktose Stoffwechseleffekte zeigen will, muss man bereits fettleibige und prädiabetische Probanden Fruktose konsumieren lassen.

Das bewegte Feld der Wissenschaft

Die wissenschaftliche Erkenntnis ist nicht mit absoluter Wahrheit gleichzusetzen. Sie ist in Bewegung und stützt sich auf Modelle oder Hypothesen, die für eine bestimmte Zeit als beste Erklärung für die gemachten Beobachtungen dienen. Die Newtonsche Physik war für eine Zeit lang unwidersprochen. Als man die technischen Möglichkeiten weiter verfeinert hatte und Newton noch unbekannte Phänomene des Weltalls messen konnte, mussten Einstein und andere eine Überarbeitung vornehmen. Selbst die Relativitätstheorie von Einstein wurde aufgrund neuerer Beobachtungen, die mit hoch entwickelter Technik und Technologie möglich wurden, modifiziert. Überarbeitungen, Verfeinerungen und gelegentlich Paradigmenwechsel durch wissenschaftlichen Fortschritt sind das Aufregende am Prozess der Wissenschaft und stellen eine Evolution des Wissens hin zur wahren Erkenntnis dar.

Wissenschaftliche Erkenntnis ist nicht die absolute Wahrheit, kommt aber auf der Grundlage von Modellen voran, die das Beobachtbare sowohl erklären als auch vorhersagen.

Fruktose und Harnsäure sind nicht die einzigen wahren kardiovaskulären Risikofaktoren. Schon seit Anfang des 20. Jahrhunderts wusste man, dass Bluthochdruck mit einem gesteigerten Sterberisiko verbunden war. Es gab die Kontroverse, ob man Bluthochdruck behandeln soll. Forscher hielten hohern Blutdruck für erforderlich, damit ausreichender

Blutfluss in erkrankten Blutgefäßen zustande komme. John Hay, ein Professor aus Liverpool schrieb damals, „Es ist etwas Wahres dran, wenn man meint, die größte Gefahr für einen Menschen mit hohem Blutdruck bestünde darin, ihn festzustellen, denn es gibt sicher einen Narren, der versucht, ihn zu senken“ [30]. Genauso wurde eine HyperC nicht immer in einem Zusammenhang mit Atherosklerose gesehen. So steht im Lehrbuch der Chemie von J.P. Peters und D.D. Van Slyke von 1948, dass „es keine befriedigenden Beweise dafür gibt, dass die Inzidenz der Atherosklerose in irgendeiner Beziehung zur Konzentration des Cholesterins im Blut steht [31].“

Ein Problem besteht darin, dass Wissenschaftler sich häufig hinter einer vorher aufgestellten Theorie verschanzen, dass sie neuen Daten gegenüber blind werden. Ein großartiges Beispiel dafür bezieht sich auf die Arbeiten des Insekten-Zytologen Theophilus Painter, der 1921 in der renommierten Zeitschrift Science berichtete, der Mensch habe 48 Chromosomen [32]. In seiner Arbeit beschrieb er aber, bei seinen Zählungen habe die Anzahl von 45 bis 48 geschwankt und in seinen besten Präparationen seien es 46 Chromosomen gewesen. Er kam zu dem Schluß, der Mensch habe 48 Chromosomen und das wurde von der medizinischen Gemeinschaft akzeptiert. In den folgenden 30 Jahren bestätigten Wissenschaftler, dass der Mensch 48 Chromosomen habe, wobei sie verschiedene Methoden anwandten [33]. Erst 1956 berichteten Joe Hin Tijo und Albert Levan, dass der Mensch doch nur 46 Chromosomen habe [34]. Diese Entdeckung ist deshalb so erstaunlich, weil Levan nur ein paar Monate vorher bestätigt hatte, der Mensch habe 48 Chromosomen [35]. Levan ist zugutezuhalten, dass er seinen Fehler anerkannte und damit den Erkenntnisprozess vorangetrieben hat.

So wie es Menschen gibt, die an der alten Theorie kleben wie an Glaubenssätzen, ist es nicht ungewöhnlich, dass es Menschen gibt, die eine neue Hypothese so präsentieren, als seien sie mit ihr verheiratet. Wissenschaftler können in ihre eigene Hypothese so verliebt sein, dass sie fortgesetzt Erklärungen für Daten finden, die im Widerspruch zu ihrer Hypothese stehen, was ins Absurde abgleiten kann. Es ist deshalb nur normal, wenn der Schöpfer der neuen Hypothese seinen skeptischen Standpunkt beibehält. Richard Glassock, ein Wortführer der amerikanischen Medizin, hat häufig gesagt, es sei von Nutzen, wenn ein Wissenschaftler nicht versucht, seine Hypothese zu beweisen, sondern bemüht ist, sie zu widerlegen. Ich habe jungen Wissenschaftlern in meinem Labor dementsprechend gesagt, dass es großartig sei, wenn ihre Untersuchungsergebnisse unsere Hypothese bestätigten, aber es sei noch besser, wenn ihre Daten im Widerspruch zur Hypothese stünden oder sie sogar widerlegten. Die Absicht dahinter ist, der Wahrheit näher zu kommen, und eine Hypothese ist nur Mittel zum Zweck, das Ziel zu erreichen.

Der Philosoph Thomas Kuhn hatte einmal geschrieben, dass die Wissenschaft als „eine Folge friedlicher Zwischenspiele unterbrochen durch gewaltsame intellektuelle Umwälzungen voranschreitet... Eine Begriffswelt wird durch eine andere Betrachtungsweise ersetzt [36].“ Ich bin voller Hoffnung, dass die in diesem Buch präsentierten Konzepte sowohl Grundlagen- als auch klinische Forschung anregen werden. Wenn es zutrifft, kann unsere Arbeit vorhersagen, dass Fettleibigkeit und Prädiabetes eines Tages heilbar sind, wahrscheinlich sowohl durch die Blockade der Mechanismen, durch die der Fettschalter aktiviert wird, als auch durch Behandlungsmaßnahmen, die die Regeneration der Energiefabriken in den Zellen (Mitochondrien) ermöglichen. Trotzdem sollte man neue Gedanken aufgreifen, damit der Erkenntnisgewinn weitergehen kann. Umso wichtiger ist dies wegen der epidemischen Ausbreitung von Adipositas und DM2 und unseres derzeitigen Unvermögens, es aufzuhalten.

Kapitel 25 Nachtrag: Göttliche Mutationen, Heldentum und Wunder

In gewisser Weise gibt die Geschichte der Kämpfe des Menschen ums Überleben Einblicke nicht nur in die Ursache der Fettleibigkeit, sondern auch in die Welt des Heldentums, der Wunder und des Glaubens.

Das Meisterwerk von Charles Darwin „On the Origin of Species" wurde 1859 veröffentlicht und stellte die Evolution sowohl dem Publikum als auch Wissenschaftlern vor [37]. Die Erstausgabe war innerhalb von Stunden nach Erscheinen ausverkauft. Vom Konzept her stellte diese Arbeit als Rahmen für die Wissenschaft einen Fortschritt dar und ermöglichte, unseren eigenen Ursprung zu verstehen. Darwin hatte geschrieben: „Es ist weder die stärkste noch die intelligenteste Art, die überlebt, es ist die, die sich an Veränderungen am besten anpassen kann [37]." Wie in diesem Buch dargelegt, hängt das Überleben von der Speicherung von Fettreserven ab, um Hungersnöte zu überleben. „Das Überleben des Fettesten" charakterisiert das Schicksal vieler Arten in der Vergangenheit. Die Arten, die am besten Fett speichern konnten, hatten in schlechten Zeiten die besten Überlebenschancen. Der Mensch war dabei besonders erfolgreich, indem er lernte, seine Fettreserven zu vergrößern, wenn das Nahrungsangebot da war. Die Urikase- und Vitamin C-Mutationen erhöhten die Effekte der Fruktose, Fettvorräte anzulegen. Unglücklicherweise haben diese Mutationen heute unsere Empfänglichkeit gegenüber Fettleibigkeit und DM2 vergrößert. James Neel hatte Recht. Unser Erwerb der Sparsamkeitsgene, oder genauer gesagt, unser Verlust von Überflussgenen, hat viele von uns heute dick werden lassen. Es stehen reichlich Nahrungsmittel zur Verfügung, die wie Zucker und Bier den Fettschalter aktivieren können.

Für diese Mutationen können wir dankbar sein. Das Verschwinden einer Art ist kein ungewöhnliches Ereignis. Es gab mindestens fünf Perioden des massiven Artensterbens , wobe ijeweils 50% der Arten verschwanden [38].

Wenn man über diese Geschichte nachdenkt, begreift man, wie dankbar wir sein können, diese Mutationen erworben zu haben. Aussterben ist ein gewöhnliches Ereignis. Davon gab es mindestens fünf, in einem Ausmaß, dass jeweils mehr als 50% der damals lebenden Arten verschwanden [38]. Im Miozän gab es 100 verschiedene Menschenaffenarten, von denen heute nur noch 5 existieren [39]. Nur der *Homo sapiens* hat bis heute überlebt und verwandten Arten unserer Gattung, wie *Homo erectus, Homo antecessor, Homo heidelbergensis* und *Homo neanderthalensis* gelang das nicht.

Kann der Mechanismus der Evolution, philosophisch betrachtet, für unser Überleben verantwortlich gemacht werden? Die von Darwin beschriebene Evolution war ein langsamer Prozess, der Jahrtausende dauerte. Kürzlich hatten Neil Eldredge und Stephen Jay Gould die Auffassung vertreten, dass sich die Evolution in Phasen der Umwälzung beschleunigen könne, wenn Bedingungen herrschen, unter denen ein Organismus benachteiligt ist. Dann ist das Potenzial für eine spontane Mutation, die vorteilhaft für das Überleben ist, größer [40]. Mutationen sind jedoch selten. Es findet nur eine in 15 bis 30 Millionen Nukleotiden der DNS eines jeden Menschen statt [41, 42, 43]. Anders ausgedrückt heißt das, dass es etwa 100 bis 200 Mutationen in 20.000 Genen jedes Menschen gibt [41, 42, 43]. In einer Population von Millionen von Menschen ist das Potenzial für eine Überlebensmutation vorhanden. Wenn jedoch die Population schrumpft, sinkt auch die Wahrscheinlichkeit für das Auftreten einer Überlebensmutation. Im mittleren Miozän fielen die Temperaturen, es gab weniger Früchte und die mit uns verwandten Menschenaffen mußten sich in isolierte Siedlungsgebiete zurückziehen, woe sie immer wieder Hungersnöten ausgesetzt waren. Unter diesen Bedingungen, wo die Population sank, wäre die Geburt eines Menschenaffen mit der Urikasemutation, das es möglich machte, Hungersnöte zu überleben, ein extremer Zufall gewesen.

Kürzlich hat die Entdeckung der Epigenetik eine mögliche Antwort darauf gegeben, wie Tiere überleben können, wenn es nur geringe Chancen für eine Überlebensmutation gibt. Epigenetik bezieht sich auf genetische Veränderungen, die der folgenden Generation übergeben werden können. Sie sind keine Veränderungen an den Genen (DNS) selbst, können aber durch erworbene Veränderungen an Substanzen verursacht sein, die die DNS (unser Erbmaterial) steuern. Epigenetik ist besonders wichtig in der SAchwangerschaft. Ein Beispiel: Die mütterliche Unterernährung kann beim Fötus eine Veränderung hervorrufen, die das Risiko für Fettleibigkeit nach der Entbindung erhöht. Bei einer Untersuchung an Frauen, die im Zweiten Weltkrieg während einer Periode der Nahrungsmittelrationierung schwanger geworden waren, kam heraus, dass die von diesen Müttern entbundenen

Mädchen im Erwachsenenalter mit größerer Wahrscheinlichkeit fettleibig wurden [45, 46]. Epigenetische Veränderungen können auch mehrere Generationen überspringen. Somit könnte Epigenetik ein alternativer Überlebensmechanismus sein, wenn keine Mutation auftritt.

Wenn alles andere scheitert

Was geschieht mit einer Population, wenn sowohl der klassische evolutionäre Mechanismus als auch die Epigenetik scheitern? Ist das Aussterben unvermeidlich? Ich denke nicht. Eine Begebenheit kann für diese Frage von Bedeutung sein. Sie bezieht sich auf die Auswanderung des modernen Menschen (*Homo sapiens*) aus Afrika. Unsere Kenntnisse vom frühen Menschen haben sich dadurch verbessert, dass man durch die Untersuchung der mitochondrialen DNS die Entwicklung über tausende Generationen zurückverfolgen kann. Dass jedes Neugeborene ihre DNS je zur Hälfte von seiner Mutter und von seinem Vater erhält, ist hinlänglich bekannt. Das bezieht sich auf unsere chromosomale DNS, die sich in unserem Zellkern befindet. Abweichend davon enthalten die Mitochondrien auch DNS. Sie wird immer von der Mutter an ihre Kinder weitergegeben [48]. Diese mitochondriale DNS bleibt daher in der mütterlichen Abstammungslinie über Generationen konstant, wenn keine Mutation auftritt. Tritt die Mutation ein, breitet sie sich auf die nachfolgenden Generationen aus. Indem man das Mutationsmuster betrachtet, kann man einen Stammbaum erstellen, der tausende Jahre zurückreicht. Andere hatten die DNS auf dem Y-Chromosom verwendet, die nur von Mann zu Mann weitergegeben wird, um auf molekularer Grundlage einen Stammbaum bei Männern zu erstellen. Untersuchungen an der chromosomalen DNS kann man auch verwenden. Auf chromosomale DNS gestützte Untersuchungen deuten darauf hin, dass die erste Person mit blauen Augen ungefähr vor 6.000 bis 10.000 Jahren wahrscheinlich in einer landwirtschaftlichen Siedlung in der Nähe des Schwarzen Meers gelebt hatte [49]. Damit ist jeder Mensch mit blauen Augen ein Nachkomme der genannten Person.

Unter Verwendung molekularer Genetik in Verbindung mit der Auswertung von Fossilienfunden konnte gezeigt werden, dass die ältesten modernen Menschen (die „mitochondriale Eva") in Afrika gelebt hatten [50, 51]. Sie waren Jäger und Sammler und haben in einer küstennahen Ebene in der Nähe der Grenzregion von Namibia und Angola vor etwa 200.000 Jahren gelebt [50]. Manche hatten auch im östlichen Afrika gelebt; tatsächlich stammt das älteste bekannte Fossil eines modernen Menschen vom Kibisch-Mann, dessen fossile Knochen zwischen vulkanischen Schichten eines Felsens in der Nähe von Kibisch, Äthiopien, gefunden wurden. Man hat es auf ein Alter von 195.000 Jahren datiert [52]. Heute trägt die Jäger- und Sammlerpopulation San (Buschmänner) aus der Kalahariwüste die höchste Konzentration des Erbmaterials des Urmenschen, was darauf hinweist, dass sie genetisch mit unseren Vorfahren am engsten verwandt sein können.

In den folgenden 100.000 Jahren hatte die früheste menschliche Population unter ausgeprägter Dürre in Afrika zu leiden. Die Bevölkerungsdichte blieb niedrig [53, 54]. Vor etwa 63.000 Jahren ereignete sich ein massiver Vulkanausbruch auf der Insel Sumatra, die heute zu Indonesien gehört. Der Supervulkan Tobaschleuderte Asche in die Atmosphäre und bedeckte das südliche Asien mit einer 15 cm starken Ascheschicht. Ein vulkanischer Winter, der zwischen 5 und 10 Jahren dauerte, folgte. Es gab kaum Niederschläge und Trockenheit breitete sich aus. Die Temperaturen fielen weltweit auf die niedrigsten Werte der letzten 125.000 Jahre, dauerten 1.800 Jahre an und lösten vielleicht die letzte Eiszeit in Europa aus [55, 56]. Das Aussterben einer Reihe von Arten in Südostasien ist dokumentiert. Zu dieser Zeit ging die menschliche Population auf ein Fünftel zurück. Man schätzt, dass nur 13.800 Menschen übrig blieben [57].

Ob diese Naturkatastrophe wirklich der Grund für den Bevölkerungsrückgang war oder die nachfolgende Wanderungsbewegung, bleibt zu diskutieren. In dieser Zeit wanderten jedenfalls manche moderne Menschen aus Afrika aus. Indiz dafür ist die mitochondriale DNS (L3 clade), die man bei Frauen fand, die diese Wanderung gemacht hatten, und Erbmerkmal für alle europäischen und asiatischen Völker ist. Während es Hinweise dafür gibt, dass diese Gruppe das Land von Ägypten durch die Halbinsel Sinai nach Asien durchquert hatte, weisen andere Untersuchungen darauf hin, dass die Menschen an der Küste entlang nach Süden gezogen sind. Diese kleine Gruppe, es waren wohl nur 150 Personen, setzte an der Stelle, wo das Meer am schmalsten ist, am Bab el Mandeb oder dem "Tor der Tränen", wohl mit Flossen oder Booten von Äthiopien zur arabischen Halbinsel, über. Heute ist die Meerenge am Horn von Afrika etwa 20 bis 30 km breit. Die See ist dort rau. Während der Zeit der Wanderung betrug die Entfernung wahrscheinlich nur einige Kilometer [58]. Auch wenn wir nicht genug Details kennen, was wirklich geschah, ist es beeindruckend, dass diese Menschen wahrscheinlich in ihrer Verzweiflung Risiken eingegangen sind, um einen gastfreundlicheren Platz zum Leben zu finden. Hier war das Entkommen vor einer Hungersnot wahrscheinlich nicht durch genetische oder epigenetische Mutation veranlasst, sondern vielmehr durch Mut und Einfallsreichtum.

Religion und Wissenschaft

Unsere Art hat schon mehrmals überlebt, als das Aussterben unausweichlich schien. Glücklicherweise haben wir wegen genetischer Mutationen überlebt, die einen Überlebensvorteil (siehe darwinistische Evolutionstheorie) mit sich brachten, und durch epigenetische Veränderungen, die während einer Schwangerschaft auftraten. Ohne diese überlebten die Menschen dank ihres Einfallsreichtums und ihres Mutes. Man kann sich vorstellen, wie überlebenswichtige Mutationen, Heldentum oder „Wunder" geholfen haben, zu überleben, und die Entwicklung von Religionen beeinflusst haben. Das führt zu einer interessanten Frage. Würde bei jeder Existenzkrise eine Münze geworfen, die Münze mit Kopf nach oben bedeutet Überleben, mit Zahl nach oben bedeutete Aussterben, dann hätten Sie bei jeder Krise eine Überlebenswahrscheinlichkeit von 50%. Jedes Mal bleibt bei jeder weiteren Krise die Überlebenswahrscheinlichkeit bei immerhin 50%. Rückblickend bedeutet das, dass die Münze, die unsere Art geworfen hat, immer wieder mit Kopf nach oben gelandet sein muss, was aus statistischer Sicht unmöglich scheint. Abhängig vom Blickwinkel kann die Evolutionstheorie entweder einer Religion Recht oder Unrecht geben oder die Existenz von etwas höherem bestätigen oder verwerfen. Nach vorne schauend ist von entscheidender Bedeutung, ob wir nicht nur unseren Platz in der Natur richtig verstehen, sondern auch die Natur in uns.

Abkürzungen und Begriffserklärungen

Adipozyt	Spezialisierte Zelle, die Fett herstellt und speichert.
ADHS	Aufmerksamkeitsdefizit Hyperaktivitäts Syndrom.
ADP	Adenosin Diphosphat enthält Adenosin, **CDP** Cytosin, **GDP** Guanosin, **IDP** Inosin, **TDP** Thymidin, **UDP** Uridin.
AICAR	5-Amino-1-β-D-Ribofuranosyl-Imidazol-4-Carboxamid, auch ZMP in Analogie zu AMP genannt, auch zum Doping missbraucht. Diese Substanz stimuliert die AMPK.
AMP	Adenosin Monophosphat enthält Adenosin, einen Hauptbestandteilt von DNS und RNS.
AMPD	AMP-Deaminase. Ein Enzym, das AMP verwertet und Abbauprodukte wie Harnsäure erzeugt. Die AMPD-Aktivierung bedeutet Speicherung von Fett und Hemmung der AMPK.
AMPK	AMP-Kinase. Ein Enzym, das AMP verwertet, eine wichtige Rolle bei der Fettverbrennung spielt und vor Diabetes Mellitus Typ 2 schützt.
ATP	Adenosin Triphosphat. Die primäre Energie (-währung) der Zelle, die sie bevorratet und zur Aufrechterhaltung ihrer Funktionen verwendet.
CKDu	Chronische Nierenerkrankung ungeklärter Ursache.
Diabetes mellitus Typ 2 (DM2)	Eine Gesundheitsstörung mit erhöhter Konzentration von Glukose im Blut (hier kurz HyperG), die sowohl durch Insulinresistenz als auch geringgradige Schädigung der insulinproduzierenden Zellen (Inselzellen) der Bauchspeicheldrüse zustande kommt, die, bezogen auf die Konzentration der Glukose im Blut (Blutzuckerspiegel), nicht genug Insulin produzieren. Kurzform hier DM2.
Dopamin	Eine Substanz, die das Gehirn bildet und ein Wohlgefühl vermitteln kann.
Epigenetik	Epigenetik betrifft genetische Veränderungen, die auf folgende Generationen übertragen werden können und nichts zu tun haben mit Veränderungen an den Genen (DNS im Zellkern), aber infolge erworbener Veränderungen an Substanzen auftreten können, die die DNS (das Erbmaterial) steuern.
Estivation	Ein dem Winterschlaf ähnelnder Vorgang, der bei hohen Temperaturen vorkommt.

Foraging-Reaktion	Der Futtersuchreflex ist eine späte Reaktion eines Tiers vor dem Verhungern, dabei ist es unruhig und fängt an, nach Futter zu suchen. Der Begriff Fouragieren ist aus dem militärischen Sprachgebrauch für Futter beschaffen/plündern entliehen.
Fruktokinase	Das erste Enzym im Fruktosestoffwechsel, auch Ketohexokinase oder KHK genannt. Die Fruktokinase wandelt Fruktose in Fruktose-1-Phosphat um, dabei kommt es zu einer vorübergehenden Erschöpfung der ATP-Vorräte und Aktivierung der AMPD. Letzterer Vorgang erklärt, warum Fruktose so ausgeprägt Symptome des metabolischen Syndroms hervorruft.
Fruktose	Ein einfacher Zucker (Monosaccharid), auch Fruchtzucker oder Laevulose genannt. Wichtigste Art von Zucker in Früchten und Honig. In Saccharose beträgt der Anteil 50%, in HFCS häufig mehr.
Ghrelin	Ein im Darm freigesetztes Hormon, das dem Hormon Leptin entgegengesetzt wirkt und als eine Art „Hungerhormon" aufgefasst werden kann; denn es wird bei Nahrungsmangel vermehrt ausgeschüttet.
Glukose	Ein einfacher Zucker (Monosaccharid), der als wichtigstes Kohlenhydrat dem Körper als Brennstoff dient. Er ist wasserlöslich und ist ein Bestandteil des Bluts. Eine erhöhte Glukosekonzentration im Blut (> 125 mg/dl) im nüchternen Zustand ist die Definition für Diabetes Mellitus. Unter bestimmten Bedingungen entsteht daraus Fruktose.
Glykogen	In der Tierwelt dient es in erster Linie als Speicherform von Kohlenhydraten und ähnelt der Stärke in der Pflanzenwelt. Glykogen besteht aus vielen Glukosemolekülen, die kovalent gebunden sind (Polymer).
Harnsäure	Ein Hauptabbauprodukt von DNS, RNS und Kernbasen, wie ATP. Eine hohe Konzentration der Harnsäure im Blut und Gewebe kann zu Kristallbildung führen. Wenn das im Gelenk geschieht, tritt eine Arthritis auf, die man Gicht nennt (Podagra im Grosszehengrundgelenk). Die Konzentration der Harnsäure im Blut ist gewöhnlich bei Leuten mit Fettleibigkeit, metabolischem Syndrom und Herzerkrankung erhöht.
HFCS	Der Fruktose-Glukose-Sirup wird enzymatisch aus Maisstärke hergestellt. Stärke wird dabei in viele Glukose-Moleküle zerlegt. Außerdem kann man so Fruktose aus Glukose entstehen lassen. Glukose und Fruktose sind im Gegensatz zu Saccharose nicht kovalent gebunden. Das Verhältnis von Fruktose zu Glukose ist wählbar: 45% bis 55 % findet in alkoholfreien Getränken und 42% bis 58% in Gebäck Verwendung. Nach der deutschen Zuckerartenverordnung muss Fruktose ab einem Anteil von 5% deklariert werden (Glukose-Fruktose-Sirup). Überwiegt Fruktose in dem Gemisch, lautet die Bezeichnung Fruktose-Glukose-Sirup.
HyperC	Hypercholesterinämie; erhöhte Konzentration von Cholesterin im Blut.
HyperG	Hyperglukosämie; erhöhte Konzentration von Glukose im Blut.
HyperT	Hypertriglyzeridämie; erhöhte Konzentration von Triglyzeriden im Blut.

HyperU Hyperurikämie; erhöhte Konzentration von Harnsäure im Blut.

IMP Inosin Monophosphat ist das Produkt der AMPD und eine Vorstufe in der Harnsäure-Synthese. Es kann als Geschmacksverstärker von Umami-Nahrungsmitteln aufgefasst werden.

Insulin Ein Hormon, das von Beta-Zellen in den Inseln der Bauchspeicheldrüse produziert wird, wenn die Konzentration der Glukose im Blut infolge Nahrungszufuhr ansteigt. Insulin stimuliert die Aufnahme und Verwertung von Glukose durch die Körperzelle.

Insulinresistenz Ein prädiabetisches Symptom bei fettleibigen Leuten, die gegenüber der Wirkung des Insulins resistent sind, den Blutglukosespiegel zu senken. Die Glukose-Konzentration im Blut ist unter Nüchtern-Bedingung erhöht (100 – 125 mg/dl) und die Insulinkonzentration im Blut ist ebenfalls erhöht.

Ketone/Ketosäure Ketone und Ketosäuren werden bei der Oxidation von Fettsäuren erzeugt. Somit sind Ketosäuren vorhanden, wenn Fett verbrannt wird oder Verwendung findet.

Leptin Es ist als das „Sattheitshormon" aufzufassen und wird von Fettzellen ausgeschüttet. Es dient dazu, einer Person anzuzeigen, dass sie „voll" ist und nichts mehr essen sollte.

Leptinresistenz Ein Symptom gewöhnlich bei fettleibigen Leuten, bei denen das Gehirn resistent gegenüber der Wirkung von Leptin ist. Bei Leptinresistenz lassen sich hohe Konzentrationen von Leptin im Blut messen.

Lustempfinden (pleasure response) Regelrechte Reaktion des mesolimbischen Systems/Belohnungszentrums auf die Ausschüttung von z. B. Dopamin.

metabolisches Syndrom (MetS) Es handelt sich um eine Reihe von Symptomen bei gefüllten Fettspeichern, wie abdominelle Fettleibigkeit, erhöhte Konzentration der Triglyzeride im Blut, erniedrigtes HDL-Cholesterin, verschlechterter Nüchternblutzucker und erhöhter arterieller Blutdruck. HyperU wurde über lange Jahre ignoriert.

Mitochondrien Kleine Zellbestandteile (Organelle) innerhalb des Zytoplasmas, in denen der überwiegende Teil von ATP erzeugt wird. Es sind die Energiefabriken der Zelle. Sie enthalten zu einem Ring geschlossene doppelsträngige DNS.

Oxidativer Stress Ein Zustand mit einer hohen Konzentration von Oxidanzien, bei dem Schäden am Gewebe auftreten können. Oxidativer Stress kommt zusammen mit gering ausgeprägter Entzündungsreaktion vor und ist bei vielen Personen mit metabolischem Syndrom und Herzerkrankung zu beobachten. Werden Mitochondrien einem gering ausgeprägten oxidativen Stress ausgesetzt, wird mehr Fett synthetisiert und weniger ATP erzeugt. Hochgradiger oxidativer Stress führ auf Dauer zum Verlust von Mitochondrien.

Polyol-Stoffwechselweg Eine Reihe von Enzymen, die Glukose in Fruktose umwandeln. Das erste Enzym ist die Aldosereduktase, die Glukose in Sorbit umwandelt, das zweite Enzym ist die Sorbitdehydrogenase, die Sorbit in Fruktose umwandelt.

Purine Die (Kern-)Bausteine von DNS und RNS. Harnsäure wird nach Genuss purinreicher Kost gebildet. Umami-Nahrungsmittel haben normalerweise einen hohen Gehalt an Purinen.

RNS-Welt Ein von vielen in Erwägung gezogener Zeitraum in ferner Vergangenheit, in der es Leben auf der Grundlage von RNS gab und noch keine Proteine und keine DNS da waren.

Saccharose Ein zweifacher Zucker (Disaccharid), der aus Fruktose und Glukose besteht, wobei beide kovalent gebunden sind. Auch wird sie Tafelzucker und Sucrose genannt und in erster Linie aus Zuckerrohr und Zuckerrüben erzeugt. Nach Verzehrt zerlegt sie das Darmenzym Sucrase wieder in Glukose und Fruktose, die dann resorbiert werden.

Sattheit Ein Empfinden der Fülle, das dazu führt, dass man mit dem Essen aufhört.

Sparsamkeits-Gen James Neel vermutete, daß wir in der Vergangenheit Gene erworben haben, die heute für Fettleibigkeit und Diabetes verantwortlich sind, die früher aber die Menschen in Zeiten der Hungersnot schützten. Diese Gene wurden nicht gefunden. Es handelt sich vielmehr um einen durch Mutation verursachten Verlust von Genen, wie Urikase zum Abbau von Harnsäure oder L-Gunololacton zum Abbau von Vitamin C. So neigen wir nun dazu, dick und insulinresistent zu werden.

Stärke Die wichtigste Speicherform von Kohlenhydraten in der Pflanzenwelt. Sie ähnelt dem Glykogen im Tierreich. Stärke besteht aus vielen Glukose-Molekülen, die kovalent gebunden sind (Polymer).

Starre Sie tritt beim Tier im Winterschlaf auf, wobei der Körperstoffwechsel deutlich herabgesetzt ist. Die Körpertemperatur ist abgefallen und die Herzfrequenz gesenkt.

Umami Eine von fünf Geschmacksqualitäten, die Prof. Kikunae Ikeda 1907 in Tokio entdeckt hatte: Geschmacksknospen nehmen süss, salzig, bitter, sauer und umami wahr. Umami ist ein Wohlgeschmack, der durch Glutamat und IMP hervorgerufen wird.

Urikase Ein Enzym, das bei den meisten Säugetieren vorkommt, nicht jedoch bei Menschen und grossen Menschenaffen, da es infolge einer Mutation verloren ging, die vor 15 Millionen Jahre im Miozän auftrat. Das Enzym kann Harnsäure zu Allantoin abbauen. Tiere mit Mangel an Urikaseaktivität haben höheren Harnsäurespiegel als andere Säugetiere.

Verschlechterter Nüchtern-Blutzucker Normalerweise liegt der Glukosespiegel im Blut unter Nüchtern-Bedingung unter 100 mg/dl. Wenn bei Personen unter Nüchtern-Bedingung die Konzentration der Glukose im Blut zwischen 100 und 125 mg/dl liegt, trifft die Definition verschlechterter Nüchtern-Blutzucker zu. Das wird als prädiabetisches Symptom aufgefasst und tritt zusammen mit Insulinresistenz und metabolischem Syndrom auf.

Vitamin C Ein Antioxidanz, das die Stoffwechseleffekte der Fruktose abschwächt. Viele Tiere und Pflanzen können es synthetisieren. Diese Fähigkeit ging bedingt durch Mutation bei vielen Affenarten, unseren Vorfahren, vor 58 bis 63 Millionen Jahren verloren.

Xanthinoxidase Das Enzym erzeugt Harnsäure in der Zelle und dabei auch Oxidanzien.

Literaturverzeichnis

Vorwort und Prolog

[1] *Diamond J.* The double puzzle of diabetes. Nature. 2003; *423*: 599-602.

[2] *Neel JV.* The study of natural selection in primitive and civilized human populations. Human biology; an international record of research. 1958; 30: 43-72.

[3] *Neel JV.* Diabetes mellitus: a "thrifty" genotype rendered detrimental by "progress"? Am J Hum Genet. 1962; *14*: 353-362.

[4] *Barry JM.* The site of origin of the 1918 influenza pandemic and its public health implications. J Transl Med. 2004; *2*: 3.

[5] *Yach D, Stuckler D, Brownell KD.* Epidemiologic and economic consequences of the global epidemics of obesity and diabetes. Nat Med. 2006; *12*: 62-66.

[6] *Hossain P, Kawar B, El Nahas M.* Obesity and diabetes in the developing world--a growing challenge. N Engl J Med. 2007; *356*: 213-215.

[7] *Ogden CL, Carroll MD, Curtin LR, McDowell MA, Tabak CJ, Flegal KM.* Prevalence of overweight and obesity in the United States, 1999-2004. JAMA. 2006; *295*: 1549-1555.

[8] *Medico-Actuarial Mortality Investigation.* Association of Life Insurance Medical Directors and the Actuarial Society of America. 1912;1.

[9] *Adams KF, Schatzkin A, Harris TB, Kipnis V, Mouw T, Ballard-Barbash R, Hollenbeck A, Leitzmann MF.* Overweight, obesity, and mortality in a large prospective cohort of persons 50 to 71 years old. N Engl J Med. 2006; *355*: 763-778.

[10] *Wellman NS, Friedberg B.* Causes and consequences of adult obesity: health, social and economic impacts in the United States. Asia Pac J Clin Nutr. 2002; *11* (Suppl 8): S705-S709.

[11] *Thompson D, Wolf AM.* The medical-care cost burden of obesity. Obes Rev. 2001; *2*: 189-197.

[12] *Devol R, Bedroussian A.* An unhealthy America: The economic burden of chronic disease – Charting a new course to save lives and increase productiviety and economic growth: Milken Institute; 2007.

Abschnitt 1

[1] *Darwin C.* On The Origin of Species by Means of Natural Selection, or The Preservation of Favoured Races in the Struggle for Life. First edition ed. London: John Murray; 1859.

[2] *Keesey RE, Powley TL.* The regulation of body weight. Annu Rev Psychol. 1986; *37*: 109-133.

[3] *Keesey RE, Powley TL.* Body energy homeostasis. Appetite. 2008; *51*: 442-445.

[4] *Bairlein F.* How to get fat: nutritional mechanisms of seasonal fat accumulation in migratory songbirds. Naturwissenschaften. 2002; *89*: 1-10.

[5] *Mrosovsky N*, Sherry DE. Animal anorexias. Science. 1980; 207: 837-842.

[6] *Martin SL*. Mammalian hibernation: a naturally reversible model for insulin resistance in man? Diab Vasc Dis Res. 2008; *5*: 76-81.

[7] *Heldmaier G, Ruf T*. Body temperature and metabolic rate during natural hypothermia in endotherms. J Comp Physiol B. 1992; *162*: 696-706.

[8] *Lyman CP*. Oxygen consumption, body temperature and heart rate of woodchucks entering hibernation. Am J Physiol. 1958; *194*: 83-91.

[9] *Arrese EL, Soulages JL*. Insect fat body: energy, metabolism, and regulation. Annu Rev Entomol. 2010; *55*: 207-225.

[10] *Hartman FA, Brownell KA*. Liver lipids in hummingbirds. Condor. 1959; *61*: 270-277.

[11] *Tryland M, Brun E*. Serum chemistry of the minke whale from the northeastern Atlantic. J Wildl Dis. 2001; *37*: 332-341.

[12] *Van Beurden EK*. Energy Metabolism of Dormant Australian Water-holding Frogs (Cyclorana platycephalus). Copeia. 1980; *4*: 787-799.

[13] *Pond CM*. Morphological Aspects and the Ecological and Mechanical Consequences of Fat Deposition in Wild Vertebrates. Annu Rev Ecol Syst. 1978; *9*: 519-570.

[14] *Shattock SG*. On Normal Tumour-like Formations of Fat in Man and the Lower Animals. Proc R Soc Med. 1909; *2* (Pathol Sect): 207-270.

[15] *Jonsson N, Jonsson B, Hansen LP*. Changes in Proximate Composition and Estimates of Energetic Costs During Upstream Migration and Spawning in Atlantic Salmon Salmo salar. J Anim Ecol. 1997; *66*: 425-436.

[16] *McVeigh BR, Healey MC, Wolfe E*. Energy expenditures during spawning by chum salmon Oncorhynchus keta (Walbaum) in British Columbia. J Fish Biol. 2007; *71*: 1696-1713.

[17] *Cranford JA*. Hibernation in the western jumping mouse (Zapus princeps). J Mammal. 1978; *59*: 496-506.

[18] *Dunbrack RL, Ramsay MA*. The Allometry of Mammalian Adaptations to Seasonal Environments: A Critique of the Fasting Endurance Hypothesis. Oikos. 1993; *66*: 336-342.

[19] *Bergmann C*. Über die Verhältnisse der Wärmeökonomie der Thiere zu ihrer Grösse. Göttinger Studien 1847; 3: 595-708.

[20] *Stillwell RC*. Are latitudinal clines in body size adaptive? Oikos. 2010; *119*: 1387-1390.

[21] *Hays GC, Broderick AC, Glen F, Godley BJ*. Change in body mass associated with long-term fasting in a marine reptile: the case of green turtles (Chelonia mydas) at Ascension Island. Can J Zool. 2002; *80*: 1299-1302.

[22] *Millar JS, Hickling GJ*. Fasting Endurance and the Evolution of Mammalian Body Size. Functional Ecology. 1990; *4*: 5-12.

[23] *Nagy KA, Girard IA, Brown TK*. Energetics of free-ranging mammals, reptiles, and birds. Annu Rev Nutr. 1999; *19*: 247-277.

[24] *Peterson CC*. Ecological energetics of the desert tortoise (Gopherus agassizii): effects of rainfall and drought. Ecology. 1996; *77*: 1831-1844.

[25] *Weis-Fogh T*. Fat Combustion and Metabolic Rate of Flying Locusts (Schistocerca gregaria Forskal. Philos Trans R Soc Lond. 1952; *237*: 1-36.

[26] *Alvarez LW, Alvarez W, Asaro F, Michel HV*. Extraterrestrial cause for the cretaceous-tertiary extinction. Science. 1980; 208: 1095-1108.

[27] *Pontzer H, Allen V, Hutchinson JR*. Biomechanics of running indicates endothermy in bipedal dinosaurs. PLoS ONE. 2009; *4*: e7783.

[28] *Ortmann S, Heldmaier G*. Regulation of body temperature and energy requirements of hibernating alpine marmots (Marmota marmota). Am J Physiol Regul Integr Comp Physiol. 2000; *278*: R698-R704.

[29] *Dausmann KH, Glos J, Ganzhorn JU, Heldmaier G*. Physiology: hibernation in a tropical primate. Nature. 2004; *429*: 825-826.

[30] *Hargrove JL*. Adipose energy stores, physical work, and the metabolic syndrome: lessons from hummingbirds. Nutr J. 2005; *4*: 36

[31] *Lancereaux E*. Le Diabète maigre et le Diabète gras. L' Union Mid 1880.

[32] Third Report of the National Cholesterol Education Program (NCEP) Expert Panel an Detection, Evaluation, and Treatment of High Blood Cholesterol in Adults (Adult Treatment Panel III):

National Heart, Lung, and Blood Institute, National Institutes of Health; 2001 May 2001. Report No.: NIH Publication No. 01-3670.

[33] *Kylin E.* [Studies of the hypertension-hyperglycemia-hyperuricemia syndrome] Studien uber das Hypertonie-Hyperglykamie-hyperurikamiesyndrome. Zentralblatt fur innere Medizin 1923; 44: 105-127.

[34] *Haller H.* [Epidermiology and associated risk factors of hyperlipoproteinemia]. Z Gesamte Inn Med. 1977; *32*: 124-128.

[35] *Singer P.* [Diagnosis of primary hyperlipoproteinemias]. Z Gesamte Inn Med. 1977; *32*: 129-133.

[36] *Phillips GB.* Sex hormones, risk factors and cardiovascular disease. Am J Med. 1978; *65*: 7-11.

[37] *Reaven GM.* Banting Lecture 1988. Role of insulin resistance in human disease. 1988. Nutrition 1997; 13: 65; discussion 4, 6.

[38] *Ford ES, Giles WH, Mokdad AH.* Increasing prevalence of the metabolic syndrome among u.s. Adults. Diabetes Care. 2004; *27*: 2444-2449.

[39] *Florant GL, Lawrence AK, Williams K, Bauman WA.* Seasonal changes in pancreatic B-cell function in euthermic yellow-bellied marmots. Am J Physiol. 1985; *249*: R159-R165.

[40] *Shafrir E, Ziv E, Kalman R.* Nutritionally induced diabetes in desert rodents as models of type 2 diabetes: Acomys cahirinus (spiny mice) and Psammomys obesus (desert gerbil). ILAR J. 2006; *47*: 212-224.

[41] *Conlon JM, Yano K, Chartrel N, Vaudry H, Storey KB.* Freeze tolerance in the wood frog Rana sylvatica is associated with unusual structural features in insulin but not in glucagon. J Mol Endocrinol. 1998; *21*: 153-159.

[42] *Fedorov VB, Goropashnaya AV, Tøien O, Stewart NC, Gracey AY, Chang C, Qin S, Pertea G, Quackenbush J, Showe LC, Showe MK, Boyer BB, Barnes BM.* Elevated expression of protein biosynthesis genes in liver and muscle of hibernating black bears (Ursus americanus). Physiol Genomics. 2009; *37*: 108-118.

[43] *Costa DP, Trillmich F.* Mass Changes and Metabolism during the Perinatal Fast: A Comparison between Antarctic (Arctocephalus gazella) and Galäpagos Fur Seals (Arctocephalus galapagoensis). Physiol Zool. 1988; *61*: 160-169.

[44] *Frisch RE.* Menarche and fatness: reexamination of the critical body composition hypothesis. Science. 1978; *200:* 1509-1513.

[45] *Frisch RE.* Critical fatness hypothesis. Am J Physiol. 1997; *273*: E231-E232.

[46] *Frisch RE, McArthur JW.* Menstrual cycles: fatness as a determinant of minimum weight for height necessary for their maintenance or onset. Science. 1974; *185*: 949-951.

[47] *Frisch RE, Wyshak G, Vincent L.* Delayed menarche and amenorrhea in ballet dancers. N Engl J Med. 1980; *303*: 17-19.

[48] *Cahill GF* Jr. Fuel metabolism in starvation. Annu Rev Nutr. 2006; *26*: 1-22.

[49] *Cahill GF* Jr, *Veech RL.* Ketoacids? Good medicine? Trans Am Clin Climatol Assoc. 2003; *114*: 149-161., discussion 162-163.

[50] *Adolph EF, Heggeness FW.* Age changes in body water and fat in fetal and infant mammals. Growth. 1971; *35*: 55-63.

[51] *Keys A, Brozek J.* Body fat in adult man. Physiol Rev. 1953; *33*: 245-325.

[52] *Reynolds EL.* The distribution of subcutaneous fat in childhood and adolescence. Monogr Soc Res Child Dev. 1951; *15*: 1-189.

[53] *Christopoulou-Aletra H, Papavramidou N, Pozzilli P.* Obesity in the Neolithic era: a Greek female figurine. Obes Surg. 2006; *16*: 1112-1114.

[54] *Bray GA.* History of Obesity. In: Williams G, Frühbeck G, eds. Obesity: Science to Practice. London: John Wiley and Sons; 2009: 604 pp.

[55] *Wadd W.* Cursory Remarks an Corpulence or Obesity Considered as a Disease with critical examination of ancient and modern opinions relative to the causes and cure. 3rd ed. London: Smith and Davy; 1816.

[56] *Speke JH.* Journal of Discovery of the Source of the Nile; 1864.

[57] *Peschel O.* Völkerkunde. Leipzig; 1874: 506. [AdÜ]

[58] *Darwin C.* The Descent of Man, and Selection in Relation to Sex. London: John Murray; 1871.

[59] *Hollinshed R.* Hollinshed‘s Chronicles of England, Scotland and Ireland;1577.

[60] *Kunkel D*. Children and television advertising. In: Singer DG, Singer JL, eds. Handbook of Children and the media. Thousand Oaks: Sage; 2001: 375-93.

[61] *Gortmaker SL, Must A, Sobol AM, Peterson K, Colditz GA, Dietz WH*. Television viewing as a cause of increasing obesity among children in the United States, 1986-1990. Arch Pediatr Adolesc Med. 1996; *150*: 356-362.

[62] *Omran AR*. The epidemiologic transition. A theory of the epidemiology of population change. Milbank Mem Fund Q. 1971; *49*: 509-538.

[63] *Ludwig DS*. Childhood obesity – the shape of things to come. N Engl J Med. 2007; *357*: 2325-2327.

[64] *Christakis NA, Fowler JH*. The spread of obesity in a large social network over 32 years. N Engl J Med. 2007; *357*: 370-379.

[65] *Mello MM, Studdert DM, Brennan TA*. Obesity--the new frontier of public health law. N Engl J Med. 2006; *354*: 2601-2610.

[66] *Zhang Y, Proenca R, Maffei M, Barone M, Leopold L, Friedman JM*. Positional cloning of the mouse obese gene and its human homologue. Nature. 1994; *372*: 425-432.

[67] *Rubaum-Keller I*. Foodaholic-- the seven stages to permanent weight loss. Minneapolis: Mill City Press; 2011.

[68] *Robinson TN*. Reducing children's television viewing to prevent obesity: a randomized controlled trial. JAMA. 1999; *282*: 1561-1567.

[69] *Schutz Y, Flatt JP, Jéquier E*. Failure of dietary fat intake to promote fat oxidation: a factor favoring the development of obesity. Am J Clin Nutr. 1989; *50*: 307-314.

[70] *Blaak EE*. Basic disturbances in skeletal muscle fatty acid metabolism in obesity and type 2 diabetes mellitus. Proc Nutr Soc. 2004; *63*: 323-330.

[71] *Westerterp KR*. Dietary fat oxidation as a function of body fat. Curr Opin Lipidol. 2009; *20*: 45-49.

[72] *Raben A, Andersen HB, Christensen NJ, Madsen J, Holst JJ, Astrup A*. Evidence for an abnormal postprandial response to a high-fat meal in women predisposed to obesity. Am J Physiol. 1994; *267*: E549-E559.

[73] *Kim JY, Hickner RC, Cortright RL, Dohm GL, Houmard JA*. Lipid oxidation is reduced in obese human skeletal muscle. Am J Physiol Endocrinol Metab. 2000; *279*: E1039-1044.

[74] *Kelley DE, He J, Menshikova EV, Ritov VB*. Dysfunction of mitochondria in human skeletal muscle in type 2 diabetes. Diabetes. 2002; *51*: 2944-2950.

[75] *Gianotti TF, Sookoian S, Dieuzeide G, García SI, Gemma C, González CD, Pirola CJ*. A decreased mitochondrial DNA content is related to insulin resistance in adolescents. Obesity (Silver Spring). 2008; *16*: 1591-1595.

[76] *Nair S, P Chacko V, Arnold C, Diehl AM*. Hepatic ATP reserve and efficiency of replenishing: comparison between obese and nonobese normal individuals. Am J Gastroenterol. 2003; *98*: 466-470.

[77] *Hulens M, Vansant G, Lysens R, Claessens AL, Muls E*. Exercise capacity in lean versus obese women. Scand J Med Sci Sports. 2001; *11*: 305-309.

[78] *Lean ME*. Pathophysiology of obesity. Proc Nutr Soc. 2000; *59*: 331-336.

[79] *Mattsson E, Larsson UE, Rössner S*. Is walking for exercise too exhausting for obese women? Int J Obes Relat Metab Disord. 1997; *21*: 380-386.

[80] *Okamoto M, Tan F, Suyama A, Okada H, Miyamoto T, Kishimoto T*. The characteristics of fatigue symptoms and their association with the life style and the health status in school children. J Epidemiol. 2000; *10*: 241-248.

[81] *Lennmarken C, Sandstedt S, von Schenck H, Larsson J*. Skeletal muscle function and metabolism in obese women. JPEN J Parenter Enteral Nutr. 1986; *10*: 583-587.

[82] *Ji H, Graczyk-Milbrandt G, Friedman MI*. Metabolic inhibitors synergistically decrease hepatic energy status and increase food intake. Am J Physiol Regul Integr Comp Physiol. 2000; *278*: R1579-R1582.

[83] *Friedman MI, Harris RB, Ji H, Ramirez I, Tordoff MG*. Fatty acid oxidation affects food intake by altering hepatic energy status. Am J Physiol. 1999; *276*: R1046-R1053.

[84] *Koch JE, Ji H, Osbakken MD, Friedman MI*. Temporal relationships between eating behavior and liver adenine nucleotides in rats treated with 2,5-AM. Am J Physiol. 1998; *274*: R610-R617.

[85] *Astrup A, Buemann B, Christensen NJ, Toubro S.* Failure to increase lipid oxidation in response to increasing dietary fat content in formerly obese women. Am J Physiol. 1994; *266*: E592-E599.

[86] *Jackman MR, Steig A, Higgins JA, Johnson GC, Fleming-Elder BK, Bessesen DH, MacLean PS.* Weight regain after sustained weight reduction is accompanied by suppressed oxidation of dietary fat and adipocyte hyperplasia. Am J Physiol Regul Integr Comp Physiol. 2008; *294*: R1117-R1129.

Abschnitt 2

[1] *Cahill GF* Jr. Fuel metabolism in starvation. Annu Rev Nutr. 2006; *26*: 1-22.

[2] *Cahill GF* Jr. Starvation in man. N Engl J Med. 1970; *282*: 668-675.

[3] *McGarry JD, Meier JM, Foster DW.* The effects of starvation and refeeding on carbohydrate and lipid metabolism in vivo and in the perfused rat liver. The relationship between fatty acid oxidation and esterification in the regulation of ketogenesis. J Biol Chem. 1973; *248*: 270-278.

[4] *Fisher NF, Lackey RW.* The glycogen content of heart, liver and muscles of normal and diabetic dogs. Am J Physiol. 1925; *72*: 43-49.

[5] *Nilsson LH, Hultman E.* Liver glycogen in man – the effect of total starvation or a carbohydrate-poor diet followed by carbohydrate refeeding. Scand J Clin Lab Invest. 1973; *32*: 325-330.

[6] *Weis-Fogh T.* Fat Combustion and Metabolic Rate of Flying Locusts (Schistocerca gregaria Forskal. Philos Trans R Soc Lond. 1952; *237*: 1-36.

[7] *Youn JH, Youn MS, Bergman RN.* Synergism of glucose and fructose in net glycogen synthesis in perfused rat livers. J Biol Chem. 1986; *261*: 15960-15969.

[8] *Müller C, Assimacopoulos-Jeannet F, Mosimann F, Schneiter P, Riou JP, Pachiaudi C, Felber JP, Jéquier E, Jeanrenaud B, Tappy L.* Endogenous glucose production, gluconeogenesis and liver glycogen concentration in obese non-diabetic patients. Diabetologia. 1997; *40*: 463-468.

[9] *Jinka TR, Carlson ZA, Moore JT, Drew KL.* Altered thermoregulation via sensitization of A1 adenosine receptors in dietary-restricted rats. Psychopharmacology (Berl). 2010; *209*: 217-224.

[10] *Rigaud D, Hassid J, Meulemans A, Poupard AT, Boulier A.* A paradoxical increase in resting energy expenditure in malnourished patients near death: the king penguin syndrome. Am J Clin Nutr. 2000; *72*: 355-360.

[11] *Belkhou R, Cherel Y, Heitz A, Robin JP, Le Maho Y.* Energy contribution of proteins and lipids during prolonged fasting in the rat. Nutr Res. 1991; *11*: 365-374.

[12] *du Vigneaud V, Karr WG.* Carbohydrate utilization I. Rate of disappearance of D-glucose from the blood. J Biol Chem. 1925; *66*: 281-300.

[13] *Challet E, le Maho Y, Robin JP, Malan A, Cherel Y.* Involvement of corticosterone in the fasting-induced rise in protein utilization and locomotor activity. Pharmacol Biochem Behav. 1995; *50*: 405-412.

[14] *Cherel Y, Le Maho Y.* Refeeding after the late increase in nitrogen excretion during prolonged fasting in the rat. Physiol Behav. 1991; *50*: 345-349.

[15] *Mrosovsky N, Sherry DE.* Animal anorexias. Science. 1980; 207: 837-842.

[16] *Robin JP, Boucontet L, Chillet P, Groscolas R.* Behavioral changes in fasting emperor penguins: evidence for a "refeeding signal" linked to a metabolic shift. Am J Physiol. 1998; *274*: R746-R753.

[17] *Klaassen M.* Metabolic constraints on long-distance migration in birds. J Exp Biol. 1996; *199*: 57-64.

[18] *Landys MM, Piersma T, Guglielmo CG, Jukema J, Ramenofsky M, Wingfield JC.* Metabolic profile of long-distance migratory flight and stopover in a shorebird. Proc Biol Sci. 2005; *272*: 295-302.

[19] *Jenni L, Jenni-Eiermann S, Spina F, Schwabl H.* Regulation of protein breakdown and adrenocortical response to stress in birds during migratory flight. Am J Physiol Regul Integr Comp Physiol. 2000; *278*: R1182-R1189.

[20] *Dutton CJ, Taylor P.* A comparison between pre- and posthibernation morphometry, hematology, and blood chemistry in viperid snakes. J Zoo Wildl Med. 2003; *34*: 53-58.

[21] *Rockall AG, Sohaib SA, Evans D*, et al. Hepatic steatosis in Cushing's syndrome: a radiological assessment using computed tomography. European journal of endocrinology/European Federation of Endocrine Societies. 2003; 149: 543-548.

[22] *Schaer M, Ginn PE*. Iatrogenic Cushing's syndrome and steroid hepatopathy in a cat. J Am Anim Hosp Assoc. 1999; *35*: 48-51.

[23] *Kylin E.* [Studies of the hypertension-hyperglycemia-hyperuricemia syndrome] Studien uber das Hypertonie-Hyperglykamie-hyperurikamiesyndrome. Zentralblatt fur innere Medizin. 1923; 44: 105-127.

[24] *Grayson PC, Kim SY, Lavalley M, Choi HK.* Hyperuricemia and incident hypertension: A systematic review and meta-analysis. Arthritis Care Res (Hoboken) 2010.

[25] *Kodama S, Saito K, Yachi Y, Asumi M, Sugawara A, Totsuka K, Saito A, Sone H.* Association between serum uric acid and development of type 2 diabetes. Diabetes Care. 2009; *32*: 1737-1742.

[26] *Masuo K, Kawaguchi H, Mikami H, Ogihara T, Tuck ML.* Serum uric acid and plasma norepinephrine concentrations predict subsequent weight gain and blood pressure elevation. Hypertension. 2003; *42*: 474-480.

[27] *Lonardo A, Loria P, Leonardi F, Borsatti A, Neri P, Pulvirenti M, Verrone AM, Bagni A, Bertolotti M, Ganazzi D, Carulli N*; POLI.ST.E.N.A. Study Group. Policentrica Steatosi Epatica Non Alcolica. Fasting insulin and uric acid levels but not indices of iron metabolism are independent predictors of non-alcoholic fatty liver disease. A case-control study. Dig Liver Dis. 2002; *34*: 204-211.

[28] *Feig DI, Kang DH, Johnson RJ.* Uric acid and cardiovascular risk. N Engl J Med. 2008; *359*: 1811-1821.

[29] *Fischer AHL, Henrich T, Arendt D.* The normal development of Platynereis dumerilii (Nereididae, Annelida). Front Zool. 2010; *7*: 31

[30] *Zeeck E, Harder T, Beckmann M.* Uric acid: The sperm-release pheromone of the marine polychaete: Platynereis dumerilii. J Chem Ecol. 1998; *24*: 13-22.

[31] *Gesteland RF, Cech TR, Atkins JF.* The RNA World: the nature of modern RNA suggests a prebiotic RNA world. 3rd ed. New York City: Cold Spring Harbor Laboratory Press; 2006.

[32] *Benner S.* Life, the Universe, and the Scientific Method Gainesville: Ffame Press; 2010.

[33] *Smith HW.* From Fish to Philosopher. Boston: Little, Brown and Co; 1953.

[34] *Keilin J.* The biological significance of uric acid and guanine excretion. Biol Rev Camb Philos Soc. 1959; *34*: 265-296.

[35] *Facchini F, Chen YD, Hollenbeck CB, Reaven GM.* Relationship between resistance to insulin-mediated glucose uptake, urinary uric acid clearance, and plasma uric acid concentration. JAMA. 1991; *266*: 3008-3011.

[36] *Lanaspa M, Sanchez-Lozada LG, Cicerchi C*, et al. Uric acid induces hepatic steatosis by generation of mitochondrial oxidative stress: potential role in fructose-dependent and -independent fatty liver. J Biol Chem. 2012 Nov 23; 287(48):40732-40744.

[37] *Ji H, Graczyk-Milbrandt G, Friedman MI.* Metabolic inhibitors synergistically decrease hepatic energy status and increase food intake. Am J Physiol Regul Integr Comp Physiol. 2000; *278*: R1579-R1582.

[38] *Friedman MI, Harris RB, Ji H, Ramirez I, Tordoff MG.* Fatty acid oxidation affects food intake by altering hepatic energy status. Am J Physiol. 1999; *276*: R1046-R1053.

[39] *Baldwin W, McRae S, Marek G, Wymer D, Pannu V, Baylis C, Johnson RJ, Sautin YY.* Hyperuricemia as a mediator of the proinflammatory endocrine imbalance in the adipose tissue in a murine model of the metabolic syndrome. Diabetes. 2011; *60*: 1258-1269.

[40] *Nakagawa T, Hu H, Zharikov S, Tuttle KR, Short RA, Glushakova O, Ouyang X, Feig DI, Block ER, Herrera-Acosta J, Patel JM, Johnson RJ.* A causal role for uric acid in fructose-induced metabolic syndrome. Am J Physiol Renal Physiol. 2006; *290*: F625-F631.

[41] *Reungjui S, Roncal CA, Mu W, Srinivas TR, Sirivongs D, Johnson RJ, Nakagawa T.* Thiazide diuretics exacerbate fructose-induced metabolic syndrome. J Am Soc Nephrol. 2007; *18*: 2724-2731.

[42] *Lanaspa M, Sautin Y, Ejaz A*, et al. Uric acid and insulin resistance: What is the relationship? Curr Rheum Rev. 2011; *7*: 162-169.

[43] *Ogino K, Kato M, Furuse Y, Kinugasa Y, Ishida K, Osaki S, Kinugawa T, Igawa O, Hisatome I, Shigemasa C, Anker SD, Doehner W.* Uric acid-lowering treatment with benzbromarone in pa-

tients with heart failure: a double-blind placebo-controlled crossover preliminary study. Circ Heart Fail. 2010; *3*: 73-81.

[44] *Hoehn KL, Salmon AB, Hohnen-Behrens C, Turner N, Hoy AJ, Maghzal GJ, Stocker R, Van Remmen H, Kraegen EW, Cooney GJ, Richardson AR, James DE*. Insulin resistance is a cellular antioxidant defense mechanism. Proc Natl Acad Sci USA. 2009; *106*: 17787-17792.

[45] *Block K, Gorin Y, Abboud HE*. Subcellular localization of Nox4 and regulation in diabetes. Proc Natl Acad Sci USA. 2009; *106*: 14385-14390.

[46] *Mazzali M, Hughes J, Kim YG, Jefferson JA, Kang DH, Gordon KL, Lan HY, Kivlighn S, Johnson RJ*. Elevated uric acid increases blood pressure in the rat by a novel crystal-independent mechanism. Hypertension. 2001; *38*: 1101-1106.

[47] *Sánchez-Lozada LG, Soto V, Tapia E, Avila-Casado C, Sautin YY, Nakagawa T, Franco M, Rodríguez-Iturbe B, Johnson RJ*. Role of oxidative stress in the renal abnormalities induced by experimental hyperuricemia. Am J Physiol Renal Physiol. 2008; *295*: F1134-F1141.

[48] *Dikalova AE, Bikineyeva AT, Budzyn K, Nazarewicz RR, McCann L, Lewis W, Harrison DG, Dikalov SI*. Therapeutic targeting of mitochondrial superoxide in hypertension. Circ Res. 2010; *107*: 106-116.

[49] *Watanabe S, Kang DH, Feng L, Nakagawa T, Kanellis J, Lan H, Mazzali M, Johnson RJ*. Uric acid, hominoid evolution, and the pathogenesis of salt-sensitivity. Hypertension. 2002; *40*: 355-360.

[50] *Kanellis J, Watanabe S, Li JH, Kang DH, Li P, Nakagawa T, Wamsley A, Sheikh-Hamad D, Lan HY, Feng L, Johnson RJ*. Uric acid stimulates monocyte chemoattractant protein-1 production in vascular smooth muscle cells via mitogen-activated protein kinase and cyclooxygenase-2. Hypertension. 2003; *41*: 1287-1293.

[51] *Kang DH, Park SK, Lee IK, Johnson RJ*. Uric acid-induced C-reactive protein expression: implication on cell proliferation and nitric oxide production of human vascular cells. J Am Soc Nephrol. 2005; *16*: 3553-3562.

[52] *Roncal-Jimenez CA, Lanaspa MA, Rivard CJ, Nakagawa T, Sanchez-Lozada LG, Jalal D, Andres-Hernando A, Tanabe K, Madero M, Li N, Cicerchi C, Mc Fann K, Sautin YY, Johnson RJ*. Sucrose induces fatty liver and pancreatic inflammation in male breeder rats independent of excess energy intake. Metabolism. 2011; *60*: 1259-1270.

[53] *Shi Y, Evans JE, Rock KL*. Molecular identification of a danger signal that alerts the immune system to dying cells. Nature. 2003; *425*: 516-521.

[54] *Chen CJ, Kono H, Golenbock D, Reed G, Akira S, Rock KL*. Identification of a key pathway required for the sterile inflammatory response triggered by dying cells. Nat Med. 2007; *13*: 851-856.

[55] *Kono H, Chen CJ, Ontiveros F, Rock KL*. Uric acid promotes an acute inflammatory response to sterile cell death in mice. J Clin Invest. 2010; *120*: 1939-1949.

[56] *Zare F, Magnusson M, Bergström T, Brisslert M, Josefsson E, Karlsson A, Tarkowski A*. Uric acid, a nucleic acid degradation product, down-regulates dsRNA-triggered arthritis. J Leukoc Biol. 2006; *79*: 482-488.

[57] *Meotti FC, Jameson GN, Turner R, Harwood DT, Stockwell S, Rees MD, Thomas SR, Kettle AJ*. Urate as a physiological substrate for myeloperoxidase: implications for hyperuricemia and inflammation. J Biol Chem. 2011; *286*: 12901-12911.

[58] *Shi Y, Galusha SA, Rock KL*. Cutting edge: elimination of an endogenous adjuvant reduces the activation of CD8 T lymphocytes to transplanted cells and in an autoimmune diabetes model. J Immunol. 2006; *176*: 3905-3908.

[59] *Ma XJ, Tian DY, Xu D, Yang DF, Zhu HF, Liang ZH, Zhang ZG*. Uric acid enhances T cell immune responses to hepatitis B surface antigen-pulsed-dendritic cells in mice. World J Gastroenterol. 2007; *13*: 1060-1066.

[60] *Behrens MD, Wagner WM, Krco CJ*, et al. The endogenous danger signal, crystalline uric acid, signals for enhanced antibody immunity. Blood 2008; 111: 1472-1479.

[61] *Orengo JM, Leliwa-Sytek A, Evans JE, Evans B, van de Hoef D, Nyako M, Day K, Rodriguez A*. Uric acid is a mediator of the Plasmodium falciparum-induced inflammatory response. PLoS ONE. 2009; *4*: e5194

[62] *Ames BN, Cathcart R, Schwiers E, Hochstein P.* Uric acid provides an antioxidant defense in humans against oxidant- and radical-caused aging and cancer: a hypothesis. Proc Natl Acad Sci USA. 1981; *78*: 6858-6862.

[63] *Orowan E.* The origin of man. Nature. 1955; *175*: 683-684.

[64] *Barrera CM, Hunter RE, Dunlap WP.* Hyperuricemia and locomotor activity in developing rats. Pharmacol Biochem Behav. 1989; *33*: 367-369.

[65] *Hunter RE, Barrera CM, Dohanich GP, Dunlap WP.* Effects of uric acid and caffeine on A1 adenosine receptor binding in developing rat brain. Pharmacol Biochem Behav. 1990; *35*: 791-795.

[66] *Hellmann N, Jaenicke E, Decker H.* Two types of urate binding sites on hemocyanin from the crayfish Astacus leptodactylus: an ITC study. Biophys Chem. 2001; *90*: 279-299.

[67] *Terwilliger NB.* Functional adaptations of oxygen-transport proteins. J Exp Biol. 1998; *201*: 1085-1098.

[68] *Perera IC, Lee YH, Wilkinson SP, Grove A.* Mechanism for attenuation of DNA binding by MarR family transcriptional regulators by small molecule ligands. J Mol Biol. 2009; *390*: 1019-1029.

[69] *Wilkinson SP, Grove A.* HucR, a novel uric acid-responsive member of the MarR family of transcriptional regulators from Deinococcus radiodurans. J Biol Chem. 2004; *279*: 51442-51450.

[70] *Wilkinson SP, Grove A.* Negative cooperativity of uric acid binding to the transcriptional regulator HucR from Deinococcus radiodurans. J Mol Biol. 2005; *350*: 617-630.

[71] *Barron AB, Søvik E, Cornish JL.* The roles of dopamine and related compounds in reward-seeking behavior across animal phyla. Front Behav Neurosci. 2010; *4*: 163

[72] *Robertson HA, Carlson AD.* Octopamine: presence in firefly lantern suggests a transmitter role. J Exp Zool. 1976; *195*: 159-164.

[73] *Slamaa P, Reglier M.* Xanthine oxidase-assisted catalysis by dopamine (3-hydroxylase: Mechanistic considerations on the role of superoxide anion. C R Chim. 2007; *10*: 731-741.

[74] *Fox IH, Palella TD, Kelley WN.* Hyperuricemia: a marker for cell energy crisis. N Engl J Med. 1987; *317*: 111-112.

[75] *Martin SL.* Mammalian hibernation: a naturally reversible model for insulin resistance in man? Diab Vasc Dis Res. 2008; *5*: 76-81.

[76] *Ortmann S, Heldmaier G.* Regulation of body temperature and energy requirements of hibernating alpine marmots (Marmota marmota). Am J Physiol Regul Integr Comp Physiol. 2000; *278*: R698-R704.

[77] *Russell RL, O'Neill PH, Epperson LE, Martin SL.* Extensive use of torpor in 13-lined ground squirrels in the fall prior to cold exposure. J Comp Physiol B. 2010; *180*: 1165-1172.

[78] *Al-Badry KS, Taha HM.* Hibernation-hypothermia and metabolism in hedgehogs. Changes in some organic components. Comp Biochem Physiol A Comp Physiol 1983;74: 143-8.

[79] *Okamoto I, Kayano T, Hanaya T, Arai S, Ikeda M, Kurimoto M.* Up-regulation of an extracellular superoxide dismutase-like activity in hibernating hamsters subjected to oxidative stress in mid- to late arousal from torpor. Comp Biochem Physiol C Toxicol Pharmacol. 2006; *144*: 47-56.

[80]. Toien 0, Drew KL, Chao ML, Rice ME. Ascorbate dynamics and oxygen consumption during arousal from hibernation in Arctic ground squirrels. Am J Physiol. 2001; *281*: R572-R583.

[81] *Drew KL, Tøien Ø, Rivera PM, Smith MA, Perry G, Rice ME.* Role of the antioxidant ascorbate in hibernation and warming from hibernation. Comp Biochem Physiol C Toxicol Pharmacol. 2002; *133*: 483-492.

[82] *Nelson CJ, Otis JP, Martin SL, Carey HV.* Analysis of the hibernation cycle using LC-MS-based metabolomics in ground squirrel liver. Physiol Genomics. 2009; *37*: 43-51.

[83] *Lanaspa MA, Garcia G, Cicerchi C* et. al. Counteracting roles of AMP deaminase and AMP kinase in the development of fatty liver. PLoS One. 2012;7(11): e48801. doi: 10.1371/journal.pone.0048801. Epub 2012 Nov 9.

[84] *Lanaspa MA, Epperson E, Cicerchi C,* et al AOpposing Activity Changes in AMP Deaminase and AMP-Activated Protein Kinase in the Hibernating Ground Squirrel. PLoS One 2015; 10(4): e0123509. doi:10.1371/journal.pone.0123509.

[85] *Buckner JS, Caldwell JM.* Uric acid levels during last larval instar of Manduca Sexta, an abrupt transition from excretion to storage in fat body. J Insect Physiol. 1980; *26*: 27-32.

[86] *Haunerland NH, Shirk PD.* Regional and functional differentiation in the insect fat body Ann Rev Entomol 1995; 40: 121-145.

[87] *Ehresmann DD, Buckner JS, Graf G.* Uric acid translocation from the fat body of Manduca Sexta during the pupal-adult transformation: Effects of 20- hydroxyecdysone. J Insect Physiol. 1990; *36*: 173-180.

[88] *Ouyang J, Parakhia RA, Ochs RS.* Metformin activates AMP kinase through inhibition of AMP deaminase. J Biol Chem. 2011; *286*: 1-11.

[89] *Kubitzki K, Ziburski A.* Seed Dispersal in Flood Plain Forests of Amazonia. Biotropica. 1994; *26*: 30-43.

[90] *Junk WJ.* Temporary fat storage,an adaptation of some fish species to the waterlevel fluctuations and related environmental changes of the Amazon river. Amazoniana. 1985; *9*: 315-351.

[91] *Nagy S.* Vitamin C contents of citrus fruit and their products: a review. J Agric Food Chem. 1980; *28*: 8-18.

[92] *Koike S, Kasai S, Yamazaki K, Furubayashi K.* Fruit phenology of Prunus jamasakura and the feeding habit of the Asiatic black bear as a seed disperser. Ecol Res. 2008; *23*: 385-392.

[93] *Auger J, Meyer SE, Black HL.* Are American Black Bears (Ursus americanus) Legitimate Seed Dispersers for Fleshy-fruited Shrubs? Am Midl Nat. 2002; *147*: 352-367.

[94] *McConkey K, Galleti M.* Seed dispersal by the sun bear Helarctos malayanus in Central Borneo. J Trop Ecol. 1999; *15*: 237-241.

[95] *Koike S, Morimoto H, Goto Y, Kozokai C, Yamazaki K.* Frugivory of carnivores and seed dispersal of fleshy fruits in cool-temperate deciduous forests. J For Res. 2008; *13*: 215-222.

[96] *Bairlein F.* How to get fat: nutritional mechanisms of seasonal fat accumulation in migratory songbirds. Naturwissenschaften. 2002; *89*: 1-10.

[97] *Knott CD.* Changes in Orangutan Caloric Intake, Energy Balance, and Ketones in Response to Fluctuating Fruit Availability. Int J Primatol. 1998; *19*: 1061-1079.

[98] *Tappy L, Lê KA.* Metabolic effects of fructose and the worldwide increase in obesity. Physiol Rev. 2010; *90*: 23-46.

[99] *Havel PJ.* Dietary fructose: implications for dysregulation of energy homeostasis and lipid/carbohydrate metabolism. Nutr Rev. 2005; *63*: 133-157.

[100] *Johnson RJ, Segal MS, Sautin Y, Nakagawa T, Feig DI, Kang DH, Gersch MS, Benner S, Sánchez-Lozada LG.* Potential role of sugar (fructose) in the epidemic of hypertension, obesity and the metabolic syndrome, diabetes, kidney disease, and cardiovascular disease. Am J Clin Nutr. 2007; *86*: 899-906.

[101] *Gersch MS, Mu W, Cirillo P, Reungjui S, Zhang L, Roncal C, Sautin YY, Johnson RJ, Nakagawa T.* Fructose, but not dextrose, accelerates the progression of chronic kidney disease. Am J Physiol Renal Physiol. 2007; *293*: F1256-F1261.

[102] *van den Berghe G, Bronfman M, Vanneste R, Hers HG.* The mechanism of adenosine triphosphate depletion in the liver after a load of fructose. A kinetic study of liver adenylate deaminase. The Biochemical Journal. 1977; *162*: 601-609.

[103] *Avena NM, Rada P, Hoebel BG.* Sugar bingeing in rats. Current protocols in neuroscience. Chapter 9: Unit9 23C.In: Current Protocols in Neuroscience. Crawley, JN, Gerfen, CR, Rogawski, MA, Sibley DR, Skolnick, P, Wray, S (Eds.). New York: Wiley, Inc. 2006; p. 9.23C.1-6

[104] *Teff KL, Elliott SS, Tschöp M, Kieffer TJ, Rader D, Heiman M, Townsend RR, Keim NL, D'Alessio D, Havel PJ.* Dietary fructose reduces circulating insulin and leptin, attenuates postprandial suppression of ghrelin, and increases triglycerides in women. J Clin Endocrinol Metab. 2004; *89*: 2963-2972.

[105] *Shapiro A, Mu W, Roncal C, Cheng KY, Johnson RJ, Scarpace PJ.* Fructose-induced leptin resistance exacerbates weight gain in response to subsequent high-fat feeding. Am J Physiol Regul Integr Comp Physiol. 2008; *295*: R1370-R1375.

[106] *Hargrove JL.* Adipose energy stores, physical work, and the metabolic syndrome: lessons from hummingbirds. Nutr J. 2005; *4*: 36

[107] *Hartman FA, Brownell KA.* Liver lipids in hummingbirds. Condor. 1959; *61*: 270-277.

[108] *Walker A, Teaford M.* The hunt for Proconsul. Sci Am. 1989; *260*: 76-82.

[109] *Begun DR.* Planet of the apes. Sci Am. 2003; *289*: 74-83.

[110] *Skinner MF, Dupras TL, Moya-Sola S.* Periodicity of linear enamel hypoplasia among Miocene Dryopithecus from Spain. J Paleopathol. 1995: 195-222.

[111] *Kelley J, Andrews P, Alpagut B.* A new hominoid species from the middle Miocene site of Paşalar, Turkey. J Hum Evol. 2008; *54*: 455-479.

[112] *Moyà-Solà S, Köhler M.* A Dryopithecus skeleton and the origins of great-ape locomotion. Nature. 1996; *379*: 156-159.

[113] *Agustí J, Sanz de Siria A, Garcés M.* Explaining the end of the hominoid experiment in Europe. J Hum Evol. 2003; *45*: 145-153.

[114] *Stewart CB, Disotell TR.* Primate evolution - in and out of Africa. Curr Biol. 1998; *8*: R582-R588.

[115] *Andrews P, Kelley J.* Middle Miocene dispersals of apes. Folia primatologica; international journal of primatology 2007; 78: 328-343.

[116] *Begun DR.* African and Eurasian Miocene hominoids and the origins of the Hominidae. In: Andrews P, Koufos G, DeBonis L, (eds.). Hominoid Evolution and Enviromental Change in the Neogene of Europe. Cambridge: Cambridge University Press; 2001. p. 231-253.

[117] *Neel JV.* Diabetes mellitus: a "thrifty" genotype rendered detrimental by "progress"? Am J Hum Genet. 1962; *14*: 353-362.

[118] *Speakman JR.* Thrifty genes for obesity, an attractive but flawed idea, and an alternative perspective: the ‚drifty gene' hypothesis. Int J Obes. 2008; 32: 1611–1617.

[119] *Johnson RJ, Andrews P.* Fructose, Uricase, and the Back-to-Africa Hypothesis. Evol Anthropol. 2010; *19*: 250-257.

[120] *Stavric B, Johnson WJ, Clayman S, Gadd RE, Chartrand A.* Effect of fructose administration on serum urate levels in the uricase inhibited rat. Experientia. 1976; *32*: 373-374.

[121] *Stackhouse J, Presnell SR, McGeehan GM, Nambiar KP, Benner SA.* The ribonuclease from an extinct bovid ruminant. FEBS Lett. 1990; *262*: 104-106.

[122] *Whiteside JH, Olsen PE, Eglinton T, Brookfield ME, Sambrotto RN.* Compound-specific carbon isotopes from Earth's largest flood basalt eruptions directly linked to the end-Triassic mass extinction. Proc Natl Acad Sci USA. 2010; *107*: 6721-6725.

[123] *Moe OW.* Uric acid nephrolithiasis: proton titration of an essential molecule? Curr Opin Nephrol Hypertens. 2006; *15*: 366-373.

[124] *Nandi A, Mukhopadhyay CK, Ghosh MK, Chattopadhyay DJ, Chatterjee IB.* Evolutionary significance of vitamin C biosynthesis in terrestrial vertebrates. Free Radic Biol Med. 1997; *22*: 1047-1054.

[125] *Graham JB, Dudley R, Aguilar NM, Gans C.* Implications of the Tate Palaeozoic oxygen pulse for physiology and evolution. Nature. 1995; *375*: 117-120.

[126] *King CG.* The biological synthesis of ascorbic acid. World Rev Nutr Diet. 1973; *18*: 47-59.

[127] *Pollock JI, Mullin RJ.* Vitamin C biosynthesis in prosimians: evidence for the anthropoid affinity of Tarsius. Am J Phys Anthropol. 1987; *73*: 65-70.

[128] *Ohta Y, Nishikimi M.* Random nucleotide substitutions in primate nonfunctional gene for L-gulono-gamma-lactone oxidase, the missing enzyme in L-ascorbic acid biosynthesis. Biochim Biophys Acta. 1999; *1472*: 408-411.

[129] *Alvarez LW, Alvarez W, Asaro F, Michel HV.* Extraterrestrial cause for the cretaceous-tertiary extinction. Science. 1980; 208: 1095-1098.

[130] *Johnson RJ, Gaucher EA, Sautin YY, Henderson GN, Angerhofer AJ, Benner SA.* The planetary biology of ascorbate and uric acid and their relationship with the epidemic of obesity and cardiovascular disease. Med Hypotheses. 2008; *71*: 22-31.

[131] *Vasdev S, Gill V, Parai S, Longerich L, Gadag V.* Dietary vitamin E and C supplementation prevents fructose induced hypertension in rats. Mol Cell Biochem. 2002; *241*: 107-114.

[132] *Mandl J, Szarka A, Bánhegyi G.* Vitamin C: update on physiology and pharmacology. Br J Pharmacol. 2009; *157*: 1097-1110.

[133] *Huang HY, Appel LJ, Choi MJ, Gelber AC, Charleston J, Norkus EP, Miller ER* III. The effects of vitamin C supplementation on serum concentrations of uric acid: results of a randomized controlled trial. Arthritis Rheum. 2005; *52*: 1843-1847.

[134] *Bánhegyi G, Braun L, Csala M, Puskás F, Mandl J.* Ascorbate metabolism and its regulation in animals. Free Radic Biol Med. 1997; *23*: 793-803.

[135] *Drew KL, Osborne PG, Frerichs KU, Hu Y, Koren RE, Hallenbeck JM, Rice ME*. Ascorbate and glutathione regulation in hibernating ground squirrels. Brain Res. 1999; *851*: 1-8.

[136] *Perry GH, Dominy NJ, Claw KG, Lee AS, Fiegler H, Redon R, Werner J, Villanea FA, Mountain JL, Misra R, Carter NP, Lee C, Stone AC*. Diet and the evolution of human amylase gene copy number variation. Nat Genet. 2007; *39*: 1256-1260.

Abschnitt 3

[1] Wadd W Cursory Remarks on Corpulence or Obesity Considered as a Disease with critical examination of ancient and modern opinions relative to the causes and cure. 3rd ed. London: Smith and Davy; 1816.

[2] *Speke JH*. Journal of Discovery of the Source of the Nile; 1864.

[3] *Crane E*. The World History of Beekeeping and Honey Hunting. New York: Routlege; 1999.

[4] *Mazar A, Panitz-Cohen N*. It Is the Land of Honey: Beekeeping at Tel Rehov. Near Eastern Archaeology 2007; 70: 202-219.

[5] *Hajar R*. Honey and Medicine. In: Selin H, ed. Encyclopaedia of the History of Science, Technology, and Medicine in Non-Western Cultures. New York: Springer-Verlag; 2008. p. 1074-1079.

[6] *Breasted JH*. Ancient Records of Egypt: The Eighteenth Dynasty. Chicago: University of Chicago Press; 1906.

[7] *Sreebny LM*. Sugar availability, sugar consumption and dental caries. Community Dent Oral Epidemiol. 1982; *10*: 1-7.

[8] *Higuchi M, Iwami Y, Yamada T, Araya S*. Levan synthesis and accumulation by human dental plaque. Arch Oral Biol. 1970; *15*: 563-567.

[9] *Schwarz JC*. La medecine dentaire dans füigypte pharaonique. In: Bulletin de la Societe dlgyptologie. Geneve 2; 1979.

[10] *Nriagu JO*. Saturnine gout among Roman aristocrats. Did lead poisoning contribute to the fall of the Empire? N Engl J Med. 1983; *308*: 660-663.

[11] *Allen FM, Stillman E, Fitz R*. Total Dietary Regulation in the Treatment of Diabetes. Monographs of the Rockefeller Institute for Medical Research 1919; 11: 1-646.

[12] *Dwivedi G, Dwivedi S*. Sushruta The clinician teacher par excellence. Indian J Chest Dis Allied Sci. 2007; *49*: 243-244.

[13] *Frank LL*. Diabetes mellitus in the texts of old Hindu medicine (Charaka, Susruta, Vagbhata). Am J Gastroenterol. 1957; *27*: 76-95.

[14] *Bose RK*. Discussion on diabetes in the tropics. II. BMJ. 1907; *19*: 1053-1054.

[15] *Bhishagranta KKL*. An English Translation of the Sushruta Samhita. Calcutta; 1907.

[16] *Moseley B*. A treatise on sugar. second ed. London: John Nichols; 1800.

[17] Sugar. In: Brougham L, ed. The Penny Cyclopaedia of the Society for the Diffusion of Useful Knowledge. London: Charles Knight and Co; 1842.

[18] *Rosner F*. The medical legacy of Moses Maimonides. Hoboken: KTAV Publishing House; 1998.

[19] *Abdel-Halim RE*. Obesity: 1000 years ago. Lancet. 2005; *366*: 204.

[20] *Meyerhof M*. Thirty-Three Clinical Observations by Rhazes (Circa 900 A.D.). Isis. 1935; *23*: 321-372.

[21] *Papavramidou N, Christopoulou-Aletra H*. Greco-Roman and Byzantine views on obesity. Obes Surg. 2007; *17*: 112-116.

[22]. *Rosner E*. The Life of Moses Maimonides, a Prominent Medieval Physician. Einstein Q J Biol Med. 2002; *19*: 125-128.

[23] *Mintz S*. Sweetness and Power. USA: Penguin Books; 1986.

[24] *Galloway JH*. The Sugar Cane Industry. Cambridge: Cambridge University Press; 1989.

[25] *Smith WD*. Complications of the commonplace: Tea, sugar and imperialism. J Interdiscip Hist. 1992; *23*: 259-278.

[26] *Austen RA, Smith WD*. Private tooth decay as public economic virtue: The slave: sugar triangle, consumerism, and European industrialization. In: Social Science History. Durham: Duke University Press; 1990: 95-115.

[27] *Venner T*. Vita Recta ad Longum vitam (The right way to a long life). London: Abel Roper; 1660.

[28] *Blankaart S*. Borgerlyke Tafe: Om lang gesond sonder ziekten te leven. Amsterdam; 1683.

[29] *Short T*. A Discourse Concerning the Causes and Effects of Corpulency together with its method for prevention and cure. London: J Roberts; 1727.

[30] *Flemyng M*. A discourseon the nature, causes and cures of corpulency; 1760.

[31] *Pennington NL, Baker CW*. Sugar: A User‘s Guide to Sucrose. New York: Von Nostrand Reinhold; 1990.

[32] *Deer N*. The History of Sugar. London: Chapman and Hall; 1949-50.

[33] *Warner F*. A full and plan account of the gout. London: T Cadeill; 1768.

[34] *Garrod AB*. Observations on the blood and urine of gout, rheumatism and Bright‘s disease Medical Chirurgical Transaction 1848; 31: 83-.

[35] *Ball GV*. Two epidemics of gout. Bull Hist Med. 1971; *45*: 401-408.

[36] *Bener A, Obineche E, Gillett M, Pasha MA, Bishawi B*. Association between blood levels of lead, blood pressure and risk of diabetes and heart disease in workers. Int Arch Occup Environ Health. 2001; *74*: 375-378.

[37] *Ekong EB, Jaar BG, Weaver VM*. Lead-related nephrotoxicity: a review of the epidemiologic evidence. Kidney Int. 2006; *70*: 2074-2084.

[38] *Sanchez-Fructuoso AI, Torralbo A, Arroyo M*, et al. Occult lead intoxication as a cause of hypertension and renal failure. Nephrol Dial Transplant 1996; 11: 1775-1780.

[39] *Marwood SF*. Diabetes mellitus – some reflections. J R Coll Gen Pract. 1973; *23*: 38-45.

[40] Fleming pr. Short History of Cardiology. Amsterdam: Editions Rodopi B.V.; 1997.

[41] *Rodnan GP, Benedek TG*. Ancient therapeutic Arts in the Gout. Arthritis Rheum. 1963; *6*: 317-340.

[42] *Rush B*. Observations upone the cause and cure of the gout. In: Medical Inquiries and Observations. Philadelphia: Johnson and Warner; 1809: 245-322.

[43] *MacKinnon AU*. The origin of the modern epidemic of coronary artery disease in England. J R Coll Gen Pract. 1987; *37*: 174-176.

[44] *Bright R*. Tabular view of the morbid appearances in 100 cases connected with albuminous urine. Guys Hosp Rep. 1836; *1*: 338-379.

[45] *Johnson G*. On the Diseases of the Kidney. London: John W Parker and Son; 1852.

[46] *Mahomed FA*. The etiology of Bright‘s disease and the prealbuminuric state. Med Chir Trans. 1874; *57*: 197-228.

[47] *Mahomed FA*. On chronic bright‘s disease, and its essential symptoms. Lancet. 1879; *I*: 398-404.

[48] *Lancereaux E*. Le Diabète maigre et le Diabète gras. L‘ Union Mid 1880.

[49] *Duckworth D*. A treatise on gout. London: C Griffin & Co; 1889.

[50] *Christie T*. Notes on Diabetes mellitus, as it occurs in Ceylon. Edin Med Surg J. 1811; *7*: 285-299.

[51] *Watts W*. On the symptoms varieties, and remote causes of diabetes. Lancet. 1848; *51*: 661-662.

[52] *Charles R*. Discussion on diabetes in the tropics. I. BMJ. 1907; *19*: 1051-1053.

[53] *Bose CL*. Discussion on diabetes in the tropics. III. BMJ. 1907; *19*: 1054-1056.

[54] *Cantle J*. Discussion on diabetes in the tropics. [Discussion]. BMJ. 1907; *19*: 1063

[55] *Chakravarti S*. Discussion on diabetes in the tropics. IV. BMJ. 1907; *19*: 1056-1057.

[56] *Charles R*. Diabetes in the Tropics. BMJ. 1907; *19*: 1051-1064.

[57] *Fernando HM*. Discussion on diabetes in the tropics. [Discussion]. BMJ. 1907; *19*: 1060

[58] *Mallick IM*. Discussion on diabetes in the tropics. [Discussion]. BMJ. 1907; *19*: 1061-1062.

[59] *Sandwith PM*. Discussion on diabetes in the tropics. VI. BMJ. 1907; *19*: 1059-1060.

[60] *Ziemann H*. Discussion on diabetes in the tropics. [Discussion]. BMJ. 1907; *19*: 1061

[61] *Helmchen LA, Henderson RM*. Changes in the distribution of body mass index of white US men, 1890-2000. Ann Hum Biol. 2004; *31*: 174-181.

[62] *Osler W*. The Principles and Practice of Medicine. New York: D. Appleton and Co.; 1893.

[63] *Emerson H, Larimore LD*. Diabetes mellitus: A contribution to its epidemiology based chiefly on mortality statistics. Arch Intern Med. 1924; *34*: 585-630.

[64] *Banting F*. The history of insulin. Edinburgh Med J. 1929; *36*: 2

[65] *Wright-St Clair RE*. Early accounts of Maori diet and health. 1. N Z Med J. 1969; *70*: 327-331.

[66] *Prior IA, Rose BS, Davidson F*. Metabolic Maladies in New Zealand Maoris. BMJ. 1964; *1*: 1065-1069.

[67] *Rose BS*. Gout in Maoris. Semin Arthritis Rheum. 1975; *5*: 121-145.

[68] *Hrdlička A*. Physiological and Medical observations among the Indians of Southwestern United States and Northern Mexico. Washington D.C.: U.S. Government Printing Office; 1908.

[69] *Taubes G*. Good calories, Bad Calories. New York: Alfred A Knopf; 2007.

[70] *Campbell GD*. Diabetes in Asians and Africans in and around Durban. South African medical journal = Suid-Afrikaanse tydskrif vir geneeskunde 1963; 37: 1195-1208.

[71] *Cohen AM*. Effect of change in environment on the prevalence of diabetes among Yemenite and Kurdish communities. Isr Med J. 1960; *19*: 137-142.

[72] *Cohen AM, Bavly S, Poznanski R*. Change of diet of Yemenite Jews in relation to diabetes and ischaemic heart-disease. Lancet. 1961; *2*: 1399-1401.

[73] *Concepcion I*. Incidence of diabetes mellitus among Filipinos. J Phillipine Island MA. 1922; *2*: 57.

[74] *Albertsson V*. Diabetes in Iceland. Diabetes. 1953; *2*: 184-186.

[75] *Joslin EP*. The universality of diabetes: a survey of diabetic morbidity in Arizona. JAMA. 1940; *115*: 2033-2038.

[76] *Salsbury CG*. Incidence of certain diseases among the Navajos. Ariz Med. 1947; *4*: 29-31.

[77] *Stein JH, West KM, Robey JM, Tirador DF, McDonald GW*. The high prevalence of abnormal glucose tolerance in the Cherokee Indians of North Carolina. Arch Intern Med. 1965; *116*: 842-845.

[78] *Hoy W, Kelly A, Jacups S, McKendry K, Baker P, MacDonald S, Wang Z, Punguatji N, Kerinauia J, Tipiloura E, Tipiloura E, Harrison C*. Stemming the tide: reducing cardiovascular disease and renal failure in Australian Aborigines. Aust N Z J Med. 1999; *29*: 480-483.

[79] *Healey LA, Skeith MD, Decker JL, Bayani-Sioson PS*. Hyperuricemia in Filipinos: interaction of heredity and environment. Am J Hum Genet. 1967; *19*: 81-85.

[80] *Kagan A, Harris BR, Winkelstein W* Jr, *Johnson KG, Kato H, Syme SL, Rhoads GG, Gay ML, Nichaman MZ, Hamilton HB, Tillotson J*. Epidemiologic studies of coronary heart disease and stroke in Japanese men living in Japan, Hawaii and California: demographic, physical, dietary and biochemical characteristics. J Chronic Dis. 1974; *27*: 345-364.

[81] *Donnison C*. Blood Pressure in the African Native. Lancet. 1929; *i*: 6-7.

[82] *Williams A*. The Blood Pressure of Africans. E African Med J 1941;18: 109 17.

[83] *Joslin EP, Dublin LI, Marks HH, Sullivan MAURICE, Cameron PAUL*. Studies in Diabetes mellitus. II. Ist incidence and the factors underlying its variations. Am J Med Sci. 1934; *187*: 433-457.

[84] *Saunders G, Bancroft H*. Blood Pressure in African Americans. Nutr Rev. 1942; *23*: 410-423.

[85] *Adams J*. Some racial differences in blood pressure and morbidity in a group of white and colored workers. Am J Med Sci. 1930; *184*: 342-350.

[86] *Johnson RJ, Segal MS, Sautin Y, Nakagawa T, Feig DI, Kang DH, Gersch MS, Benner S, Sánchez-Lozada LG*. Potential role of sugar (fructose) in the epidemic of hypertension, obesity and the metabolic syndrome, diabetes, kidney disease, and cardiovascular disease. Am J Clin Nutr. 2007; *86*: 899-906.

[87] *Lee AJ, O'Dea K, Mathews JD*. Apparent dietary intake in remote aboriginal communities. Aust J Public Health. 1994; *18*: 190-197.

[88] *Bell AC, Swinburn BA, Amosa H, Scragg R, Sharpe SJ*. The impact of modernisation on the diets of adults aged 20-40 years from Samoan church communities in Auckland. Asia Pac J Public Health. 1999; *11*: 4-9.

[89] *Dresser C*. Food consumption profiles of white and black persons aged 1-74 years: United States 1971-1974 Data from the National Health Survey, DHEW Publication No. (PHS) 79-1658. Hyattsville, MD: National Center for Health Statistics; 1979.

[90] *Kerr GR, Amante P, Decker M, Callen PW*. Supermarket sales of high-sugar products in predominantly Black, Hispanic, and white census tracts of Houston, Texas. Am J Clin Nutr. 1983; *37*: 622-631.

[91] *Moynihan P, Petersen PE*. Diet, nutrition and the prevention of dental diseases. Public Health Nutr. 2004; *7* (1A): 201-226.

[92] *Hujoel P*. Dietary carbohydrates and dental-systemic diseases. J Dent Res. 2009; *88*: 490-502.

[93] *Price WA*. Nutrition and physical degeneration; a comparison of primitive and modern diets and their effects. New York: P.B. Hoeber; 1945.

[94] *Sarnat H, Cohen S, Gat H*. Changing patterns of dental caries in Ethiopian adolescents who immigrated to Israel. Community Dent Oral Epidemiol. 1987; *15*: 286-288.

[95] *Cleave TL, Campbell GD*. Diabetes, coronary thrombosis, and the saccharine disease. Bristol: John Wright and Sons; 1966.

[96] *Griffin SO, Regnier E, Griffin PM, Huntley V*. Effectiveness of fluoride in preventing caries in adults. J Dent Res. 2007; *86*: 410-415.

[97] *Li Y*. Fluoride: safety issues. J Indiana Dent Assoc. 1993; *72*: 22-26.

[98] *Bray GA, Nielsen SJ, Popkin BM*. Consumption of high-fructose corn syrup in beverages may play a role in the epidemic of obesity. Am J Clin Nutr. 2004; *79*: 537-543.

[99] *Platt R*. Coronary disease and modern stress. Lancet. 1951; *1*: 51

[100] *Johnson RJ, Perez-Pozo SE, Sautin YY, Manitius J, Sanchez-Lozada LG, Feig DI, Shafiu M, Segal M, Glassock RJ, Shimada M, Roncal C, Nakagawa T*. Hypothesis: could excessive fructose intake and uric acid cause type 2 diabetes? Endocr Rev. 2009; *30*: 96-116.

[101] *Narayan KM, Boyle JP, Thompson TJ, Sorensen SW, Williamson DF*. Lifetime risk for diabetes mellitus in the United States. JAMA. 2003; *290*: 1884-1890.

[102] *Joslin EP, Dublin LI, Marks HH*. Studies in diabetes mellitus. III. Interpretation of the variations in diabetes incidence. Am J Med Sci. 1935; *189*: 163-191.

[103] *Mills CA*. Diabetes mellitus: Sugar consumption in its etiology. Arch Intern Med. 1930; *46*: 582-584.

[104] *Keys A*. Coronary heart disease – the global picture. Atherosclerosis. 1975; *22*: 149-192.

[105] *Cleave TL, Campbell GD*. The saccharine disease. Am J Proctol. 1967; *18*: 202-210.

[106] *Yudkin J*. Patterns and Trends in Carbohydrate Consumption and Their Relation to Disease. Proc Nutr Soc. 1964; *23*: 149-162.

[107] *Yudkin J*. Evolutionary and historical changes in dietary carbohydrates. Am J Clin Nutr. 1967; *20*: 108-115.

[108] *Yudkin J*. Sugar and disease. Nature. 1972; *239*: 197-199.

[109] *Murray JF*. Mycobacterium tuberculosis and the cause of consumption: from discovery to fact. Am J Respir Crit Care Med. 2004; *169*: 1086-1088.

[110] *Malik VS, Popkin BM, Bray GA, Després JP, Willett WC, Hu FB*. Sugar-sweetened beverages and risk of metabolic syndrome and type 2 diabetes: a meta-analysis. Diabetes Care. 2010; *33*: 2477-2483.

[111] *Ouyang X, Cirillo P, Sautin Y, McCall S, Bruchette JL, Diehl AM, Johnson RJ, Abdelmalek MF*. Fructose consumption as a risk factor for non-alcoholic fatty liver disease. J Hepatol. 2008; *48*: 993-999.

[112] *Lanaspa MA, Tapia E, Soto V, Sautin Y, Sánchez-Lozada LG*. Uric acid and fructose: potential biological mechanisms. Semin Nephrol. 2011; *31*: 426-432.

[113] *Lanaspa M, Sanchez-Lozada LG, Cicerchi C*, et al. Uric acid induces hepatic steatosis by generation of mitochondrial oxidative stress: potential role in fructose-dependent and -independent fatty liver. J Biol Chem. 2012 Nov 23;287(48):40732-40744.

[114] *Shapiro A, Mu W, Roncal C, Cheng KY, Johnson RJ, Scarpace PJ*. Fructose-induced leptin resistance exacerbates weight gain in response to subsequent high-fat feeding. Am J Physiol Regul Integr Comp Physiol. 2008; *295*: R1370-R1375.

[115] *Stanhope KL, Schwarz JM, Keim NL, Griffen SC, Bremer AA, Graham JL, Hatcher B, Cox CL, Dyachenko A, Zhang W, McGahan JP, Seibert A, Krauss RM, Chiu S, Schaefer EJ, Ai M, Otokozawa S, Nakajima K, Nakano T, Beysen C*, et al. Consuming fructose-sweetened, not glucose-sweetened, beverages increases visceral adiposity and lipids and decreases insulin sensitivity in overweight/obese humans. J Clin Invest. 2009; *119*: 1322-1334.

[116] *Perez-Pozo SE, Schold J, Nakagawa T, Sánchez-Lozada LG, Johnson RJ, Lillo JL*. Excessive fructose intake induces the features of metabolic syndrome in healthy adult men: role of uric acid in the hypertensive response. Int J Obes (Lond). 2010; *34*: 454-461.

[117] *Roncal-Jimenez CA, Lanaspa MA, Rivard CJ, Nakagawa T, Sanchez-Lozada LG, Jalal D, Andres-Hernando A, Tanabe K, Madero M, Li N, Cicerchi C, Mc Fann K, Sautin YY, Johnson RJ*.

Sucrose induces fatty liver and pancreatic inflammation in male breeder rats independent of excess energy intake. Metabolism. 2011; *60*: 1259-1270.

[118] *Nakagawa T, Hu H, Zharikov S, Tuttle KR, Short RA, Glushakova O, Ouyang X, Feig DI, Block ER, Herrera-Acosta J, Patel JM, Johnson RJ*. A causal role for uric acid in fructose-induced metabolic syndrome. Am J Physiol Renal Physiol. 2006; *290*: F625-F631.

[119] *Shi L, van Meijgaard J*. Substantial decline in sugar-sweetened beverage consumption among California's children and adolescents. Int J Gen Med. 2010; *3*: 221-224.

[120] *Lê KA, Tappy L*. Metabolic effects of fructose. Curr Opin Clin Nutr Metab Care. 2006; *9*: 469-475.

[121] *Ellwood KC, Michaelis OE* IV, *Hallfrisch JG, O'Dorisio TM, Cataland S*. Blood insulin, glucose, fructose and gastric inhibitory polypeptide levels in carbohydrate-sensitive and normal men given a sucrose or invert sugar tolerance test. J Nutr. 1983; *113*: 1732-1736.

[122] *Hallfrisch J, Ellwood K, Michaelis OE* IV, *Reiser S, Prather ES*. Plasma fructose, uric acid, and inorganic phosphorus responses of hyperinsulinemic men fed fructose. J Am Coll Nutr. 1986; *5*: 61-68.

[123] *Hallfrisch J, Ellwood KC, Michaelis OE* IV, *Reiser S, O'Dorisio TM, Prather ES*. Effects of dietary fructose on plasma glucose and hormone responses in normal and hyperinsulinemic men. J Nutr. 1983; *113*: 1819-1826.

[124] *Hallfrisch J, Reiser S, Prather ES*. Blood lipid distribution of hyperinsulinemic men consuming three levels of fructose. Am J Clin Nutr. 1983; *37*: 740-748.

[125] *Reiser S, Bickard MC, Hallfrisch J, Michaelis OE* IV, *Prather ES*. Blood lipids and their distribution in lipoproteins in hyperinsulinemic subjects fed three different levels of sucrose. J Nutr. 1981; *111*: 1045-1057.

[126] *Van den Berghe G*. Fructose: metabolism and short-term effects on carbohydrate and purine metabolic pathways. Prog Biochem Pharmacol. 1986; *21*: 1-32.

[127] *Roncal-Jimenez CA, Lanaspa MA, Rivard CJ, Nakagawa T, Sanchez-Lozada LG, Jalal D, Andres-Hernando A, Tanabe K, Madero M, Li N, Cicerchi C, Mc Fann K, Sautin YY, Johnson RJ*. Sucrose induces fatty liver and pancreatic inflammation in male breeder rats independent of excess energy intake. Metabolism. 2011; *60*: 1259-1270.

[128] *Korieh A, Crouzoulon G*. Dietary regulation of fructose metabolism in the intestine and in the liver of the rat. Duration of the effects of a high fructose diet after the return to the standard diet. Arch Int Physiol Biochim Biophys 1991; 99: 455-460.

[129] *Weiser MM, Quill H, Isselbacher KJ*. Effects of diet on rat intestinal soluble hexokinase and fructokinase activities. Am J Physiol. 1971; *221*: 844-849.

[130] *Knott CD*. Changes in Orangutan Caloric Intake, Energy Balance, and Ketones in Response to Fluctuating Fruit Availability. Int J Primatol 1998; 19: 1061-1079.

[131] *Bazzano LA, Li TY, Joshipura KJ, Hu FB*. Intake of fruit, vegetables, and fruit juices and risk of diabetes in women. Diabetes Care. 2008; *31*: 1311-1317.

[132] *Madero M, Arriaga JC, Jalal D, Rivard C, McFann K, Pérez-Méndez O, Vázquez A, Ruiz A, Lanaspa MA, Jimenez CR, Johnson RJ, Lozada LG*. The effect of two energy-restricted diets, a low-fructose diet versus a moderate natural fructose diet, on weight loss and metabolic syndrome parameters: a randomized controlled trial. Metabolism. 2011; *60*: 1551-1559.

[133] *Dennison BA, Rockwell HL, Baker SL*. Excess fruit juice consumption by preschool-aged children is associated with short stature and obesity. Pediatrics. 1997; *99*: 15-22.

[134] *Palmer JR, Boggs DA, Krishnan S, Hu FB, Singer M, Rosenberg L*. Sugar-sweetened beverages and incidence of type 2 diabetes mellitus in African American women. Arch Intern Med. 2008; *168*: 1487-1492.

[135] Committee on Nutrition. American Academy of Pediatrics: The use and misuse of fruit juice in pediatrics. Pediatrics. 2001; *107*: 1210-1213.

[136] *Le MT, Frye RF, Rivard CJ, Cheng J, McFann KK, Segal MS, Johnson RJ, Johnson JA*. Effects of high-fructose corn syrup and sucrose on the pharmacokinetics of fructose and acute metabolic and hemodynamic responses in healthy subjects. Metabolism. 2012; *61*: 641-651.

[137] *Ventura EE, Davis JN, Goran MI*. Sugar content of popular sweetened beverages based on objective laboratory analysis: focus on fructose content. Obesity (Silver Spring). 2011; *19*: 868-874.

[138] *Sánchez-Lozada LG, Mu W, Roncal C, Sautin YY, Abdelmalek M, Reungjui S, Le M, Nakagawa T, Lan HY, Yu X, Johnson RJ.* Comparison of free fructose and glucose to sucrose in the ability to cause fatty liver. Eur J Nutr. 2010; *49*: 1-9.

[139] *Bocarsly ME, Powell ES, Avena NM, Hoebel BG.* High-fructose corn syrup causes characteristics of obesity in rats: increased body weight, body fat and triglyceride levels. Pharmacol Biochem Behav. 2010; *97*: 101-106.

[140] *Masuo K, Kawaguchi H, Mikami H, Ogihara T, Tuck ML.* Serum uric acid and plasma norepinephrine concentrations predict subsequent weight gain and blood pressure elevation. Hypertension. 2003; *42*: 474-480.

[141] *Kodama S, Saito K, Yachi Y, Asumi M, Sugawara A, Totsuka K, Saito A, Sone H.* Association between serum uric acid and development of type 2 diabetes. Diabetes Care. 2009; *32*: 1737-1742.

[142] *Baldwin W, McRae S, Marek G, Wymer D, Pannu V, Baylis C, Johnson RJ, Sautin YY.* Hyperuricemia as a mediator of the proinflammatory endocrine imbalance in the adipose tissue in a murine model of the metabolic syndrome. Diabetes. 2011; *60*: 1258-1269.

[143] *Ogino K, Kato M, Furuse Y, Kinugasa Y, Ishida K, Osaki S, Kinugawa T, Igawa O, Hisatome I, Shigemasa C, Anker SD, Doehner W.* Uric acid-lowering treatment with benzbromarone in patients with heart failure: a double-blind placebo-controlled crossover preliminary study. Circ Heart Fail. 2010; *3*: 73-81.

Abschnitt 4

[1] *Almond R, Pollard AJ.* The Yeomanry of Robin Hood and Social Terminology in Fifteenth-Century England. Past Present. 2001; *170*: 52-77.

[2] *Coss PR.* Aspects of Cultural Diffusion in Medieval England: The Early Romances, Local Society and Robin Hood. Past Present. 1985; *108*: 35-79.

[3] *Rogers J, Waldron T.* DISH and the Monastic Way of Life. Int J Osteoarchaeol. 2001; *11*: 357-365.

[4] *Harvey B.* Living and Dying in England 1100 -1540. The Monastic Experience. Oxford: Clarendon Press; 1993.

[5] *Allen FM.* Studies concerning glycosuria and diabetes. Cambridge, MA: Harvard University Press; 1913.

[6] *Groen JJ, Tijong KB, Koster M, Willebrands AF, Verdonck G, Pierloot M.* The influence of nutrition and ways of life on blood cholesterol and the prevalence of hypertension and coronary heart disease among Trapist and Benedictine monks. Am J Clin Nutr. 1962; *10*: 456-470.

[7] *Ka T, Moriwaki Y, Takahashi S*, et al. Effects of long-term beer ingestion on plasma concentrations and urinary excretion of purine bases. Hormone and metabolic research Hormon- und Stoffwechselforschung 2005; 37: 641-645.

[8] *Choi HK, Atkinson K, Karlson EW, Willett W, Curhan G.* Alcohol intake and risk of incident gout in men: a prospective study. Lancet. 2004; *363*: 1277-1281.

[9] *Choi HK, Curhan G.* Beer, liquor, and wine consumption and serum uric acid level: the Third National Health and Nutrition Examination Survey. Arthritis Rheum. 2004; *51*: 1023-1029.

[10] *Yamamoto T, Moriwaki Y, Takahashi S, Tsutsumi Z, Ka T, Fukuchi M, Hada T.* Effect of beer on the plasma concentrations of uridine and purine bases. Metabolism. 2002; *51*: 1317-1323.

[11] *A. Lanaspa M, Y. Sautin Y, Ahsan Ejaz A, Madero M, Le MP, Manitius J, Gabriela Sanchez-Lozada L, Nakagawa T, J. Johnson R.* Uric acid and Metabolic Syndrome: What is the Relationship? Curr Rheum Rev. 2011; *7*: 162-169.

[12] *Nishizawa T, Akaoka I, Nishida Y, Kawaguchi Y, Hayashi E, Yoshimura T.* Some factors related to obesity in the Japanese sumo wrestler. Am J Clin Nutr. 1976; *29*: 1167-1174.

[13] *Khadiga A, Ati A, Mohammed S, Saad AM, Mohamed HE.* Response of broiler chicks to dietary monosodium glutamate. Pakistan Vet J. 2009; *29*: 165-168.

[14] *Feigelson M, Feigelson P.* Relationships between hepatic enzyme induction, glutamate formation, and purine nucleotide biosynthesis in glucocorticoid action. J Biol Chem. 1966; *241*: 5819-5826.

[15] *Shigemura N, Shirosaki S, Sanematsu K, Yoshida R, Ninomiya Y*. Genetic and molecular basis of individual differences in human umami taste perception. PLoS ONE. 2009; *4*: e6717

[16] *Clifford AJ, Riumallo JA, Youn VR, Scrimshaw NS*. Effect of Oral Purines on Serum and Urinary Uric Acid of Normal, Hyperuricemic and Gouty Humans. J Nutr. 1976; *106*: 428-450.

[17] *He K, Du S, Xun P, Sharma S, Wang H, Zhai F, Popkin B*. Consumption of monosodium glutamate in relation to incidence of overweight in Chinese adults: China Health and Nutrition Survey (CHNS). Am J Clin Nutr. 2011; *93*: 1328-1336.

[18] *Bunyan J, Murrell EA, Shah PP*. The induction of obesity in rodents by means of monosodium glutamate. Br J Nutr. 1976; *35*: 25-39.

[19] *Collison KS, Maqbool ZM, Inglis AL, Makhoul NJ, Saleh SM, Bakheet RH, Al-Johi MA, Al-Rabiah RK, Zaidi MZ, Al-Mohanna FA*. Effect of dietary monosodium glutamate on HFCS-induced hepatic steatosis: expression profiles in the liver and visceral fat. Obesity (Silver Spring). 2010; *18*: 1122-1134.

[20] *Collison KS, Zaidi MZ, Saleh SM, Inglis A, Mondreal R, Makhoul NJ, Bakheet R, Burrows J, Milgram NW, Al-Mohanna FA*. Effect of trans-fat, fructose and monosodium glutamate feeding on feline weight gain, adiposity, insulin sensitivity, adipokine and lipid profile. Br J Nutr. 2011; *106*: 218-226.

[21] *Li X, Li W, Wang H, Bayley DL, Cao J, Reed DR, Bachmanov AA, Huang L, Legrand-Defretin V, Beauchamp GK, Brand JG*. Cats lack a sweet taste receptor. J Nutr. 2006; *136* (Suppl): 1932S-1934S.

[22] *Quetin LB, Ross RM*. Behavioral and Physiological Characteristics of the Antarctic Krill, Euphausia superba. Am Zool. 1991; *31*: 49-63.

[23] *Ikeda T*. RNA content of the Antarctic Krill (Euphausa Superba Dana), an estimator of natural growth rate. Proc NIPR Symp Polar Bio 1989; 2: 26-33.

[24] *Shin AC, Nicol S, King RA*. Nucleic acid content as a potential growth rate estimator of Antarctic krill. Mar Freshwat Behav Physiol. 2003; *36*: 295-305.

[25] *Tryland M, Brun E*. Serum chemistry of the minke whale from the northeastern Atlantic. J Wildl Dis. 2001; *37*: 332-341.

[26] *Dubois JY, Jekel PA, Mulder PP, Bussink AP, Catzeflis FM, Carsana A, Beintema JJ*. Pancreatic-type ribonuclease 1 gene duplications in rat species. J Mol Evol. 2002; *55*: 522-533.

[27] *Beintema JJ, Scheffer AJ, van Dijk H, Welling GW, Zwiers H*. Pancreatic ribonuclease distribution and comparisons in mammals. Nat New Biol. 1973; 241: 76-78.

[28] *Wang XY, Li NZ, Yu L, Zhao H, Zhang YP*. Duplication and functional diversification of pancreatic ribonuclease (RNASE1) gene. Chin Sci Bull. 2010; *55*: 2-6.

[29] *Peracaula R, Royle L, Tabares G, Mallorqui-Fernández G, Barrabés S, Harvey DJ, Dwek RA, Rudd PM, de Llorens R*. Glycosylation of human pancreatic ribonuclease: differences between normal and tumor states. Glycobiology. 2003; *13*: 227-244.

[30] *McGregor IS, Gallate JE*. Rats on the grog: novel pharmacotherapies for alcohol craving. Addict Behav. 2004; *29*: 1341-1357.

[31] *Stefansson V*. The Friendly Arctic. The story of five years in polar regions. New York: MacMillan Co.; 1921.

[32] *Jenness D*. The Eskimos of Northern Alaska: A Study in the Effect of Civilization. Geogr Rev. 1918; *5*: 89-101.

[33] *Jenness D*. The Copper Eskimos. Geogr Rev. 1917; *4*: 81-91.

[34] *Lewis AJ, Peck EJ*. The Life and Work of the Rev. E.J. Peck among the Eskimos. London: Hodder and Stoughton; 1905.

[35] *Heinbecker P*. Studies on the metabolism of Eskimos. J Biol Chem. 1928; *461*: 75

[36] *Ho KJ, Mikkelson B, Lewis LA, Feldman SA, Taylor CB*. Alaskan Arctic Eskimo: responses to a customary high fat diet. Am J Clin Nutr. 1972; *25*: 737-745.

[37] *Donahoo W, Wyatt HR, Kriehn J, Stuht J, Dong F, Hosokawa P, Grunwald GK, Johnson SL, Peters JC, Hill JO*. Dietary fat increases energy intake across the range of typical consumption in the United States. Obesity (Silver Spring). 2008; *16*: 64-69.

[38] *Weigle DS, Breen PA, Matthys CC, Callahan HS, Meeuws KE, Burden VR, Purnell JQ*. A high-protein diet induces sustained reductions in appetite, ad libitum caloric intake, and body weight

despite compensatory changes in diurnal plasma leptin and ghrelin concentrations. Am J Clin Nutr. 2005; *82*: 41-48.

[39] *Teff KL, Elliott SS, Tschöp M, Kieffer TJ, Rader D, Heiman M, Townsend RR, Keim NL, D'Alessio D, Havel PJ.* Dietary fructose reduces circulating insulin and leptin, attenuates postprandial suppression of ghrelin, and increases triglycerides in women. J Clin Endocrinol Metab. 2004; *89*: 2963-2972.

[40] *Austin GL, Ogden LG, Hill JO.* Trends in carbohydrate, fat, and protein intakes and association with energy intake in normal-weight, overweight, and obese individuals: 1971-2006. Am J Clin Nutr. 2011; *93*: 836-843.

[41] *Keys A.* Coronary heart disease – the global picture. Atherosclerosis. 1975; 22: 149-192.

[42] *Keys A, Aravanis C, Blackburn HW, Van Buchem FS, Buzina R, Djordjević BD, Dontas AS, Fidanza F, Karvonen MJ, Kimura N, Lekos D, Monti M, Puddu V, Taylor HL.* Epidemiological studies related to coronary heart disease: characteristics of men aged 40-59 in seven countries. Acta Med Scand Suppl. 1966; *460*: 1-392.

[43] *Sánchez-Lozada LG, Tapia E, Jiménez A, Bautista P, Cristóbal M, Nepomuceno T, Soto V, Avila-Casado C, Nakagawa T, Johnson RJ, Herrera-Acosta J, Franco M.* Fructose-induced metabolic syndrome is associated with glomerular hypertension and renal microvascular damage in rats. Am J Physiol Renal Physiol. 2007; *292*: F423-F429.

[44] *Sánchez-Lozada LG, Tapia E, Santamaría J, Avila-Casado C, Soto V, Nepomuceno T, Rodríguez-Iturbe B, Johnson RJ, Herrera-Acosta J.* Mild hyperuricemia induces vasoconstriction and maintains glomerular hypertension in normal and remnant kidney rats. Kidney Int. 2005; *67*: 237-247.

[45] *Kanbay M, Sánchez-Lozada LG, Franco M, Madero M, Solak Y, Rodriguez-Iturbe B, Covic A, Johnson RJ.* Microvascular disease and its role in the brain and cardiovascular system: a potential role for uric acid as a cardiorenal toxin. Nephrol Dial Transplant. 2011; *26*: 430-437.

[46] *McClellan WS, Dubois EF.* Clinical calorimetry. XLV. Prolonged meat diets with a study of kidney function and ketosis. J Biol Chem. 1930; *87*: 651-668.

[47] *Howard BV, Van Horn L, Hsia J, Manson JE, Stefanick ML, Wassertheil-Smoller S, Kuller LH, LaCroix AZ, Langer RD, Lasser NL, Lewis CE, Limacher MC, Margolis KL, Mysiw WJ, Ockene JK, Parker LM, Perri MG, Phillips L, Prentice RL, Robbins J,* et al. Low-fat dietary pattern and risk of cardiovascular disease: the Women's Health Initiative Randomized Controlled Dietary Modification Trial. JAMA. 2006; *295*: 655-666.

[48] *Harvey W.* On corpulence in relation to disease. London: Henry Renshaw; 1872.

[49] *Banting W.* Letter on corpulence, Addressed to the Public. In. London: Harrison; 1869: 10 pp.

[50] *Geraci JR, Smith TG.* Vitamin C in the Diet of Inuit Hunters From Holman, Northwest Territories. Arctic. 1979; *32*: 135-139.

[51] *Risica PM, Ebbesson SO, Schraer CD, Nobmann ED, Caballero BH.* Body fat distribution in Alaskan Eskimos of the Bering Straits region: the Alaskan Siberia Project. Int J Obes Relat Metab Disord. 2000; *24*: 171-179.

[52] *Schaefer O.* Are Eskimos more or less obese than other Canadians? A comparison of skinfold thickness and ponderal index of Canadian Eskimos. Am J Clin Nutr. 1977; *30*: 1623-1628.

[53] *van Marken Lichtenbelt WD, Vanhommerig JW, Smulders NM, Drossaerts JM, Kemerink GJ, Bouvy ND, Schrauwen P, Teule GJ.* Cold-activated brown adipose tissue in healthy men. N Engl J Med. 2009; *360*: 1500-1508.

[54] *Mishmar D, Ruiz-Pesini E, Golik P, Macaulay V, Clark AG, Hosseini S, Brandon M, Easley K, Chen E, Brown MD, Sukernik RI, Olckers A, Wallace DC.* Natural selection shaped regional mtDNA variation in humans. Proc Natl Acad Sci USA. 2003; *100*: 171-176.

[55] *Ruiz-Pesini E, Mishmar D, Brandon M, Procaccio V, Wallace DC.* Effects of purifying and adaptive selection on regional variation in human mtDNA. Science (New York, NY 2004; 303: 223-226.

[56] *Rasmussen K, Birket-Smith K, Mathiassen T, Freuchen P.* The Danish Ethnographic and Geographic Expedition to Arctic America. Preliminary Reportof the Fifth Thule Expedition. Geogr Rev. 1925; *15*: 521-562.

[57] *Johnson RJ.* with Gower T. The Sugar Fix. The high-fructose fallout that is making you fat and sick. ist ed. New York: Rodale; 2008.

[58] *Reungjui S, Roncal CA, Mu W, Srinivas TR, Sirivongs D, Johnson RJ, Nakagawa T.* Thiazide diuretics exacerbate fructose-induced metabolic syndrome. J Am Soc Nephrol. 2007; *18*: 2724-2731.

[59] *Gardner CD, Kiazand A, Alhassan S, Kim S, Stafford RS, Balise RR, Kraemer HC, King AC.* Comparison of the Atkins, Zone, Ornish, and LEARN diets for change in weight and related risk factors among overweight premenopausal women: the A TO Z Weight Loss Study: a randomized trial. JAMA. 2007; *297*: 969-977.

[60] *Brenner BM, Meyer TW, Hostetter TH.* Dietary protein intake and the progressive nature of kidney disease: the role of hemodynamically mediated glomerular injury in the pathogenesis of progressive glomerular sclerosis in aging, renal ablation, and intrinsic renal disease. N Engl J Med. 1982; *307*: 652-659.

[61] *Atkins R.* Dr. Atkins' New Diet Revolution. New York: Avon Books; 1998.

[62] *Chen L, Caballero B, Mitchell DC, Loria C, Lin PH, Champagne CM, Elmer PJ, Ard JD, Batch BC, Anderson CA, Appel LJ.* Reducing consumption of sugar-sweetened beverages is associated with reduced blood pressure: a prospective study among United States adults. Circulation. 2010; *121*: 2398-2406.

[63] *Madero M, Arriaga JC, Jalal D, Rivard C, McFann K, Pérez-Méndez O, Vázquez A, Ruiz A, Lanaspa MA, Jimenez CR, Johnson RJ, Lozada LG.* The effect of two energy-restricted diets, a low-fructose diet versus a moderate natural fructose diet, on weight loss and metabolic syndrome parameters: a randomized controlled trial. Metabolism. 2011; *60*: 1551-1559.

[64] *Shi L, van Meijgaard J.* Substantial decline in sugar-sweetened beverage consumption among California's children and adolescents. Int J Gen Med. 2010; *3*: 221-224.

[65] *Kawasaki T, Akanuma H, Yamanouchi T.* Increased fructose concentrations in blood and urine in patients with diabetes. Diabetes Care. 2002; *25*: 353-357.

[66] *Kawasaki T, Ogata N, Akanuma H.* Plasma fructose significantly increased after the oral glucose loading in patients with type 2 diabetes. Diabetes. 2003; *52*: A549

[67] *Taubes G.* Good calories, Bad Calories. New York: Alfred A Knopf; 2007.

[68] *Guglielmi FW, Boggio-Bertinet D, Federico A, Forte GB, Guglielmi A, Loguercio C, Mazzuoli S, Merli M, Palmo A, Panella C, Pironi L, Francavilla A.* Total parenteral nutrition-related gastroenterological complications. Dig Liver Dis. 2006; *38*: 623-642.

[69] *Nishimura M, Yamaguchi M, Naito S, Yamauchi A.* Soybean oil fat emulsion to prevent TPN-induced liver damage: possible molecular mechanisms and clinical implications. Biol Pharm Bull. 2006; *29*: 855-862.

[70] *Wang H, Khaoustov VI, Krishnan B, Cai W, Stoll B, Burrin DG, Yoffe B.* Total parenteral nutrition induces liver steatosis and apoptosis in neonatal piglets. J Nutr. 2006; *136*: 2547-2552.

[71] *Nanri A, Mizoue T, Noda M, Takahashi Y, Kato M, Inoue M, Tsugane S*; Japan Public Health Center-based Prospective Study Group. Rice intake and type 2 diabetes in Japanese men and women: the Japan Public Health Center-based Prospective Study. Am J Clin Nutr. 2010; *92*: 1468-1477.

[72] *Mizoue T, Yamaji T, Tabata S, Yamaguchi K, Ogawa S, Mineshita M, Kono S.* Dietary patterns and glucose tolerance abnormalities in Japanese men. J Nutr. 2006; *136*: 1352-1358.

[73] *Longland AC, Byrd BM.* Pasture nonstructural carbohydrates and equine laminitis. J Nutr. 2006; *136* (Suppl): 2099S-2102S.

[74] *Brocklebank KJ, Hendry GAF.* Characteristics of plant species which store different types of reserve carbohydratres. New Phytol. 1989; *112*: 255-260.

[75] *Pilon-Smits E, Ebskamp M, Paul MJ, Jeuken M, Weisbeek PJ, Smeekens S.* Improved Performance of Transgenic Fructan-Accumulating Tobacco under Drought Stress. Plant Physiol. 1995; *107*: 125-130.

[76] *Hendry GAF.* Evolutionary origins and natural functions of fructans-- a climatological, biogeographic and mechanistic appraisal. New Phytol. 1993; *123*: 3-14.

[77] *Ali M, Rellos P, Cox TM.* Hereditary fructose intolerance. J Med Genet. 1998; *35*: 353-365.

[78] *Wexler DL, Penders JE, Bowen WH, Burne RA.* Characteristics and cariogenicity of a fructanase-defective Streptococcus mutants strain. Infect Immun. 1992; *60*: 3673-3681.

[79] *Burne RA, Chen YY, Wexler DL, Kuramitsu H, Bowen WH.* Cariogenicity of Streptococcus mutans strains with defects in fructan metabolism assessed in a program-fed specific-pathogen-free rat model. J Dent Res. 1996; *75*: 1572-1577.

[80] *Bäckhed F, Ding H, Wang T, Hooper LV, Koh GY, Nagy A, Semenkovich CF, Gordon JI.* The gut microbiota as an environmental factor that regulates fat storage. Proc Natl Acad Sci USA. 2004; *101*: 15718-15723.

[81] *Ley RE, Bäckhed F, Turnbaugh P, Lozupone CA, Knight RD, Gordon JI.* Obesity alters gut microbial ecology. Proc Natl Acad Sci USA. 2005; *102*: 11070-11075.

[82] *Ley RE, Turnbaugh PJ, Klein S, Gordon JI.* Microbial ecology: human gut microbes associated with obesity. Nature. 2006; *444*: 1022-1023.

[83] *Turnbaugh PJ, Ley RE, Mahowald MA, Magrini V, Mardis ER, Gordon JI.* An obesity-associated gut microbiome with increased capacity for energy harvest. Nature. 2006; *444*: 1027-1031.

[84] *Skinner MF, Dupras TL, Moya-Sola S.* Periodicity of linear enamel hypoplasia among Miocene Dryopithecus from Spain. J Paleopathol 1995: 195-222.

[85] *Johnson RJ, Andrews P.* Fructose, Uricase, and the Back-to-Africa Hypothesis. Evol Anthropol. 2010; *19*: 250-257.

[86] *Andrews P.* Palaeoecology of the Miocene fauna from Pasalar, Turkey. J Hum Evol. 1990; *19*: 569-582.

[87] *King T, Aiello LC, Andrews P.* Dental microwear of Griphopithecus alpani. J Hum Evol. 1999; *36*: 3-31.

[88] *Marshall AJ, Wrangham R.* Evolutionary consequences of fallback foods. Int J Primatol. 2007; *28*: 1219-1235.

[89] *Johnson RJ, Rivard C, Lanaspa MA, Otabachian-Smith S, Ishimoto T, Cicerchi C, Cheeke PR, Macintosh B, Hess T.* Fructokinase, Fructans, Intestinal Permeability, and Metabolic Syndrome: An Equine Connection? J Equine Vet Sci. 2013; *33*: 120-126.

[90] *van Eps AW, Pollitt CC.* Equine laminitis induced with oligofructose. Equine Vet J. 2006; *38*: 203-208.

[91] *Garner HE, Hutcheson DP, Coffman JR, Hahn AW, Salem C.* Lactic acidosis: a factor associated with equine laminitis. J Anim Sci. 1977; *45*: 1037-1041.

[92] *Graham JP, Boland JJ, Silbergeld E.* Growth promoting antibiotics in food animal production: an economic analysis. Public Health Rep. 2007; *122*: 79-87.

[93] *Coates ME, Davies MK, Kon SK.* The effect of antibiotics on the intestine of the chick. Br J Nutr. 1955; *9*: 110-119.

[94] *Coates ME, Fuller R, Harrison GF, Lev M, Suffolk SF.* A comparison of the growth of chicks in the Gustafsson germ-free apparatus and in a conventional environment, with and without dietary supplements of penicillin. Br J Nutr. 1963; *17*: 141-150.

[95] *Onifade AA.* Growth performance, carcass characteristics, organs measurement and haematology of broiler chickens fed a high fibre diet supplemented with antibiotics or dried yeast. Nahrung. 1997; *41*: 370-374.

[96] *Wang Y, Lehane C, Ghebremeskel K, Crawford MA.* Modern organic and broiler chickens sold for human consumption provide more energy from fat than protein. Public Health Nutr. 2010; *13*: 400-408.

[97] *Nriagu JO.* Saturnine gout among Roman aristocrats. Did lead poisoning contribute to the fall of the Empire? N Engl J Med. 1983; *308*: 660-663.

[98] *Bener A, Obineche E, Gillett M, Pasha MA, Bishawi B.* Association between blood levels of lead, blood pressure and risk of diabetes and heart disease in workers. Int Arch Occup Environ Health. 2001; *74*: 375-378.

[99] *Wedeen RP.* Irregular gout: humoral fantasy or saturnine malady. Bull N Y Acad Med. 1984; *60*: 969-979.

[100] *Lancereaux E.* Lancereaux, E.: Note relative a un cas de paralysie saturnine avec alteration des cordons nerveux et des muscles paralyses. Gaz Med Paris. 1862; *17*: 709-713.

[101] *Ball GV.* Two epidemics of gout. Bull Hist Med. 1971; *45*: 401-408.

[102] *Lin JL, Ho HH, Yu CC.* Chelation therapy for patients with elevated body lead burden and progressive renal insufficiency. A randomized, controlled trial. Ann Intern Med. 1999; *130*: 7-13.

[103] *Ekong EB, Jaar BG, Weaver VM.* Lead-related nephrotoxicity: a review of the epidemiologic evidence. Kidney Int. 2006; *70*: 2074-2084.

[104] *Emerson H, Larimore LD.* Diabetes mellitus: A contribution to its epidemiology based chiefly on mortality statistics. Arch Intern Med. 1924; *34*: 585-630.

Abschnitt 5

[1] *Cameron JS, Hicks I.* Frederick Akbar Mahomed and his role in the description of hypertension at Guy's Hospital. Kidney international 1996; 49: 1488-1506.

[2] *Mahomed FA.* The etiology of Bright's disease and the prealbuminuric state. Med Chir Trans. 1874; *57*: 197-228.

[3] Medico-Actuarial Mortality Investigation. Association of Life Insurance. Medical Directors and the Actuarial Society of America. 1912;1.

[4] *Johnson RJ, Titte S, Cade JR, Rideout BA, Oliver WJ.* Uric acid, evolution and primitive cultures. Semin Nephrol. 2005; *25*: 3-8.

[5] *Kearney PM, Whelton M, Reynolds K, Muntner P, Whelton PK, He J.* Global burden of hypertension: analysis of worldwide data. Lancet. 2005; *365*: 217-223.

[6] *Allen FM, Sherrill JW.* The treatment of arterial hypertension. J Metabol Research. 1922; *2*: 429-545.

[7] *Dahl LK.* Possible role of salt intake in the development of essential hypertension. In: Cottier P, Bock K, editors. Essential Hypertension – an International Symposium 1960; Berlin: Springer; 1960. p. 53-65.

[8] *MacGregor GA.* Sodium is more important than calcium in essential hypertension. Hypertension. 1985; *7*: 628-640.

[9] *Guyton AC, Coleman TG, Cowley AV* Jr, *Scheel KW, Manning RD* Jr, *Norman RA* Jr. Arterial pressure regulation. Overriding dominance of the kidneys in long-term regulation and in hypertension. Am J Med. 1972; *52*: 584-594.

[10] ALLHAT Officers and Coordinators for the ALLHAT Collaborative Research Group. The Antihypertensive and Lipid-Lowering Treatment to Prevent Heart Attack Trial. Major outcomes in high-risk hypertensive patients randomized to angiotensin-converting enzyme inhibitor or calcium channel blocker vs diuretic: The Antihypertensive and Lipid-Lowering Treatment to Prevent Heart Attack Trial (ALLHAT). JAMA. 2002; *288*: 2981-2997.

[11] *Carmelli D, Cardon LR, Fabsitz R.* Clustering of hypertension, diabetes, and obesity in adult male twins: same genes or same environments? Am J Hum Genet. 1994; *55*: 566-573.

[12] *Barker DJ, Osmond C, Golding J, Kuh D, Wadsworth ME.* Growth in utero, blood pressure in childhood and adult life, and mortality from cardiovascular disease. BMJ. 1989; 298: 564-567.

[13] *Brenner BM, Garcia DL, Anderson S.* Glomeruli and blood pressure. Less of one, more the other? Am J Hypertens. 1988; *1*: 335-347.

[14] *Hughson MD, Douglas-Denton R, Bertram JF, Hoy WE.* Hypertension, glomerular number, and birth weight in African Americans and white subjects in the southeastern United States. Kidney Int. 2006; *69*: 671-678.

[15] *Moritz AR, Oldt MR.* Arteriolar sclerosis in hypertensive and nonhypertensive individuals. Am J Pathol. 1937; *13*: 679-728., 7

[16] *Johnson RJ, Herrera-Acosta J, Schreiner GF, Rodriguez-Iturbe B.* Subtle acquired renal injury as a mechanism of salt-sensitive hypertension. N Engl J Med. 2002; *346*: 913-923.

[17] *Rodriguez-Iturbe B.* Renal infiltration of immunocompetent cells: cause and effect of sodium-sensitive hypertension. Clin Exp Nephrol. 2010; *14*: 105-111.

[18] *Mahomed FA.* On chronic bright's disease, and its essential symptoms. Lancet. 1879; *I*: 398-404.

[19] *Davis NC.* The cardiovascular and renal relations and manifestations of gout. JAMA. 1897; *29*: 261-262.

[20] *Huchard H.* Arteriolosclerosis: Including its cardiac form. JAMA. 1909; *53*: 1129

[21] *Haig A.* Uric acid as a Factor in the Causation of Disease. A contribution to the pathology of high arterial tension, headache, epilepsy, mental depression, gout, rheumatism, diabetes, Bright's disease, and other disorders. First ed. London: J & A Churchill; 1892.

[22] *Mazzali M, Hughes J, Kim YG, Jefferson JA, Kang DH, Gordon KL, Lan HY, Kivlighn S, Johnson RJ.* Elevated uric acid increases blood pressure in the rat by a novel crystal-independent mechanism. Hypertension. 2001; *38*: 1101-1106.

[23] *Watanabe S, Kang DH, Feng L, Nakagawa T, Kanellis J, Lan H, Mazzali M, Johnson RJ.* Uric acid, hominoid evolution, and the pathogenesis of salt-sensitivity. Hypertension. 2002; *40*: 355-360.

[24] *Grayson PC, Kim SY, Lavalley M, Choi HK.* Hyperuricemia and incident hypertension: A systematic review and meta-analysis. Arthritis Care Res (Hoboken) 2010.

[25] *Feig DI, Kang DH, Johnson RJ.* Uric acid and cardiovascular risk. N Engl J Med. 2008; *359*: 1811-1821.

[26] *Feig DI, Johnson RJ.* The role of uric acid in pediatric hypertension. J Ren Nutr. 2007; *17*: 79-83.

[27] *Feig DI, Soletsky B, Johnson RJ.* Effect of allopurinol on blood pressure of adolescents with newly diagnosed essential hypertension: a randomized trial. JAMA. 2008; *300*: 924-932.

[28] *Kanbay M, Huddam B, Azak A*, et al. Allopurinol improves endothelial dysfunction and eGFR in asymptomatic hyperuricemic subjects with normal renal function: A prospective, randomized study. CJASN. 2011; 6: 1887-1894.

[29] *Choi HK, Liu S, Curhan G.* Intake of purine-rich foods, protein, and dairy products and relationship to serum levels of uric acid: the Third National Health and Nutrition Examination Survey. Arthritis Rheum. 2005; *52*: 283-289.

[30] *Oliver WJ, Cohen EL, Neel JV.* Blood pressure, sodium intake, and sodium related hormones in the Yanomamo Indians, a "no-salt" culture. Circulation. 1975; *52*: 146-151.

[31] *Johnson RJ, Sautin YY, Oliver WJ, Roncal C, Mu W, Gabriela Sanchez-Lozada L, Rodriguez-Iturbe B, Nakagawa T, Benner SA.* Lessons from comparative physiology: could uric acid represent a physiologic alarm signal gone awry in western society? J Comp Physiol B. 2009; *179*: 67-76.

[32] *Emmerson BT.* Effect of oral fructose on urate production. Ann Rheum Dis. 1974; *33*: 276-280.

[33] *Perheentupa J, Raivio K.* Fructose-induced hyperuricaemia. Lancet. 1967; *2*: 528-531.

[34] *Le MT, Frye RF, Rivard CJ, Cheng J, McFann KK, Segal MS, Johnson RJ, Johnson JA.* Effects of high-fructose corn syrup and sucrose on the pharmacokinetics of fructose and acute metabolic and hemodynamic responses in healthy subjects. Metabolism. 2012; *61*: 641-651.

[35] *Choi JW, Ford ES, Gao X, Choi HK.* Sugar-sweetened soft drinks, diet soft drinks, and serum uric acid level: the Third National Health and Nutrition Examination Survey. Arthritis Rheum. 2008; *59*: 109-116.

[36] *Nguyen S, Choi HK, Lustig RH, Hsu CY.* Sugar-sweetened beverages, serum uric acid, and blood pressure in adolescents. J Pediatr. 2009; *154*: 807-813.

[37] *Jalal DI, Smits G, Johnson RJ, Chonchol M.* Increased fructose associates with elevated blood pressure. J Am Soc Nephrol. 2010; *21*: 1543-1549.

[38] *Sánchez-Lozada LG, Tapia E, Bautista-García P, Soto V, Avila-Casado C, Vega-Campos IP, Nakagawa T, Zhao L, Franco M, Johnson RJ.* Effects of febuxostat on metabolic and renal alterations in rats with fructose-induced metabolic syndrome. Am J Physiol Renal Physiol. 2008; *294*: F710-F718.

[39] *Brown CM, Dulloo AG, Yepuri G, Montani JP.* Fructose ingestion acutely elevates blood pressure in healthy young humans. Am J Physiol Regul Integr Comp Physiol. 2008; *294*: R730-R737.

[40] *Perez-Pozo SE, Schold J, Nakagawa T, Sánchez-Lozada LG, Johnson RJ, Lillo JL.* Excessive fructose intake induces the features of metabolic syndrome in healthy adult men: role of uric acid in the hypertensive response. Int J Obes (Lond). 2010; *34*: 454-461.

[41] *Chen L, Caballero B, Mitchell DC, Loria C, Lin PH, Champagne CM, Elmer PJ, Ard JD, Batch BC, Anderson CA, Appel LJ.* Reducing consumption of sugar-sweetened beverages is associated with reduced blood pressure: a prospective study among United States adults. Circulation. 2010; *121*: 2398-2406.

[42] *Chen L, Caballero B, Mitchell DC, Loria C, Lin PH, Champagne CM, Elmer PJ, Ard JD, Batch BC, Anderson CA, Appel LJ.* Reducing consumption of sugar-sweetened beverages is associated with reduced blood pressure: a prospective study among United States adults. Circulation. 2010; *121*: 2398-2406.

[43] *He FJ, Marrero NM, MacGregor GA.* Salt intake is related to soft drink consumption in children and adolescents: a link to obesity? Hypertension. 2008; *51*: 629-634.

[44] *Singh AK, Amlal H, Haas PJ, Dringenberg U, Fussell S, Barone SL, Engelhardt R, Zuo J, Seidler U, Soleimani M.* Fructose-induced hypertension: essential role of chloride and fructose absorbing transporters PAT1 and Glut5. Kidney Int. 2008; *74*: 438-447.

[45] *Heo SH, Lee SH.* High levels of serum uric acid are associated with silent brain infarction. J Neurol Sci. 2010; *297*: 6-10.

[46] *Kim SY, Guevara JP, Kim KM, Choi HK, Heitjan DF, Albert DA.* Hyperuricemia and risk of stroke: a systematic review and meta-analysis. Arthritis Rheum. 2009; *61*: 885-892.

[47] *Kanbay M, Sánchez-Lozada LG, Franco M, Madero M, Solak Y, Rodriguez-Iturbe B, Covic A, Johnson RJ.* Microvascular disease and its role in the brain and cardiovascular system: a potential role for uric acid as a cardiorenal toxin. Nephrol Dial Transplant. 2011; *26*: 430-437.

[48] *Chamorro A, Obach V, Cervera A, Revilla M, Deulofeu R, Aponte JH.* Prognostic significance of uric acid serum concentration in patients with acute ischemic stroke. Stroke. 2002; *33*: 1048-1052.

[49] *Muir SW, Harrow C, Dawson J, Lees KR, Weir CJ, Sattar N, Walters MR.* Allopurinol use yields potentially beneficial effects on inflammatory indices in those with recent ischemic stroke: a randomized, double-blind, placebo-controlled trial. Stroke. 2008; *39*: 3303-3307.

[50] *Khan F, George J, Wong K, McSwiggan S, Struthers AD, Belch JJ.* Allopurinol treatment reduces arterial wave reflection in stroke survivors. Cardiovasc Ther. 2008; *26*: 247-252.

[51] *Desai RV, Ahmed MI, Fonarow GC, Filippatos GS, White M, Aban IB, Aronow WS, Ahmed A.* Effect of serum insulin on the association between hyperuricemia and incident heart failure. Am J Cardiol. 2010; *106*: 1134-1138.

[52] *Ekundayo OJ, Dell'Italia LJ, Sanders PW, Arnett D, Aban I, Love TE, Filippatos G, Anker SD, Lloyd-Jones DM, Bakris G, Mujib M, Ahmed A.* Association between hyperuricemia and incident heart failure among older adults: a propensity-matched study. Int J Cardiol. 2010; *142*: 279-287.

[53] *Hare JM, Mangal B, Brown J, Fisher C* Jr, *Freudenberger R, Colucci WS, Mann DL, Liu P, Givertz MM, Schwarz RP*; OPT-CHF Investigators. Impact of oxypurinol in patients with symptomatic heart failure. Results of the OPT-CHF study. J Am Coll Cardiol. 2008; *51*: 2301-2309.

[54] *Langlois M, De Bacquer D, Duprez D, De Buyzere M, Delanghe J, Blaton V.* Serum uric acid in hypertensive patients with and without peripheral arterial disease. Atherosclerosis. 2003; *168*: 163-168.

[55] *Montalcini T, Gorgone G, Gazzaruso C, Sesti G, Perticone F, Pujia A.* Relation between serum uric acid and carotid intima-media thickness in healthy postmenopausal women. Intern Emerg Med. 2007; *2*: 19-23.

[56] *Patetsios P, Rodino W, Wisselink W, Bryan D, Kirwin JD, Panetta TF.* Identification of uric acid in aortic aneurysms and atherosclerotic artery. Ann N Y Acad Sci. 1996; *800* (1 The Abdominal): 243-245.

[57] *Suarna C, Dean RT, May J, Stocker R.* Human atherosclerotic plaque contains both oxidized lipids and relatively large amounts of alpha-tocopherol and ascorbate. Arterioscler Thromb Vasc Biol. 1995; *15*: 1616-1624.

[58] *Johnson RJ, Kang DH, Feig D*, et al. Is there a pathogenetic role for uric acid in hypertension and cardiovascular and renal disease? Hypertension. 2003; 41: 1183-1190.

[59] *Noman A, Ang DS, Ogston S, Lang CC, Struthers AD.* Effect of high-dose allopurinol on exercise in patients with chronic stable angina: a randomised, placebo controlled crossover trial. Lancet. 2010; *375*: 2161-2167.

[60] *Goicoechea M, de Vinuesa SG, Verdalles U, Ruiz-Caro C, Ampuero J, Rincón A, Arroyo D, Luño J.* Effect of allopurinol in chronic kidney disease progression and cardiovascular risk. Clin J Am Soc Nephrol. 2010; *5*: 1388-1393.

[61] *Abrams B.* Gout as an early warning of concomitant sleep apnea. J Clin Rheumatol. 2010; *16*: 305.

[62] *Drager LF, Lopes HF, Maki-Nunes C, Trombetta IC, Toschi-Dias E, Alves MJ, Fraga RF, Jun JC, Negrão CE, Krieger EM, Polotsky VY, Lorenzi-Filho G.* The impact of obstructive sleep apnea on metabolic and inflammatory markers in consecutive patients with metabolic syndrome. PLoS ONE. 2010; *5*: e12065

[63] *Zharikov SI, Swenson ER, Lanaspa M, Block ER, Patel JM, Johnson RJ.* Could uric acid be a modifiable risk factor in subjects with pulmonary hypertension? Med Hypotheses. 2010; *74*: 1069-1074.

[64] *Maynard SE, Min JY, Merchan J, Lim KH, Li J, Mondal S, Libermann TA, Morgan JP, Sellke FW, Stillman IE, Epstein FH, Sukhatme VP, Karumanchi SA.* Excess placental soluble fms-like tyrosine kinase 1 (sFlt1) may contribute to endothelial dysfunction, hypertension, and proteinuria in preeclampsia. J Clin Invest. 2003; *111*: 649-658.

[65] *Redman CW, Beilin LJ, Bonnar J, Wilkinson RH.* Plasma-urate measurements in predicting fetal death in hypertensive pregnancy. Lancet. 1976; *1*: 1370-1373.

[66] *Laughon SK, Catov J, Powers RW, Roberts JM, Gandley RE.* First trimester uric acid and adverse pregnancy outcomes. Am J Hypertens. 2011; *24*: 489-495.

[67] *Wolak T, Sergienko R, Wiznitzer A, Paran E, Sheiner E.* High uric acid level during the first 20 weeks of pregnancy is associated with higher risk for gestational diabetes mellitus and mild preeclampsia. Hypertens Pregnancy. 2012; *31*: 307-315

[68] *Laughon SK, Catov J, Provins T, Roberts JM, Gandley RE.* Elevated first trimester uric acid concentrations are associated with the development of gestational diabetes. Am J Obstet Gynecol. 2009; 201: 402-405.

[69] *Laughon SK, Catov J, Roberts JM.* Uric acid concentrations are associated with insulin resistance and birthweight in normotensive pregnant women. Am J Obstet Gynecol 2009; 201: 582-586.

[70] *Kang DH, Finch J, Nakagawa T, Karumanchi SA, Kanellis J, Granger J, Johnson RJ.* Uric acid, endothelial dysfunction and pre-eclampsia: searching for a pathogenetic link. J Hypertens. 2004; *22*: 229-235.

[71] *Bainbridge SA, Roberts JM.* Uric acid as a pathogenic factor in preeclampsia. Placenta. 2008; *29* (Suppl A): S67-S72.

[72] *Clausen T, Slott M, Solvoll K, Drevon CA, Vollset SE, Henriksen T.* High intake of energy, sucrose, and polyunsaturated fatty acids is associated with increased risk of preeclampsia. Am J Obstet Gynecol. 2001; *185*: 451-458.

[73] *Maller O, Turner RE.* Taste in acceptance of sugars by human infants. J Comp Physiol Psychol. 1973; *84*: 496-501.

[74] *Blumenthal DM, Gold MS.* Neurobiology of food addiction. Curr Opin Clin Nutr Metab Care. 2010; *13*: 359-365.

[75] *Avena NM, Rada P, Hoebel BG.* Evidence for sugar addiction: behavioral and neurochemical effects of intermittent, excessive sugar intake. Neurosci Biobehav Rev. 2008; *32*: 20-39.

[76] *Rubaum-Keller I.* Foodaholic – the seven stages to permanent weight loss. Minneapolis: Mill City Press; 2011.

[77] *Avena NM, Rada P, Hoebel BG.* Sugar bingeing in rats. Current protocols in neuroscience/editorial board, Jacqueline N Crawley [et al 2006;Chapter 9: Unit9 23C.

[78] *Peciña S, Cagniard B, Berridge KC, Aldridge JW, Zhuang X.* Hyperdopaminergic mutant mice have higher "wanting" but not "liking" for sweet rewards. J Neurosci. 2003; *23*: 9395-9402.

[79] *Spangler R, Wittkowski KM, Goddard NL, Avena NM, Hoebel BG, Leibowitz SF.* Opiate-like effects of sugar on gene expression in reward areas of the rat brain. Brain Res Mol Brain Res. 2004; *124*: 134-142.

[80] *Rada P, Avena NM, Hoebel BG.* Daily bingeing on sugar repeatedly releases dopamine in the accumbens shell. Neuroscience. 2005; *134*: 737-744.

[81] *Colantuoni C, Rada P, McCarthy J, Patten C, Avena NM, Chadeayne A, Hoebel BG.* Evidence that intermittent, excessive sugar intake causes endogenous opioid dependence. Obes Res. 2002; *10*: 478-488.

[82] *Johnson PM, Kenny PJ.* Dopamine D2 receptors in addiction-like reward dysfunction and compulsive eating in obese rats. Nat Neurosci. 2010; *13*: 635-641.

[83] *Stice E, Yokum S, Blum K, Bohon C.* Weight gain is associated with reduced striatal response to palatable food. J Neurosci. 2010; *30*: 13105-13109.

[84] *Volkow ND, Wang GJ, Telang F, Fowler JS, Thanos PK, Logan J, Alexoff D, Ding YS, Wong C, Ma Y, Pradhan K.* Low dopamine striatal D2 receptors are associated with prefrontal metabolism in obese subjects: possible contributing factors. Neuroimage. 2008; *42*: 1537-1543.

[85] *Wang GJ, Volkow ND, Logan J, Pappas NR, Wong CT, Zhu W, Netusil N, Fowler JS.* Brain dopamine and obesity. Lancet. 2001; *357*: 354-357.

[86] *Klein TA, Neumann J, Reuter M, Hennig J, von Cramon DY, Ullsperger M.* Genetically determined differences in learning from errors. Science (New York, NY 2007;318: 1642 -5.

[87] *Stice E, Spoor S, Bohon C, Small DM.* Relation between obesity and blunted striatal response to food is moderated by TaqIA Al allele. Science. 2008; 322: 449-452.

[88] *de Araujo IE, Oliveira-Maia AJ, Sotnikova TD, Gainetdinov RR, Caron MG, Nicolelis MA, Simon SA.* Food reward in the absence of taste receptor signaling. Neuron. 2008; *57*: 930-941.

[89] *Bernal SY, Dostova I, Kest A, Abayev Y, Kandova E, Touzani K, Sclafani A, Bodnar RJ.* Role of dopamine D1 and D2 receptors in the nucleus accumbens shell on the acquisition and expression of fructose-conditioned flavor-flavor preferences in rats. Behav Brain Res. 2008; *190*: 59-66.

[90] *Purnell JQ, Klopfenstein BA, Stevens AA, Havel PJ, Adams SH, Dunn TN, Krisky C, Rooney WD.* Brain functional magnetic resonance imaging response to glucose and fructose infusions in humans. Diabetes Obes Metab. 2011; *13*: 229-234.

[91] *Cha SH, Wolfgang M, Tokutake Y, Chohnan S, Lane MD.* Differential effects of central fructose and glucose on hypothalamic malonyl-CoA and food intake. Proc Natl Acad Sci USA. 2008; *105*: 16871-16875.

[92] *Colantuoni C, Schwenker J, McCarthy J, Rada P, Ladenheim B, Cadet JL, Schwartz GJ, Moran TH, Hoebel BG.* Excessive sugar intake alters binding to dopamine and mu-opioid receptors in the brain. Neuroreport. 2001; *12*: 3549-3552.

[93] *Goldman LS, Genel M, Bezman RJ, Slanetz PJ.* Diagnosis and treatment of attention-deficit/hyperactivity disorder in children and adolescents. Council on Scientific Affairs, American Medical Association. JAMA. 1998; *279*: 1100-1107.

[94] Centers for Disease Control and Prevention (CDC). Increasing prevalence of parent-reported attention-deficit/hyperactivity disorder among children – United States, 2003 and 2007. MMWR Morb Mortal Wkly Rep. 2010; *59*: 1439-1443.

[95] *White JW, Wolraich M.* Effect of sugar on behavior and mental performance. Am J Clin Nutr. 1995; 62: 242S-247S.

[96] *Prinz RJ, Roberts WA, Hantman E.* Dietary correlates of hyperactive behavior in children. J Consult Clin Psychol. 1980; *48*: 760-769.

[97] *Wolraich ML, Lindgren SD, Stumbo PJ, Stegink LD, Appelbaum MI, Kiritsy MC.* Effects of diets high in sucrose or aspartame on the behavior and cognitive performance of children. N Engl J Med. 1994; *330*: 301-307.

[98] *Wolraich M, Milich R, Stumbo P, Schultz F.* Effects of sucrose ingestion on the behavior of hyperactive boys. J Pediatr. 1985; *106*: 675-682.

[99] *Johnson RJ, Gold MS, Johnson DR, Ishimoto T, Lanaspa MA, Zahniser NR, Avena NM.* Attention-deficit/hyperactivity disorder: is it time to reappraise the role of sugar consumption? Postgrad Med. 2011; *123*: 39-49.

[100] *Volkow ND, Wang GJ, Kollins SH, Wigal TL, Newcorn JH, Telang F, Fowler JS, Zhu W, Logan J, Ma Y, Pradhan K, Wong C, Swanson JM.* Evaluating dopamine reward pathway in ADHD: clinical implications. JAMA. 2009; *302*: 1084-1091.

[101] *Zametkin AJ, Nordahl TE, Gross M, King AC, Semple WE, Rumsey J, Hamburger S, Cohen RM.* Cerebral glucose metabolism in adults with hyperactivity of childhood onset. N Engl J Med. 1990; *323*: 1361-1366.

[102] *Pagoto SL, Curtin C, Lemon SC, Bandini LG, Schneider KL, Bodenlos JS, Ma Y.* Association between adult attention deficit/hyperactivity disorder and obesity in the US population. Obesity (Silver Spring). 2009; *17*: 539-544.

103. *Agranat-Meged AN, Deitcher C, Goldzweig G, Leibenson L, Stein M, Galili-Weisstub E.* Childhood obesity and attention deficit/hyperactivity disorder: a newly described comorbidity in obese hospitalized children. Int J Eat Disord. 2005; 37: 357-359.

[104] *Altfas JR*. Prevalence of attention deficit/hyperactivity disorder among adults in obesity treatment. BMC Psychiatry. 2002; *2*: 9

[105] *Barrera CM, Ruiz ZR, Dunlap WP*. Uric acid: a participating factor in the symptoms of hyperactivity. Biol Psychiatry. 1988; *24*: 344-347.

[106] *David O, Clark J, Voeller K*. Lead and hyperactivity. Lancet. 1972; *2*: 900-903.

[107] *Church WH, Rappolt G*. Nigrostriatal catecholamine metabolism in guinea pigs is altered by purine enzyme inhibition. Exp Brain Res. 1999; 127: 147-150.

[108] *Barrera CM, Hunter RE, Dunlap WP*. Hyperuricemia and locomotor activity in developing rats. Pharmacol Biochem Behav. 1989; *33*: 367-369.

[109] *Hudson JI, Pope HG* Jr. Affective spectrum disorder: does antidepressant response identify a family of disorders with a common pathophysiology? Am J Psychiatry. 1990; *147*: 552-564.

[110] *Moore SC, Carter LM, van Goozen S*. Confectionery consumption in childhood and adult violence. Br J Psychiatry. 2009; *195*: 366-367.

[111] *Ellis H*. A study of British genius. London: Hurst and Blackett; 1903.

[112] *Orowan E*. The origin of man. Nature. 1955; *175*: 683-684.

[113] *Stetten D* Jr, *Hearon JZ*. Intellectual level measured by army classification battery and serum uric acid concentration. Science (New York, NY 1959;129: 1737.

[114] *Bloch S, Brackenridge CJ*. Psychological, performance and biochemical factors in medical students under examination stress. J Psychosom Res. 1972; *16*: 25-33.

[115] *Cervini C, Zamopa AM*. Uric acid and intelligence. Ann Rheum Dis. 1982; *41*: 435.

[116] *Kasl SV, Brooks GW, Rodgers WL*. Serum uric acid and cholesterol in achievement behavior and motivation. II. The relationship to college attendance, extracurricular and social activities, and vocational aspirations. JAMA. 1970; *213*: 1291-1299.

[117] *Kasl SV, Brooks GW, Rodgers WL*. Serum uric acid and cholesterol in achievement behavior and motivation. I. The relationship to ability, grades, test performance, and motivation. JAMA. 1970; *213*: 1158-1164.

[118] *Brooks GW, Mueller E*. Serum urate concentrations among university professors; relation to drive, achievement, and leadership. JAMA. 1966; *195*: 415-418.

[119] *Montoye HJ, Mikkelsen WM*. Serum uric acid and achievement in high school. Arthritis Rheum. 1973; *16*: 359-362.

[120] *Stephan BC, Wells JC, Brayne C, Albanese E, Siervo M*. Increased fructose intake as a risk factor for dementia. J Gerontol A Biol Sci Med Sci. 2010; *65*: 809-814.

[121] *Schretlen DJ, Inscore AB, Jinnah HA, Rao V, Gordon B, Pearlson GD*. Serum uric acid and cognitive function in community-dwelling older adults. Neuropsychology. 2007; *21*: 136-140.

[122] *Ruggiero C, Cherubini A, Lauretani F, Bandinelli S, Maggio M, Di Iorio A, Zuliani G, Dragonas C, Senin U, Ferrucci L*. Uric acid and dementia in community-dwelling older persons. Dement Geriatr Cogn Disord. 2009; *27*: 382-389.

[123] *Schretlen DJ, Inscore AB, Vannorsdall TD, Kraut M, Pearlson GD, Gordon B, Jinnah HA*. Serum uric acid and brain ischemia in normal elderly adults. Neurology. 2007; *69*: 1418-1423.

[124] *Afsar B, Elsurer R, Covic A, Johnson RJ, Kanbay M*. Relationship between uric acid and subtle cognitive dysfunction in chronic kidney disease. Am J Nephrol. 2011; *34*: 49-54.

[125] *Craft S*. The role of metabolic disorders in Alzheimer disease and vascular dementia: two roads converged. Arch Neurol. 2009; *66*: 300-305.

[126] *Cao D, Lu H, Lewis TL, Li L*. Intake of sucrose-sweetened water induces insulin resistance and exacerbates memory deficits and amyloidosis in a transgenic mouse model of Alzheimer disease. J Biol Chem. 2007; *282*: 36275-36282.

[127] *Farris W, Mansourian S, Chang Y, Lindsley L, Eckman EA, Frosch MP, Eckman CB, Tanzi RE, Selkoe DJ, Guenette S*. Insulin-degrading enzyme regulates the levels of insulin, amyloid beta-protein, and the beta-amyloid precursor protein intracellular domain in vivo. Proc Natl Acad Sci USA. 2003; *100*: 4162-4167.

[128] *Watson GS, Baker LD, Cholerton BA, Rhoads KW, Merriam GR, Schellenberg GD, Asthana S, Cherrier M, Craft S*. Effects of insulin and octreotide on memory and growth hormone in Alzheimer's disease. J Alzheimers Dis. 2009; *18*: 595-602.

[129] *Mielke JG, Taghibiglou C, Liu L, Zhang Y, Jia Z, Adeli K, Wang YT.* A biochemical and functional characterization of diet-induced brain insulin resistance. J Neurochem. 2005; *93*: 1568-1578.

[130] *Ross AP, Bartness TJ, Mielke JG, Parent MB.* A high fructose diet impairs spatial memory in male rats. Neurobiol Learn Mem. 2009; *92*: 410-416.

[131] *Stranahan AM, Norman ED, Lee K, Cutler RG, Telljohann RS, Egan JM, Mattson MP.* Diet-induced insulin resistance impairs hippocampal synaptic plasticity and cognition in middle-aged rats. Hippocampus. 2008; *18*: 1085-1088.

[132] *Jurdak N, Lichtenstein AH, Kanarek RB.* Diet-induced obesity and spatial cognition in young male rats. Nutr Neurosci. 2008; *11*: 48-54.

[133] *Torres C, Aragón A, González M, López I, Jakobsson K, Elinder CG, Lundberg I, Wesseling C.* Decreased kidney function of unknown cause in Nicaragua: a community-based survey. Am J Kidney Dis. 2010; *55*: 485-496.

[134] *Nanayakkara S, Komiya T, Ratnatunga N, Senevirathna ST, Harada KH, Hitomi T, Gobe G, Muso E, Abeysekera T, Koizumi A.* Tubulointerstitial damage as the major pathological lesion in endemic chronic kidney disease among farmers in North Central Province of Sri Lanka. Environ Health Prev Med. 2012; *17*: 213-221.

[135] *Roncal-Jimenez CA, Lanaspa MA, Rivard CJ, Nakagawa T, Sanchez-Lozada LG, Jalal D, Andres-Hernando A, Tanabe K, Madero M, Li N, Cicerchi C, Mc Fann K, Sautin YY, Johnson RJ.* Sucrose induces fatty liver and pancreatic inflammation in male breeder rats independent of excess energy intake. Metabolism. 2011; *60*: 1259-1270.

[136] *Lionetti E, Catassi C.* New clues in celiac disease epidemiology, pathogenesis, clinical manifestations, and treatment. Int Rev Immunol. 2011; *30*: 219-231.

[137] *García-Manzanares A, Lucendo AJ.* Nutritional and dietary aspects of celiac disease. Nutr Clin Pract. 2011; *26*: 163-173.

[138] *Smecuol E, Bai JC, Vazquez H, Kogan Z, Cabanne A, Niveloni S, Pedreira S, Boerr L, Mauriño E, Meddings JB.* Gastrointestinal permeability in celiac disease. Gastroenterology. 1997; *112*: 1129-1136.

[139] *Riordan AM, Ruxton CH, Hunter JO.* A review of associations between Crohn's disease and consumption of sugars. Eur J Clin Nutr. 1998; *52*: 229-238.

[140] *Vogelsang H.* Do changes in intestinal permeability predict disease relapse in Crohn's disease? Inflamm Bowel Dis. 2008; *14* (Suppl 2): S162-S163.

[141] *Shen L, Su L, Turner JR.* Mechanisms and functional implications of intestinal barrier defects. Dig Dis. 2009; *27*: 443-449.

[142] *Strader AD.* Ileal transposition provides insight into the effectiveness of gastric bypass surgery. Physiol Behav. 2006; *88*: 277-282.

[143] *Rubino F, Marescaux J.* Effect of duodenal-jejunal exclusion in a non-obese animal model of type 2 diabetes: a new perspective for an old disease. Ann Surg. 2004; *239*: 1-11.

[144] *Andreelli F, Amouyal C, Magnan C, Mithieux G.* What can bariatric surgery teach us about the pathophysiology of type 2 diabetes? Diabetes Metab. 2009; *35*: 499-507.

[145] *Duez H, Lamarche B, Uffelman KD, Valero R, Cohn JS, Lewis GF.* Hyperinsulinemia is associated with increased production rate of intestinal apolipoprotein B-48-containing lipoproteins in humans. Arterioscler Thromb Vasc Biol. 2006; *26*: 1357-1363.

[146] *Cirillo P, Gersch MS, Mu W, Scherer PM, Kim KM, Gesualdo L, Henderson GN, Johnson RJ, Sautin YY.* Ketohexokinase-dependent metabolism of fructose induces proinflammatory mediators in proximal tubular cells. J Am Soc Nephrol. 2009; *20*: 545-553.

[147] *Nakayama T, Kosugi T, Gersch M, Connor T, Sanchez-Lozada LG, Lanaspa MA, Roncal C, Perez-Pozo SE, Johnson RJ, Nakagawa T.* Dietary fructose causes tubulointerstitial injury in the normal rat kidney. Am J Physiol Renal Physiol. 2010; *298*: F712-F720.

[148] *Shoham DA, Durazo-Arvizu R, Kramer H, Luke A, Vupputuri S, Kshirsagar A, Cooper RS.* Sugary soda consumption and albuminuria: results from the National Health and Nutrition Examination Survey, 1999-2004. PLoS ONE. 2008; *3*: e3431

[149] *Gersch MS, Mu W, Cirillo P, Reungjui S, Zhang L, Roncal C, Sautin YY, Johnson RJ, Nakagawa T*. Fructose, but not dextrose, accelerates the progression of chronic kidney disease. Am J Physiol Renal Physiol. 2007; *293*: F1256-F1261.

Abschnitt 6

[1] *Hill JO, Peters JC, Wyatt HR*. Using the energy gap to address obesity: a commentary. J Am Diet Assoc. 2009; *109*: 1848-1853.

[2] *Hill JO, Peters JC, Catenacci VA, Wyatt HR*. International strategies to address obesity. Obes Rev. 2008; *9* (Suppl 1): 41-47.

[3] *Keesey RE, Hirvonen MD*. Body weight set-points: determination and adjustment. J Nutr. 1997; *127*: 1875S-1883S.

[4] *Bairlein F*. How to get fat: nutritional mechanisms of seasonal fat accumulation in migratory songbirds. Naturwissenschaften. 2002; *89*: 1-10.

[5] *MacLean PS, Higgins JA, Wyatt HR, Melanson EL, Johnson GC, Jackman MR, Giles ED, Brown IE, Hill JO*. Regular exercise attenuates the metabolic drive to regain weight after long-term weight loss. Am J Physiol Regul Integr Comp Physiol. 2009; *297*: R793-R802.

[6] *Van Horn L, Johnson RK, Flickinger BD, Vafiadis DK, Yin-Piazza S*; Added Sugars Conference Planning Group. Translation and implementation of added sugars consumption recommendations: a conference report from the American Heart Association Added Sugars Conference 2010. Circulation. 2010; *122*: 2470-2490.

[7] *Johnson RK, Appel LJ, Brands M, Howard BV, Lefevre M, Lustig RH, Sacks F, Steffen LM, Wylie-Rosett J*; American Heart Association Nutrition Committee of the Council on Nutrition, Physical Activity, and Metabolism and the Council on Epidemiology and Prevention. Dietary sugars intake and cardiovascular health: a scientific statement from the American Heart Association. Circulation. 2009; *120*: 1011-1020.

[8] *Jacob RA, Spinozzi GM, Simon VA, Kelley DS, Prior RL, Hess-Pierce B, Kader AA*. Consumption of cherries lowers plasma urate in healthy women. J Nutr. 2003; *133*: 1826-1829.

[9] *Madero M, Arriaga JC, Jalal D, Rivard C, McFann K, Pérez-Méndez O, Vázquez A, Ruiz A, Lanaspa MA, Jimenez CR, Johnson RJ, Lozada LG*. The effect of two energy-restricted diets, a low-fructose diet versus a moderate natural fructose diet, on weight loss and metabolic syndrome parameters: a randomized controlled trial. Metabolism. 2011; *60*: 1551-1559.

[10] Committee on Nutrition. American Academy of Pediatrics: The use and misuse of fruit juice in pediatrics. Pediatrics. 2001; *107*: 1210-1213.

[11] *Mercola J, Pearsal KD*. Sweet Deception. Nashville: Nelson Books; 2006.

[12] *de Araujo IE, Oliveira-Maia AJ, Sotnikova TD, Gainetdinov RR, Caron MG, Nicolelis MA, Simon SA*. Food reward in the absence of taste receptor signaling. Neuron. 2008; *57*: 930-941.

[13] *Adcock LH, Gray CH*. The metabolism of sorbitol in the human subject. Biochem J. 1957; *65*: 554-560.

[14] *Barngrover DA, Dills WL* Jr. The involvement of liver fructokinase in the metabolism of D-xylulose and xylitol in isolated rat hepatocytes. J Nutr. 1983; *113*: 522-530.

[15] *Burt BA*. The use of sorbitol- and xylitol-sweetened chewing gum in caries control. J Am Dent Assoc. 2006; *137*: 190-196.

[16] *Hamalainen MM, Makinen KK*. Metabolism of glucose, fructose and xylitol in normal and streptozotocin-diabetic rats. J Nutr. 1982; 112: 1369-1378.

[17] *Förster H, Heller L, Hellmund U, Boecker S*. [Parenteral feeding. Biochemical and clinical findings during continuous long-term infusion of glucose, fructose, sorbitol and xylitol. 2. Clinical aspects, discussion and results]. Fortschr Med. 1975; *93*: 1257-1261.

[18] *Liu S, Choi HK, Ford E, Song Y, Klevak A, Buring JE, Manson JE*. A prospective study of dairy intake and the risk of type 2 diabetes in women. Diabetes Care. 2006; *29*: 1579-1584.

[19] *Choi HK, Atkinson K, Karlson EW, Willett W, Curhan G*. Purine-rich foods, dairy and protein intake, and the risk of gout in men. N Engl J Med. 2004; *350*: 1093-1103.

[20] *Choi HK, Liu S, Curhan G.* Intake of purine-rich foods, protein, and dairy products and relationship to serum levels of uric acid: the Third National Health and Nutrition Examination Survey. Arthritis Rheum. 2005; *52*: 283-289.

[21] *Hino A, Adachi H, Enomoto M, Furuki K, Shigetoh Y, Ohtsuka M, Kumagae S, Hirai Y, Jalaldin A, Satoh A, Imaizumi T.* Habitual coffee but not green tea consumption is inversely associated with metabolic syndrome: an epidemiological study in a general Japanese population. Diabetes Res Clin Pract. 2007; *76*: 383-389.

[22] *Tan DS.* Coffee consumption and risk of type 2 diabetes mellitus. Lancet. 2003; *361*: 702.

[23] *Campos H, Baylin A.* Coffee consumption and risk of type 2 diabetes and heart disease. Nutr Rev. 2007; *65*: 173-179.

[24] *Kiyohara C, Kono S, Honjo S, Todoroki I, Sakurai Y, Nishiwaki M, Hamada H, Nishikawa H, Koga H, Ogawa S, Nakagawa K.* Inverse association between coffee drinking and serum uric acid concentrations in middle-aged Japanese males. Br J Nutr. 1999; *82*: 125-130.

[25] *Choi HK, Curhan G.* Coffee, tea, and caffeine consumption and serum uric acid level: the third national health and nutrition examination survey. Arthritis Rheum. 2007; *57*: 816-821.

[26] *Choi HK, Willett W, Curhan G.* Coffee consumption and risk of incident gout in men: a prospective study. Arthritis Rheum. 2007; *56*: 2049-2055.

[27] *Kela U, Vijayvargiya R, Trivedi CP.* Inhibitory effects of methylxanthines on the activity of xanthine oxidase. Life Sci. 1980; *27*: 2109-2119.

[28] *Gao X, Curhan G, Forman JP, Ascherio A, Choi HK, Vitamin C.* Vitamin C intake and serum uric acid concentration in men. J Rheumatol. 2008; *35*: 1853-1858.

[29] *Gomez-Cabrera MC, Domenech E, Romagnoli M, Arduini A, Borras C, Pallardo FV, Sastre J, Viña J.* Oral administration of vitamin C decreases muscle mitochondrial biogenesis and hampers training-induced adaptations in endurance performance. Am J Clin Nutr. 2008; *87*: 142-149.

[30] *Bruyère O, Malaise O, Neuprez A, Collette J, Reginster JY.* Prevalence of vitamin D inadequacy in European postmenopausal women. Curr Med Res Opin. 2007; *23*: 1939-1944.

[31] *Pinelli NR, Jaber LA, Brown MB, Herman WH.* Serum 25-hydroxy vitamin d and insulin resistance, metabolic syndrome, and glucose intolerance among Arab Americans. Diabetes Care. 2010; *33*: 1373-1375.

[32] *Harel Z, Flanagan P, Forcier M, Harel D.* Low vitamin D status among obese adolescents: prevalence and response to treatment. J Adolesc Health. 2011; *48*: 448-452.

[33] *Barchetta I, Angelico F, Del Ben M, Baroni MG, Pozzilli P, Morini S, Cavallo MG.* Strong association between non alcoholic fatty liver disease (NAFLD) and low 25(OH) vitamin D levels in an adult population with normal serum liver enzymes. BMC Med. 2011; *9*: 85.

[34] *Douard V, Suzuki T, Sabbagh Y, Lee J, Shapses S, Lin S, Ferraris RP.* Dietary fructose inhibits lactation-induced adaptations in rat 1,25-(OH)□D□ synthesis and calcium transport. FASEB J. 2012; *26*: 707-721.

[35] *Chen W, Roncal Jimenez CA, Lanaspa M,* et al. Uric acid suppresses 1-alpha hydroxylase Vitamin D in vitro and in vivo. Kidney Int. 2012. in press.

[36] *Marriott BP, Cole N, Lee E.* National estimates of dietary fructose intake increased from 1977 to 2004 in the United States. J Nutr. 2009; *139*: 1228S-1235S.

[37] *Flegal KM, Carroll MD, Ogden CL, Curtin LR.* Prevalence and trends in obesity among US adults, 1999-2008. JAMA. 2010; *303*: 235-241.

[38] *Brownell KD, Frieden TR.* Ounces of prevention – the public policy case for taxes on sugared beverages. N Engl J Med. 2009; 360: 1805-1808.

[39] *Malik VS, Popkin BM, Bray GA, Després JP, Willett WC, Hu FB.* Sugar-sweetened beverages and risk of metabolic syndrome and type 2 diabetes: a meta-analysis. Diabetes Care. 2010; *33*: 2477-2483.

[40] *Shi L, van Meijgaard J.* Substantial decline in sugar-sweetened beverage consumption among California's children and adolescents. Int J Gen Med. 2010; *3*: 221-224.

[41] *Avena NM, Long KA, Hoebel BG.* Sugar-dependent rats show enhanced responding for sugar after abstinence: evidence of a sugar deprivation effect. Physiol Behav. 2005; *84*: 359-362.

[42] *Avena NM, Rada P, Hoebel BG.* Sugar bingeing in rats. Current protocols in neuroscience/editorial board, Jacqueline N Crawley [et al 2006;Chapter 9: Unit9 23C.

[43] *Johnson RJ, Segal MS, Sautin Y, Nakagawa T, Feig DI, Kang DH, Gersch MS, Benner S, Sánchez-Lozada LG*. Potential role of sugar (fructose) in the epidemic of hypertension, obesity and the metabolic syndrome, diabetes, kidney disease, and cardiovascular disease. Am J Clin Nutr. 2007; *86*: 899-906.

[44] *Brownell KD, Farley T, Willett WC, Popkin BM, Chaloupka FJ, Thompson JW, Ludwig DS*. The public health and economic benefits of taxing sugar-sweetened beverages. N Engl J Med. 2009; *361*: 1599-1605.

[45] *Ludwig DS, Peterson KE, Gortmaker SL*. Relation between consumption of sugar-sweetened drinks and childhood obesity: a prospective, observational analysis. Lancet. 2001; *357*: 505-508.

[46] *Johnson RJ, Murray R*. Fructose, exercise, and health. Curr Sports Med Rep. 2010; *9*: 253-258.

[47] *Murray R*. The effects of consuming carbohydrate-electrolyte beverages on gastric emptying and fluid absorption during and following exercise. Sports Med. 1987; *4*: 322-351.

[48] *Murray R, Paul GL, Seifert JG, Eddy DE, Halaby GA*. The effects of glucose, fructose, and sucrose ingestion during exercise. Med Sci Sports Exerc. 1989; *21*: 275-282.

[49] *Müller C, Assimacopoulos-Jeannet F, Mosimann F, Schneiter P, Riou JP, Pachiaudi C, Felber JP, Jéquier E, Jeanrenaud B, Tappy L*. Endogenous glucose production, gluconeogenesis and liver glycogen concentration in obese non-diabetic patients. Diabetologia. 1997; *40*: 463-468.

[50] *Helge JW, Richter EA, Kiens B*. Interaction of training and diet on metabolism and endurance during exercise in man. J Physiol. 1996; *492*: 293-306.

[51] *Melanson EL, Gozansky WS, Barry DW, Maclean PS, Grunwald GK, Hill JO*. When energy balance is maintained, exercise does not induce negative fat balance in lean sedentary, obese sedentary, or lean endurance-trained individuals. J Appl Physiol (1985). 2009; *107*: 1847-1856.

[52] *Youn JH, Youn MS, Bergman RN*. Synergism of glucose and fructose in net glycogen synthesis in perfused rat livers. J Biol Chem. 1986; *261*: 15960-15969.

[53] *Bruynseels K, Bergans N, Gillis N, van Dorpen F, Van Hecke P, Stalmans W, Vanstapel F*. On the inhibition of hepatic glycogenolysis by fructose. A 31P-NMR study in perfused rat liver using the fructose analogue 2,5-anhydro-D-mannitol. NMR Biomed. 1999; *12*: 145-156.

[54] *Ercan-Fang NG, Nuttall FQ, Gannon MC*. Uric acid inhibits liver phosphorylase a activity under simulated in vivo conditions. Am J Physiol Endocrinol Metab. 2001; *280*: E248-E253.

[55] *Banting W*. Letter on corpulence, Addressed to the Public. In. London: Harrison; 1869. p. 10.

[56] *Atkins R*. Dr. Atkins‘ New Diet Revolution. New York: Avon Books; 1998.

[57] *Foster GD, Wyatt HR, Hill JO*, et al. A randomized trial of a low carbohydrate diet for obesity. N Engl J Med. 2003; 348: 2082-2090.

[58] *Gardner CD, Kiazand A, Alhassan S, Kim S, Stafford RS, Balise RR, Kraemer HC, King AC*. Comparison of the Atkins, Zone, Ornish, and LEARN diets for change in weight and related risk factors among overweight premenopausal women: the A TO Z Weight Loss Study: a randomized trial. JAMA. 2007; *297*: 969-977.

59. *Volek JS, Phinney SD*. The Art and Science of Low Carbohydrate Living: Beyond Obesity, LLC; 2011.

[60] *Boulter PR, Hoffman RS, Arky RA*. Pattern of sodium excretion accompanying starvation. Metabolism. 1973; *22*: 675-683.

[61] *Cahill GF* Jr. Starvation in man. N Engl J Med. 1970; *282*: 668-675.

[62] *Shafiee MA, Charest AF, Cheema-Dhadli S, Glick DN, Napolova O, Roozbeh J, Semenova E, Sharman A, Halperin ML*. Defining conditions that lead to the retention of water: the importance of the arterial sodium concentration. Kidney Int. 2005; *67*: 613-621.

[63] *Haskell WL, Blair SN, Hill JO*. Physical activity: health outcomes and importance for public health policy. Prev Med. 2009; *49*: 280-282.

[64] *Holloszy JO, Coyle EF*. Adaptations of skeletal muscle to endurance exercise and their metabolic consequences. J Appl Physiol. 1984; *56*: 831-838.

[65] *Kim JY, Hickner RC, Cortright RL, Dohm GL, Houmard JA*. Lipid oxidation is reduced in obese human skeletal muscle. Am J Physiol Endocrinol Metab. 2000; *279*: E1039-E1044.

[66] *Kelley DE, He J, Menshikova EV, Ritov VB*. Dysfunction of mitochondria in human skeletal muscle in type 2 diabetes. Diabetes. 2002; *51*: 2944-2950.

[67] *Gianotti TF, Sookoian S, Dieuzeide G, García SI, Gemma C, González CD, Pirola CJ.* A decreased mitochondrial DNA content is related to insulin resistance in adolescents. Obesity (Silver Spring). 2008; *16*: 1591-1595.

[68] *Lennmarken C, Sandstedt S, von Schenck H, Larsson J.* Skeletal muscle function and metabolism in obese women. JPEN J Parenter Enteral Nutr. 1986; *10*: 583-587.

[69] *Ji H, Graczyk-Milbrandt G, Friedman MI.* Metabolic inhibitors synergistically decrease hepatic energy status and increase food intake. Am J Physiol Regul Integr Comp Physiol. 2000; *278*: R1579-R1582.

[70] *Friedman MI, Harris RB, Ji H, Ramirez I, Tordoff MG.* Fatty acid oxidation affects food intake by altering hepatic energy status. Am J Physiol. 1999; *276*: R1046-R1053.

[71] *Koch JE, Ji H, Osbakken MD, Friedman MI.* Temporal relationships between eating behavior and liver adenine nucleotides in rats treated with 2,5-AM. Am J Physiol. 1998; *274*: R610-R617.

[72] *Phinney SD, Bistrian BR, Wolfe RR, Blackburn GL.* The human metabolic response to chronic ketosis without caloric restriction: physical and biochemical adaptation. Metabolism. 1983; *32*: 757-768.

[73] *Appel LJ, Clark JM, Yeh HC, Wang NY, Coughlin JW, Daumit G, Miller ER* III, *Dalcin A, Jerome GJ, Geller S, Noronha G, Pozefsky T, Charleston J, Reynolds JB, Durkin N, Rubin RR, Louis TA, Brancati FL.* Comparative effectiveness of weight-loss interventions in clinical practice. N Engl J Med. 2011; *365*: 1959-1968.

[74] *Steinmann B, Gitzelmann R, Van den Berghe G.* Disorders of Fructose Metabolism. In: Scriver C, Beaudet A, Sly W, Valle D, eds. The Metabolic and Molecular Basis of Inherited Disease. New York: McGraw-Hill; 2001. p. 1489-1520.

[75] *Ouyang J, Parakhia RA, Ochs RS.* Metformin activates AMP kinase through inhibition of AMP deaminase. J Biol Chem. 2011; *286*: 1-11.

[76] *Knowler WC, Barrett-Connor E, Fowler SE, Hamman RF, Lachin JM, Walker EA, Nathan DM*; Diabetes Prevention Program Research Group. Reduction in the incidence of type 2 diabetes with lifestyle intervention or metformin. N Engl J Med. 2002; *346*: 393-403.

[77] *Knowler WC, Fowler SE, Hamman RF, Christophi CA, Hoffman HJ, Brenneman AT, Brown-Friday JO, Goldberg R, Venditti E, Nathan DM*; Diabetes Prevention Program Research Group. 10-year follow-up of diabetes incidence and weight loss in the Diabetes Prevention Program Outcomes Study. Lancet. 2009; *374*: 1677-1686.

[78] *Baggott JE, Vaughn WH, Hudson BB.* Inhibition of 5-aminoimidazole-4-carboxamide ribotide transformylase, adenosine deaminase and 5′-adenylate deaminase by polyglutamates of methotrexate and oxidized folates and by 5-aminoimidazole-4-carboxamide riboside and ribotide. Biochem J. 1986; *236*: 193-200.

[79] *Bergeron R, Previs SF, Cline GW, Perret P, Russell RR* III, *Young LH, Shulman GI.* Effect of 5-aminoimidazole-4-carboxamide-1-beta-D-ribofuranoside infusion on in vivo glucose and lipid metabolism in lean and obese Zucker rats. Diabetes. 2001; *50*: 1076-1082.

[80] *Pold R, Jensen LS, Jessen N, Buhl ES, Schmitz O, Flyvbjerg A, Fujii N, Goodyear LJ, Gotfredsen CF, Brand CL, Lund S.* Long-term AICAR administration and exercise prevents diabetes in ZDF rats. Diabetes. 2005; *54*: 928-934.

[81] *Giri S, Rattan R, Haq E, Khan M, Yasmin R, Won JS, Key L, Singh AK, Singh I.* AICAR inhibits adipocyte differentiation in 3T3L1 and restores metabolic alterations in diet-induced obesity mice model. Nutr Metab (Lond). 2006; *3*: 31

[82] *Narkar VA, Downes M, Yu RT, Embler E, Wang YX, Banayo E, Mihaylova MM, Nelson MC, Zou Y, Juguilon H, Kang H, Shaw RJ, Evans RM.* AMPK and PPARdelta agonists are exercise mimetics. Cell. 2008; *134*: 405-415.

[83] *Timmers S, Konings E, Bilet L, Houtkooper RH, van de Weijer T, Goossens GH, Hoeks J, van der Krieken S, Ryu D, Kersten S, Moonen-Kornips E, Hesselink MK, Kunz I, Schrauwen-Hinderling VB, Blaak EE, Auwerx J, Schrauwen P.* Calorie restriction-like effects of 30 days of resveratrol supplementation on energy metabolism and metabolic profile in obese humans. Cell Metab. 2011; *14*: 612-622.

[84] *Baldwin W, McRae S, Marek G, Wymer D, Pannu V, Baylis C, Johnson RJ, Sautin YY.* Hyperuricemia as a mediator of the proinflammatory endocrine imbalance in the adipose tissue in a murine model of the metabolic syndrome. Diabetes. 2011; *60*: 1258-1269.

[85] *Nakagawa T, Hu H, Zharikov S, Tuttle KR, Short RA, Glushakova O, Ouyang X, Feig DI, Block ER, Herrera-Acosta J, Patel JM, Johnson RJ.* A causal role for uric acid in fructose-induced metabolic syndrome. Am J Physiol Renal Physiol. 2006; *290*: F625-F631.

[86] *Kodama S, Saito K, Yachi Y, Asumi M, Sugawara A, Totsuka K, Saito A, Sone H.* Association between serum uric acid and development of type 2 diabetes. Diabetes Care. 2009; *32*: 1737-1742.

[87] *Masuo K, Kawaguchi H, Mikami H, Ogihara T, Tuck ML.* Serum uric acid and plasma norepinephrine concentrations predict subsequent weight gain and blood pressure elevation. Hypertension. 2003; *42*: 474-480.

[88] *Grayson PC, Kim SY, Lavalley M, Choi HK.* Hyperuricemia and incident hypertension: A systematic review and meta-analysis. Arthritis Care Res (Hoboken) 2010.

[89] *Feig DI, Kang DH, Johnson RJ.* Uric acid and cardiovascular risk. N Engl J Med. 2008; *359*: 1811-1821.

[90] *Feig DI, Soletsky B, Johnson RJ.* Effect of Allopurinol on the Blood Pressure of Adolescents with Newly Diagnosed Essential Hypertension. JAMA. 2008; 300: 922-930.

[91] *Ogino K, Kato M, Furuse Y, Kinugasa Y, Ishida K, Osaki S, Kinugawa T, Igawa O, Hisatome I, Shigemasa C, Anker SD, Doehner W.* Uric acid-lowering treatment with benzbromarone in patients with heart failure: a double-blind placebo-controlled crossover preliminary study. Circ Heart Fail. 2010; *3*: 73-81.

[92] *Bluestone R, Lewis B, Mervart I.* Hyperlipoproteinaemia in gout. Ann Rheum Dis. 1971; *30*: 134-137.

[93] *Anderson BE, Adams DR.* Allopurinol hypersensitivity syndrome. J Drugs Dermatol. 2002; *1*: 60-62.

[94] *Jung J-W, Song WJ, Kim YS, Joo KW, Lee KW, Kim SH, Park HW, Chang YS, Cho SH, Min KU, Kang HR.* HLA-B58 can help the clinical decision on starting allopurinol in patients with chronic renal insufficiency. Nephrol Dial Transplant. 2011; *26*: 3567-3572.

[95] *Fam AG.* Gout, diet, and the insulin resistance syndrome. J Rheumatol. 2002; *29*: 1350-1355.

[96] *Dessein PH, Shipton EA, Stanwix AE, Joffe BI, Ramokgadi J.* Beneficial effects of weight loss associated with moderate calorie/carbohydrate restriction, and increased proportional intake of protein and unsaturated fat on serum urate and lipoprotein levels in gout: a pilot study. Ann Rheum Dis. 2000; *59*: 539-543.

[97] *Dai DF, Chen T, Szeto H, Nieves-Cintrón M, Kutyavin V, Santana LF, Rabinovitch PS.* Mitochondrial targeted antioxidant Peptide ameliorates hypertensive cardiomyopathy. J Am Coll Cardiol. 2011; *58*: 73-82.

[98] *Dikalova AE, Bikineyeva AT, Budzyn K, Nazarewicz RR, McCann L, Lewis W, Harrison DG, Dikalov SI.* Therapeutic targeting of mitochondrial superoxide in hypertension. Circ Res. 2010; *107*: 106-116.

[99] *Massey LK, Liebman M, Kynast-Gales SA.* Ascorbate increases human oxaluria and kidney stone risk. J Nutr. 2005; *135*: 1673-1677.

[100] *Souza GA, Ebaid GX, Seiva FR, Rocha KH, Galhardi CM, Mani F, Novelli EL.* N-acetylcysteine an allium plant compound improves high-sucrose diet-induced obesity and related effects. Evid Based Complement Alternat Med. 2011; *2011*: 643269.

[101] *Sumithran P, Prendergast LA, Delbridge E, Purcell K, Shulkes A, Kriketos A, Proietto J.* Long-term persistence of hormonal adaptations to weight loss. N Engl J Med. 2011; *365*: 1597-1604.

[102] *Kean BH.* Blood pressure studies on West Indians and Panamanians living on the isthmus of Panama. Arch Intern Med. 1941; *68*: 466-475.

[103] *Kean BH.* The blood pressure of the Cuna Indians. Am J Trop Med Hyg. 1944; *24*: 341-343.

[104] *Hollenberg NK, Martinez G, McCullough M, Meinking T, Passan D, Preston M, Rivera A, Taplin D, Vicaria-Clement M.* Aging, acculturation, salt intake, and hypertension in the Kuna of Panama. Hypertension. 1997; *29*: 171-176.

105. *Hollenberg NK.* Vascular action of cocoa flavanols in humans: the roots of the story. J Cardiovasc Pharmacol. 2006; 47 (Suppl): S99-102.

[106] *Bayard V, Chamorro F, Motta J, Hollenberg NK.* Does flavanol intake influence mortality from nitric oxide-dependent processes? Ischemic heart disease, stroke, diabetes mellitus, and cancer in Panama. Int J Med Sci. 2007; *4*: 53-58.

[107] *McCullough ML, Chevaux K, Jackson L*, et al. Hypertension, the Kuna, and the epidemiology of flavanols. J Cardiovasc Pharmacol. 2006; 47 (Suppl): S 103-109.

[108] *Hurst WJ, Tarka SM* Jr, *Powis TG, Valdez F* Jr, *Hester TR.* Cacao usage by the earliest Maya civilization. Nature. 2002; *418*: 289-290.

[109] *Dillinger TL, Barriga P, Escárcega S, Jimenez M, Salazar Lowe D, Grivetti LE.* Food of the gods: cure for humanity? A cultural history of the medicinal and ritual use of chocolate. J Nutr. 2000; *130* (Suppl): 2057S-2072S.

[110] *Corti R, Flammer AJ, Hollenberg NK, Lüscher TF.* Cocoa and cardiovascular health. Circulation. 2009; *119*: 1433-1441.

[111] *Grassi D, Necozione S, Lippi C, Croce G, Valeri L, Pasqualetti P, Desideri G, Blumberg JB, Ferri C.* Cocoa reduces blood pressure and insulin resistance and improves endothelium-dependent vasodilation in hypertensives. Hypertension. 2005; *46*: 398-405.

[112] *Nogueira L, Ramirez-Sanchez I, Perkins GA, Murphy A, Taub PR, Ceballos G, Villarreal FJ, Hogan MC, Malek MH.* (-)-Epicatechin enhances fatigue resistance and oxidative capacity in mouse muscle. J Physiol. 2011; *589*: 4615-4631.

[113] *D'Antona G, Ragni M, Cardile A, Tedesco L, Dossena M, Bruttini F, Caliaro F, Corsetti G, Bottinelli R, Carruba MO, Valerio A, Nisoli E.* Branched-chain amino acid supplementation promotes survival and supports cardiac and skeletal muscle mitochondrial biogenesis in middle-aged mice. Cell Metab. 2010; *12*: 362-372.

[114] *Macotela Y, Emanuelli B, Bång AM, Espinoza DO, Boucher J, Beebe K, Gall W, Kahn CR.* Dietary leucine--an environmental modifier of insulin resistance acting on multiple levels of metabolism. PLoS ONE. 2011; *6*: e21187

Abschnitt 7

[1] *Keys AB, Keys M.* How to eat well and stay well the Mediterranean way. Ist ed. Garden City, NY: Doubleday; 1975. p. 58.

[2] *Hujoel P.* Dietary carbohydrates and dental-systemic diseases. J Dent Res. 2009; *88*: 490-502.

[3] *Culleton BF, Larson MG, Kannel WB, Levy D.* Serum uric acid and risk for cardiovascular disease and death: the Framingham Heart Study. Ann Intern Med. 1999; *131*: 7-13.

[4] *Feig DI, Kang DH, Johnson RJ.* Uric acid and cardiovascular risk. N Engl J Med. 2008; *359*: 1811-1821.

[5] *Feig DI, Soletsky B, Johnson RJ.* Effect of Allopurinol on the Blood Pressure of Adolescents with Newly Diagnosed Essential Hypertension. JAMA. 2008; 300: 922-930.

[6] *Livesey G.* Fructose ingestion: dose-dependent responses in health research. J Nutr. 2009; *139*: 1246S-1252S.

[7] *White JS.* Fructose as cause of metabolic syndrome is poorly supported. Int J Obes (Lond) 2010.

[8] *Lanaspa MA, Tapia E, Soto V, Sautin Y, Sánchez-Lozada LG.* Uric acid and fructose: potential biological mechanisms. Semin Nephrol. 2011; *31*: 426-432.

[9] *Blakely SR, Hallfrisch J, Reiser S, Prather ES.* Long-term effects of moderate fructose feeding on glucose tolerance parameters in rats. J Nutr. 1981; *111*: 307-314.

[10] *Perez-Pozo SE, Schold J, Nakagawa T, Sánchez-Lozada LG, Johnson RJ, Lillo JL.* Excessive fructose intake induces the features of metabolic syndrome in healthy adult men: role of uric acid in the hypertensive response. Int J Obes (Lond). 2010; *34*: 454-461.

[11] *Dehghan A, Köttgen A, Yang Q, Hwang SJ, Kao WL, Rivadeneira F, Boerwinkle E, Levy D, Hofman A, Astor BC, Benjamin EJ, van Duijn CM, Witteman JC, Coresh J, Fox CS.* Association of

three genetic loci with uric acid concentration and risk of gout: a genome-wide association study. Lancet. 2008; *372*: 1953-1961.

[12] *Yang Q, Köttgen A, Dehghan A, Smith AV, Glazer NL, Chen MH, Chasman DI, Aspelund T, Eiriksdottir G, Harris TB, Launer L, Nalls M, Hernandez D, Arking DE, Boerwinkle E, Grove ML, Li M, Linda Kao WH, Chonchol M, Haritunians T*, et al. Multiple genetic loci influence serum urate levels and their relationship with gout and cardiovascular disease risk factors. Circ Cardiovasc Genet. 2010; *3*: 523-530.

[13] *Bibert S, Hess SK, Firsov D, Thorens B, Geering K, Horisberger JD, Bonny O.* Mouse GLUT9: evidences for a urate uniporter. Am J Physiol Renal Physiol. 2009; *297*: F612-F619.

[14] *Anzai N, Ichida K, Jutabha P, Kimura T, Babu E, Jin CJ, Srivastava S, Kitamura K, Hisatome I, Endou H, Sakurai H.* Plasma urate level is directly regulated by a voltage-driven urate efflux transporter URATv1 (SLC2A9) in humans. J Biol Chem. 2008; *283*: 26834-26838.

[15] *George J, Carr E, Davies J, Belch JJ, Struthers A.* High-dose allopurinol improves endothelial function by profoundly reducing vascular oxidative stress and not by lowering uric acid. Circulation. 2006; *114*: 2508-2516.

[16] *Forshee RA, Storey ML, Allison DB, Glinsmann WH, Hein GL, Lineback DR, Miller SA, Nicklas TA, Weaver GA, White JS.* A critical examination of the evidence relating high fructose corn syrup and weight gain. Crit Rev Food Sci Nutr. 2007; *47*: 561-582.

[17] *White JS.* Straight talk about high-fructose corn syrup: what it is and what it ain't. Am J Clin Nutr. 2008; *88*: 1716S-1721S.

[18] *Sievenpiper JL, de Souza RJ, Mirrahimi A*, et al. Effect of fructose on body weight in controlled feeding trials. A systematic review and meta-analysis. Ann Intern Med. 2012; 156: 291-304

[19] *Sievenpiper JL, de Souza RJ, Kendall CW, Jenkins DJ.* Is fructose a story of mice but not men? J Am Diet Assoc. 2011; *111*: 219-220.

[20] *Shapiro A, Mu W, Roncal C, Cheng KY, Johnson RJ, Scarpace PJ.* Fructose-induced leptin resistance exacerbates weight gain in response to subsequent high-fat feeding. Am J Physiol Regul Integr Comp Physiol. 2008; *295*: R1370-R1375.

[21] *Nakagawa T, Hu H, Zharikov S, Tuttle KR, Short RA, Glushakova O, Ouyang X, Feig DI, Block ER, Herrera-Acosta J, Patel JM, Johnson RJ.* A causal role for uric acid in fructose-induced metabolic syndrome. Am J Physiol Renal Physiol. 2006; *290*: F625-F631.

[22] *Le MT, Frye RF, Rivard CJ, Cheng J, McFann KK, Segal MS, Johnson RJ, Johnson JA.* Effects of high-fructose corn syrup and sucrose on the pharmacokinetics of fructose and acute metabolic and hemodynamic responses in healthy subjects. Metabolism. 2012; *61*: 641-651.

[23] *Brown CM, Dulloo AG, Yepuri G, Montani JP.* Fructose ingestion acutely elevates blood pressure in healthy young humans. Am J Physiol Regul Integr Comp Physiol. 2008; *294*: R730-R737.

[24] *Emmerson BT.* Effect of oral fructose on urate production. Ann Rheum Dis. 1974; *33*: 276-280.

[25] *Watanabe S, Kang DH, Feng L, Nakagawa T, Kanellis J, Lan H, Mazzali M, Johnson RJ.* Uric acid, hominoid evolution, and the pathogenesis of salt-sensitivity. Hypertension. 2002; *40*: 355-360.

[26] *Johnson RJ, Herrera-Acosta J, Schreiner GF, Rodriguez-Iturbe B.* Subtle acquired renal injury as a mechanism of salt-sensitive hypertension. N Engl J Med. 2002; *346*: 913-923.

[27] *Hallfrisch J, Ellwood K, Michaelis OE* IV, *Reiser S, Prather ES.* Plasma fructose, uric acid, and inorganic phosphorus responses of hyperinsulinemic men fed fructose. J Am Coll Nutr. 1986; *5*: 61-68.

[28] *Hallfrisch J, Ellwood KC, Michaelis OE* IV, *Reiser S, O'Dorisio TM, Prather ES.* Effects of dietary fructose on plasma glucose and hormone responses in normal and hyperinsulinemic men. J Nutr. 1983; *113*: 1819-1826.

[29] *Hallfrisch J, Reiser S, Prather ES.* Blood lipid distribution of hyperinsulinemic men consuming three levels of fructose. Am J Clin Nutr. 1983; *37*: 740-748.

[30] *Hay J.* The significance of a raised blood pressure. BMJ. 1931; *2*: 43-47.

[31] *Peters JP, VanSlyke DD.* Quantitative Clinical Chemistry. Baltimore: Williams and Wilkins; 1948.

[32] *Painter TS.* The Y-chromosome in mammals. Science 1921; 53: 503-4.50

[33] *Gartler SM*. The chromosome number in humans: a brief history. Nat Rev Genet. 2006; *7*: 655-660.

[34] *Tijo JH, Levan A*. The chromosome number of man. Hereditas. 1956; *42*: 1-6.

[35] *Levan A*. Chromosome studies on some human tumors and tissues of normal origin, grown in vivo and in vitro at the Sloan-Kettering Institute. Cancer. 1956; *9*: 648-663.

[36] *Kuhn TS*. The Structure of Scientific Revolutions. First edition ed. Chicago: University of Chicago Press; 1962.

[37] *Darwin C*. On The Origin of Species by Means of Natural Selection, or The Preservation of Favoured Races in the Struggle for Life. First edition ed. London: John Murray; 1859.

[38] *Raup DM, Sepkoski JJ* Jr. Mass extinctions in the marine fossil record. Science. 1982; 215: 1501-1503.

[39] *Begun DR*. Planet of the apes. Sci Am. 2003; *289*: 74-83.

[40] *Eldredge N, Gould SJ*. Punctuated equilibriva: an alternative to phyletic gradualism. In: Schopf TJM, ed. Models in Paleobiology. San Francisco: Cooper and Co.; 1972: 82-115.

[41] *Roach JC, Glusman G, Smit AF*, et al. Analysis of genetic inheritance in a family quartet by whole-genome sequencing. Science. 2010; 328: 636-639.

[42] *Xue Y, Wang Q, Long Q, Ng BL, Swerdlow H, Burton J, Skuce C, Taylor R, Abdellah Z, Zhao Y, MacArthur DG, Quail MA, Carter NP, Yang H, Tyler-Smith C*; Asan. Human Y chromosome base-substitution mutation rate measured by direct sequencing in a deep-rooting pedigree. Curr Biol. 2009; *19*: 1453-1457.

[43] *Nachman MW, Crowell SL*. Estimate of the mutation rate per nucleotide in humans. Genetics. 2000; *156*: 297-304.

[44] *Heerwagen MJ, Miller MR, Barbour LA, Friedman JE*. Maternal obesity and fetal metabolic programming: a fertile epigenetic soil. Am J Physiol Regul Integr Comp Physiol. 2010; *299*: R711-R722.

[45] *Barker DJ, Osmond C, Golding J, Kuh D, Wadsworth ME*. Growth in utero, blood pressure in childhood and adult life, and mortality from cardiovascular disease. BMJ. 1989; 298: 564-567.

[46] *Breier BH, Vickers MH, Ikenasio BA, Chan KY, Wong WP*. Fetal programming of appetite and obesity. Mol Cell Endocrinol. 2001; *185*: 73-79.

[47] *Ravelli AC, van Der Meulen JH, Osmond C, Barker DJ, Bleker OP*. Obesity at the age of 50 y in men and women exposed to famine prenatally. Am J Clin Nutr. 1999; *70*: 811-816.

[48] *Giles RE, Blanc H, Cann HM, Wallace DC*. Maternal inheritance of human mitochondrial DNA. Proc Natl Acad Sci USA. 1980; *77*: 6715-6719.

[49] *Eiberg H, Troelsen J, Nielsen M, Mikkelsen A, Mengel-From J, Kjaer KW, Hansen L*. Blue eye color in humans may be caused by a perfectly associated founder mutation in a regulatory element located within the HERC2 gene inhibiting OCA2 expression. Hum Genet. 2008; *123*: 177-187.

[50] *Stringer CB, Andrews P*. Genetic and fossil evidence for the origin of modern humans. Science. 1988; 239: 1263-1268.

[51] *Cann RL, Stoneking M, Wilson AC*. Mitochondrial DNA and human evolution. Nature. 1987; *325*: 31-36.

[52] *McDougall I, Brown FH, Fleagle JG*. Stratigraphic placement and age of modern humans from Kibish, Ethiopia. Nature. 2005; *433*: 733-736.

[53] *Scholz CA, Johnson TC, Cohen AS, King JW, Peck JA, Overpeck JT, Talbot MR, Brown ET, Kalindekafe L, Amoako PY, Lyons RP, Shanahan TM, Castañeda IS, Heil CW, Forman SL, McHargue LR, Beuning KR, Gomez J, Pierson J*. East African megadroughts between 135 and 75 thousand years ago and bearing on early-modern human origins. Proc Natl Acad Sci USA. 2007; *104*: 16416-16421.

[54] *Cohen AS, Stone JR, Beuning KR, Park LE, Reinthal PN, Dettman D, Scholz CA, Johnson TC, King JW, Talbot MR, Brown ET, Ivory SJ*. Ecological consequences of early Late Pleistocene megadroughts in tropical Africa. Proc Natl Acad Sci USA. 2007; *104*: 16422-16427.

[55] *Williams MAJ, Ambrose S, van Der Kaars S, Ruehlemann C, Chattopadhyaya U, Pal J, Chauhan PR*. Environmental impact of the 73 ka Toba super-eruption in South Asia. Palaeogeogr Palaeoclimatol Palaeoecol. 2009; *284*: 295-314.

[56] *Ambrose SH.* Late Pleistocene human population bottlenecks, volcanic winter, and differentiation of modern humans. J Hum Evol. 1998; *34*: 623-651.

[57] *Laval G, Patin E, Barreiro LB, Quintana-Murci L.* Formulating a historical and demographic model of recent human evolution based on resequencing data from noncoding regions. PLoS ONE. 2010; *5*: e10284

[58] *Bailey GN, Reynolds SC, King GC.* Landscapes of human evolution: models and methods of tectonic geomorphology and the reconstruction of hominin landscapes. J Hum Evol. 2011; *60*: 257-280.

Sachwortregister